高等医药院校新形态教材

供医学影像技术、放射治疗技术及相关专业使用

CT 检查技术

（第 2 版）

主　　编　李祥林
副 主 编　廖伟雄　闻彩云　杨德武
编　　者（按姓氏汉语拼音排序）
崔军胜（南阳医学高等专科学校）
胡　芳（湘南学院）
李祥林（滨州医学院）
廖伟雄（肇庆医学院）
刘新凯（滨州医学院附属医院）
闻彩云（温州医科大学附属第一医院）
杨德武（北京卫生职业学院）
杨义耀（襄阳职业技术学院）
张彩洁（辽宁何氏医学院）

科 学 出 版 社

北　京

内 容 简 介

本教材包含CT检查技术概论、CT图像质量控制及图像后处理技术、各部位CT检查技术、CT图像存储传输与打印等内容，共7章，章节内含有“案例”“链接”“医者仁心”等模块。教材设计理实并重、学训结合，兼顾学科性与职业性，注重可持续发展。

本教材可供医学影像技术、放射治疗技术及相关专业使用，也可供同行参考，以及广大医学影像技术爱好者阅读。

图书在版编目（CIP）数据

CT检查技术 / 李祥林主编．—2版．—北京：科学出版社，2024.6
高等医药院校新形态教材
ISBN 978-7-03-078256-4

Ⅰ．①C… Ⅱ．①李… Ⅲ．①计算机X线扫描体层摄影－高等职业教育－教材 Ⅳ．①R814.42

中国国家版本馆CIP数据核字（2024）第058392号

责任编辑：段婷婷 / 责任校对：周思梦
责任印制：赵 博 / 封面设计：涿州锦晖

科学出版社 出版
北京东黄城根北街16号
邮政编码：100717
http://www.sciencep.com
北京建宏印刷有限公司印刷
科学出版社发行 各地新华书店经销
*
2017年6月第 一 版 开本：850×1168 1/16
2024年6月第 二 版 印张：14
2025年1月第十一次印刷 字数：412 000
定价：69.80元
（如有印装质量问题，我社负责调换）

前　言

党的二十大报告指出："我们深入贯彻以人民为中心的发展思想，在幼有所育、学有所教、劳有所得、病有所医、老有所养、住有所居、弱有所扶上持续用力，人民生活全方位改善。""建成世界上规模最大的教育体系、社会保障体系、医疗卫生体系"。"人民群众获得感、幸福感、安全感更加充实、更有保障、更可持续，共同富裕取得新成效。"

依据国家高等职业教育专科医学影像技术专业教学标准，CT检查技术是医学影像技术专业的核心技能课程，对学生的职业素养要求是能够践行社会主义核心价值观，德智体美劳全面发展，具有一定的科学文化水平，良好的人文素养、职业道德和创新意识，精益求精的工匠精神，较强的就业能力和可持续发展的潜力，培养成医学影像技术专业的高素质技能型人才。本教材共分为7章，分别介绍了CT检查技术概论、CT图像质量控制及图像后处理技术、各部位CT检查技术、CT图像存储传输与打印等内容。

本教材以上版教材为基础，广泛吸纳多所院校的反馈意见，对内容进行了适当调整。本教材系统阐述了CT检查技术临床应用，包括平扫、增强扫描、动态扫描、高分辨力扫描等多种技术方法，以及头部、颈部、肺部、腹部等部位的CT检查技术。为避免教材体系中知识内容的重复，对CT成像原理部分进行了精炼。本教材注重培养学生的实践操作能力，将各部位CT检查的操作步骤、注意事项等作为单独的章节进行详细阐述，同时增加了临床常见疾病的影像学分析，与医学影像解剖、医学影像诊断、图像质量评价等专业技能有机融合。此外，新增了图像传输与打印的相关知识，以满足未来工作岗位需求。教材内容融入了课程思政，通过"医者仁心"等教学案例，使学生在掌握专业技能的同时，也进行人文素养的熏陶，注重培养学生良好的专业素质、职业道德和人文精神。

本教材在课程章节中加入了以下内容：①章节内设有典型案例，通过理论紧密结合实际进行深入剖析，旨在激发学生的学习兴趣，提升学生分析问题、解决问题的能力；②章节中穿插了"链接"和"医者仁心"，旨在拓展学生的知识面，开阔学生的视野，同时将课程思政内容贯穿始终，实现全面育人目标。这样的编写设计，既有助于培养学生的实践能力，又注重学生的综合素质提升。

本教材的编写团队既有教学经验丰富、理论知识扎实的院校教师，也有具有多年临床工作经验的"双师型"教师，体现了理论与实践的结合。本版教材基于前版教材内容，结合汇总的意见、建议，也参考了其他相关教材、著作等，并得到科学出版社的有力指导和大力帮助，在此深表感谢！

由于编者水平受限，教材中可能存在不足之处，恳请各位专家、广大师生、学界同仁提出宝贵意见，以便再版时修正。

李祥林

2024年1月

配套资源

欢迎登录“中科云教育”平台，**免费**数字化课程等你来！

本系列教材配有图片、视频、音频、动画、题库、PPT 课件等数字化资源，持续更新，欢迎选用！

“中科云教育”平台数字化课程登录路径

电脑端

- 第一步：打开网址 http://www.coursegate.cn/short/MRWNP.action
- 第二步：注册、登录
- 第三步：点击上方导航栏“课程”，在右侧搜索栏搜索对应课程，开始学习

手机端

- 第一步：打开微信“扫一扫”，扫描下方二维码

- 第二步：注册、登录
- 第三步：用微信扫描上方二维码，进入课程，开始学习

PPT 课件，请在数字化课程中各章节里下载！

目　录

第 1 章　CT 检查技术概论　/ 1

第 1 节　CT 检查技术发展历程及应用评价　/ 1

第 2 节　CT 成像基本原理及常用术语　/ 6

第 3 节　CT 检查前准备及检查方法　/ 9

第 2 章　CT 图像质量控制及图像后处理技术　/ 19

第 1 节　CT 图像评价指标与影响因素　/ 19

第 2 节　CT 图像后处理技术与辐射防护　/ 27

第 3 章　头颈部 CT 检查技术　/ 32

第 1 节　颅脑 CT 检查技术　/ 32

第 2 节　鞍区 CT 检查技术　/ 44

第 3 节　眼部 CT 检查技术　/ 49

第 4 节　耳部 CT 检查技术　/ 56

第 5 节　鼻与鼻窦 CT 检查技术　/ 63

第 6 节　口腔颌面部 CT 检查技术　/ 70

第 7 节　咽喉部 CT 检查技术　/ 77

第 8 节　颈部 CT 检查技术　/ 84

第 4 章　胸部 CT 检查技术　/ 92

第 1 节　肺部 CT 检查技术　/ 92

第 2 节　肺动、静脉 CT 检查技术　/ 103

第 3 节　心脏 CT 检查技术　/ 109

第 4 节　冠状动静脉 CT 检查技术　/ 117

第 5 节　多部位一站式 CT 检查技术　/ 134

第 5 章　腹部及盆腔 CT 检查技术　/ 149

第 1 节　腹部 CT 检查技术　/ 149

第 2 节　盆腔 CT 检查技术　/ 173

第 6 章　脊柱与四肢骨关节检查技术　/ 179

第 1 节　脊柱 CT 检查技术　/ 179

第 2 节　四肢骨关节及软组织检查技术　/ 189

第 3 节　下肢动脉和静脉 CT 检查技术 / 201

第 7 章　CT 图像存储传输与打印　/ 207

第 1 节　CT 图像存储与传输　/ 207

第 2 节　CT 图像打印　/ 212

参考文献　/ 217

第1章 CT检查技术概论

学习目标

1. 素质目标　关爱患者，践行爱岗敬业、无私奉献的精神。
2. 知识目标　掌握CT检查常用术语、CT平扫与增强扫描的检查方法；熟悉CT检查前准备。
3. 能力目标　针对不同受检者，做出不同CT检查前相关准备事项，选择适宜的扫描类型。

第1节　CT检查技术发展历程及应用评价

CT是计算机体层成像（computed tomography）的英文简称，作为一种重要的医学影像检查技术，自20世纪70年代问世以来，不断发展壮大。CT检查通过旋转X线源和探测器采集数据，利用计算机重建技术生成高质量的断层图像，为临床诊断和治疗提供有力支持。

一、CT检查技术发展历程

CT是继威廉·康拉德·伦琴（Wilhelm Conrad Röntgen）1895年发现X线以来，在放射诊断方面最重要的突破，被誉为20世纪医学影像领域最伟大的发明之一。

第一台实验室CT机由英国EMI公司的工程师亨斯菲尔德于1967年建成；第一台可供临床应用的CT机于1971年9月安装在Atinson-Morley医院，同年11月4日，医生使用这台CT机首次获得了第一例患者的头部CT图像，可以清晰地看到额叶的囊性病灶。

1979年，科马克和亨斯菲尔德因为在计算机体层成像方面所做出的开创性工作，共同荣获了诺贝尔生理学或医学奖。

CT一经问世，就进入了迅速发展的快车道，技术不断革新换代。

（一）第一代CT扫描装置

第一代CT机是EMI实验室机型，数据采集为平移-旋转方式（图1-1-1）。扫描时，机架（X线管和探测器的组合）沿直线平移，一个扫描场内收集160个单独的测量数据。完成平移后，机架环绕受检者旋转1°，开始下一场数据集的采集测量，直至得到180个扫描场内的测量数据集，共28 800个数据。虽然第一代CT机的临床结果尚可接受，但X线利用率很低，一幅图像的采集时间长达3～5min，扫描过程中受检者运动引起的伪像难以避免。

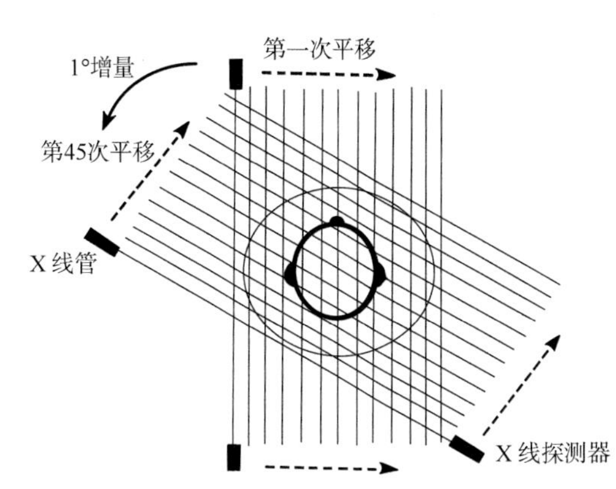

图1-1-1　第一代CT机的几何结构

（二）第二代CT扫描装置

第二代CT机才是正式进入市场销售的机型，仍然是平移-旋转扫描方式（图1-1-2）。但X线束改为5°～20°的小扇形束，探测器单元增加到3～30个，平移扫描后的旋转角度由1°提高到扇形射线束夹角的度数，单幅图像的采集时间缩短到1min左右。到1975年末，EMI推出一台带有30个探测器单元的CT机，单幅图像的采集时间缩短到20s，使得一次屏气时间内即能获得一幅完整的图像，从此CT不再限于头部扫描，检查人体各个部位的全身CT得以成为现实。

（三）第三代CT扫描装置

第三代CT机改变了数据采集方式，为旋转-旋转方式（图1-1-3）。X线束是30°～45°的宽扇形束，探测器单元呈扇形排列，数目增加到300～800个。一个投影可以得到300～800个测量数据，X线的利用效率提高，并且机架只做旋转运动，不再需要平移，单幅图像的数据采集时间缩短到2～9s。该扫描方式的缺点：扫描时需要对每一个相邻探测器的灵敏度差异进行校正，否则由于同步旋转的扫描运动会产生环形伪影。

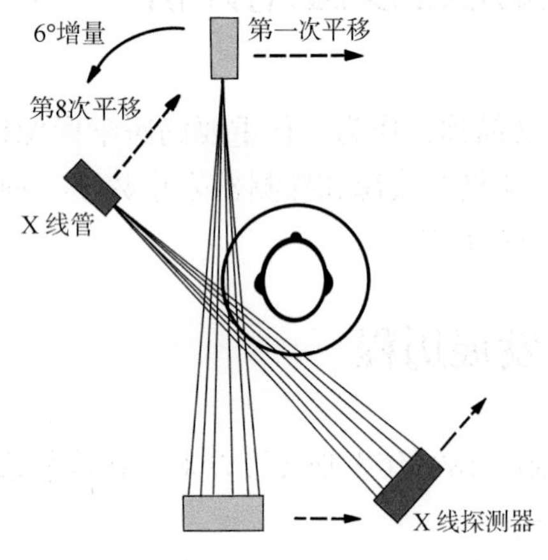

图1-1-2 第二代CT机的几何结构

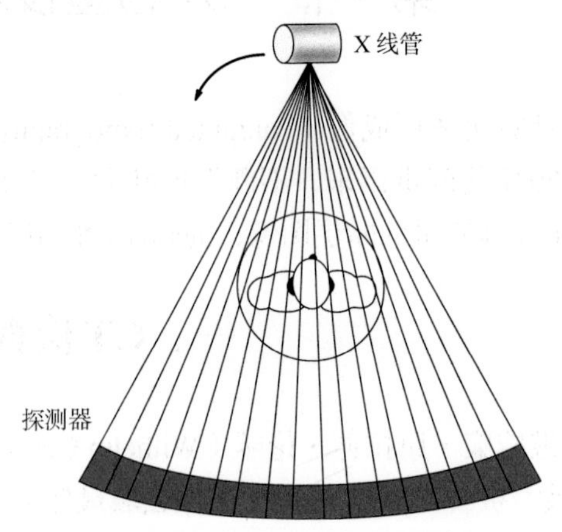

图1-1-3 第三代CT机的几何结构

（四）第四代CT扫描装置

由于第三代CT机构造设计上的原因，探测器的稳定性较差，容易出现采样不足引起的混叠现象。为了克服上述问题，固定-旋转采集方式的第四代CT机得以研发（图1-1-4）。在这种设计中，探测器单元组成一个闭合的圆环，数目多达600～2000个，扫描过程中只有X线管围绕受检者旋转，探测器保持静止，X线束的扇形角达到50°～90°，单幅图像的数据采集时间为1～5s。第三代CT机的采样间隔是由探测器单元尺寸决定的，而第四代CT机的采样间隔仅取决于测量速率，解决了采样不足的问题。此外，在X线管旋转过程中，只有部分探测器单元暴露在X线照射中，大多数没有吸收X线的探测器单元可以得到及时的校正，从而显著降低了对探测器稳定性的要求。第四代CT机设计的潜在缺点是散射现象，由于每个探测器单元要以很大的张角接收X线光子，不能用后准直器来有效去除散射影响。此外，圆环探测器要求的单元数目太多，从经济和实用两方面考虑，第四代CT机在面市后不久即遭到淘汰。

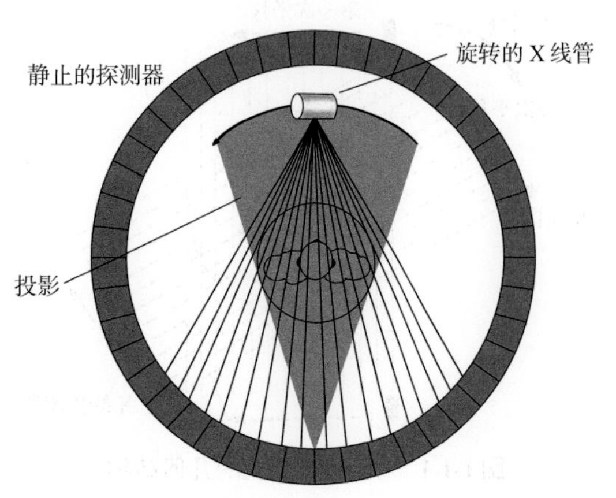

图1-1-4 第四代CT机的几何结构

（五）第五代CT扫描装置

第五代CT机又称电子束CT（图1-1-5），它包括一个电子枪、偏转线圈和圆弧形多靶迹钨靶阳极。整个装置密封在真空中，高速电子束由精心设计的电磁线圈聚焦并控制其偏转沿靶环扫描。探测器环和靶环相互错开，其搭接部分形成一定厚度的空间。当使用多重靶迹和探测器环时，扇形X线束可以在受检者长轴方向覆盖8cm的厚度，用于心脏扫描。由于没有X线管和探测器的机械运动，扫描时间可以缩短至50ms，真正“冻结”心脏运动，得到无运动伪影的心脏成像和动态成像。然而，由于其造价昂贵、图像信噪比较差和空间分辨力低的缘故，目前电子束CT的临床应用已少见。

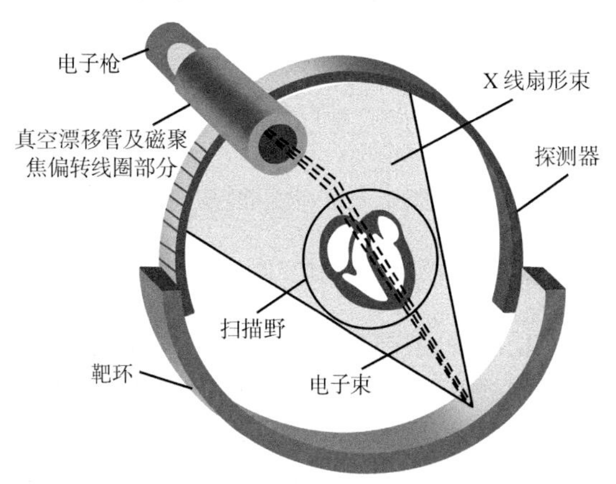

图1-1-5 第五代CT机的几何结构

（六）螺旋CT

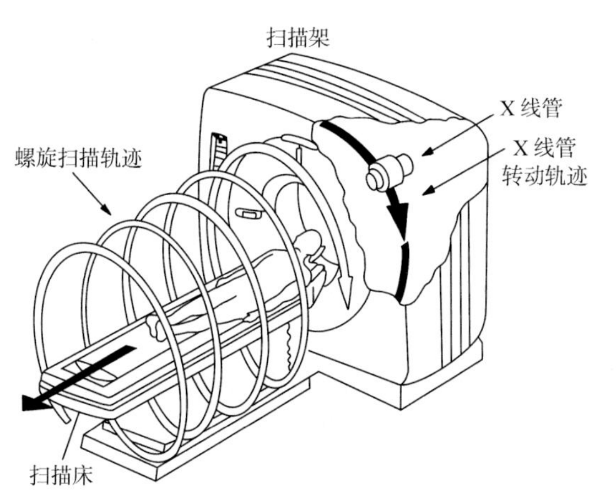

图1-1-6 螺旋CT扫描示意图

1987年，西门子推出了世界上第一台螺旋CT，开启了螺旋扫描时代，把CT技术推上了一个新的水平。螺旋CT（图1-1-6）突破了传统CT的设计，采用滑环技术，将电源电缆和一些信号线与固定机架内不同金属环相连运动的X线管和探测器滑动电刷与金属环导联。球管和探测器不受电缆长度限制，沿人体长轴连续匀速旋转，扫描床同步匀速递进（传统CT扫描床在扫描时静止不动），扫描轨迹呈螺旋状前进，可快速、不间断地完成容积扫描。这种螺旋扫描不再是对人体某一层面采集数据，而是围绕人体的一段体积螺旋式地采集数据，可以得到真正的三维重建图像，使计算机体层血管成像（CT angiography）成为可能。

1998年，在单螺旋、双螺旋的基础上，医学工程技术人员又推出了多层螺旋CT（multi-slice spiral CT，MSCT），使CT的发展又上了一层楼。多层螺旋CT与单层螺旋CT比较，有很大的改进。首先，单层螺旋CT采用扇形X线束，单排探测器，而多层螺旋CT则用锥形X线束，多排探测器，大大提高了扫描速度，旋转一周的扫描时间可短至0.5s，同时旋转一周可获得多层图像。16层螺旋CT，它扫描一周0.5s内可获得16个层面的图像。由于它是快速容积扫描，在短时间内，对身体的较长范围进行不间断的数据采集，可获取大量的信息。经过计算机的后处理，不仅可获得薄至0.75mm一层的图像，而且可完成许多种技术的成像。尽管一些技术在单层螺旋CT上已经能够完成，但是多层螺旋CT无疑扫描速度更快，图像质量更高。

（七）光子计数CT

光子计数CT（photon counting CT），基于光子计数原理，实现了高灵敏度成像。该技术采用高灵敏度的光子计数探测器，直接计算透过物体的X线光子数目。光子计数CT以其高计数效率和低噪声特性，呈现出高对比度和高分辨力的图像，从而在低剂量成像、病灶检测及快速成像等领域展现出巨大优势。

例如，在乳腺癌筛查中，光子计数CT的应用意味着更低的辐射剂量，同时能够发现更小的肿瘤，为早期诊断和治疗提供有力支持。此外，光子计数CT还广泛应用于其他领域，如神经系统、心血管系统等，为临床诊断和科研工作带来极高价值。

二、CT检查技术的应用评价

CT检查技术是医学影像检查的重要手段，在疾病的临床诊断上发挥着巨大的作用。

（一）临床应用价值

1. 成像速度快 CT检查技术具有高速扫描和瞬间图像采集的能力，使得成像速度大幅度提高。这一特点对于急诊病例和需要在检查过程中持续监测的受检者尤为有益。

2. 检查范围广 CT扫描可以覆盖人体各个器官和组织，从而实现对不同解剖区域病灶和异常的检测。这一特性使得CT成为一种多功能的诊断工具，适用于各种临床条件。

3. 检查时间短 CT检查的快速成像能力，降低了受检者的不适感和检查时间成本。

4. 高分辨力 CT检查技术具有高密度分辨力和空间分辨力，能够对病灶进行精确的定位和定性，为临床提供直观、可靠的影像资料。

5. 无创性 CT检查是一种无创性检查方法，相较于一些有创性检查，降低了受检者的痛苦和感染风险。

（二）临床应用局限性

1. 电离辐射 CT检查过程中产生的电离辐射对人体有一定的危害，长期暴露于辐射环境可能导致基因突变、癌症等疾病。一次CT检查的典型有效剂量为2～10mSv，而常规X线摄影的典型有效剂量多在1mSv以下。

2. 对比剂的不良反应 CT检查中使用的对比剂可能导致一些不良反应，如过敏反应、肾功能损害等。为确保受检者安全，使用离子型对比剂前需要做碘过敏试验，并严格控制对比剂的用量。

3. 软组织对比度差 CT检查技术在软组织对比度方面的表现相对较差，对于某些软组织病变的检测和鉴别诊断具有一定的局限性。然而，随着CT检查技术的不断发展，如多层螺旋CT和高清CT等，其在软组织成像方面的性能得到了一定程度的提高。

4. 检查费用高 CT设备昂贵，成本较高，所以检查费用远高于简单经济的X线摄影、超声等常规影像检查。

三、CT检查技术的未来发展趋势

（一）设备性能的进展

1. 覆盖面积更宽 螺旋CT不断发展，256层CT探测器*Z*轴（纵轴）覆盖宽度为80mm（128mm×0.625mm），320层CT探测器*Z*轴覆盖宽度高达160mm（320mm×0.5mm），机架旋转1周可以覆盖单个器官。CT设备覆盖面积更宽，可以实现对更大范围的身体部位进行扫描。这将进一步提高CT检查的效率，降低受检者检查过程中的不适感，同时提高诊断的准确性和可靠性。

2. 扫描速度更快 单个层面内的时间分辨力依赖于机架的旋转速度。螺旋扫描速度还取决于*Z*轴上检查床的床度，双源CT采用两个X线管同时曝光，填补了大螺距时的采样空隙，其最大螺距可达3.4，最快床速为458mm/s。运用大螺距加上高转速技术，目前业界最先进的CT机完成单器官的扫描时间为0.35s，完成胸部扫描的时间为0.6s，完成全身扫描不超过5s。随着CT检查技术的不断发展，扫描速度将得到进一步提升。更快的扫描速度意味着在更短的时间内完成检查，有利于提高受检者舒适度和降低检查时间成本。

3. 分辨力更高 目前，各厂家高端CT机的采集层厚一般为0.5～0.625mm，通过共轭采集或飞焦点技术，可实现*Z*轴上的双倍采样，*Z*轴空间分辨力可达0.2～0.3mm，真正实现了图像的各向同性高分辨力。CT设备的分辨力更高，可以更精确地捕捉到微小的病变和异常。这将有助于提高疾病诊断的准确性和早期发现，为受检者提供更好的治疗机会。

4. 辐射剂量更低 在CT成像链的各个环节中，设备厂家在辐射剂量优化方面都做出了不懈的努力，研发的新技术主要包括三维管电流自动调制、管电压智能选择、敏感器官选择性屏蔽、动态准直器、适形滤过器及迭代重建算法等，大大降低了CT检查的辐射剂量。在保证高质量成像的前提下，CT设备将辐射剂量降至更低，降低受检者在接受CT检查过程中的辐射暴露风险。

（二）应用技术的进展

1. 心脏成像 CT心脏成像主要通过判断冠状动脉狭窄、钙化斑块积分和易损斑块分析来诊断冠心病。CT心脏成像还可用于先天性心脏变异的诊断、支架植入和旁路移植术后的随访、心肌灌注及全心或左心功能的评价等。

2. 灌注成像 CT灌注成像（CT perfusion imaging，CTPI）是在静脉注射对比剂的同时，对选定的层面进行连续多次扫描，获得层面内感兴趣区（region of interest，ROI）时间密度曲线，利用不同的数学模型计算出受检组织的灌注参数，并通过数模转换得到相应的彩色功能图像，反映活体组织、器官微循环的血流动力学改变，临床上主要用于脑、心、肺等重要器官的缺血评估，各脏器实体肿瘤的良、恶性鉴别及疾病的预后与疗效评价等。

3. 能量成像 CT能量成像是基于物质在不同X线能量下的衰减系数不同的原理，利用CT机探测不同物质在不同管电压（80kV和140kV）下衰减值的变化差异，识别出某些物质的化学组分。

能量成像突破了常规CT单纯依靠组织密度（CT值）的成像技术，步入了CT多参数成像的时代。一次CT能量成像可以得到：①基础物质（如碘、钙、水、脂肪等）的密度图和定量分析；②特定物质的特异性识别；③单能量图像；④组织的能谱曲线；⑤有效原子序数分布图。上述能量成像技术，已经或有望为临床带来以下新的应用。

（1）通过碘钙物质分离，实现双能减影，去除骨骼获得无干扰的血管成像，消除钙化斑块对血管腔狭窄评判的影响。

（2）突显增强后组织或病灶的强化程度，并可定量测定其摄碘能力，用于小病灶的检出、病变性质的鉴别、肿瘤边缘的识别及心肌、肺等组织灌注功能的评价。

（3）通过碘水物质分离，去除增强图像中的碘密度，得到虚拟平扫图像，可免去常规平扫给受检者带来的辐射剂量。

（4）重建单能量图像，可消除颅底骨质、对比剂、金属植入物等高密度物质所致的线束硬化伪影；通过选择最佳单能量图像和单能量图像融合，可获得低对比和高对比良好的图像，用于提高软组织细微结构的显示能力和改善显影不佳的血管成像。

（5）通过对组织的能谱曲线和有效原子序数分布的分析和比照，可以鉴别病灶的良恶性质，指导肿瘤的分型分级及进行胸腔积液、斑块、栓子、结石等的成分分析。

（6）通过特异性识别胶原成分，可以突出显示韧带、肌腱及软骨；通过特异性识别尿酸盐结晶，可以定性诊断痛风石和泌尿系统尿酸盐结石。

（三）图像后处理技术的提升

1. 图像重建技术的进步 图像重建技术作为CT图像后处理的核心环节，其进步大幅度提高了图像的质量。采用更加先进的算法和硬件设备，使图像重建技术实现了更高速、更精确的图像重建效果。这不仅有助于医生更准确地诊断疾病，还为进一步的图像分析提供了坚实基础。

2. 窗宽、窗位调整的应用 窗宽、窗位调整是CT图像后处理中不可或缺的一环。恰当的窗宽、窗位设置能够使图像的层次感更加丰富，细节更加清晰。通过智能窗宽、窗位调整技术，可以根据不同部位、不同类型的图像，自动或半自动地进行窗宽、窗位的优化，使图像更加适合观察和分析。

3. 三维重建技术的发展 三维重建技术在CT图像后处理领域取得了新突破。通过将多幅二维图像无缝拼接，生成三维图像，医生可以更直观地观察病变部位、血管结构等。三维重建技术的应用，为临床诊断、手术规划等方面提供了极大的帮助。

（四）人工智能的应用

1. 图像自动分析与识别 人工智能技术在CT图像自动分析与识别方面具有巨大潜力。通过深度学习等方法，实现对病变的自动检测和分类，提高诊断效率和准确性。

2. 病变分割与量化分析 人工智能技术可以对CT图像中的病变进行精确分割和量化分析，为临床提供更为可靠的诊断依据。

3. 辐射剂量优化 通过人工智能技术，可以实现个体化的辐射剂量优化，降低受检者在接受CT检查过程中的辐射暴露风险。

（五）个性化医疗方案的制订

1. 精准诊断 CT检查技术将结合临床大数据和人工智能，实现精准诊断。将为受检者提供个性化治疗方案，提高治疗效果和生存质量。

2. 跨学科整合 CT检查技术可实现跨学科整合，与临床、病理等领域紧密结合。这将有助于推动精准医疗的发展，提高疾病诊断和治疗水平。

第2节　CT成像基本原理及常用术语

一、基本原理

CT机是根据人体对X线吸收率不同，使用计算机重建方法得到人体二维横断面图像的影像设备。CT成像的基本过程为：X线→人体→采集数据→重建图像→显示图像。CT球管产生的X线经准直器校准后，穿过具有密度差异的被检体组织，部分能量被组织吸收，衰减后带有组织信息的X线由探测器接收，通过数据采集系统进行模数转换，数据转换后由计算机重建成横断面图像，最后由显示器显示图像（图1-2-1）。

（一）CT与普通X线摄影差异

1. 原理差异 CT采用旋转式X线管和探测器围绕受检者进行扫描，通过计算机对探测器收集到的数据进行重建，得到三维的断层图像。而普通X线摄影则是通过X线穿过人体，在胶片或数字化探测器上形成二维影像。

2. 应用范围差异 CT检查适用于对身体内部结构进行详细检查，如头、胸、腹、脊柱等部位。普通X线摄影则主要用于检查骨骼、肺部、消化系统等部位的疾病。

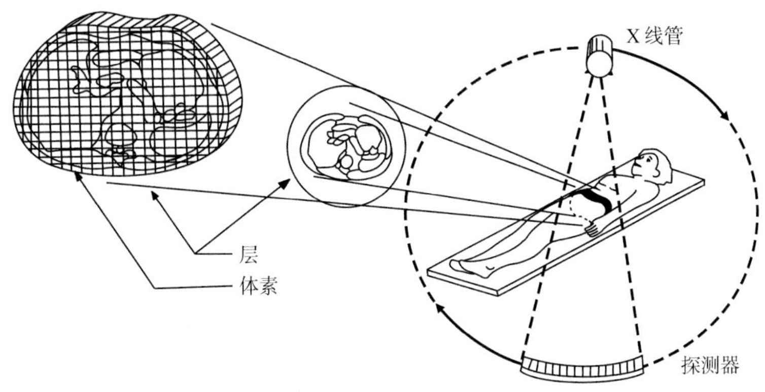

图1-2-1 CT成像原理图

3. 图像质量差异 CT图像具有较高的分辨力，可以清晰地显示身体内部的细微结构，对于早期病变的发现具有优势。普通X线摄影图像分辨力较低，但对于某些疾病的诊断具有较高的临床价值。

（二）X线的衰减与衰减系数

X线在穿过人体时会受到各种组织的吸收和散射，从而导致衰减。衰减系数是描述X线衰减程度的物理量，它与组织的密度、原子序数等因素有关。

线性衰减系数是指X线强度随穿透距离的增加而减少的速率。它反映了X线在组织中的吸收程度。线性衰减系数越大，说明组织对X线的吸收越强。

（三）数据采集与图像重建

1. CT图像数据采集的基本原理 CT图像数据采集是通过探测器收集X线穿过人体后的信号完成的。探测器将光子信号转换为电信号，然后将这些信号传输到计算机系统中进行数据处理和重建。CT球管与探测器呈对称排列，每排探测器由500～1000个探测器单元组成。当X线以扇形束的形式穿过受检者横断面时，被检体对X线发生衰减，每个探测器单元会接收透过该层面的X线并测量其衰减后的强度。单个探测器单元在每个角度每条射线上探测到的X线信号强度可通过衰减定律方程进行计算：

$$I=I_0 \cdot e^{-\mu d}$$

式中，I_0为X线在空气或未进入物体前的初始强度；I为衰减后X线强度；d为物体厚度；μ为物体的线性衰减系数；e是自然对数的底。

数据采集的过程主要包括旋转扫描、数据采集、数据传输和数据预处理等步骤。

2. CT图像重建的基本原理 CT图像重建是将采集到的投影数据通过一定的算法还原为三维图像的过程。重建图像用像素的数字矩阵来表示（通常为512×512像素），每个像素表示被X线束透射的体内欲成像层面的衰减系数。每个像素的X线束衰减系数需要转换为亨氏单位（Hu），范围从－1024～3071 Hu，作为以灰阶或彩色色阶表示图像的基础。

常用的重建方法包括反投影、滤波反投影、迭代重建等。重建算法的基本目标是克服X线投影数据的欠采样问题，提高图像的质量和分辨力。

链 接 滤波反投影法

滤波反投影法是一种在CT成像中广泛应用的重建算法，通过预先对每个采集投影角度下的投影进行卷积处理，可以有效地改善点扩散函数引起的形状伪影，获得较好的重建图像质量。在实际应用中，滤波反投影法还可通过调整滤波参数、优化投影数据采集策略等方法，进一步提高重建图像的质量和准确性。

二、常用术语

（一）像素与体素

像素（pixel）是指图像矩阵的基本单元，即构成CT图像最小的单元，它与体素相对应，是一定大小的体素在CT图像上的二维表现。体素（voxel）是指一定厚度的组织在三维空间上体现的体积单元，是CT容积数据采集中最小的体积单位。

（二）矩阵

矩阵（matrix）是指纵横排列的二维数据表格，一个$m \times n$的矩阵是一个由m行n列元素排列成的矩形阵列。一幅CT图像可以用$m \times n$的矩阵表示，一般CT中常用的矩阵为512×512、1024×1024。

（三）原始数据与显示数据

原始数据（raw data）是CT扫描后由探测器接收到的信号，经模数转换后传送给计算机，其间已转换成数字信号经预处理后，尚未重建成横断面图像的这部分数据。显示数据（display data）是将原始数据经函数处理后所得到的构成某层面影像的数据。

（四）窗宽与窗位

窗位（window level，WL）表示图像显示的中心CT值，又称窗中心（window center，WC），窗位调高，图像变黑；窗位调低，图像变白，所以窗位的选择应大致相当于目标结构的CT值。窗宽（window width，WW）为图像显示的CT值范围，窗宽的选择由观察者期望的图像对比度来决定，窗宽调窄，对比度提高，但显示的组织层次减少，反之亦然。如图1-2-2所示，为显示CT值相差不大的纵隔内大血管，可选择较窄的窗口；对于CT值相差较大的支气管和肺内血管的显示，则应选择较宽的窗口。

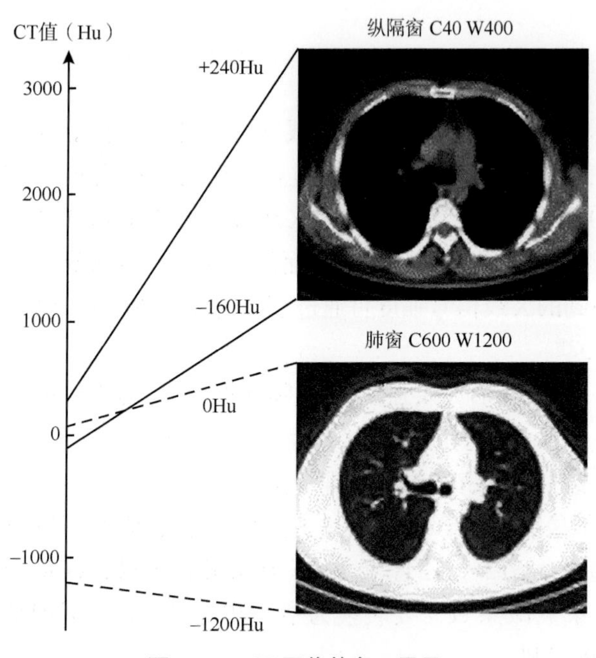

图1-2-2 CT图像的窗口显示

（五）重建与重组

对物体扫描后得到的原始数据，经计算机采用特定的算法处理，最后得到用于诊断的一幅图像，这种处理过程称为重建（reconstruction）。重组（reformation）是一种不涉及原始数据的图像处理方法，如多平面重组、最大/最小密度投影、表面阴影显示、容积再现及仿真内镜等。

（六）螺距

螺距（pitch）是指在螺旋扫描中球管旋转1周扫描床移动距离与准直器宽度之间的比，即：螺距=球管旋转360°床移动距离（mm）/准直器宽度（mm）。使用小的螺距可以提高图像扫描质量，但是增加了受检者的曝光剂量。

（七）CT值

CT值是表示人体某一组织器官密度大小的一种计量单位，单位为亨氏单位（Hounsfield unit，

Hu)。CT值的计算公式为某物质的衰减系数与水的衰减系数之差除以该物质的衰减系数。CT值的大小是相对的，代表X线穿透组织器官被吸收后的衰减值。定义水的CT值为0Hu。

（八）层厚

层厚（slice thickness）是扫描时X线准直所对应的肢体断面厚度，是影响图像分辨力的一个重要因素。层厚小，图像纵向空间分辨力好，但探测器接收到的X线光子数减少，噪声增大。层厚大，图像密度分辨力提高，但空间分辨力下降。所以要协调二者之间的关系以取得最佳效果。扫描层厚需根据被检结构的大小和病变的大小确定。检查内耳、内耳道、眼眶、椎间盘等须采取薄层扫描；观察软组织且范围较大时，须选择较大的层厚。病变范围过大时，则采用加大层厚、加大层间距的方法。如果需要图像三维重组，一般需要重建薄层图像，以提高重组图像质量。扫描层厚可从2.0～10.0mm不等，64层螺旋CT、双源CT等的扫描厚度可达亚毫米级0.33mm。

（九）扫描时间和周期时间

扫描时间（scanning time）是指X线球管和探测器阵列围绕人体旋转扫描一个层面所需的时间，常见的有全扫描（360°扫描），其他还有部分扫描（小于360°扫描）和过度扫描（大于360°扫描）。目前的CT机都有几种扫描时间可供选择，以前最短的扫描时间为1s，其他有2s或3s，现在新的多螺旋CT机最短扫描时间可达0.33s。减少扫描时间除了可缩短受检者的检查时间、提高效率外，还是减少受检者运动伪影的一个有效手段。从开始扫描、图像的重建一直到图像的显示，这一过程称为周期时间（cycle time）。一般周期时间与上述因素有关，多数情况下是上述两个因素的总和，但目前的CT机的计算机功能强大并且都有并行处理和多任务处理的能力，所以，在一些特殊扫描方式情况下，扫描后的重建未结束，就可以开始下一次的扫描。

（十）重建时间和重建间隔

重建时间（reconstruction time）是指计算机的阵列处理器，将扫描原始数据重建成图像所需的时间。缩短重建时间也可减少患者的检查时间，提高检查效率，但与减少运动伪影无关。重建时间与被重建图像的矩阵大小有关，矩阵大，所需重建时间长；另外，重建时间的长短也与阵列处理器的运算速度和计算机内存容量的大小有关，阵列处理器的速度快、内存的容量大，图像重建的时间短。

重建间隔（reconstruction increment）又称重建增量、重建间距、成像间距、层面间隔，是指被重建的相邻图像间长轴方向的距离，是螺旋扫描方式的专用术语。通过采用不同的重建间隔，可确定螺旋扫描被重建图像层面的重叠程度，重建间隔可以大于重建层厚（丢弃了相邻重建层面间的数据）、等于重建层厚（理论上相邻层面间无间隔）或小于重建层厚（容积性数据在重建中被重复使用，即重叠重建）。重建间隔大小与被重建图像的质量有关，在一定范围内，重建图像质量可随重建间隔的减小而提高。且由于重建间隔减小可减少部分容积效应，因而可以提升三维处理的图像质量。

第3节　CT检查前准备及检查方法

一、CT检查前准备

（一）设备和系统准备

1. 开机　确认CT机接通电源，按下CT主机电源开关，系统自动启动，直至正常工作界面出现。自动启动过程中禁止触碰鼠标及键盘。

2. 球管预热 为保护X线球管，延长X线球管的使用寿命，CT开机后必须对其进行预热。具体方法：将检查床从机架退出，使CT扫描野内没有任何物体，使用CT机自带软件控制扫描条件及曝光次数对X线球管进行预热。若开机状态长时间没有使用，进行CT检查时也要进行球管预热。

3. 空气校准 CT设备是由多种部件组合而成，使用过程中各部件之间会产生老化现象，从而影响探测器对数据的采集，为了避免这种现象的发生，定期对设备进行校正可以避免这些误差，根据设备特点可以两周或一个月校正一次。

（二）受检者准备

1. 去除检查部位的金属饰物和高密度异物，或更换检查专用衣。

2. 胸部、腹部检查前需作严格的呼吸训练。

3. 增强扫描检查前应禁食3～4h，体质虚弱、低血糖及急诊患者等特殊受检者可不禁饮食。

4. 先行消化道钡餐、钡灌肠或尿路检查者，应于2～7d后待对比剂排空后才能进行腹部CT检查。

5. 腹部检查使用1%～2%的碘对比剂水溶液或清水充盈胃肠道，必要时行清洁灌肠和注射山莨菪碱。

6. 下腹部及盆腔检查前须留尿至膀胱充盈。

7. 对于年幼、意识改变、精神异常等不配合的受检者，有关科室可给予镇静、催眠或麻醉，一般口服10%水合氯醛溶液（成人用量5～10ml/kg，儿童0.5～0.8ml/kg，儿童最大用量不超过10ml，也可稀释2倍灌肠）或肌内注射苯巴比妥钠（成人用量100～200mg/kg，儿童5～10mg/kg）。

8. 危重受检者由临床科室的医护人员陪同检查。

9. 尽量备齐相关的影像资料［如数字X线摄影（DR）、CT、磁共振成像（MRI）和B超等检查结果］及其他重要检查结果，交给检查室工作人员。

10. 与受检者进行有效沟通，开展健康宣教，消除其恐惧心理，取得受检者的配合。

（三）对比剂及急救物品准备

1. 对比剂准备

（1）CT对比剂应由专人管理，按药品存放要求恒温恒湿储存。

（2）检查前准备好高压注射器，配备一次性口杯和饮用水。

（3）检查前要备好不同浓度的碘对比剂，以备不同部位增强和不同增强扫描方式对碘对比剂浓度的需要。

（4）胃肠道CT检查时，应备口服对比剂，如水、气体、脂乳剂及阳性对比剂等，口服或灌肠后利于胃肠道管腔的对比。

2. 急救物品准备 常规配置急救器械如血压计、呼吸气囊、心电监护仪、除颤仪，以及急救药品和急救车等，以备受检者发生对比剂不良反应或其他意外情况时的急救。急救物品由专人管理，急救器械须每日维护，急救药品应按规定有序放置于急救箱或急救车药箱中，按需补全和定期查对药品的有效期并及时更换。所有工作人员都要严格进行针对对比剂不良反应及其他意外事件的急救培训，掌握对比剂不良反应程度的判断和处理流程，特别是心肺复苏术。

（四）操作者准备

1. 核对检查申请单 仔细阅读受检者检查申请单，严格核对受检者相关信息，如姓名、年龄、病史等，明确检查部位和检查目的。

2. 与受检者做出解释说明 确认受检者有无CT检查禁忌证，确认育龄女性是否计划生育或已妊娠。与受检者充分沟通，消除受检者的紧张情绪，取得受检者的充分配合。

3. 防护准备 评估受检者是否有坠床风险。对于高危受检者，检查前应使用绑带将其安全地束缚于检查床上，必要时检查室内留置陪检人员看护，陪检人员应做好相应辐射安全防护。

二、CT检查步骤

（一）受检者的接待与登记

1. 审核检查申请单是否填写完整，检查项目是否符合要求。

2. 登记受检者基本信息、检查项目、编排检查号，也可从放射信息系统（RIS）或图像存储与传输系统（PACS）进行电子登记。

3. 根据病情缓急和部门工作情况，合理安排检查时间。

4. 告知受检者检查的注意事项、电离辐射危害及使用碘对比剂的风险等，并同受检者或家属签署检查知情同意书。

（二）受检者体位的摆放

1. 受检者常规以仰卧位舒适躺于检查床上，头颈部扫描取“头先进”方式，下肢及增强扫描检查取“足先进”方式，必要时选择俯卧位、侧卧位或冠状位等特殊体位。

2. 利用激光定位灯，尽量将检查部位置于机架的旋转中心（即扫描野中心），避免被检者身体长轴与扫描平面平行，以保证获得最佳的图像质量和优化的辐射剂量。

3. 对于年幼、意识不清、精神异常或有癫痫病史的受检者，使用软垫、约束带等辅助装置将其固定于检查床上。

4. 排查防范被检者的手臂、衣服、头发、被褥等绞在检查床的移动部件之间，避免受检者的生命维持系统（如呼吸管、输液管等）在检查床的移动过程中脱落。

5. 非检查部位用铅围裙包裹，尤其注意辐射敏感器官（如甲状腺、性腺）的防护，眼晶状体可使用铋材料屏蔽。

（三）扫描程序的选择与启动

1. 确定扫描范围 定位扫描时，机架不旋转，X线管和探测器固定于受检者前后方向或左右方向采集数据，检查床以恒定速度移动，得到类似于数字X线摄影的正位或侧位图像。头颈部和脊柱一般采用侧位定位像，胸、腹部采用正位定位像。为将靶器官精确定位于重建视野中心，也可采用正位和侧位的双定位像。定位扫描使用的曝光条件比较低，受检者接受的辐射剂量不高。

定位像除用于扫描前确定扫描范围外，还用于标注已完成的扫描范围、断层图像的定位及自动毫安调制的参考计算。通过规范的扫描和改良的算法，得到对比度良好的定位图像，在一定程度上可替代数字X线摄影，如注射碘对比剂后的腹部CT定位像可代替常规尿路造影，避免了在不同成像设备间转运受检者造成的浪费。

2. 确定扫描参数 根据检查部位和目的，选取恰当的扫描序列。颅脑、椎间盘等部位检查一般选择非螺旋扫描方式，胸腹部检查、三维成像检查及血管成像检查应选择螺旋扫描方式。某些特殊功能内置在特定的扫描序列中，如头部扫描序列选定后就自动激活了线束硬化校正软件。在定位图像上制订扫描范围计划，合理调整扫描和重建参数，装载扫描序列。增强扫描和血管成像检查需要综合考虑受检者的生理病理状况、扫描参数条件等，决定合理的对比剂注射方案和扫描延时时间（即开始注射对比剂至启动扫描的时间间隔）。

3. 启动扫描 按下曝光键，启动扫描。

（四）图像处理与排版打印

选择薄层厚、窄间距的断层图像序列，装载入三维成像软件内。恰当地单独或联合运用多平面重组（MPR）、最大密度投影（MIP）、表面阴影显示（SSD）、容积再现（VR）等三维成像技术得到重组图像，调整观察方向，显示并保存理想的三维图像。也可自定义重组层厚、重组间距、成像顺序和显示方向，批量生成一组连续的重组图像。

照片打印是一种将医学影像通过激光相机打印到胶片上的过程，旨在为诊断医师和临床医生提供便捷的诊断工具。在实际应用中，打印方式主要有两种：自动打印和手工打印。自动打印功能允许在CT机上预先设置参数，扫描完成后，CT机会根据设置自动将所有扫描图像通过激光打印机打印出来。虽然这种方法速度较快，但无法对图像进行后处理和选择，容易导致资源浪费。相比之下，手工打印在扫描完成后，可通过人工方式在激光打印机上进行打印。这种方法的优势在于，医生可以调整合适的窗宽、窗位，设定图像排版格式，并选择质量较高的图像进行打印。尤其在容积再现等彩图场景中，医生一般建议使用彩色打印，以获得更佳的三维效果和色彩逼真的图像。

三、CT检查方法

（一）普通扫描

普通扫描又称平扫（plain scan），指不注射对比剂的扫描，是临床上应用最多的一种CT检查方法。对于自然对比良好的检查部位（如肺部、鼻窦等）或病变与正常组织对比差异较高的疾病（如出血、骨折、阳性结石等），单独采用常规平扫就已经足够提供充分的诊断信息。

（二）增强扫描

经特定途径将对比剂引入体内后进行CT扫描的检查方法，称为增强扫描（enhanced scan），其目的是增强组织对比度和提供病灶血供特征。增强扫描的方式基本上和平扫相同，其差别仅仅是使用和不使用对比剂。由于对比剂的种类和引入途径的不同，增强检查的方法也有所不同。一般临床上通常所称的增强扫描，是特指经静脉注入由肾排泄的碘对比剂后进行CT扫描的一种检查方法。根据注射碘对比剂后扫描时间点和范围的不同，增强扫描又分为以下几类。

1. 常规增强扫描 对比剂经周围静脉全部注射完毕后，按常规扫描方法进行扫描的一种扫描方法。其操作简单，增强效果好，但不能观察强化过程的动态变化。

2. 多期增强扫描 是指经静脉注射碘对比剂后，在对比剂进入脏器的动脉期、静脉期、实质期及延迟期等各时相进行多次螺旋扫描的检查方法。例如，仅行两个期相的CT扫描，则称为双期扫描。多期增强扫描提供了病变强化模式的动态信息，有利于发现更多的病变和提高定性诊断的准确率。但受检者接受的辐射剂量相应地成倍增加。

3. 动态增强扫描 是指经静脉注射碘对比剂后，以一定的时间间隔对脏器的一个或多个兴趣层面做不移床的非螺旋扫描。它可以用来观察病灶强化形态的变化和绘制病灶的时间-密度曲线。该曲线的形态特征，对某些疾病的影像鉴别诊断有一定价值。由于氙气的原子序数与碘相近，临床上有一种经呼吸道吸入氙气后进行CT扫描，获得组织对比增强的检查方法，称为氙气增强CT检查。它可用于评价脑血流情况和肺通气功能。主要包括以下三种方式。

（1）进床式动态扫描：扫描范围包括整个被检查器官，可根据被检查器官的血供特点，分别于强化的不同时期对检查的器官进行双期和多期扫描。

（2）同层动态扫描：是对同一感兴趣层面连续进行多次扫描，测定CT值并制成时间-密度曲线，研究该层面病变及正常组织的动态变化特点，有利于鉴别诊断。

（3）“两快一长”增强扫描：是动态增强扫描的一种特殊形式，“两快”是指注射对比剂速度快和起始扫描时间快；“一长”是指扫描持续的时间长，一般延长时间为10～15min。主要用于肝脏海绵状血管瘤、肝内胆管细胞型肝癌、肺内孤立结节的诊断和鉴别诊断。

（三）特殊扫描

1. 高分辨率CT扫描 高分辨率CT（high resolution CT，HRCT）是指采用1～2mm薄层、高分辨重建算法及小视野重建等技术参数进行扫描和重建，得到高空间分辨力图像的一种检查方法。常用于显示肺组织和骨组织的细微结构或细小病变。对于多层CT来说，常规使用1～2mm或更薄的采集层厚，通过重建均可得到高空间分辨力的图像（图1-3-1）。

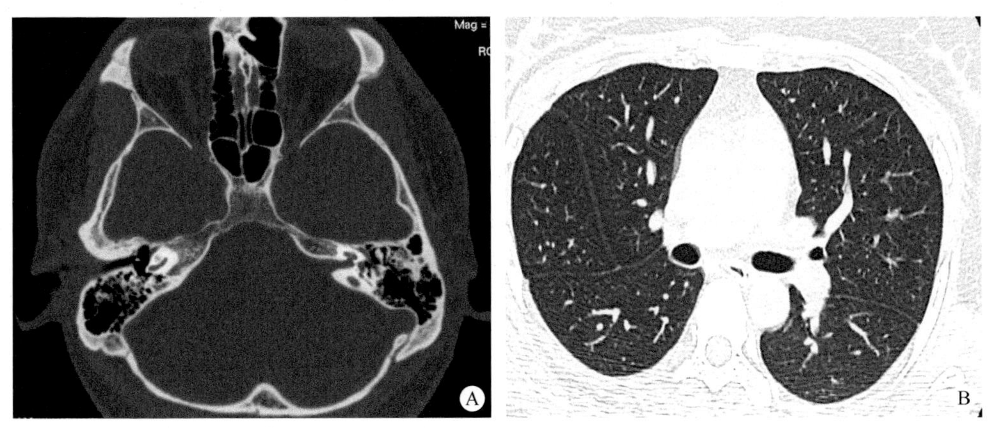

图1-3-1 高分辨率CT扫描图像

A. 内耳高分辨率CT扫描图像；B. 肺高分辨率CT扫描图像

2. 定量CT扫描 定量CT（quantitative CT，QCT）是指利用专门的软件自动或半自动测量CT图像中代表特定组织密度的CT值，得到一些量化的评价指标，用于某些疾病的辅助诊断。临床应用较多的定量CT为骨密度测定、肺组织密度测定和冠状动脉钙化积分测定。扫描时患者第1～4腰椎体下面置放标准密度矫正体模（图1-3-2），体模内含数个已知不同密度的溶液或固体参照物。

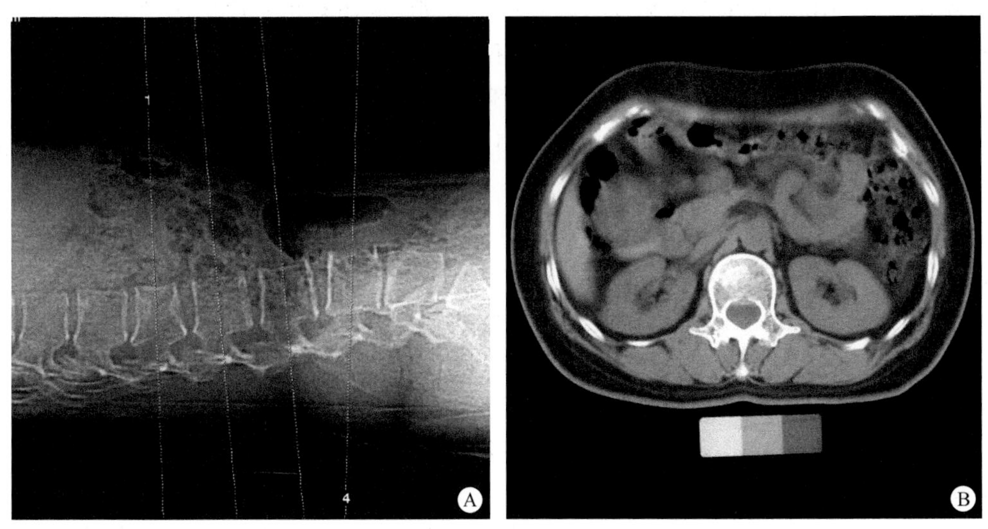

图1-3-2 骨密度定量CT扫描图像

A. 扫描定位图；B. 扫描所得图像

3. 低剂量CT扫描 低剂量CT扫描指在保证诊断要求的前提下，降低螺旋CT的扫描参数，既能清楚地显示组织及组织内部的结构，同时又降低X线球管及机器本身的消耗，并极大地减轻受检者的辐射剂量。目前主要用于肺癌高危人群筛查、小儿颅脑病变、眼眶及鼻窦等病变的检查。

链接　心电门控技术

心电门控技术是为了减少或消除心腔及心脏大血管的搏动对图像造成的影响而采取的基于硬件的门控技术手段。这一技术的实现，离不开先进的硬件设备和软件算法。首先，硬件设备需要具备高精度的信号采集和处理能力，以实现对心电信号的实时监测和控制。其次，软件算法需要具备强大的图像重建和优化能力，以实现对图像质量的全面提升。

4. 薄层扫描　是指扫描层厚小于5mm的普通CT（非螺旋）扫描，一般采用1～5mm。目的是减少部分容积效应。主要用途有：①较小组织器官如鞍区、颞骨乳突、眼眶、椎间盘、肾上腺等，常规用薄层平扫；②检出较小病灶，如肝脏、肾脏等的小病灶，肺内小结节，胆道和泌尿系统的梗阻部位等，一般是在普通扫描的基础上加做薄层扫描；③一些较大的病变，为了观察病变的内部细节，局部可加做薄层扫描；④拟进行图像后处理，最好用薄层螺旋扫描，扫描层面越薄，重组图像的质量越高。

薄层扫描也存在一定的局限性。由于层面接受的X线光子减少，噪声增大，导致信噪比降低，密度分辨力也有所下降。为确保获得符合诊断需求的图像，通常需要加大扫描条件。

5. 重叠扫描　是指层间距小于层厚，使相邻的扫描层面部分重叠的CT扫描。目的是减少部分容积效应和提高小病灶的检出率。其缺点是过多的重叠，扫描层面数会增加，如扫描层厚10mm，层距7mm，相邻两个层面就有3mm厚度的重叠，受检者接受X线剂量加大，不利于受检者的防护。此方法对CT机没有特殊要求，管电压、管电流、扫描时间、算法、矩阵与普通扫描相同。一般只用于感兴趣区的局部扫描，以提高小病灶检出的机会，不作为常规的CT检查方法。

6. 靶扫描（target scan）　是指缩小扫描野，对感兴趣区进行扫描的一种扫描方法。使感兴趣区组织器官影像放大，提高影像空间分辨力。主要用于小器官和小病灶的显示，常用于内耳、鞍区、脊柱、肾上腺、前列腺和胰头区的检查。

（四）其他扫描

1. 能谱成像　是利用物质在不同X线能量下产生不同的吸收系数来提供影像信息，通过单球管高低双能的瞬时切换（＜0.5ms能量时间分辨力）获得时空上完全匹配的双能量数据，在原始数据空间实现能谱解析，可提供双能量减影、物质分离、物质定量分析、单能量成像、能谱曲线及有效原子序数等功能分析。通常使用最低电压（80kV）和最高电压（140kV）来达到最大能量分离，以最大限度地区分不同的物质。

2. CT灌注成像（CT perfusion imaging，CTPI）　是结合高速注射（4～12ml/s）和快速扫描技术而建立起来的一种成像方法。通过分析动态增强图像获得一系列组织参数，如组织的血流量、组织的血容量、平均通过时间及峰值时间等，主要用于了解组织的血流灌注情况。它有两个技术特点：一是对比剂团注的速度要快；二是时间分辨力要高。目前临床上常用于脑组织、心肌、肝脏、胰腺、肾脏及脾脏等部位病变的诊断及鉴别诊断，还可用于器官移植后移植器官的状态评估。CTPI能反映组织的血管化程度及血流灌注情况，提供常规CT增强扫描不能获得的血流动力学信息，反映的是生理功能的变化，属于功能成像范畴。

3. CT血管成像（CT angiography，CTA）　是指经静脉注射碘对比剂后，在对比剂到达靶血管的高峰时相进行薄层螺旋扫描，并运用多种三维后处理技术显示血管的检查方法。CTA是一种微创性血管造影术，可清楚显示较大血管的主干和分支的形态；清晰地显示血管与肿瘤的关系；从不同角度观察动脉瘤的形态、大小、位置、蒂部和血栓等情况，血管的3D重组图像立体结构清楚，如图1-3-3所示。

VR重组清晰显示动脉瘤起自左侧大脑中动脉。

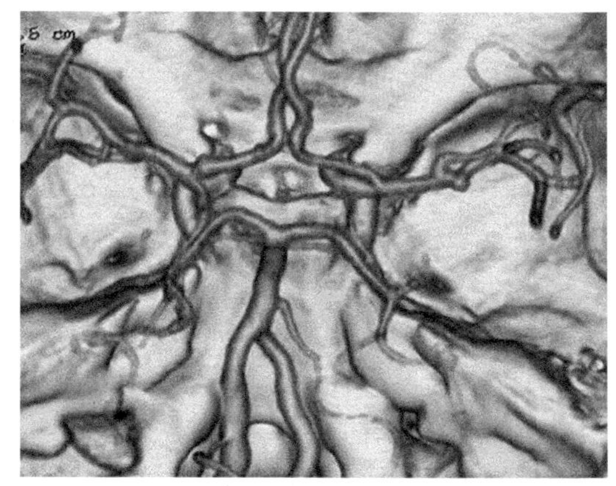

图1-3-3 头颅CTA图像

CTA检查成功的关键是在靶血管碘浓度的高峰期内完成扫描。为精确获得血管中个体化的对比剂到达时间，正式扫描前可进行小剂量预试验和团注智能跟踪。

小剂量预试验方法：经静脉预先注射15～20ml小剂量的碘对比剂，注射速率同稍后的全容量注射，注射后在选定的靶血管层面以固定时间间隔行低剂量的同层动态扫描，绘制靶血管时间-密度曲线，求得曲线峰值时间为对比剂的到达时间。单层螺旋CT直接以对比剂到达时间作为稍后正式启动的全容量螺旋扫描的延时时间，扫描速度较快的多层螺旋CT则需要在对比剂到达时间的基础上额外累加一个估计的诊断延时。

团注智能跟踪技术方法：先选定一个血管参考层面进行单层扫描，在得到的图像上血管处划定一个感兴趣区，并设置一个启动阈值，静脉注射碘对比剂后，于选定层面进行低剂量同层动态扫描，实时监测感兴趣区的CT值曲线，当强化曲线达到启动阈值时，自动或手动启动血管完整范围的螺旋扫描。

CTA后处理方法：常采用多平面重组（包括自动曲面重组）、最大密度投影、表面阴影显示及容积再现等图像重组技术。CTA运用后处理方法的原则：①多种显示技术联合运用，用三维图像立体显示血管全貌，平面图像结合曲面图像显示血管壁；②合理采用层块重组方式，有厚块图像也要有薄层块图像，厚薄相宜；③适当选取去骨成像方法，要有去骨的图像，也要有保留骨组织的图像作为定位参考。

CT血管成像实质上也是一种增强扫描，尤其是在多层CT中，利用脏器动脉期和静脉期的薄层图像进行三维后处理，也可以得到相应的动脉成像和静脉成像。

4. CT导向穿刺活检扫描 CT导向穿刺活检是一种在CT导引下对全身各部位感兴趣病灶（靶病灶）经皮穿刺取得病理标本而最终获得病理诊断的非血管介入技术。首先在常规CT扫描基础上，确定出病灶中心层面所对应的体表标志，确定进针点、进针深度和进针路径，常规消毒穿刺，抽出少许病灶组织。完毕后再次扫描，了解有无出血及其他并发症。由于CT能清晰显示病变大小、形态、位置、坏死空洞区，明确显示与邻近血管、神经等的良好解剖关系，故可精准进针部位、角度和深度，避免损伤血管、神经和脊髓等，从而大大提高了介入操作的安全性、成功率和病理准确率。优点是：方法简便，对组织损伤小，出血少，较为安全，感染机会少，可在门诊于局部麻醉下进行，也不影响早期治疗。缺点是：取材量较少，若经验不足或取材部位不当，未刺入靶病灶内取得有代表性的组织，则难以得出准确的结论。

四、CT检查对比剂

CT根据各种组织对X线的线性吸收系数值不同可以分辨它们的密度差异，但在相当一部分人体组织结构中，密度差异很小，无法分辨清楚。通过CT增强或对比检查，将密度高于或低于该组织密度的某种特定物质引入器官、组织或其周围间隙，使之产生对比良好的影像，这种被引入的物质称为对比剂（contrast medium）。

（一）对比剂分类及理化性质

1. 根据对比剂吸收X线性能不同分类 可分为阴性对比剂和阳性对比剂两类。

（1）阴性对比剂 为原子序数低、密度小的物质，容易被X线穿透。一般为空气、氧气、二氧化碳和脂质类物质，常用于蛛网膜下隙、关节囊、肠道等体腔检查。

（2）阳性对比剂　为原子序数高、密度大的物质，不容易被X线穿透。一般有钡剂和碘剂两类。因钡剂类对比剂密度过高，在CT图像上会产生严重伪影，故CT检查应避免使用钡剂。

2. 根据对比剂结合的化合物不同分类　碘剂类可分为无机碘化物、有机碘化物及油脂类碘对比剂三类。

（1）无机碘化物　因其刺激性大、不良反应多，现临床已经很少应用。

（2）油脂类碘对比剂　主要为碘化油，含碘量多，黏稠度高，不溶于水，几乎不被人体吸收，主要用于子宫、输卵管及瘘管检查等，也可用作CT介入治疗肿瘤的栓塞剂。

（3）有机碘化物　同样不被人体吸收，以原形经肾或肝排泄，少量从粪便中排出。经肝排泄的有机碘化物主要用于CT胆系检查，临床应用比较少。经肾排泄的有机碘化物，大部分在注射后24h内排出体外，72h内基本排尽。由于具备良好的特性，经肾排泄的有机碘化物为目前临床上最常用的CT用碘对比剂。

3. 经肾排泄的有机碘化物　又可分为离子型对比剂和非离子型对比剂。

（1）离子型对比剂　为三碘苯甲酸的盐类，主要为钠盐和葡甲胺盐，在水溶液中可离解成带电荷的正离子和负离子。常用的离子型对比剂有泛影葡胺、泛影酸钠和异泛影酸钠等。离子型对比剂的渗透压可高达1400～2000mmol/L，比血浆渗透压（300mmol/L）高数倍，故又称为高渗对比剂。

（2）非离子型对比剂　不是盐类，在水溶液中保持稳定，不产生带电荷的离子，且亲水性高，其渗透压、黏稠度及神经毒性均较离子型对比剂低。相应地，使用非离子型对比剂的不良反应也较离子型对比剂少，临床上已经出现离子型对比剂逐渐被淘汰的趋势。

非离子型对比剂按其理化结构不同可分为两类。①非离子型单体对比剂：如碘海醇、碘帕醇、碘佛醇、碘美普尔和碘普罗胺等，其分子结构中含有一个三碘苯环结构，渗透压在600～900mmol/L范围内，明显低于离子型单体对比剂的渗透压，故称为低渗对比剂；②非离子型双聚体对比剂：如碘曲仑、碘克沙醇等，其分子结构中含有两个三碘苯环结构，渗透压几乎与血浆渗透压相等（300mmol/L），故称为等渗对比剂。

（二）对比剂不良反应及处理措施

碘对比剂的应用在CT检查中已经比较普遍，其不良反应的危害、预防和处理措施越来越受到临床和影像医师们的广泛关注和高度重视。

碘对比剂不良反应的发生机制十分复杂，主要可分为两类。①机体的特异质反应：它的发生与个体的特异性有关，与对比剂的使用剂量不相关，即使少量注射也可发生反应。这类反应包括严重的低血压、支气管痉挛、荨麻疹、喉头水肿和猝死等。②药物所致的物理-化学反应：它的发生与对比剂的高渗透性、电荷及黏滞性有关，明确与药物剂量相关。这类反应包括局部疼痛、烧灼感、恶心、呕吐、惊厥与抽搐等。

碘对比剂的不良反应可分为非肾毒性反应和肾毒性反应两类。

1. 非肾毒性反应　包括全身不良反应和局部不良反应。

（1）全身不良反应　根据反应发生的时间，可分为速发型不良反应和迟发型不良反应。

1）速发型不良反应：是指注射碘对比剂后1h内发生的各类不良反应。临床上根据反应的严重程度将其分为轻度反应和重度反应。①轻度反应：主要表现为咳嗽、打喷嚏、一过性胸闷、结膜炎、鼻炎、恶心、全身发热、荨麻疹、瘙痒、血管神经源性水肿等；②重度反应：主要表现为喉头水肿、反射性心动过速、惊厥、震颤、抽搐、意识丧失、休克等，甚至死亡或其他不可预测的不良反应。

2）迟发型不良反应：是指注射碘对比剂1h至1周内可能出现的各种不良反应，如恶心、呕吐、头痛、骨骼肌肉疼痛、发热及皮疹等。

当受检者出现上述症状时，医护人员应保持冷静，正确判断其是否真正为对比剂所致的不良反应，以排除其他原因如低血糖等所致，并采取以下相应的处理措施。

一般处理措施：①立即中止注射对比剂；②通知相关科室急救人员协助处理；③记录生命体征（血压、脉搏和呼吸）；④建立静脉输液通路，保持通畅；⑤吸氧。

对症处理措施：①对于轻度不良反应，一般会自行缓解，可不做处理，以观察受检者为主；②对于重度不良反应，均应立即静脉注射地塞米松20mg，可反复给药；③广泛的严重荨麻疹或血管神经源性水肿，静脉注射苯海拉明20mg或异丙嗪25mg，必要时考虑皮下注射0.1%肾上腺素0.2～0.5ml；④烦躁、抽搐者给予静脉注射地西泮10～30mg，惊厥者给予苯巴比妥0.2～0.4g肌内注射；⑤出现支气管痉挛、哮喘、喉头水肿、呼吸困难等呼吸衰竭表现时，皮下注射0.1%肾上腺素0.5～1ml，氨茶碱0.25g加入到10%葡萄糖10ml中静脉注射，严重时行气管插管或气管切开；⑥出现血压下降、脉搏细速、面色苍白、口唇发绀、意识淡漠、昏迷等循环衰竭和休克症状时，皮下注射0.1%肾上腺素0.5～1ml，静脉滴注间羟胺50mg；⑦出现心搏骤停和呼吸停止时，应紧急进行人工呼吸、心脏按压和应用“心三联”（肾上腺素1mg、阿托品1mg、利多卡因100mg）和“呼二联”（尼可刹米0.375g、洛贝林3mg）。

预防措施：①与受检者充分沟通，仔细询问病史，掌握碘对比剂的禁忌证，并签署“碘对比剂使用受检者知情同意书”；②有明确严重甲状腺功能亢进的受检者，绝对不能使用含碘对比剂；有支气管哮喘、肺动脉高压、心力衰竭、嗜铬细胞瘤、骨髓瘤、单克隆免疫球蛋白血症、重症肌无力、高胱氨酸尿症等受检者应慎用；③具有高危因素者（包括65岁以上老年人，1岁以下婴儿，糖尿病、高血压及心肺功能不全者等），建议使用非离子型等渗或低渗碘对比剂，但并不能避免严重不良反应或降低死亡的发生率；④除非产品说明特别要求，一般无须做碘过敏试验，也不推荐预防性使用皮质类固醇或抗组胺药；⑤使用前将对比剂加温至36～37℃，以降低其黏稠度，减少对人体的刺激；⑥使用碘对比剂后需留观受检者30min；⑦动脉内使用碘对比剂发生不良反应的概率比静脉内高，非血管途径使用的碘对比剂有可能被吸收进入循环系统而产生与血管内使用相同的不良反应，均应加以重视；⑧尽量避免短时间内重复使用大剂量对比剂，如确有必要，建议两次重复使用间隔时间≥7d；⑨健全碘对比剂不良反应的应急预案和流程，建立与急诊科、麻醉科等相关科室的紧急呼救与快速增援机制，保证急救药品和器械用物时刻处于完好备用状态。

（2）局部不良反应　主要表现为碘对比剂外渗，是指碘对比剂在注射过程中渗出血管外，进入皮下组织的意外情况。多与使用高压注射器、注射流率过高、被穿刺血管情况不佳及医患沟通配合失败等因素有关。碘对比剂外渗的不良后果主要为局部组织肿胀、皮肤溃疡、软组织坏死和间隔综合征等。

处理措施：①少量轻度外渗，多数损伤轻微，无须处理。对个别疼痛明显者，局部给予普通冷敷、湿敷。②中、重度外渗者，抬高患肢，促进血液回流。早期使用50%硫酸镁保湿冷敷，24h后改硫酸镁保湿热敷，也可用黏多糖软膏等外敷或用0.5%的地塞米松局部湿敷。碘对比剂外渗严重者，还需口服地塞米松，每次5mg，每日3次，连用3d。③密切观察受检者，当患肢出现极度肿胀、感觉消失及发绀等间隔综合征的症状时，应咨询外科医师，及时切开减压。

预防措施：①静脉穿刺选择合适的血管，细致操作；②使用高压注射器时，选择与注射流率匹配的穿刺针头和导管；③对穿刺针头进行恰当固定。

2. 肾毒性反应　主要表现为对比剂肾病（contrast induced nephronpathy，CIN），是指排除其他原因的情况下，血管内途径应用对比剂后3d内肾功能与应用对比剂前相比明显降低，判断标准为血清肌酐升高至少44μmol/L（5g/L）或超过基础值25%。临床表现多为轻型或临床亚型，易被忽略，可分为无症状、非少尿型肾功能不全和少尿型肾功能不全。少尿型肾功能不全死亡率明显高于非少尿型肾功能不全。

对比剂肾病发生的病理机制尚未十分明确，一般认为与碘对比剂的直接肾毒性、激发肾血流动力学改变、肾小管堵塞及氧自由基损伤等有关。

对比剂肾病的高危因素主要有原有肾功能不全、高龄（年龄＞70岁）、糖尿病、血容量不足、心力衰竭、低钾血症、低蛋白血症、低血红蛋白血症、副球蛋白血症及使用肾毒性药物等。

目前，对比剂肾病尚无特效药物治疗，严重病例的处理同急性肾功能不全。因此，对比剂肾病重在预防。我国第一版《对比剂使用指南》提出了预防对比剂肾病的如下建议。

（1）详细询问病史，排查对比剂肾病的高危因素。

（2）针对具有高危因素的受检者：①给患者补充足够的液体；②停用肾毒性药物至少24h再使用对比剂；③尽量选用不需要含碘对比剂的影像检查方法或可以提供足够诊断信息的非影像检查方法；④避免使用高渗对比剂及离子型对比剂；⑤如果确实需要使用碘对比剂，建议使用能达到诊断目的的最小剂量；⑥避免短时间内重复使用诊断剂量碘对比剂，如果确有必要重复使用，建议2次使用碘对比剂间隔时间≥7d；⑦避免使用甘露醇和利尿剂，尤其是髓袢利尿剂。

（3）使用碘对比剂后，无须针对碘对比剂进行透析。

（李祥林）

第2章 CT图像质量控制及图像后处理技术

学习目标

1. 素质目标　增强辐射防护意识，全心全意为患者服务。
2. 知识目标　掌握CT图像评价指标；熟悉CT防护原则。
3. 能力目标　准确对CT图像进行质量评价。

第1节　CT图像评价指标与影响因素

一、CT图像评价指标

（一）噪声和信噪比

噪声（noise）指均匀物体的影像中CT值在平均值上下的随机涨落，图像呈颗粒性，影响密度分辨力。噪声的来源有探测器方面的，如探测器的灵敏度；也有电子线路及机械方面的，还有被检组织方面的。扫描条件、肢体大小、像素尺寸、层厚、螺距、重建范围、重建矩阵、重建算法及散乱射线等均会引起噪声。噪声与图像质量成反比，因此要了解噪声产生的原因，尽量加以抑制，在多种噪声产生的原因中，X线量子噪声是最主要的。克服噪声应采取如下措施：①安装CT机时进行严格的机器性能检验；②定期做水模扫描，发现问题及时校对；③保证一定的X线输出量，尤其在薄层扫描时，应加大X线剂量（一般噪声减小一半，需增加4倍的X线剂量）。

信噪比（signal-to-noise ratio）即信号与噪声之比。其比值越大，噪声影响越小，信息传递质量越好。信噪比是评价机器设备的一项重要的技术指标。提高信噪比的措施主要有增加曝光量、增大像素、增加层厚等。

（二）伪影

在CT扫描过程中由于某些因素导致CT图像中出现与被扫描的组织结构无关的异常影像，通常称为伪影（artifact）。理论上，重建图像中CT值与物体真实衰减值的偏差都属于伪影，任何一幅CT图像都或多或少地存在各种形式的伪影。伪影通常表现为或明或暗的条状、带状、环状、片状及其他各种形状的阴影。直线状或条纹状伪影通常是由个别测量值的误差或缺失造成。片状伪影多由一组探测器通道或多个投影数据的偏差引起，常出现在高对比物体附近（如骨与气腔旁的软组织内），边界不清晰，形似病理表现，容易导致误诊。CT伪影根据其成因大致可以分为两类：与设备相关的伪影和与受检者相关的伪影。

1. 与设备相关的伪影

（1）部分容积效应伪影　高密度物体部分位于扫描层厚内时，探测器测得高密度物体与其周围结构X线衰减强度的平均值，没有完全反映强度与衰减值的线性关系，以及非线性成分产生的部分容积效应伪影。另外一种情况，如果部分伸入扫描层面内的物体偏离旋转中心，当机架旋转至探测器靠近该物体时，该物体位于投影内，机架旋转至对面时，该物体位于投影之外，这种投影数据的不一致性也可导致非线性的部分容积伪影（图2-1-1A）。部分容积伪影在CT图像上表现为高密度物体周围明暗相间的条纹（图2-1-1B）。薄层扫描可减少该伪影。也可进行图像空间的计算校正，消除此伪影。

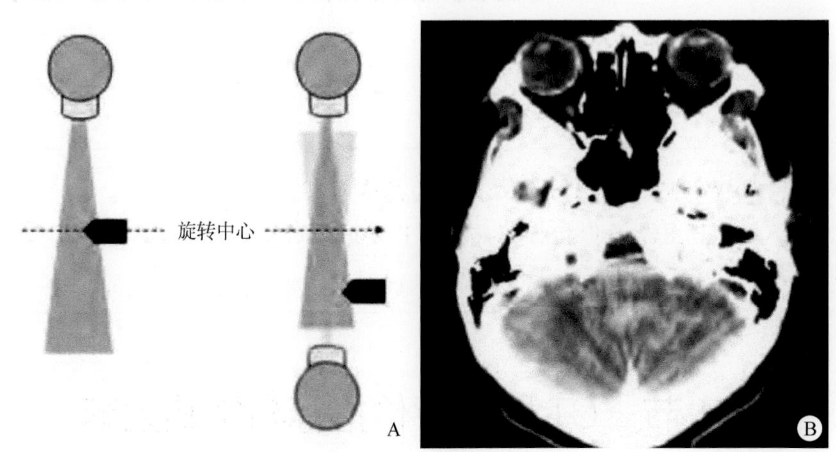

图2-1-1　部分容积伪影

A. 两种部分容积伪影形成；B. 枕内隆突区放射状的部分容积伪影

（2）线束硬化伪影　X线束是由多波长组成的宽能谱，穿过物体时低能量的光子比高能量的光子吸收更多，线束的平均能量增加，穿透性更强或“变硬”。扫描均质的圆柱形物体时，中心部分较厚，线束硬化现象较边缘部分更明显（图2-1-2A），这种非线性的衰减特性导致杯状伪影，结果图像周围的CT值较中心高，在颅脑扫描时表现为邻近颅骨的脑组织CT值增加，骨-脑界面模糊（图2-1-2B）。线束硬化现象在致密物体之间则表现为低密度的暗带，如颅脑CT图像中颞骨岩部之间的亨氏暗区（图2-1-2C）、体部骨性结构及高浓度碘对比剂旁边的暗条带。操作者还可通过恰当的受检者摆位和倾斜机架来避开骨性结构，同时应正确选择预置了校正软件和特定滤过器的扫描序列。

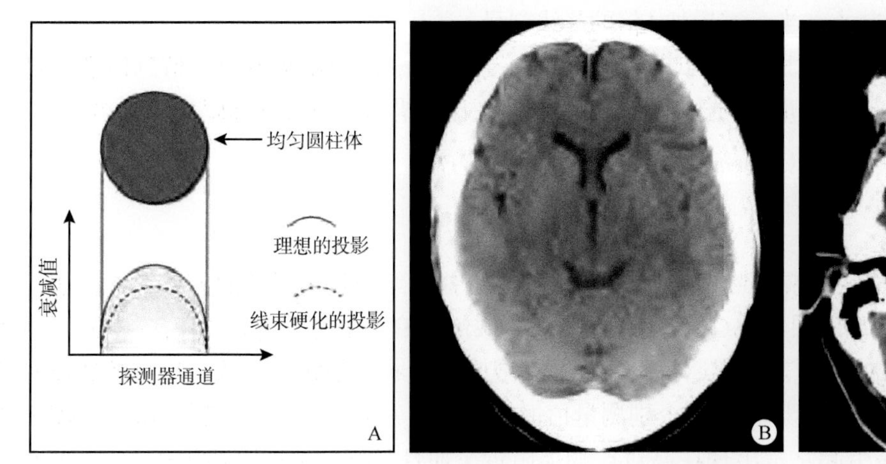

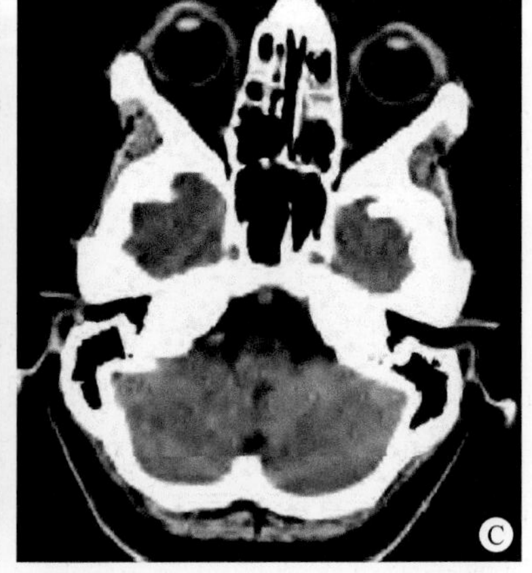

图2-1-2　线束硬化伪影

A. 线束硬化伪影形成；B. 杯状伪影；C. 颞骨岩部之间的暗区为线束硬化伪影

（3）条纹噪声伪影　当用来成像的X线光子数不足时，图像上出现颗粒状的噪声。噪声被图像重建过程中的滤波运算进一步放大，反投影处理将这些波动明显的采样映射为图像中亮或暗的直线，称为条纹噪声伪影。临床上，条纹噪声伪影一般出现在曝光条件较低时，或采用薄层厚扫描较厚的组织时，如肩部CT图像（图2-1-3）。可通过增加管电压、管电流时间乘积，采用自适应滤波算法及迭代重建算法等措施消减这种伪影。

（4）螺旋伪影 在螺旋扫描方式下，数据采集发生在检查床的连续移动过程中，Z轴上的投影数据不一致，图像上可出现条带状伪影，有时形似运动伪影。这种螺旋扫描特有的伪影在大螺距和倾斜机架扫描时愈发明显。通过合理的插值算法和重建平面选择，可在一定程度上减少螺旋伪影（图2-1-4）。

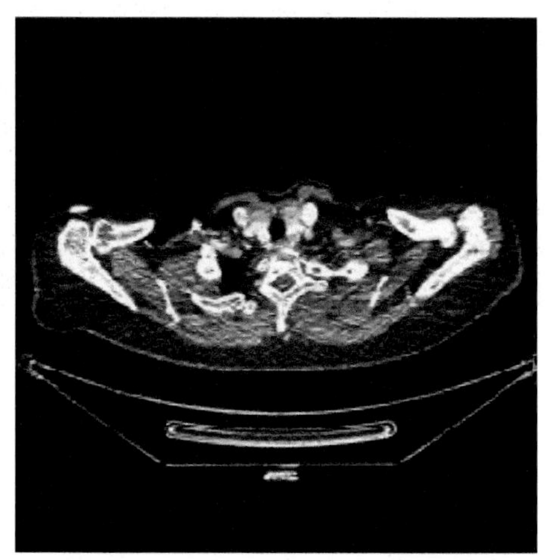

图2-1-3 肩部的条纹噪声伪影

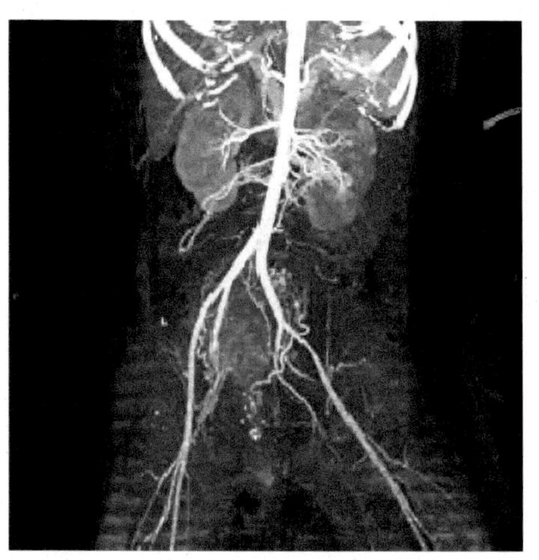

图2-1-4 螺旋伪影

2. 与受检者相关的伪影

（1）运动伪影 受检者的运动直接导致投影数据的不一致，在图像上产生或明或暗的条片状伪影，运动显著时图像发生畸变。运动伪影多由于扫描时受检者的不自觉体位移动造成（图2-1-5A）。也可由受检者的生理运动引起，如呼吸（图2-1-5B）、胃肠蠕动和心脏搏动等。通过沟通、训练等方法取得受检者的配合，保持扫描时的体位静止，也可采用药物镇静、绑带固定等手段控制受检者的运动。

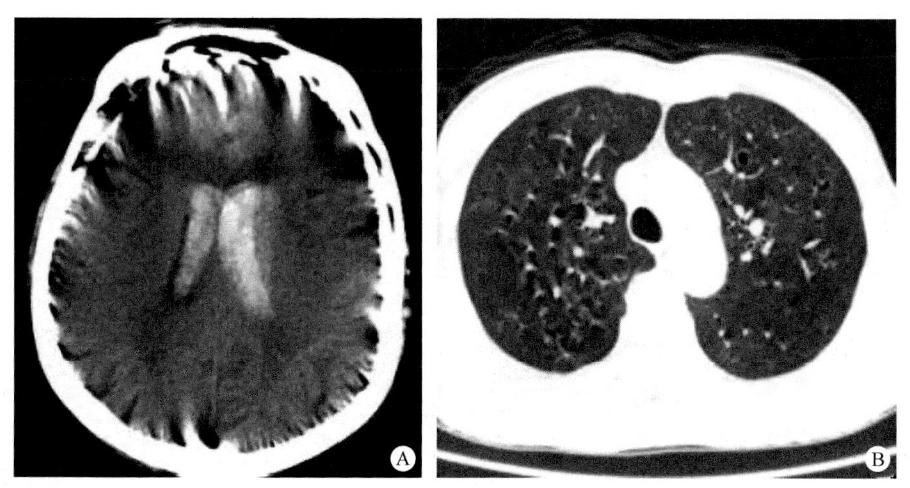

图2-1-5 运动伪影

A. 脑出血患者意识障碍，头部在扫描时移动引起伪影；B. 肺血管的变形、模糊与呼吸运动相关

（2）金属伪影 金属的衰减系数明显高于人体组织，在CT扫描时往往发生严重的投影数据失真，CT 图像上表现为明暗相伴的带状、条状或星芒状伪影，图像质量显著劣化（图2-1-6）。常见金属多为体内植入物，如动脉瘤夹、钛钉等，也可为附在体表不能去除者，如外固定、穿刺针等。

（3）不完全投影伪影 当被扫描物体积大于扫描野，或物体的一部分被不当置于扫描野外时，部分投影被截断，不能用于重建，在靠近截断区域产生亮的片状伪影，称为不完全投影伪影。如伸出于扫描野之外的上臂成像时，在图像边缘产生高亮片状伪影（图2-1-7）。

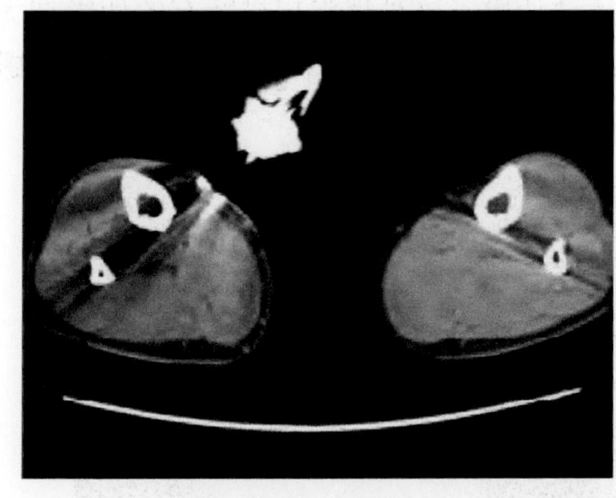
图2-1-6　金属伪影

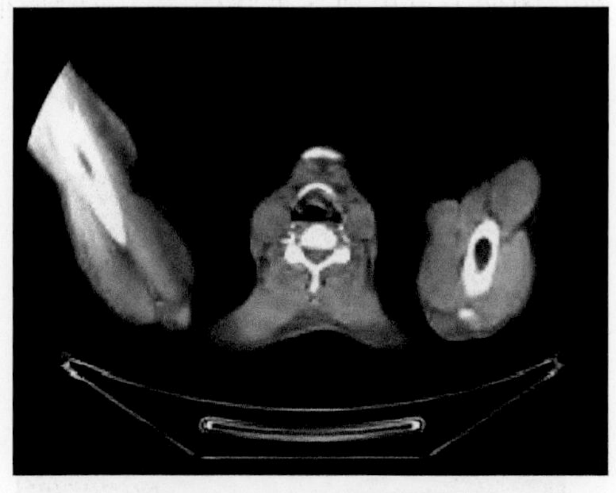
图2-1-7　不完全投影伪影

综上所述，CT伪影的发生几乎贯穿数据采集、图像重建和后处理等整个成像链。可以说，图像生成过程中计算机进行的大部分运算和处理都与减少和消除伪影有关。CT伪影的形成与X线的物理特性（如线束硬化、散射辐射、偏焦辐射等）、系统结构设计（如混叠伪影、部分容积伪影等）、数据采集方式（螺旋扫描、锥形束投影等）、图像重建方法（算法、半重建、插值处理等）及设备固有缺陷等有关，也与被扫描物体本身的结构特点（密度、厚度分布及有无斜面等）有关。伪影常常是上述多个原因相互作用的结果，如颅底的伪影就是线束硬化、部分容积等原因的共同作用。

（三）密度分辨力

密度分辨力（density resolution）又称低对比分辨力，是在低对比度情况下分辨物体微小差别的能力，常以百分单位毫米数（%/mm）表示，或以毫米每百分单位（mm/%）表示。CT图像的密度分辨力越高，对软组织的分辨能力越强，与软组织密度相差较小的病灶就更容易被检出。其中像素噪声是主要影响因素，X线剂量增大时，噪声减小，密度分辨力提高。

空间分辨力和密度分辨力互相制约，密切相关。大矩阵、薄层厚时，像素数目增多，像素体积减小，空间分辨力提高，但每个体素所获得的X线光子数却按比例减少，噪声增大，密度分辨力随之下降。若需保持原来的密度分辨力，就要增加X线量。

影响密度分辨力的主要因素有层厚、X线剂量、噪声和重建函数等。层厚越厚，X线剂量越大，噪声减小，密度分辨力增加（图2-1-8）。

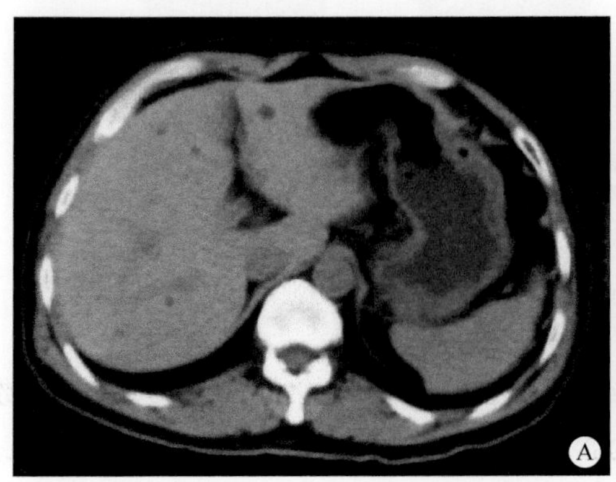

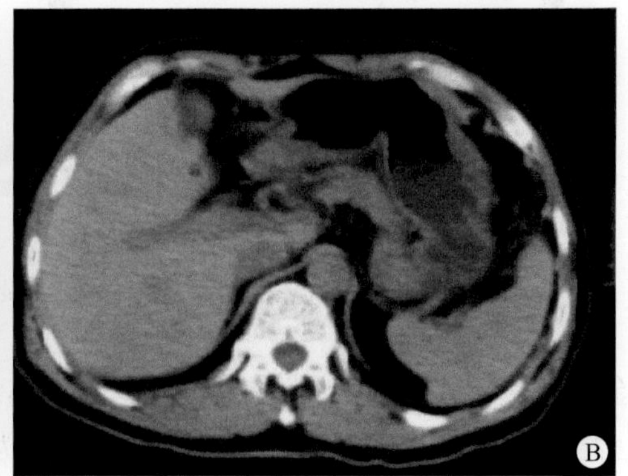

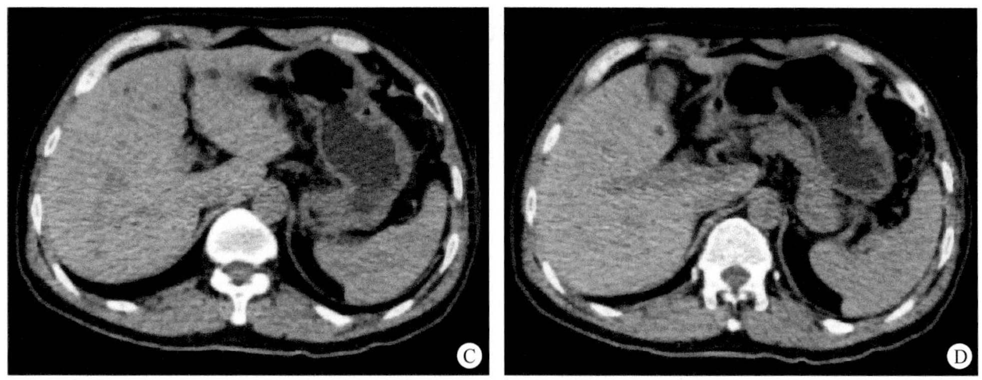

图2-1-8 密度分辨力

A、B. 采用380mA-5mm扫描；C、D. 采用160mA-2.5mm扫描

（四）空间分辨力

空间分辨力（spatial resolution）又称作高对比度分辨力，是指在高对比度的情况下鉴别细微结构的能力，也即显示最小体积病灶或结构的能力。

空间分辨力的主要影响因素有像素尺寸、探测器孔径、相邻探测器间距、图像重建的卷积滤波函数、数据取样、矩阵大小、X线管焦点尺寸等，其中像素是最主要的因素，像素越多，空间分辨力越高，CT图像也越细致、清晰（图2-1-9）。不同CT装置所得图像的像素大小及数目（矩阵）不同，像素大小可以是1.0mm×1.0mm或0.5mm×0.5mm不等，矩阵可以是256×256或512×512不等，目前多为512×512。

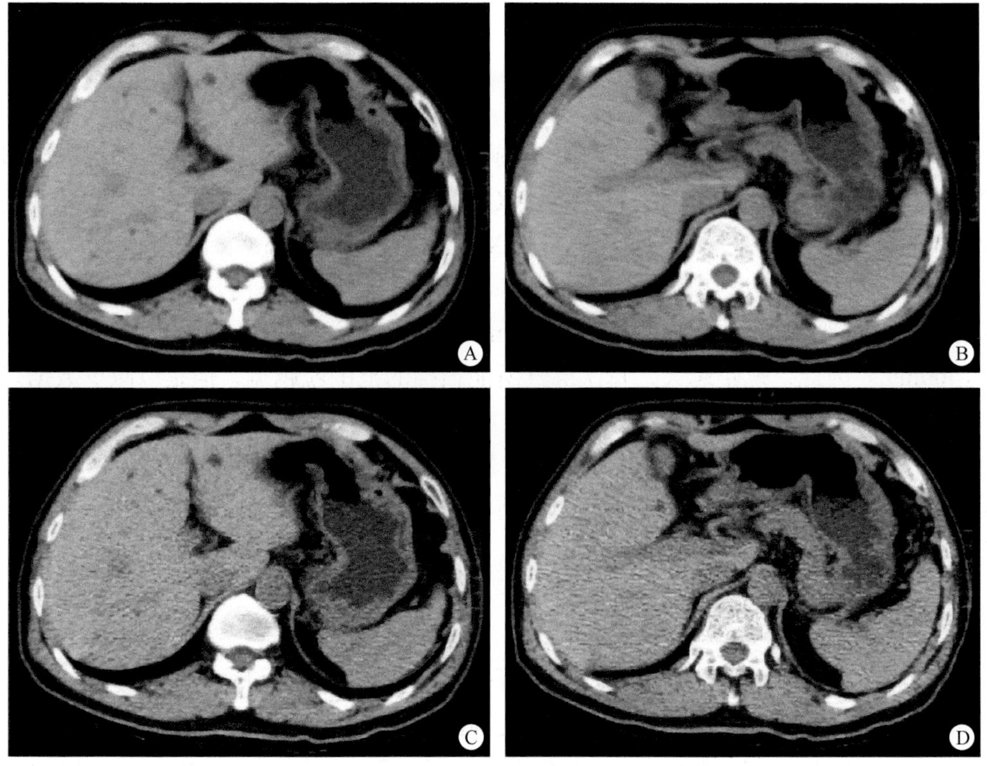

图2-1-9 空间分辨力

A、B. 采用5mm-标准函数算法扫描；C、D. 采用2.5mm-骨函数算法扫描

二、CT图像质量的影响因素

（一）曝光条件

影响CT曝光的相关因素，包括管电压、管电流、曝光时间等，是影响CT图像质量最重要的因素。管电压通常在100～140kV，管电流通常在50～300mA，扫描时间根据扫描的速度和范围等确定，总曝光时间在6～20s。

（二）X线剂量

在CT扫描过程中应根据组织的厚度和密度选择不同的X线剂量。X线剂量主要是由管电流和扫描时间决定的。减少X线剂量，则图像噪声加大，图像质量下降。反之，增加X线剂量，则图像噪声减小，图像质量变好。对于密度较大的组织或微小结构，必须增加X线剂量，以提高图像的密度分辨力和空间分辨力。

（三）准直宽度和采样层厚

准直宽度是指CT机X线球管侧和受检者侧所采用准直器的宽度，在非螺旋和单层螺旋扫描方式时，所采用的准直宽度决定了层厚，即层厚等于准直宽度。但是，在多层螺旋扫描方式时，情况则不完全一样，因为同样的准直宽度可由4排甚至16排探测器接收，此时决定层厚的是所采用探测器排的宽度。例如，同样10mm的准直宽度，可以由4个2.5mm的探测器排接收，那么层厚就是2.5mm；如果由16个0.625mm的探测器排接收，那么层厚就变成了0.625mm。采样层厚指扫描时实际所得的层厚，由于设备制造的精确性原因，标称1mm甚至0.5mm的层厚设备制造厂家无法做到如此精确，一般都有一定的误差，其误差范围在10%～50%，层厚越小，误差越大。一般，层厚的误差与扫描所采用的方式和设备的类型无关。

（四）螺距

螺距是螺旋CT的一个重要参数，对于单层螺旋CT，螺距等于X线管旋转一周检查床移动的距离与扫描层厚的比值。对于多层螺旋CT，螺距等于X线管旋转一周检查床移动的距离与采用的探测器的宽度的比值。计算公式为：$P=S/D$，P为螺距，S为X线管旋转一周（360°）的进床距离，D为层厚（即探测器宽度）。扫描范围为检查床每秒移动的距离与X线管连续曝光时间之积。例如，用10mm的层厚，曝光时间20s，螺距1.0时，扫描范围为200mm；当螺距改为2.0时，同样的层厚和曝光时间，扫描范围则达400mm。因此，螺距越大，每次屏气所能扫描的范围就越宽，但是以减少数据采集量为代价。一般认为螺距为1.0时可获得满意的图像质量。为了获取理想的原始容积数据，理论上，应选择尽可能小的层厚和检查床的移动速度，尽可能大的X线管电压和电流，以及尽可能小的图像重建间隔。但实际操作中受到螺旋CT机性能、X线照射剂量等多种因素限制，一般需根据扫描部位、扫描范围及扫描时间等因素选择层厚和检查床的移动速度。

（五）视野

视野（field of view，FOV）即观察的范围，可分为扫描观察范围和显示观察范围。扫描观察范围即根据观察部位的大小选择合适的扫描野。显示观察范围根据病变位置、大小和性质决定，使重建的图像显示更清楚，能突出病灶的细微结构。重建像素在显示观察范围不变的情况下与矩阵成反比关系，在矩阵固定不变的情况下与显示观察范围成正比关系。

（六）机器的安装、调试和校准

机器的安装、调试和校准的好坏直接影响CT的图像质量。首先，CT机房设计要严格按照防护原则设计射线防护，布局既要考虑发挥CT设备各部件的功能，又能合理利用有效的空间开展日常的检查工作。其次，还要有一个较好的机器工作环境。CT机房和计算机房的温度控制在18～25℃，湿度控制在40%～65%。电源功率要足够大，工作频率要稳定。室内必须防尘，保持一个清洁的工作环境。再次，CT机的安装必须注意以下几点。

1. 开箱时必须对照装箱清单的内容核对名称和数目，检查有无元器件的外表损伤。

2. 避免多次搬动造成损坏，各部件的放置尽量一次到位。

3. 必须检查电源电压、频率和功率是否符合设备的要求，电缆线和各连线的布排是否合理。CT机的调试和校准是用软件来完成的，内容包括X线的产生、探测器信号的输出、准直器的校准、检查床的运行、图像显示系统及照相机的调试等。所有的调试内容完成后，再利用测试水模进行测试，目的是测试横断面照射野范围内射线剂量的均匀一致性和CT值的准确性。射线剂量一致性的测试由CT机的附带软件完成，要求在圆形水模的图像中心及离水模边缘1cm的12点钟、3点钟、6点钟和9点钟位置各设一个测试区。照射野范围内射线剂量不均一的产生原因是机架扫描圆孔的范围内处于中间部分的射线路径较长，导致扫描过程中X线束硬化。X线束的硬化通常由CT机内软件来校正。在摆放受检者体位时，尽可能将受检者置于机架扫描孔的中央。

三、CT图像质量控制方法

（一）优化扫描方案

X 线剂量的大小是制约CT图像优劣的主要因素，管电压、曝光量是CT扫描曝光剂量的体现。剂量的高低影响噪声的大小和图像质量；若扫描剂量过小，图像的噪声加大，图像质量下降：扫描剂量增大可提高图像的高对比度分辨力和低对比度分辨力，但是受检者接受的受照剂量也会增大。扫描剂量参数选择的原则：在满足诊断需求的前提下，尽量使用低剂量扫描接受适度噪声的图像，降低受检者的受照剂量。必须避免盲目地使用大剂量扫描来追求图像的高质量。

扫描层厚是影响图像分辨力的重要因素。层厚越薄，图像的高对比度分辨力特别是Z轴分辨力越好，探测器接收的光子数减少，低对比度分辨力降低；层厚越大，图像的低对比度分辨力越高，但高对比度分辨力越低。扫描层厚需按受检结构和病变的大小设定。

螺距＞1为不连续扫描，纵向高对比度分辨力降低；螺距≤1为重叠扫描，纵向高对比度分辨力提高，但受照剂量增加。常规CT检查采用螺距=1，保障图像的纵向高对比度分辨力，不容易漏检病灶。

（二）提高空间分辨力

提高空间分辨力，即提高每厘米内的线对数。提高空间分辨力的方法如下。

1. 探测器的孔径要尽量窄，探测器之间的距离要尽量小，探测器的数量要尽量多。

2. 在扫描视野不变的情况下，增加矩阵，减小层厚。

3. 在图像重建中采用特殊的滤波函数，如边缘增强或骨算法，使图像边缘更加清晰锐利。

（三）增加密度分辨力

密度分辨力主要取决于每个体素所接受的X线光子的量，既探测器吸收的X线光子数。增加密度分辨力的方法如下。

1. 增加X线剂量。

2. 增大像素，增加层厚，使单位体积的光子数量增加。

3. 采用特殊的过滤方法，提高信噪比，相对降低噪声。

（四）降低噪声

噪声大小受层厚、X线剂量大小和重建算法等因素的影响。降低噪声的方法如下。

1. 提高X线的曝光条件，增加曝光量。

2. 增大像素，提高单位体积的光子质量。

3. 提高探测器的质量。

4. 采用恰当的滤波函数进行图像重建，如标准的数学算法或软组织算法。

（五）消除伪影

伪影常见原因有系统硬件故障、相关部件性能衰变、数据采集及处理系统误差，以及人为因素等。消除伪影的措施如下。

1. 探测器及电路的稳定性好，探测器的几何尺寸及间隙尽量小。

2. CT设备安装好后，必须进行调试、空气校准及定期维护保养。

3. 匹配的外部环境如专用稳压电源、合适室内温度、湿度等。

4. 人为因素造成的伪影，必须找到原因加以消除。

（六）减少部分容积效应的影响

部分容积效应容易造成疾病漏诊和误诊。一般情况下，扫描层厚越薄，部分容积效应越小，扫描层厚为被扫病灶直径一半时，可以最大限度地避免部分容积效应的影响。

（七）控制辐射剂量

在保证良好CT图像质量（满足临床诊断的需求）的同时，尽可能地、合理地降低受检者的检查剂量。

1. 管电压调节技术 CT检查时，降低管电压可以使受检者剂量减少，在要求相同质量的前提下，根据受检者的体型和检查类型，可以在70～140kV范围内自动选择合适的管电压，可以在降低辐射剂量的同时增加图像的对比度，从而提高图像的质量。

2. 降低管电流时间乘积 由于管电流时间乘积与CT剂量呈正比的线性关系，所以在进行CT检查时，对于体型较小的受检者或者具有高对比度的脏器可以合理地降低管电流时间乘积，以降低受检者的辐射剂量。

3. 扫描层厚 针对不同的检查部位采用合理的扫描层厚，如果检查常规的软组织成像可以增加层厚，使噪声降低，密度分辨力上升，空间分辨力下降；如果进行骨骼及高分辨的胸部扫描可以减小层厚，使噪声增加，密度分辨力下降，空间分辨力上升，在保证图像质量的同时，接受适度的噪声以减少辐射剂量。

4. 螺距 在CT常规扫描中，增加螺距可以使固定的扫描范围的扫描时间缩短，进而减少辐射剂量，因此，在不影响图像质量的前提下尽量地采用较大的螺距扫描，以减少受检者辐射剂量。

5. X线束宽度 CT检查时，选择较小的X线束宽度时，受检者辐射剂量增加。对于单排CT，X线束宽度的薄与厚所造成的辐射剂量基本相同，但对于多排CT，使用较窄的X线束宽度会增加辐射剂量；反之，使用较宽的X线束宽度会减少辐射剂量。

6. 迭代重建技术 目前已广泛地应用于临床，迭代重建算法比传统的滤波反投影算法可以更好地提高图像的信噪比和消除或抑制图像伪影。当采用上述方法进行低剂量扫描的同时，在采集数据不完全、不一致或者噪声较重时，采用迭代重建技术对噪声加以校正和抑制可以得到更加清晰的影像。例如，采用100kV扫描联合迭代重建技术进行CT扫描，既可以保证影像的图像质量，又可以降低受检者的辐射剂量。

第2节 CT图像后处理技术与辐射防护

一、CT图像后处理技术

（一）多平面重组

多平面重组（multiplanar reformation，MPR）是将一组以像素为单元的源图像通过插值运算，重构为以体素为单元的三维体数据，再根据诊断需要截取得到其他平面或曲面的二维重组图像（图2-2-1）。这些图像可以显示不同方向的解剖结构和病变，为临床诊断提供更多相关信息。多平面重组技术包括冠状面、矢状面和横断面等不同类型的重组。

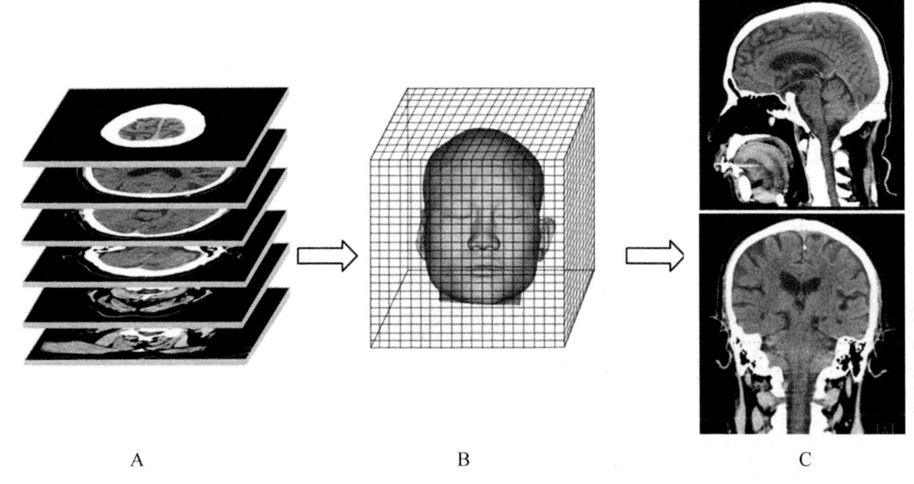

图2-2-1 多平面重组技术原理示意图

A. 叠加原始断层图像；B. 重构体数据；C. 重组冠矢状图像

（二）曲面重组

曲面重组（curved planar reformation，CPR）是MPR的一种特殊形式，是指在容积数据的基础上，沿感兴趣器官画一条曲线，计算指定曲面的所有像素的CT值，并以二维的图像形式显示出来的一种重组方法。可将扭曲重叠的血管、支气管等结构伸展拉直，显示在同一平面上，较好地显示其全貌，是多平面重组的延伸和发展。但曲面重组对于所画曲线的准确与否依赖性很大，有时会造成人为的假象；同时由于存在变形操作，曲面重组图像有时不能真实反映被显示器官的空间位置和关系。

（三）最大与最小密度投影

最大与最小密度投影是将若干图像组成的三维体数据进行任意方向的投影，取投影所通过的每个体素的最大或最小密度进行投影，并在一个平面上显示出来。

最大密度投影（maximum intensity projection，MIP）是通过计算机处理，从不同方向对被观察的容积数据进行数学线束透视投影，仅将每一线束所遇密度值高于所选阈值的体素或密度最高的体素投影在与线束垂直的平面上，并可从任意投影方向进行观察。MIP在临床上常用于显示和周围组织对比具有相对较高密度的组织结构，如注射对比剂后显影的血管、明显强化的软组织肿块、肺小结节等（图2-2-2）。当组织结构的密度差异较小时，MIP的效果不佳。

最小密度投影（minimum intensity projection，MinIP）是仅将每一投影线束所遇密度值低于所选值的像素或密度最低的像素投影到与线束垂直的平面上。主要用于显示密度明显低的含气器官，如胃肠道、支气管等（图2-2-3）。

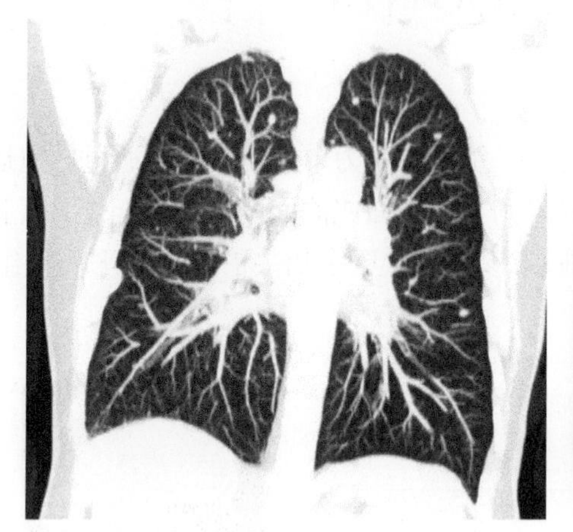

图2-2-2 MIP重建显示肺小结节

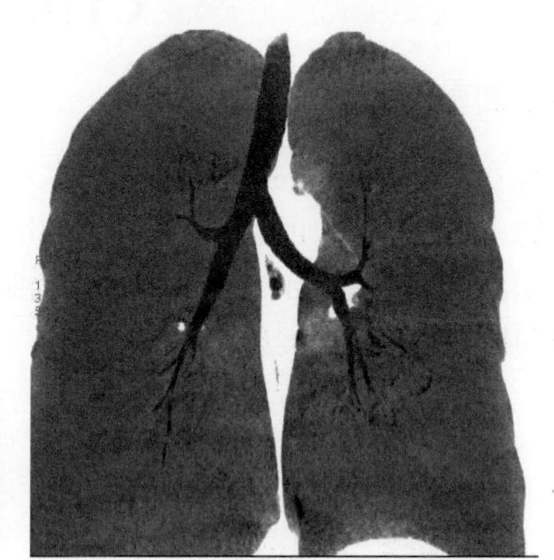

图2-2-3 MinIP重建肺支气管

（四）表面阴影显示

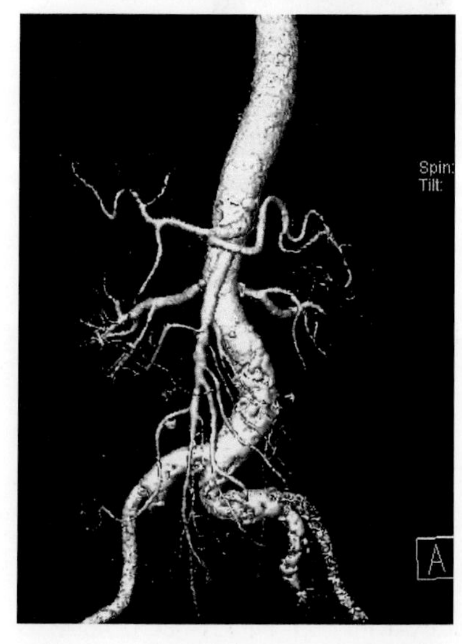

图2-2-4 表面阴影显示腹主动脉图像

表面阴影显示（shaded surface display，SSD）是指通过选定的阈值，确定三维体数据中物体的表面几何信息，并用虚拟光源加上明暗阴影，呈现出立体感较强的三维效果（图2-2-4），是一种基于三维模型的表面可视化技术。它通过计算光线与物体表面的相互作用，生成具有立体感和表面纹理的图像。表面阴影显示适用于显示具有复杂表面的解剖结构，如颅骨、脊柱等。同时，该技术还可以应用于病变的定位和术前规划。

（五）容积再现

容积再现（volume rendering，VR）技术是利用投影成像原理，将穿过三维体数据后每条投影线上的所有体素值，经传递函数加权运算后，以不同的阻光度和颜色表示各CT值区间，绘制在结果图像中。VR又称作体积再现或体绘制，无论是从显示原理还是从性能效果方面都比前述的MIP和SSD具有优势，它保留了所有体素中的许多细节信息，最大限度地再现了组织结构的空间关系，立体效果逼真（图2-2-5）。它通过计算物体内部和表面的光线传播，生成具有高度真实感的立体图像。此外，容积再现还可以用于术前模拟和教学。

（六）仿真内镜显示

仿真内镜（virtual endoscopy，VE）技术是利用源图像生成的体数据，通过SSD或VR重组得到管道结构内表面的三维成像，再运用计算机空腔导航技术模拟光学纤维内镜进行腔内观察。仿真内镜主要用于呼吸道、充气的肠道、鼻窦等管状结构内壁表面的立体观察，显示管腔内异物、新生物、钙化及管腔狭窄较好。还可用于有创检查或外科手术的模拟导航和教学演示。操作时，将视点置入结构内部，调整视角、景深，旋转视向，自动或手动进行视点漫游，对视点前方结构进行动态实时显示（图2-2-6）。

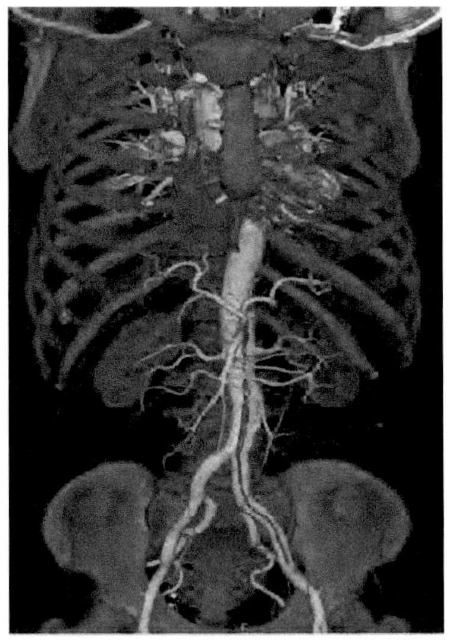

图2-2-5　主动脉的容积再现

二、辐射防护

（一）辐射防护概述

CT辐射防护是指在CT检查过程中，采取一系列措施来降低受检者和医护人员接受的辐射剂量，以减少辐射对人体的潜在危害。CT检查是一种常用的医学影像技术，虽然为临床诊断提供了重要信息，但同时也带来了辐射暴露的风险。因此，CT辐射防护至关重要。

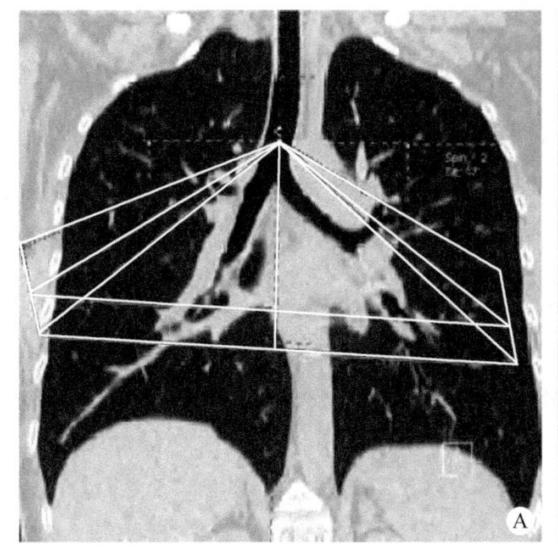

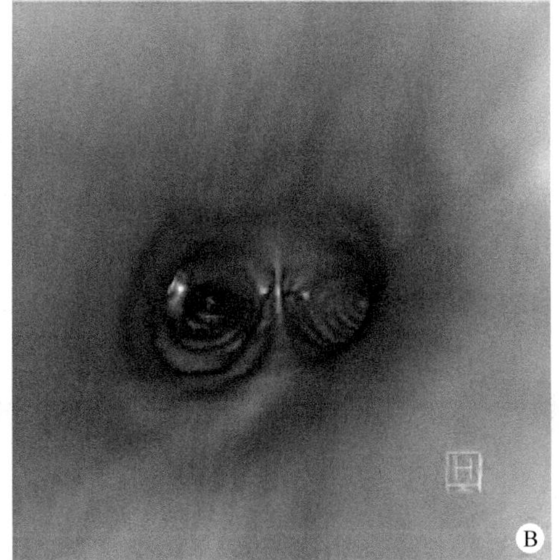

图2-2-6　仿真内镜显示

A.冠状面参考图，线图示视点位置、视向、视角和景深；B.气管隆突处的VE图像

（二）辐射防护的原则与措施

1.原则　《放射卫生防护基本标准》（GB4792—1984）提出，放射防护的基本原则如下所述。

（1）实践的正当化　产生电离的任何实践都要经过论证，或确认该项实践是值得进行的，所致的电离辐射危害同社会和个人从中获得的利益相比是可以接受的。如果拟实施的实践不能带来超过代价（包括健康损害代价和防护代价）的净利益，就不应当采用该项实践。

（2）放射防护最优化　应当避免一切不必要的照射。以放射防护最优化为原则，用最小的代价，获得最大的净利益，从而使一切必要的照射保持在可以合理达到的最低水平。在进行防护时，应当谋求防护的最优化，而不是盲目追求无限地降低剂量，否则，所增加的防护费用将得不偿失，不能认为是合理的。

（3）个人剂量的限值　在实施正当化与最优化两项原则时，要同时保证个人所受照射的剂量不超过规定的限值。这样就可以保证放射工作人员中的个人不致接受过高的危险度。

X线防护的目的在于防止发生有害的确定性效应，并将随机性效应的发生率限制到认为可以接受的水平。

2. 措施 一般措施有时间防护、距离防护和屏蔽防护。

（1）时间防护 是指在不影响工作质量的前提下，尽量缩短人员受照射的时间。因为受照剂量与时间成正比，缩短受照时间，即可达到降低剂量的目的。为此，一切人员都应减少在辐射场内停留时间。普通X线透视，要求医生应充分做好眼睛的暗适应，以缩短观察时间。

（2）距离防护 是指在不影响工作质量的前提下，尽量延长人员到X线管和散射体的距离。若不考虑空气对射线的吸收，X线按平方反比法则衰减，可见距离防护是十分有效的。

（3）屏蔽防护 想要减少人员的受照剂量，单靠时间防护和距离防护是不够的，往往还需要采用屏蔽防护。屏蔽防护是指在放射源和人员之间，放置能有效吸收放射线的屏蔽材料，从而衰减或消除射线对人体的危害。

在屏蔽防护中主要研究的问题是屏蔽材料的选择和屏蔽厚度的确定。

（三）辐射防护标准和规范

1. 放射工作人员的剂量限值 为防止发生确定性效应，放射工作人员的当量剂量限值是眼晶状体150mSv/年（15rem/年），其他组织500mSv/年（50rem/年）；为限制随机性效应的发生概率，从而达到可接受水平，放射工作人员（全身照射）的当量剂量限值是连续五年内平均不超过20mSv/年（2rem/年），单独一年内不超过50mSv/年（5rem/年）。

放射防护标准的剂量限值分为基本限值、导出限值、管理限值和参考水平。

2. 对公众的个人剂量限值 对于公众个人所受的辐射照射的年当量剂量，应低于下列限值：全身1mSv（0.1rem），单个组织或器官50mSv（5rem）。

3. 对受检者的防护 提高国民对放射防护的认知水平；正确选用X线检查的适应证；采用恰当的X线质与量；严格控制照射野；非摄影部位的屏蔽防护；提高影像转换介质的射线灵敏度；避免操作失误，减少废片率和重拍片率；严格执行防护安全操作规定。

4. CT防护

（1）CT的辐射特点 CT检查与普通X线检查比较，虽然它们所使用的成像能源都是X线，但在X线的质和量及能量转换方式方面有明显区别。①CT检查为窄束X线，窄束X线比宽束X线散射线少。②CT检查用的管电压一般在120kV以上，产生的X线波长短，线质硬，穿透性大，吸收剂量少。③CT检查用的辐射转换介质为灵敏度很高的探测器，不仅对X线能量损失少，而且还有放大作用。④CT机X线管的滤过效率较大，波长较长的软X线被吸收了，进入扫描野的X线几乎被看作单能射线，减少了软射线对皮肤的损伤。

（2）常用辐射剂量 ①局部剂量：是与球管的管电流时间乘积大小有关的人体软组织某一点的当量剂量，单位mSv/100（mA·s）。局部剂量通常以管电流时间乘积100mA·s为准值，其大小与被照射物体的散射大小、扫描层的厚薄、管电流和管电压的值有关，物体的散射越小，层厚越薄，管电流时间乘积和管电压的值越小，局部剂量越低。②个人剂量：是与射线曝光有关的人体表面软组织某一点的当量剂量，单位是mSv。③全身剂量：是假定全身各处的照射量一致时，各部位和器官当量剂量的平均值，单位是mSv。④有效剂量：是相关器官或组织由一加权数相乘后，平均当量剂量的总和，单位是mSv。

（3）CT检查的防护措施与原则 除了CT机房固有的防护外，还需注意个人防护。①CT检查要做到实践的正当化，尽可能避免一些不必要的CT检查。②在不影响诊断的情况下，扫描中尽量缩小扫描野，做到最优化检查。③做好扫描前与受检者的沟通及训练工作，取得其合作，减少不必要的重复扫描。④扫描时尽可能让陪伴人员离开，必要时应让陪伴人员穿上铅防护衣，并尽可能远离球管。⑤对受检者应做好扫描区以外部位的遮盖防护。⑥定期检测扫描机房的X线防护和泄漏等情况。

医者仁心

永立放射医学潮头——李果珍

李果珍，中国放射学领域杰出女科学家，是唯一同时获得北美放射学会、欧洲放射学会终身荣誉会员和亚太放射学会金奖三项医学影像界殊荣的中国人，名字被载入“世界名人录”。她于20世纪50年代开展以手和腕骨判断骨龄的研究，推动创建中国人正常骨龄标准；参与引入国内第一批CT并开展CT检查；率先使用功能MRI对针灸治疗进行量化研究。“我们医生是为患者服务的，患者需要什么我们就应该努力学习去掌握什么。”这是她常对学生说的话，也是她信守了一生的承诺。

（刘新凯）

第3章 头颈部CT检查技术

学习目标

1. 素质目标　遵循辐射实践防护最优化，爱岗敬业，关爱患者，与时俱进，具备放射知识科普和质量控制意识。

2. 知识目标　掌握头颈部CT检查的扫描体位、扫描方法及扫描参数，头颈部CT检查的图像处理窗口技术和重组技术；熟悉头颈部CT检查的适应证与相关准备事项，颅脑图像诊断分析的解剖结构和常见疾病CT表现；了解头颈部CT检查图像质量控制方法。

3. 能力目标　能够规范进行头颈部CT检查的扫描方法选择、体位设计和参数设置，根据临床疾病诊断需要进行图像处理。

第1节　颅脑CT检查技术

案例 3-1

患者，男，57岁。突然发生意识丧失、昏迷2h后急救入院。入院时血压135/80mmHg，脉搏86次/分。临床诊断为急性脑卒中待查，申请行颅脑CT检查。

问题： 1. 颅脑CT检查的技术方法及临床应用有哪些？

2. 颅脑CT检查的相关准备工作和注意事项有哪些？

3. 急性出血性脑卒中和缺血性脑卒中的CT表现有什么区别？

CT检查技术最早应用于颅脑检查，可以解决普通X线摄影时颅骨对脑组织遮挡的不足，在临床颅脑疾病诊断中发挥着越来越重要的作用。对于脑卒中、头颅外伤等急救患者，颅脑CT检查具有扫描速度快、检查费用负担低、病灶检出准确率高等优势，成为影像学检查的首选。在检查中影像质量易受到头颅运动的影响，通常在受检者头颅制动的基础上常规行非螺旋扫描，但对于CT血管造影等检查时，考虑到图像重建质量宜采用螺旋扫描。

一、适应证与相关准备

（一）适应证

1. CT平扫适应证　CT平扫适用于脑出血、脑梗死、脑萎缩及颅脑外伤，以及颅脑先天性发育异常、脑积水、脑实质病变与颅骨病变的检查。常规CT平扫采用横断面扫描，对于垂体瘤、鞍区占位、颅底及小脑病变、大脑凸面病变的检查需要加做冠状面扫描。但颅脑CT冠状面扫描的缺点是体位设计要求高，受检者不适时易引起运动伪影，且高密度颅底与低密度鼻窦等含气组织的X线衰减系数差异较大，容易产生高密度伪影，不作为颅脑CT平扫的常规体位。

2. CT增强扫描适应证　对颅脑的血管性、感染性及占位性病变检查，以及颅脑肿瘤术后随访检查时，需要在颅脑CT平扫的基础上加做增强扫描。

3. CTA检查适应证 对颅脑内的血管畸形、动脉瘤、血管狭窄或闭塞性疾病检查，评判病变位置及与血管的空间关系时，需要在颅脑CT平扫的基础上加做CTA检查。

4. CT灌注成像适应证 CT灌注成像（CTPI）适用于临床疾病诊断和器官功能评估等多个领域，如对早期脑梗死的检查诊断，可进行半定量分析和缺血性病变位置、范围、程度的动态观察，在脑肿瘤的鉴别诊断、肿瘤治疗效果评估方面也具有明显优势。

（二）相关准备

1. 检查核对 查阅受检者CT检查申请单，核对基本信息、临床症状、检查信息等，确认检查的必要性和可行性。

2. 受检者准备 检查前去除受检者头部的饰物和高密度异物，对于不能配合的受检者和婴幼儿，采用外固定或药物镇静的方式确保受检者头部在检查所需时间内保持不动。

3. 防护准备 对受检者胸腺、生殖腺等X线敏感部位进行辐射防护。

4. 应急准备 CT增强扫描检查前，使用离子型对比剂时需要做碘过敏反应试验，阴性者可进行检查。告知受检者及家属对比剂应用的相关内容，签订知情同意书；并向受检者讲解注射对比剂后的身体反应，如全身发热、恶心等，缓解受检者紧张情绪，使其更好地配合检查。同时，CT检查室配备常规的急救设备和药品，对危重症受检者进行CT检查，需临床科室医生陪同，以监测受检者病情变化和紧急情况的应对处理。

5. 留观准备 检查室外设置留观区，增强检查结束后，受检者留观30min。

二、检查技术

（一）颅脑CT平扫

1. 扫描基线

（1）听眦线（orbitomeatal base line，OML）：为眼外眦与同侧外耳门（孔）中心的连线，又称眦耳线、眶耳线（canthomeatal line，OML）。

（2）听眶上线（supraorbital line）：为两眼眶上缘（或眉上缘）连线的中点与外耳门（孔）中心的连线，又称听眉线、上眶耳线（supraorbitomeatal line，SML）。

（3）听眶下线（infraorbitomeatal line）：为眼眶下缘与同侧外耳门（孔）中心的连线，又称听眶线、Reid基线（Reid base line，RBL）。

（4）瞳间线（interpupillary line）：为两瞳孔间的连线。

2. 扫描体位 受检者仰卧于CT检查床上，头部放置于头架中，下颌内收，听眦线垂直于床面，两侧外耳孔与床面等距，头部及身体的正中矢状面与床面中线重合。体位摆放要保持两侧对称，以准确反映扫描层的解剖结构和两侧的对比观察。对于头部外伤或术后的受检者，当头部不宜搬动时可适当放宽体位要求，在确保受检者舒适的基础上将其头部放置于扫描野中心位置（图3-1-1）。

3. 扫描方法 常规采用非螺旋扫描，以听眦线为扫描基线，横断面体表定位于眼眶上缘，冠状面体表定位于外耳孔水平，以扫描基线开始自下而上扫描，扫描范围从枕骨大孔至颅顶，包括全部脑实质。以听眉线为扫描基线，对第四脑室和基底核区组织结构显示较好；以听眶线为扫描基线，横断面经过眼窝、颅中窝及颅后窝上部。

4. 扫描参数 见表3-1-1。

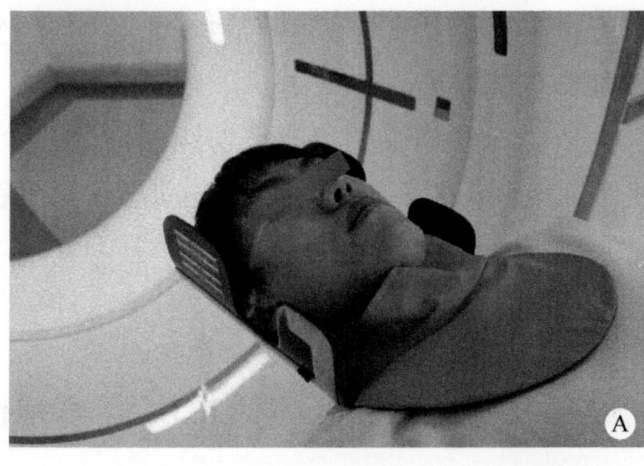
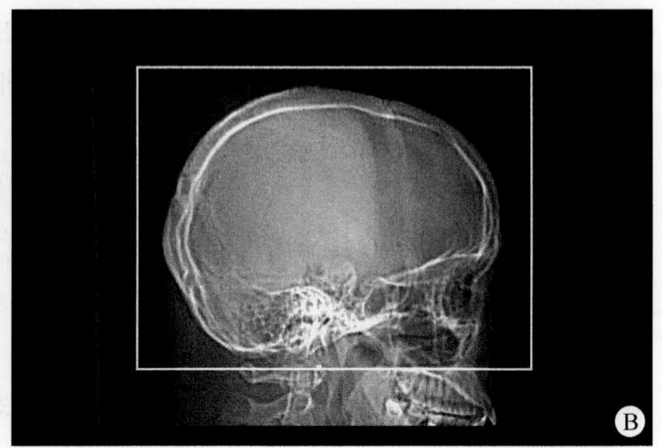

图3-1-1 颅脑CT扫描
A. 体位示意图；B. 扫描范围

表3-1-1 颅脑CT平扫及重建参数

项目	内容
扫描类型	非螺旋扫描
扫描范围	枕骨大孔至颅顶
呼吸方式	平静呼吸
定位像	侧位
管电压	100～120kV
管电流时间乘积	200～250mA・s
采集矩阵	512×512
显示矩阵	512×512
显示野	200～250mm
采集层厚	0.5～1.5mm
重建层厚	5～10mm
重建间距	5～10mm
重建算法	标准算法、骨算法

（二）颅脑CT增强扫描

1. 扫描体位、扫描范围及扫描参数 同颅脑CT平扫。

2. 扫描方法

（1）对比剂用法 采用高压注射静脉团注非离子碘对比剂，浓度300～370mg/ml，成人用量50～70ml，流速2.0～3.5ml/s，儿童按体重给药，用量1～1.5ml/kg，但不低于30ml，流速0.5～1.0ml/s。

（2）扫描时相 常规动脉期延迟时间20～25s，实质期延迟时间60～70s，同时可根据病变性质设置增强扫描的延迟时间，如血管性病变的延迟时间25s，囊肿延迟时间3～5min，脑膜瘤、转移瘤延迟时间5～8min。

典型颅脑横断面CT平扫及增强扫描图像见图3-1-2。

（三）颅脑CTA

1. 扫描体位 受检者头部用绑带固定，其他扫描体位同颅脑CT平扫。

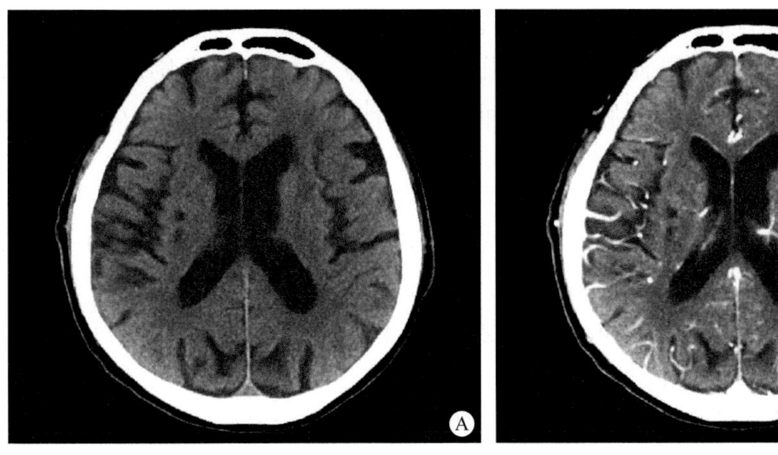

图3-1-2 颅脑横断面CT扫描图像-侧脑室平面

A. CT平扫；B. 增强扫描

2. 扫描方法 以正侧位为定位像，常规采用平静呼吸方式、螺旋扫描。扫描范围从第1颈椎至颅顶。采用高压注射静脉团注非离子碘对比剂和生理盐水，对比剂浓度300～370mg/ml，常规用量50～80ml，流速4.0～5.0ml/s，生理盐水常规用量30ml，体弱或体重指数（body mass index，BMI）较低（＜18kg/m^2）受检者的用量酌情减少。其他扫描方法同颅脑CT平扫。

3. 扫描参数

（1）曝光及采集参数　扫描管电压120kV，自动管电流时间乘积参考值200～300mA·s，采集层厚0.5～1.0mm，采集矩阵512×512。

（2）重建参数　重建层厚0.6～1.2mm，重建间距0.5～1.0mm，重建算法为软组织算法，显示野（display field of view，DFOV）200～250mm，显示矩阵512×512。

（3）扫描时相　经验模式下扫描延迟时间16～22s；小剂量预实验法是以靶血管CT值达到顶峰时间为延迟时间；团注跟踪法是在感兴趣颈内动脉区设定触发阈值（80～100Hu），进行自动或手动触发扫描。

颅脑CTA扫描的团注跟踪及横断面图像见图3-1-3。

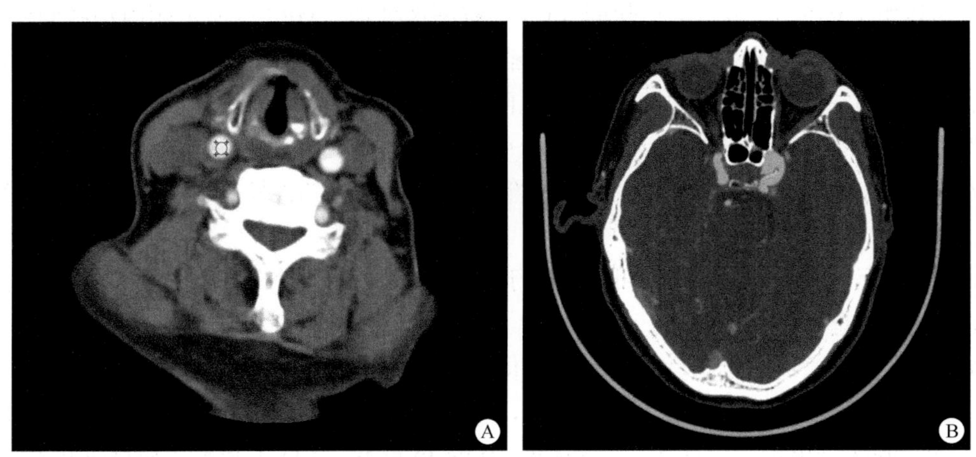

图3-1-3 颅脑CTA扫描的团注跟踪及横断面图像

A. 团注跟踪法；B. 横断面-动脉瘤

（四）脑CT灌注成像

1. 扫描体位 扫描体位同颅脑CTA。

2. 扫描方法 以正侧位为定位像，常规采用平静呼吸方式、螺旋扫描。扫描时应先进行横断面扫描，以病变位置确定扫描感兴趣区层面，根据CT设备性能选择合适的扫描范围，可从20mm的病变范围到全脑覆盖。采用高压注射器经肘静脉团注50ml碘对比剂和30ml生理盐水，流速＞5.0ml/s。其他扫描方法同颅脑CT平扫。

3. 扫描参数

（1）平扫参数 自动管电压参考值80～110kV，自动管电流时间乘积参考值200～300mA·s，采集层厚0.5～1.0mm，采集矩阵512×512。

（2）重建参数 重建层厚0.5～1.0mm，重建层间距0.4～0.8mm，重建算法为软组织算法，显示野（DFOV）200～250mm，显示矩阵512×512。

（3）其他参数 对比剂注射4～6s后，对选定层面进行连续多次扫描，扫描数量40～50次。

三、图像处理

（一）窗口技术

1. 脑组织窗 观察脑组织结构时取窗宽75～90Hu，窗位30～35Hu。

2. 骨窗 观察颅骨结构时取窗宽1500～2500Hu，窗位250～500Hu。对于颅脑外伤的受检者，常规进行骨窗重建，以提高骨折诊断的准确性。

3. 特殊病变窗口 轻度硬脑膜下血肿受检者需增加图像层次，调整窗宽100～120Hu，窗位40～50Hu；早期脑梗死受检者需增加图像对比度，调整窗宽60～70Hu，窗位40～45Hu；囊性病变受检者需观察囊壁或鉴别囊骨脂肪与液体密度，调整窗宽100～120Hu，窗位-10～10Hu；颅外病变受检者需显示皮下组织，调整窗宽300Hu，窗位40Hu。

（二）图像重组

1. 最大密度投影（MIP） 可用于脑血管畸形、脑肿瘤等病变的CT检查图像后处理。血管畸形受检者的CTA图像以最大密度投影为主，可显示畸形血管、供血动脉、引流静脉等解剖结构。典型脑血管MIP图像见图3-1-4A。

2. 多平面重组（MPR） 多用于动脉瘤等CT检查图像处理。MPR可显示颅内动脉瘤位置、形态、瘤颈与载瘤动脉的关系，以及测量动脉瘤大小、瘤颈与瘤体比等诊断信息。此外，可结合MIP和MPR观察脑肿瘤与血管的空间关系。典型MPR图像见图3-1-4B。

3. 容积再现（VR） 可以清晰显示四级以上脑血管的解剖结构，并以旋转方式进行多角度观察，获得三维处理图像，多用于颅内动脉瘤、脑血管畸形等患者的CTA检查影像处理。典型VR图像见图3-1-4C。

4. 表面阴影显示（SSD） 和VR都可以应用于颅脑外伤等CT检查的图像后处理，可显示颅骨损伤位置、大小等诊断信息。

5. CTPI分析 脑CTPI可分析计算灌注参数值并绘制彩色功能图，通常应用于脑卒中、脑肿瘤等病变诊断与鉴别诊断。对于脑卒中灌注软件分析，可显示脑血流量（cerebral blood flow，CBF）、脑血容量（cerebral blood volume，CBV）、达峰时间（time to peak，TTP）和平均通过时间（mean transit time，MTT）等功能彩图（图3-1-5），而对于脑肿瘤灌注软件分析，可显示脑血流量、脑血容量、平均通过时间和表面通透性（permeability surface，PS）等功能彩图。

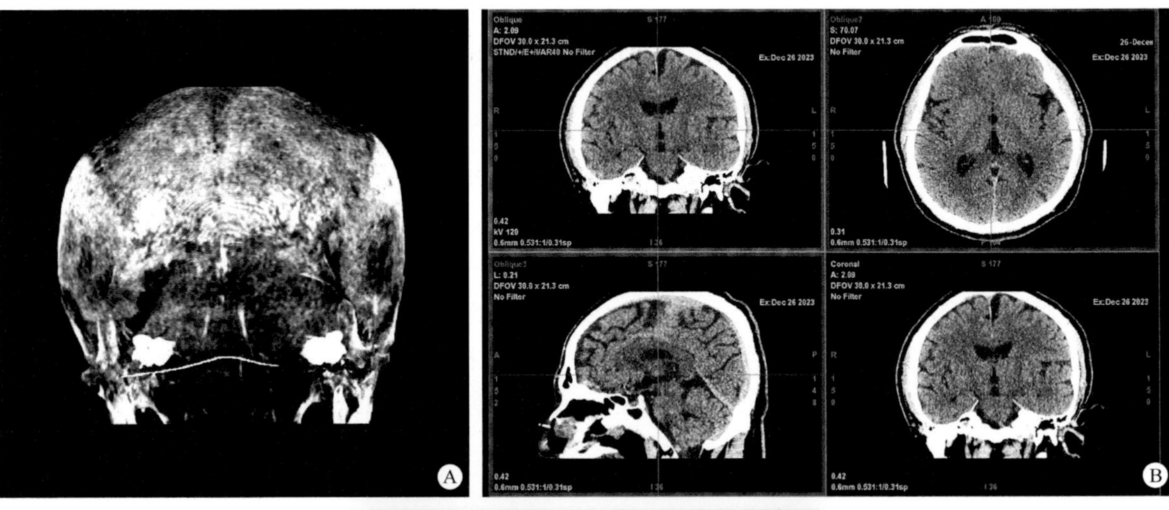

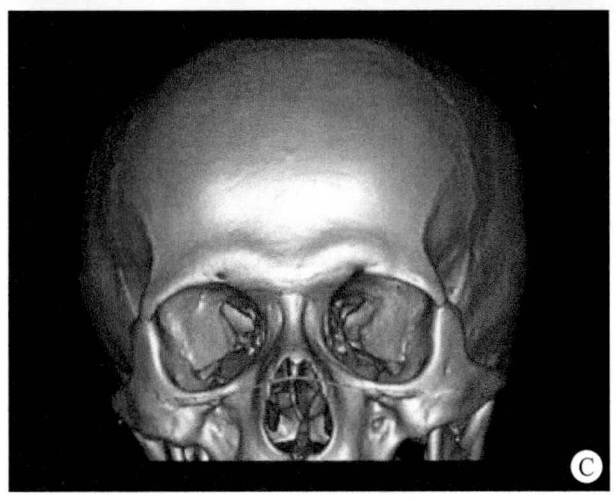

图3-1-4　颅脑CT图像重组

A. 最大密度投影；B. 多平面重组；C. 容积再现

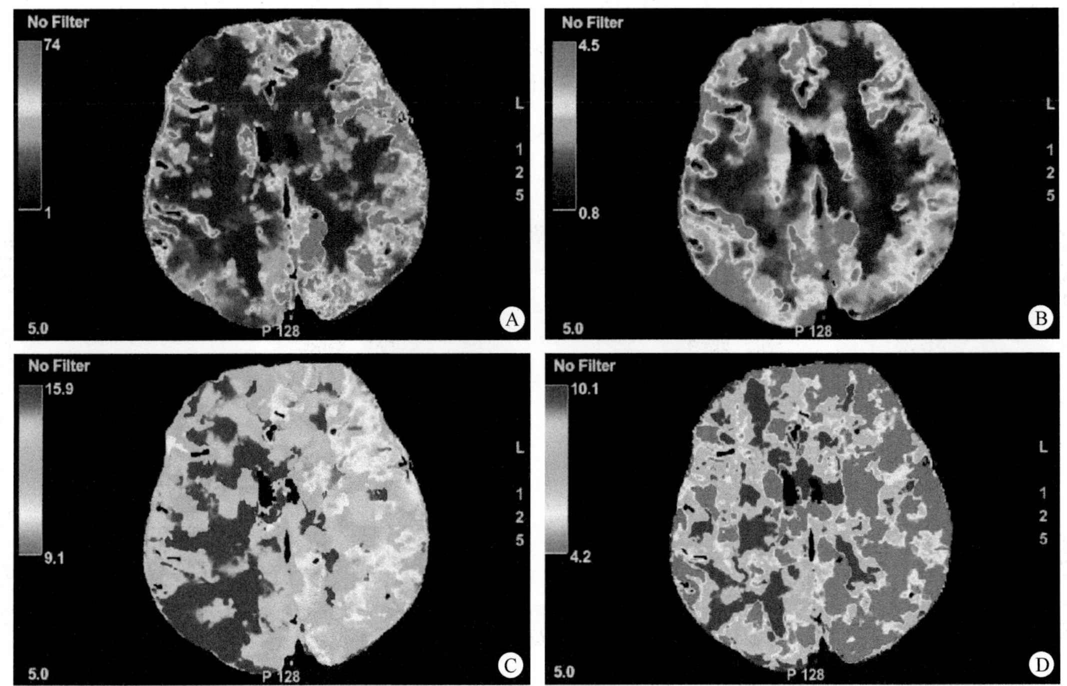

图3-1-5　脑卒中CT灌注分析图

A. CBF；B. CBV；C. TTP；D. MTT

四、图像质量控制

（一）检查注意事项

1. 禁忌证 颅脑CT检查没有绝对的禁忌证。但对于妊娠期妇女、婴幼儿、危重症且有生命危险者，不宜做颅脑CT检查；脑出血急性期不宜做颅脑CT增强或CT造影检查；碘对比剂不良反应者，也不宜做颅脑CT增强或CT造影检查。

2. 应急处理 颅脑CT扫描过程中，应密切观察受检者的反应，当出现不良反应时必须停止检查，及时处理或抢救。对于潜在不良反应的处理，要求受检者在检查后留观，并保留静脉通路。极危重患者进行颅脑CT检查前，应先控制病情，确保病情稳定的情况下再行颅脑CT检查。

链 接　CT增强不良反应的应急处理

增强CT扫描后不良反应具体治疗方案有：首先，要停止对比剂的摄入，保留不良反应原。其次，对于有相应症状的受检者，进行脱敏、抗休克等急诊处理。例如，身体出现红斑等荨麻疹受检者，注射苯海拉明、糖皮质激素等药物治疗，以减轻不良反应。对于一些急性休克受检者，采用吸氧甚至人工呼吸。总之，要有相应的不良反应治疗方案和手段，保证受检者的生命安全。

（二）图像显示要求

1. 脑组织窗 可显示灰白质边界、基底神经节、脑室系统、中脑周围的脑脊液腔隙，以及静脉注射对比剂后的大血管和脑室脉络丛。

2. 骨窗 可显示颅骨的内板、外板，以及板障。

3. 典型颅脑横断面CT图像 第四脑室下方层面图像可见额叶和颞叶下部、小脑、脑桥及脑桥前池（图3-1-6A）。鞍上池层面图像可见五角形或六角形鞍上池，其内周围为Willis血管环，前中部可见视交叉（图3-1-6B）。第三脑室层面图像可见侧脑室及第三脑室（图3-1-6C）。松果体层面可见三脑室两侧的丘脑、基底核等，三脑室后为四叠体池，内可见松果体（图3-1-6D）。侧脑室体部层面可见侧脑室体部、前角和后角的上部（图3-1-6E）。侧脑室体最上部层面图像可见大脑镰将大脑半球分开，显示侧脑室体最上部（图3-1-6F）。

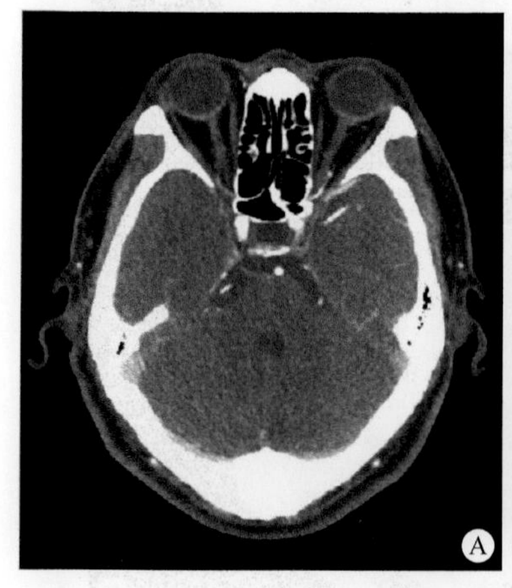

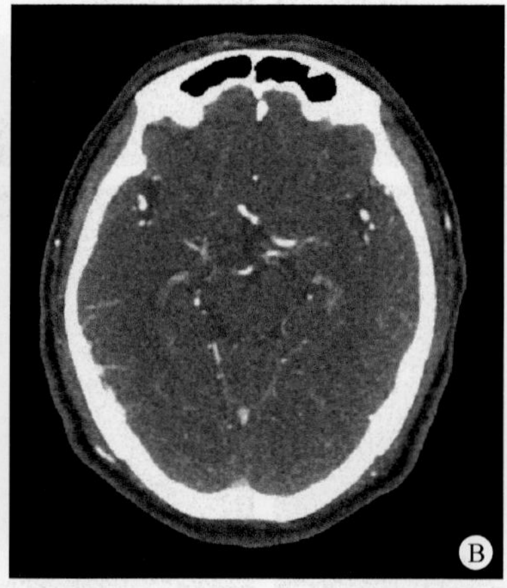

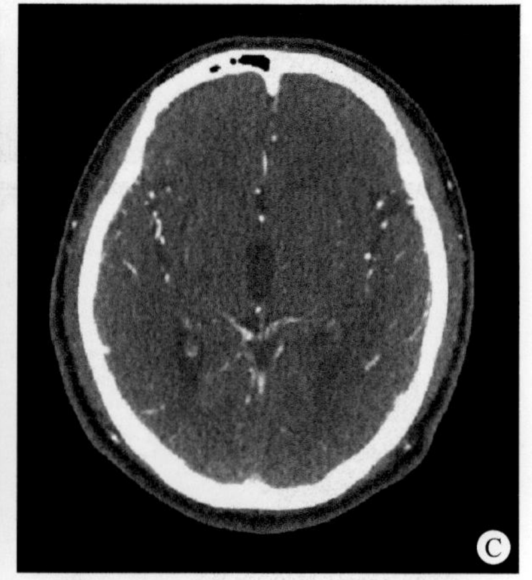

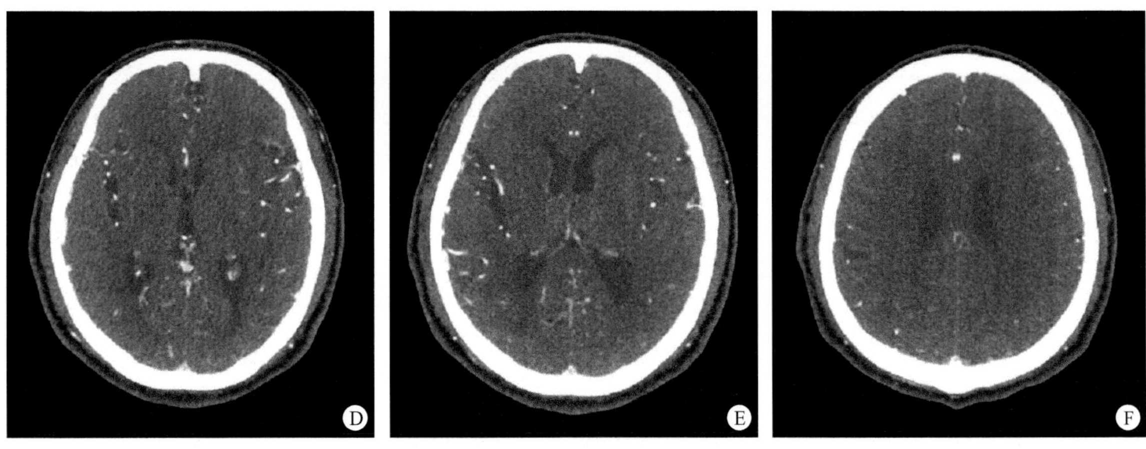

图3-1-6 典型颅脑CT横断面

A. 第四脑室下方层面；B. 鞍上池层面；C. 第三脑室层面；D. 松果体层面；E. 侧脑室体部层面；F. 侧脑室体最上部层面

（三）优化扫描方案

1. 扫描范围优化 了解颅脑病变范围及其相邻组织结构是否受侵犯等情况，根据临床需要调整扫描范围。

2. 扫描体位优化 婴幼儿及少年儿童检查时，不合作者应提前采取镇静措施，避免重复扫描。

3. 扫描参数优化 对影响剂量的扫描参数，如管电压、管电流、层厚、扫描范围、扫描类型需根据受检者体型和图像质量要求适当调整。同时，根据病变情况，增加对病变部位进行冠状面、矢状面扫描。对外伤骨折、骨肿瘤或颅骨转移等颅骨病变CT检查时，需增加骨组织重建算法显示骨窗。

4. 图像处理优化 在颅脑CT扫描中，应根据不同组织和病变的密度差异，调整窗宽和窗位，以获得更好的图像对比度和清晰度。

（四）控制辐射剂量

1. 设备及环境控制 CT设备、防护用具及检查室应达到辐射防护标准，减少候检者、放射技师、护士、家属及其他相邻环境中人员的X线辐射剂量，成年受检者常见CT检查项目的辐射剂量和诊断参考水平见表3-1-2。

2. 扫描参数控制 对受检者进行颅脑CT检查时，根据临床诊断需要正确、合理地设置扫描参数，做好受检者非受检敏感部位和必要陪同家属的辐射防护。

表3-1-2 成年受检者常见CT检查项目的辐射剂量和诊断参考水平

检查项目	25%位数		50%位数		75%位数	
	$CTDI_{vol}$（mGy）	DLP（mGy·cm）	$CTDI_{vol}$（mGy）	DLP（mGy·cm）	$CTDI_{vol}$（mGy）	DLP（mGy·cm）
头颅	40	550	50	690	60	860
颅脑CTA	15	420	20	710	40	1390
鼻窦	15	170	25	330	40	520
颈部	10	260	15	370	25	590
颈部CTA	10	390	15	690	30	1130
胸部	6	200	8	300	15	470

续表

检查项目	25%位数		50%位数		75%位数	
	$CTDI_{vol}$(mGy)	DLP(mGy·cm)	$CTDI_{vol}$(mGy)	DLP(mGy·cm)	$CTDI_{vol}$(mGy)	DLP(mGy·cm)
冠脉CTA(前瞻)	15	210	25	360	40	600
冠脉CTA(回顾)	30	490	45	750	60	1030
腹部	10	330	15	500	20	790
胸腹CTA	10	450	15	870	20	1440
盆腔	10	320	15	480	20	700

注：调查数据的25%位数，即异常低剂量的提示水平；调查数据的50%位数，即可能达到水平；调查数据的75%位数，即诊断参考水平；$CTDI_{vol}$指体积CT剂量指数；DLP为剂量长度乘积。

五、图像诊断分析

（一）颅脑外伤

颅脑外伤按损伤组织不同分为颅骨损伤、脑组织损伤和颅外软组织损伤三种。CT对颅脑外伤诊断及预后评估具有很高的价值，目前已成为颅脑损伤首选的检查手段。

1. 颅骨骨折 影像可表现为骨折线、骨皮质皱褶、凹陷、颅缝增宽等，CT除可观察骨折外，还可观察骨折是否合并颅内血肿，血肿位置、范围及周围水肿程度。对于颅底骨折，由于颅底孔道较多且孔道内含神经及血管，此时应密切结合临床症状，重点观察骨折线是否累及颅底孔道，以免出现漏诊及误诊的情况，采用CT三维重组，更加清晰地显示骨折线与周围组织的关系。

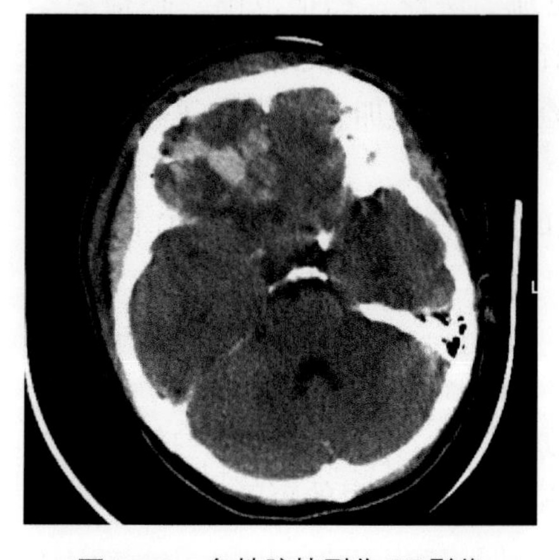

图3-1-7 急性脑挫裂伤CT影像

2. 脑组织损伤 包括脑挫裂伤、弥漫性轴索损伤、颅内血肿和蛛网膜下腔出血等。脑挫裂伤临床表现为外伤后头痛、恶心、呕吐、意识障碍等，其病情严重程度与脑挫裂伤部位、范围及程度有关。急性期CT表现为脑内斑片状低密度区内可见点片状出血影，多合并蛛网膜下腔出血。挫裂伤范围越大，占位效应越明显，严重者可出现脑疝征象（图3-1-7）。

3. 颅内血肿 按血肿部位不同，颅内血肿可分为硬膜外血肿、硬膜下血肿及脑内血肿等；按病程及血肿形成时间不同，血肿可分为急性、亚急性、慢性。硬膜外血肿为颅骨内板与硬脑膜之间的血肿，占全部颅内血肿的25%～30%，是脑膜中动脉撕裂所致。主要临床表现为外伤后剧烈头痛、恶心、呕吐、昏迷。CT表现为颅骨内板下双凸透镜形均匀或混杂高密度区，边界清晰，一般不跨颅缝，可见占位效应，可伴骨折（图3-1-8）。

4. 硬膜下血肿 为硬脑膜与蛛网膜之间出现的血肿，占全部颅内血肿的50%～60%，多为桥静脉撕裂出血所致。主要临床表现为病程短、症状重，可出现持续性昏迷。急性期硬膜下血肿CT表现为颅板下新月形高密度影，密度均匀或不均匀。亚急性期及慢性期血肿表现为高、等、低或混杂密度。硬膜下血肿范围广泛，不受颅缝限制；常合并脑挫裂伤，故占位效应显著（图3-1-9）。

5. 创伤性蛛网膜下腔出血 为颅内血管损伤或破裂，血液流入软脑膜与蛛网膜之间。主要临床表现为外伤后出现剧烈头痛、呕吐、脑膜刺激征阳性。CT表现为脑沟、脑池内线状高密度影（图3-1-10）。

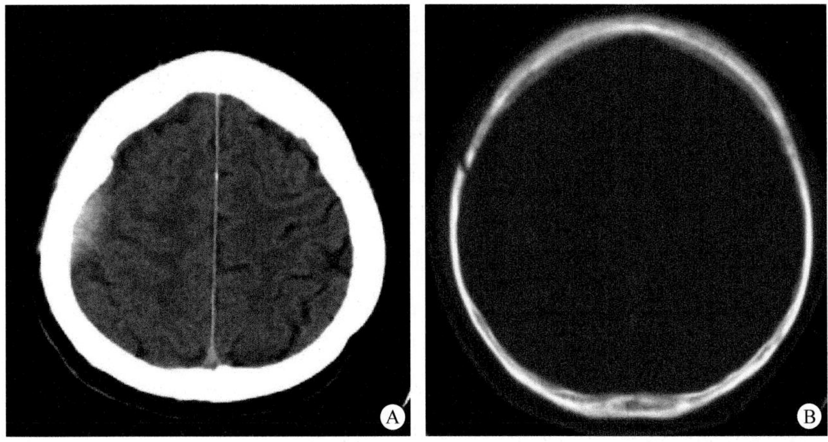

图3-1-8　颅内血肿CT影像

A. 右侧额顶部颅板下可见梭形高密度影；B. 右侧顶骨骨质连续性中断

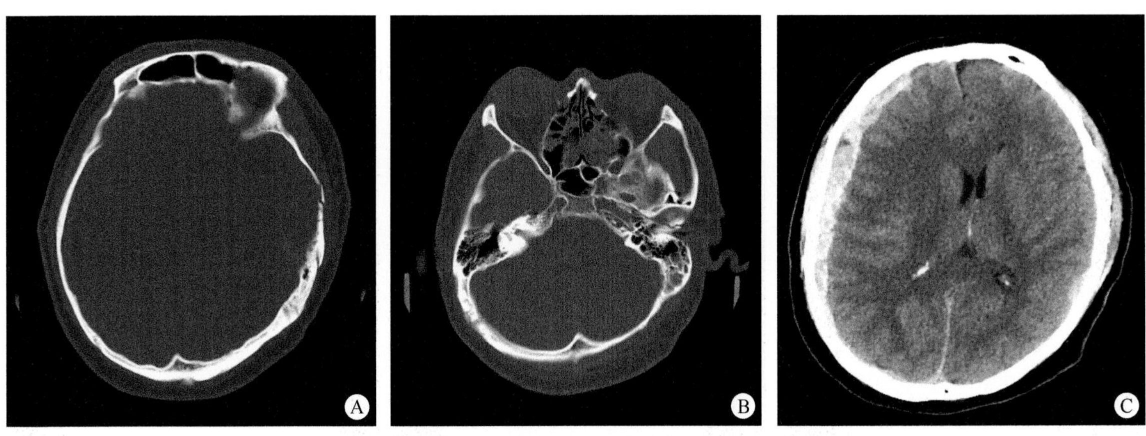

图3-1-9　硬膜下血肿CT影像

A. 左侧颞骨骨折；B. 左侧颞骨骨折累及乳突及岩部；C. 右侧额顶部颅板下可见新月形高密度影

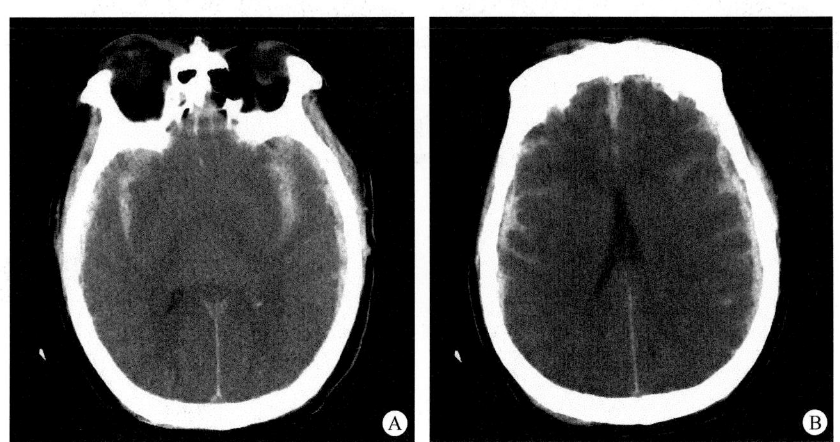

图3-1-10　蛛网膜下腔出血CT影像

A. 双侧外侧裂、双侧额颞叶脑沟及纵裂池可见高密度影填充；B. 双侧额颞叶脑沟可见高密度影填充，颅板下可见弧形高密度影

6. 严重颅脑损伤　患者可出现脑外伤后遗症，包括脑软化、脑萎缩、脑穿通畸形囊肿、脑积水、蛛网膜囊肿等，均为不可逆性的改变。颅外软组织损伤表现为软组织肿胀、头皮血肿，其中头皮血肿按血肿出现在头皮的层次可分为皮下血肿、帽状腱膜下血肿及骨膜下血肿（图3-1-11）。

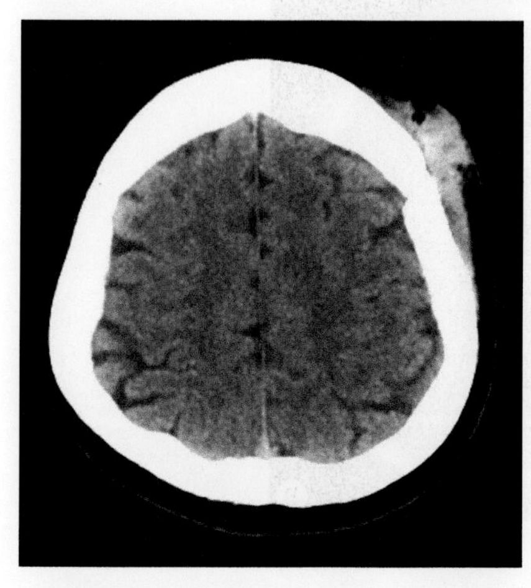

图3-1-11 颅脑软组织损伤CT影像

（二）脑出血

脑出血为原发性非外伤性脑实质出血，也被称为自发性脑出血，绝大多数是高血压小动脉硬化的血管破裂引起的，多见于50岁以上成人，是中老年人常见的急性脑血管病，其死亡率占脑血管病首位。临床上多有季节变化、情绪波动、过分用力、精神紧张等诱因。颅脑CT图像应显示出血部位、出血量、血肿形态，以及血肿周围是否存在低密度水肿、占位效应、侵入脑室等信息。CT检查是怀疑脑出血时的首选检查手段。主要临床表现为剧烈头痛、头晕、恶心、呕吐、一侧肢体无力，甚至出现意识障碍等，出血部位以壳核区最为常见。CT表现：急性期主要表现为脑内圆形、类圆形或不规则形高密度区，CT值50～80Hu，边界清晰，出血灶周围可出现水肿，对于较大病灶可有占位效应，出血量较大者可出现血液破入脑室，脑室积血较多时呈高密度铸形；亚急性期血肿密度逐渐降低，出血灶周围水肿由明显到逐渐减低，血肿边缘吸收，中间仍为高密度；慢性期主要表现为原出血灶呈低密度影，病变较大者可出现囊状低密度区（图3-1-12）。

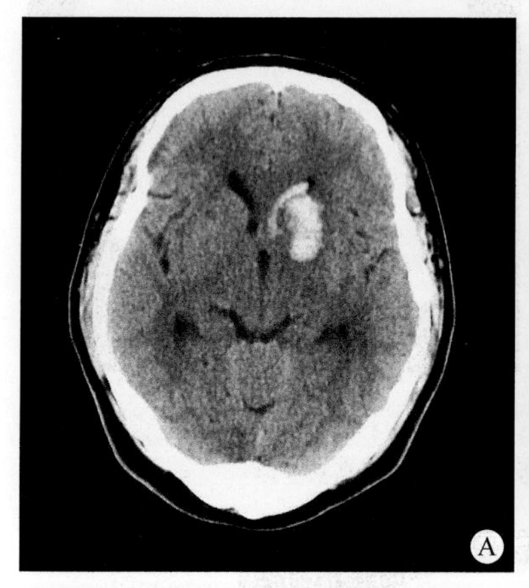

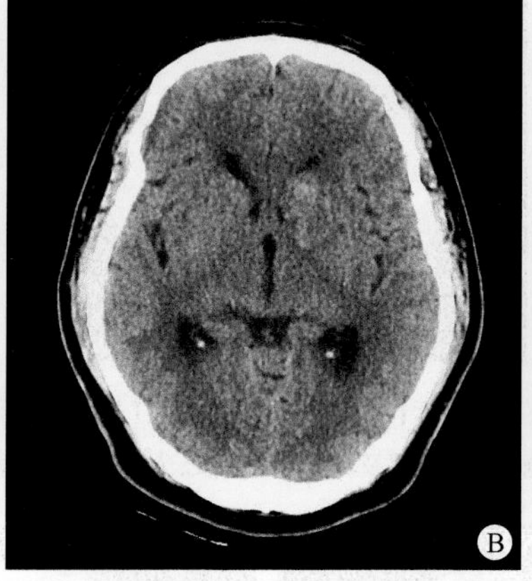

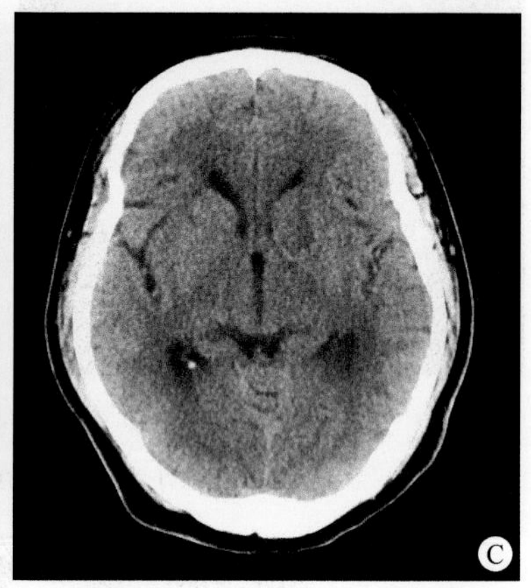

图3-1-12 脑出血CT影像

A. 左侧基底核区团块状高密度影，周围脑组织轻微受压，出血破入左侧侧脑室；B. 与图A为同一患者，脑出血8d后，左侧基底核区斑片状稍高密度影；C. 脑出血14d后，左侧基底核区斑片状稍低密度影

（三）脑梗死

脑梗死是缺血性脑血管病中最常见的一种疾病。常见临床症状及体征为偏瘫、偏身感觉障碍、偏盲、失语等，若脑梗死出现在小脑或脑干时，则会出现共济失调、吞咽困难、呛咳等症状。颅脑CT是脑梗死常规的检查手段之一。CT对于脑梗死后最初的几小时无异常表现，部分患者6h内可见细微的早期病变，包括大脑中动脉或受累动脉高密度征、豆状核征、岛带征、皮髓质分界不清、局部脑组织肿胀、脑沟消失。发病24h后，病变区密度降低，梗死后24h颅脑CT检查可显示均匀片状的低密度病灶，病变范围与闭塞的血管供血范围相一致，皮髓质同时受累；2～3周后病灶水肿消失，病灶与周围正常组织的差异性降低，呈模糊效应；脑梗死后期CT显示梗死灶密度更低，甚至呈囊液性密度灶（图3-1-13）。

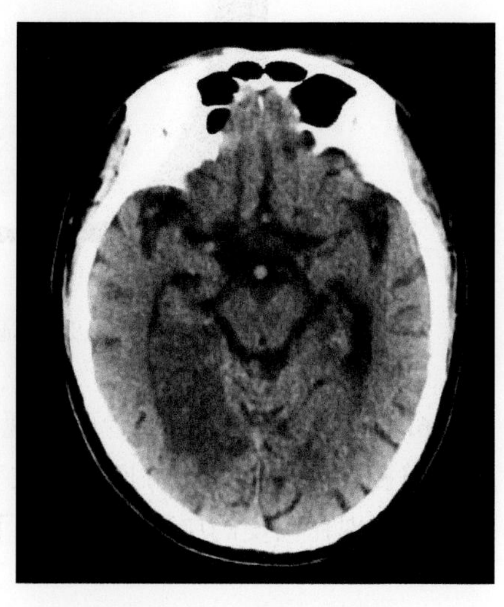

图3-1-13 脑梗死CT影像

（四）老年型脑萎缩

脑萎缩分为弥漫性脑萎缩与局限性脑萎缩。弥漫性脑萎缩表现为脑组织体积变小和脑室扩大，脑脊液量增多，侧脑室扩大通常为对称性的，与年龄有关的脑萎缩为弥漫性脑萎缩。主要见于50岁以上患者。大脑萎缩时可显示脑皮质与颅骨板间隙增大，大脑沟增宽增深，侧脑室及第三脑室扩大，侧脑室前后角密度减低；小脑萎缩时可显示小脑周围腔隙增大，小脑沟增宽增深，影像呈分枝树叶状，第四脑室扩大；脑桥橄榄体萎缩时可显示脑干变细，周围腔隙增大，橄榄体变扁平或缩小（图3-1-14）。

图3-1-14 脑萎缩CT影像

（五）脑动脉瘤、脑血管畸形

脑动脉瘤是由颅内动脉内腔的局限性异常扩大造成的瘤状突出，大部分起自颈内动脉系统，未破裂的动脉瘤常无症状。颅脑CT检查显示囊性膨出，根据瘤内有无血栓形成，其影像表现有所不同，无血栓动脉瘤增强扫描呈明显均匀强化，部分或完全血栓的动脉瘤其壁常出现弧形或环形钙化，血栓内可有点片状钙化。

脑血管畸形是脑血管发育障碍引起的脑血管数量和结构异常，以动静脉畸形最为常见。动静脉畸形分为脑实质型和硬脑膜型。实质型动静脉畸形多发生在大脑半球浅表面，CT平扫表现为局灶性团块状混杂密度影，供血血管和引流血管呈迂曲条样等或高密度影，部分可见点片状、条样钙化灶；增强CT扫描可见迂曲粗大的血管影（图3-1-15）。在脑CT灌注图像上显示脑血流的变化。

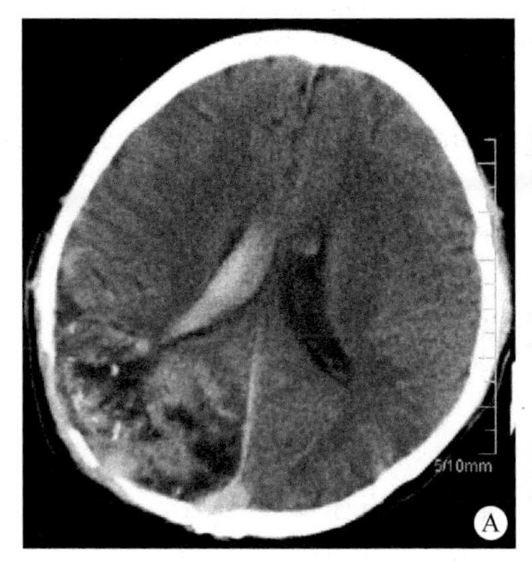

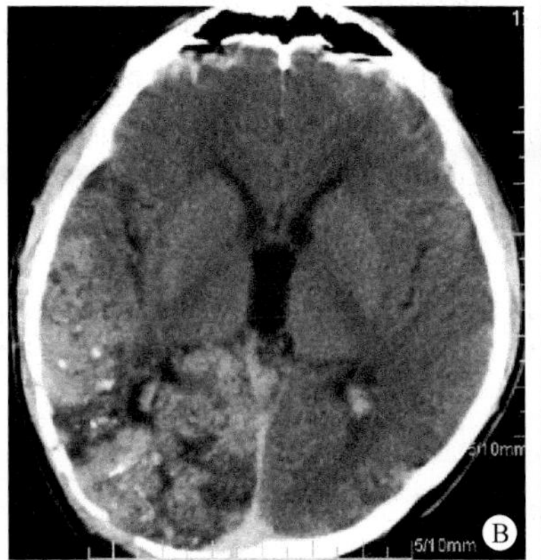

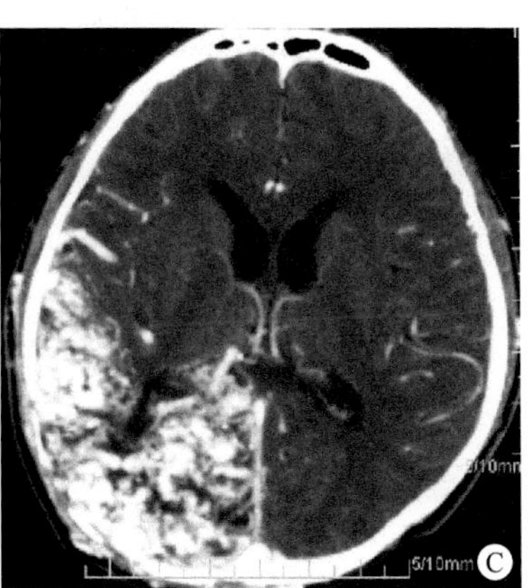

图3-1-15 脑动静脉畸形CT影像

A、B. 平扫显示右侧顶枕叶可见混杂密度团块影，其内可见不规则斑片状低密度及多发小钙化灶，邻近周围颅骨骨质吸收、变薄，双侧侧脑室内可见高密度影；C. 显示增强扫描可见右侧顶枕叶多发明显强化迂曲、增粗的血管团

（六）脑肿瘤

颅脑CT图像能够显示肿瘤的位置、密度、大小、范围、数目、脑结构改变、颅骨改变及是否合并瘤周水肿等情况，增强扫描可以观察肿瘤的强化方式。颅内原发肿瘤以星形细胞瘤最为常见，肿瘤发生部位以幕上多见。分化良好的肿瘤多表现为颅内均匀或不均匀低密度灶，边界多不清晰，少数肿瘤边界也可较清晰，瘤周水肿多不明显；增强扫描多不强化或呈轻度斑片状强化。分化较差的肿瘤多表现为等、低、高混杂密度灶，边界不清晰，瘤周水肿明显，占位效应明显；增强扫描呈显著不规则明显强化（图3-1-16）。其中，颅内肿瘤分为胶质细胞瘤、神经细胞瘤和类胚叶间质肿瘤等，脑外肿瘤分为间质类肿瘤、上皮类肿瘤、畸胎瘤和松果体瘤等。

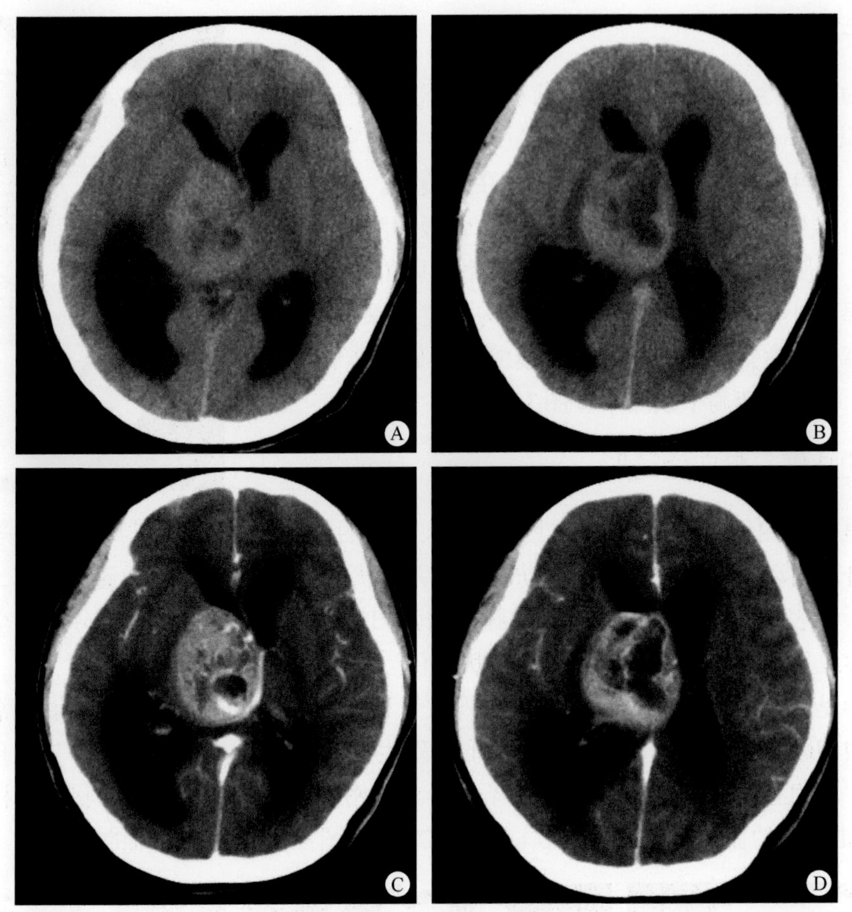

图3-1-16 脑肿瘤CT影像

A、B. 右侧基底核区及丘脑可见团块影，其内密度不均匀，并可见坏死囊变区，周围脑组织受压，中线结构左移；C、D. 增强扫描后，病变呈明显不均匀强化，坏死囊变区不强化

第2节 鞍区CT检查技术

案例 3-2

患者，女，61岁，无明显诱因头晕6个月，手指、足趾变粗，左眼视物模糊1个月，无恶心、呕吐、肢体抽搐、发冷、发热等症状。临床初步诊断为垂体瘤待查，申请行鞍区CT检查。

问题： 1. 鞍区有哪些解剖结构及常见疾病？

2. 鞍区CT扫描的临床适应证和禁忌证有哪些？

3. 垂体瘤有哪些CT诊断要点？

一、适应证与相关准备

（一）适应证

鞍区CT检查适用于鞍区肿瘤，颅脑外伤累及鞍区，鞍区肿瘤侵犯周围结构，鞍区肿瘤术后复查等。

（二）相关准备

鞍区CT检查的相关准备包括检查信息核对、受检者准备、防护准备、应急准备及留观准备等方面，要点同颅脑CT检查。

二、检查技术

（一）鞍区CT平扫

1. 扫描体位　鞍区CT检查的扫描体位见图3-2-1。

（1）仰卧位　受检者仰卧于CT检查床上，取颌顶位，头部放置于头架上，尽量后仰，两侧外耳孔与床面等距，头部及身体的正中矢状面与床面中线重合。

（2）俯卧位　受检者俯卧于CT检查床上，取顶颌位，下颌放置于头架上，尽量前伸，其他同仰卧位。临床上多采用仰卧位，受检者易于配合。

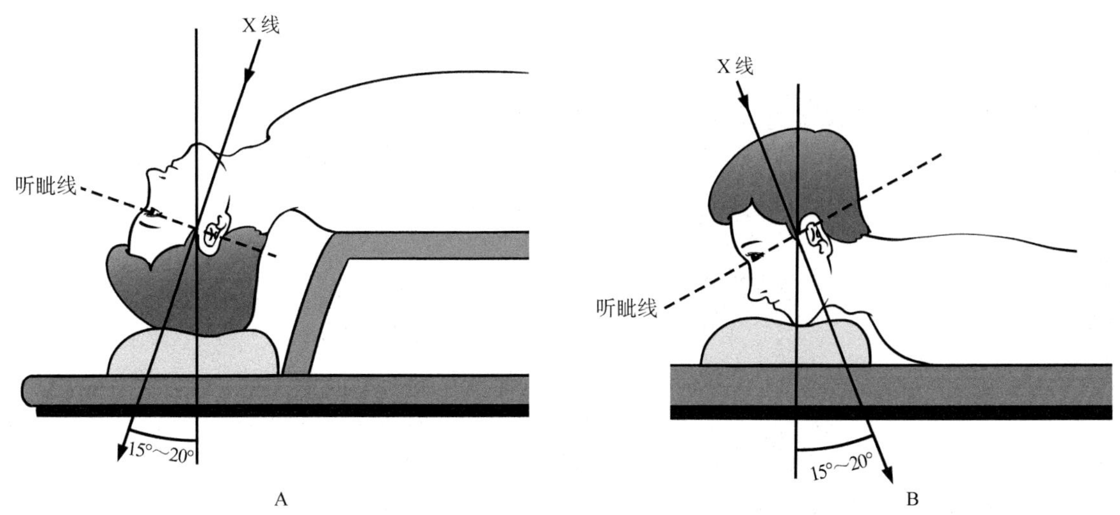

图3-2-1　鞍区CT检查体位示意图

A. 仰卧位；B. 俯卧位

链接　鞍区CT检查的扫描体位提示

随着医学影像设备的发展，为提高影像学检查的服务质量，保证受检者检查时的舒适度，鞍区CT检查的扫描体位也可采用颅脑横断面螺旋方式扫描，以及薄层重叠扫描技术，后期进行冠状面和矢状面的重组，以满足病变的重构和显示。

2. 扫描方法　采用非螺旋扫描，扫描基线与听眦线垂直，角度与听眶上线垂直。扫描范围从前床突到后床突，尽量与蝶鞍后床突平行或与鞍底垂直。当加扫颅脑冠状位时，扫描范围从额叶到枕叶。当鞍区存在占位病变时，鞍区扫描范围应以显示病变全范围和特征为准。

3. 扫描参数　详见表3-2-1。

表3-2-1　鞍区CT平扫及重建参数

项目	内容
扫描类型	非螺旋扫描
扫描范围	前床突到后床突，尽量与蝶鞍后床突平行或与鞍底垂直。当加扫颅脑冠状位时，扫描范围从额叶到枕叶
呼吸方式	平静呼吸下屏气
定位像	侧位（图3-2-2）
管电压	100～120kV
管电流时间乘积	250～350mA·s
螺距因子	0.8：1～1.2：1

续表

项目	内容
采集矩阵	512×512
显示矩阵	512×512
显示野	150～200mm
采集层厚	0.5～1.5mm
重建层厚	1～3mm
重建层间距	1～3mm
重建算法	常规软组织算法，病变侵犯骨组织时增加骨算法

（二）鞍区CT增强扫描

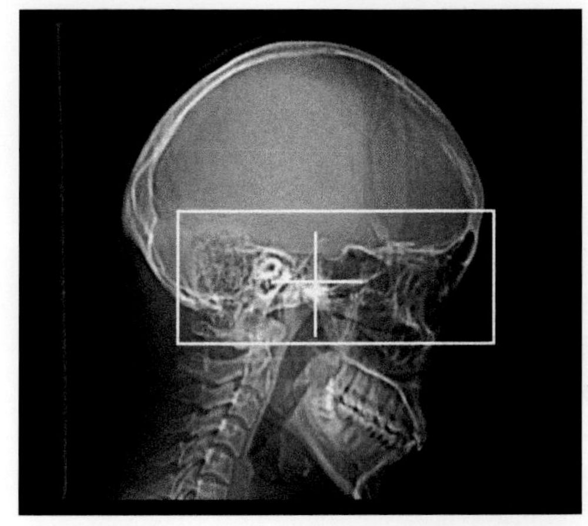

图3-2-2 鞍区CT检查侧位定位图

1. 常规增强扫描

（1）扫描体位 扫描体位同鞍区CT平扫。

（2）扫描方法

1）对比剂用法：采用高压注射静脉团注非离子碘对比剂，浓度300～370mg/ml，成人用量50～70ml，流速2.0～3.5ml/s，儿童按体重给药，用量1～1.5ml/kg，但不低于30ml，流速0.5～1.0ml/s。其他扫描方法同鞍区CT平扫。

2）扫描时相：常规动脉期延迟时间20～25s，实质期延迟时间60～70s，同时可根据病变性质设置增强扫描的延迟时间。其他扫描参数同鞍区CT平扫。

典型鞍区CT增强扫描图像见图3-2-3。

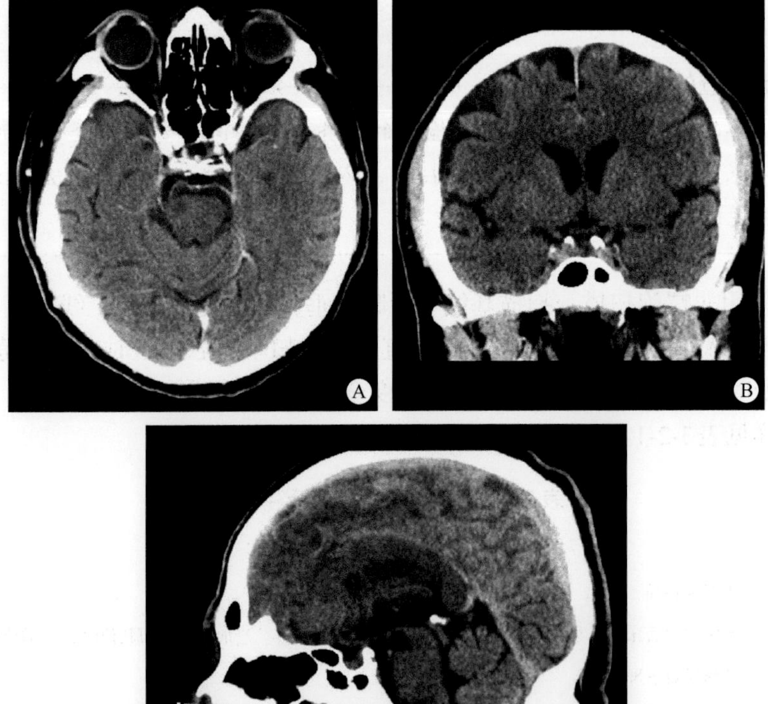

图3-2-3 鞍区CT增强扫描图像

A. 增强扫描-横断面；B. 增强扫描-冠状面；C. 增强扫描-矢状面

2. 鞍区血管扫描 鞍区血管扫描体位和扫描方法同鞍区常规增强扫描。常规动脉期延迟时间20～25s，实质期延迟时间60～70s。

三、图像处理

（一）窗口技术

1. 脑组织窗 观察鞍区脑组织结构时取窗宽70～100Hu，窗位30～40Hu。

2. 骨窗 观察鞍区颅骨结构时取窗宽1500～3000Hu，窗位300～600Hu。

（二）图像重组

1. 多平面重组（MPR） 可显示垂体瘤位置、形态、密度、大小，以及肿瘤推移、侵犯、包绕周围血管的情况（图3-2-4A）。

2. 容积再现（VR） 观察鞍区骨质结构、骨质破坏及垂体瘤周围侵袭情况（图3-2-4B）。

3. 最大密度投影（MIP） 可显示肿瘤与被包绕血管的关系。

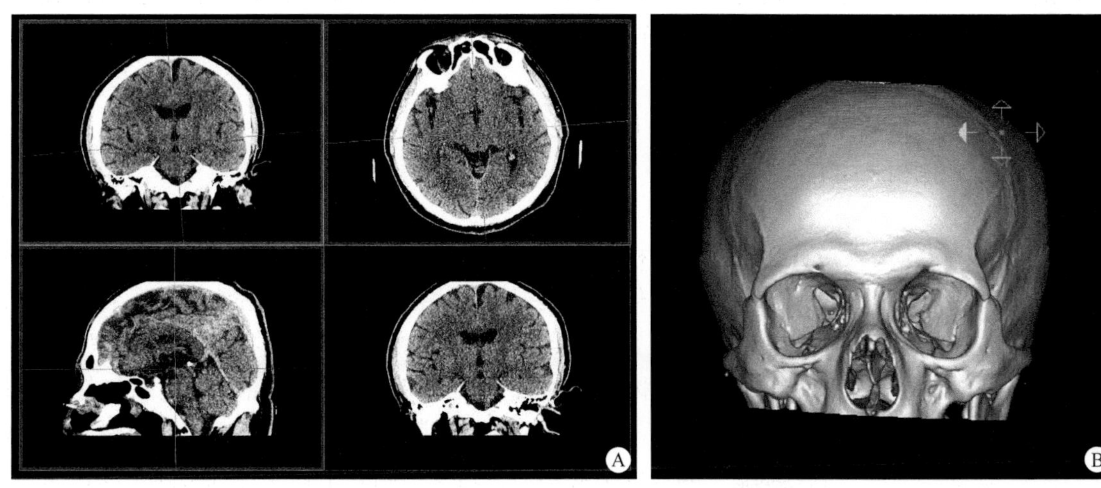

图3-2-4 鞍区CT扫描图像重组

A. 多平面重组；B. 容积再现

四、图像质量控制

（一）检查注意事项

1. 禁忌证 鞍区CT检查的禁忌证同颅脑CT检查，检查前应做好受检者适应证筛查和碘不良反应试验。

2. 应急处理 鞍区CT增强检查时应做好对受检者的密切观察和不良反应事件预处理，检查室配备必需的急救药品、器械，做好药品有效期检查和器械质量维护，以备抢救所用。增强扫描后留观时间30min及以上，做好不良反应的应急处理准备。

（二）图像显示要求

1. 脑组织窗 显示鞍膈、垂体、海绵窦，以及静脉注射对比剂后的鞍上血管等组织。

2. 骨窗 显示蝶鞍的骨性结构。

（三）优化扫描方案

1. 扫描范围优化 熟悉鞍区及其毗邻解剖结构，根据临床需要调整扫描范围。

2. 扫描体位优化 婴幼儿及少年儿童检查时，不合作者应提前采取镇静措施，避免重复扫描。

3. 扫描参数优化 对影响剂量的扫描参数，如管电流、管电压、层厚、扫描范围、扫描类型需根据受检者情况和图像质量要求适当调整。同时，根据病变情况，增加对病变部位进行冠状面、矢状面扫描。对外伤骨折、骨肿瘤或颅骨转移等骨性病变CT检查时，应增加骨组织重建算法显示骨窗。

4. 图像处理优化 在鞍区CT扫描中，应根据不同病变和组织的密度差异，调整窗宽和窗位，以获得更好的图像对比度和清晰度。

（四）控制辐射剂量

1. 设备及环境控制 CT设备、防护用具及检查室应达到辐射防护标准，减少候检者、放射技师、护士、家属及其他相邻环境中人员的X线辐射剂量。

2. 扫描参数控制 对受检者进行鞍区CT检查时，根据临床诊断需要正确、合理地设置扫描参数，做好受检者非受检敏感部位和必要陪同家属的辐射防护。

五、图像诊断分析

（一）垂体瘤

垂体瘤是引起垂体增大最常见的原因。根据肿瘤功能活动，可将肿瘤分为功能性垂体瘤和无功能性垂体瘤。根据肿瘤大小可将垂体瘤分为微腺瘤和大腺瘤，肿瘤直径＜1cm称为微腺瘤，直径1～4cm称为大腺瘤，直径＞4cm称为巨大腺瘤。CT对垂体微腺瘤显示效果欠佳。垂体大腺瘤主要CT表现为正常垂体结构消失，肿瘤即腺体，肿瘤呈圆形或不规则形，边缘清晰，平扫呈等或略高密度，瘤内可有囊变、出血、坏死；增强扫描呈均匀或不均匀中等强化。肿瘤较大时可压迫视神经甚至第三脑室前下部。肿瘤向上生长，因鞍膈束缚，肿瘤局部凹陷，可呈“8”字样或“雪人”样表现；向下生长可破坏鞍底，进入蝶窦（图3-2-5）。观察垂体瘤时需进行CT冠状位、矢状位重建，观察肿瘤是否侵犯海绵窦、是否累及斜坡骨质等。

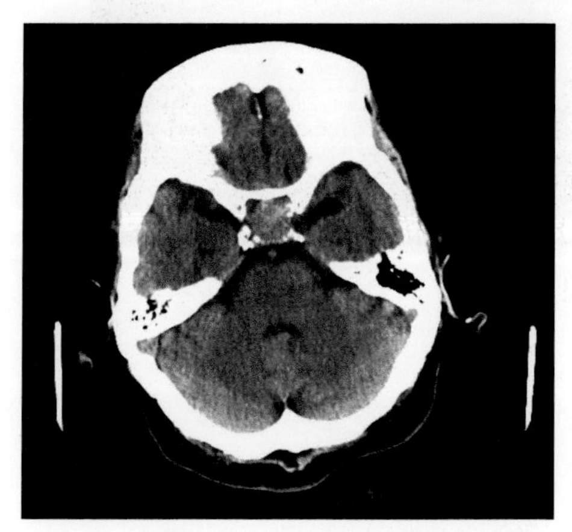

图3-2-5 垂体瘤CT影像

（二）鞍结节脑膜瘤

约有8%的脑膜瘤发生于鞍上区，多数起源于鞍结节，少数起源于鞍膈。主要临床表现为头痛及视力障碍。CT平扫鞍上区可见不规则形等密度或稍高密度肿块影，以鞍结节为中心，可居于中线或偏侧性生长，病灶呈类圆形或不规则形，边界清晰，瘤内钙化较其他部位脑膜瘤少见。增强扫描呈明显均匀强化，肿瘤沿脑膜生长，因此增强扫描可见脑膜尾征。少数鞍结节脑膜瘤较大者可向鞍内生长压迫垂体，包裹同侧颈内动脉海绵窦段并使其狭窄。部分病变可多发或合并神经纤维瘤病。

第3节 眼部CT检查技术

案例 3-3

患者，女，32岁。右眼活动受限，视力减退。临床怀疑眼眶占位性病变，申请行眼眶CT检查。

问题： 1. 眼眶CT检查的技术方法及临床应用有哪些？

2. 眼眶CT检查的相关准备工作和注意事项有哪些？

3. 眼眶占位性病变CT扫描有什么特殊要求？

一、适应证与相关准备

（一）适应证

CT检查已成为眼部疾病的重要手段，可清晰、准确地显示眶壁骨性结构、眶内组织及眼球结构，主要用于眼球内和眶内占位性病变的诊断，如眶内肿瘤，其次为眼部外伤、眼球内异物定位、炎性假瘤、眼肌肥大、先天性眼部发育异常、血管性疾病、视网膜脱离的原因诊断、眼球突出的病因诊断等。

（二）相关准备

1. 去除被检区域金属异物，如眼镜、发卡、义齿、项链、耳环等。

2. 严格审查基本信息，包括姓名、性别、年龄、病史、检查部位等。

3. 检查过程中嘱受检者保持头部不动，闭眼且双眼球保持静止不动，婴幼儿或不合作受检者可给予镇静剂。

4. 危重受检者身体各部位引流管保持通畅，避免检查过程中引流管脱落。

5. 增强扫描者，检查前4h禁食，了解并签署增强扫描协议书，提前建立静脉通道。

6. 注意对受检者非被检查部位、陪伴人员及重点人群如育龄期妇女、婴幼儿的防护。

二、检查技术

（一）眼部CT平扫

1. 扫描体位 受检者仰卧于检查床上，头置于头架中，下颌稍仰起，听眶线与检查床面垂直，两侧外耳孔与检查床面等距，正中矢状面与床面中线重合（图3-3-1A）。

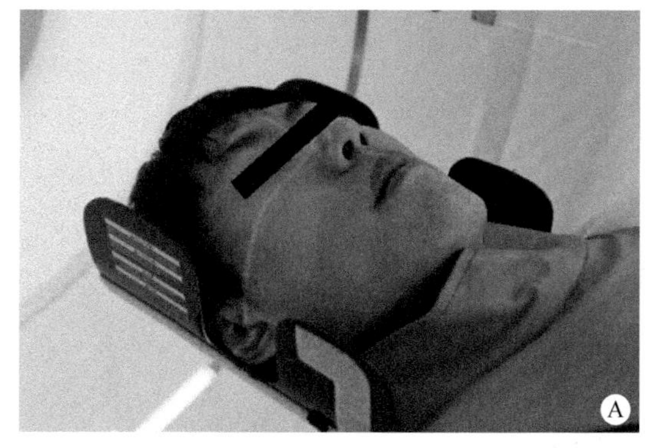

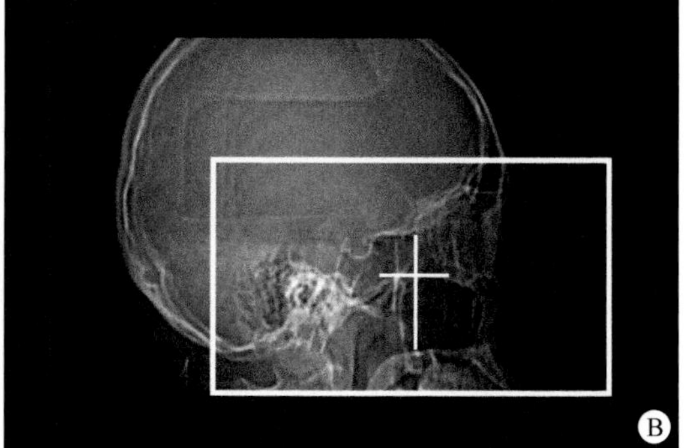

图3-3-1 眼及眶部CT扫描

A. 体位示意图；B. 扫描范围

2. 扫描方法 采用侧位定位像。以听眶线为扫描基线，因听眶线更接近于视神经的走向，显示视神经及眼外肌较好。扫描范围从眶下缘至眶上缘，必要时可根据需要扩大扫描范围（图3-3-1B）。一般采用螺旋扫描，也可采用非螺旋扫描方式。横断位扫描时，可根据需要采用进床或出床连续扫描。

3. 扫描参数 见表3-3-1。

表3-3-1 眼部CT扫描及重建参数

项目	内容
扫描类型	螺旋扫描
扫描范围	眶下缘至眶上缘
呼吸方式	平静呼吸
定位像	侧位
管电压	100～120kV
管电流时间乘积	40mA·s
螺距因子	0.55
采集矩阵	512×512
显示矩阵	512×512
显示野	200～250mm
采集层厚	0.625～1.25mm
重建层厚	2～3 mm或1mm（薄层）
重建层间距	3～5mm或0.7mm（薄层）
重建算法	骨算法、标准算法
窗宽、窗位	软组织窗：窗宽350～400Hu，窗位35～45Hu 骨窗：窗宽3500～4000Hu，窗位500～700Hu

（二）CT增强扫描

1. 适应证 怀疑血管性病变、眶内肿瘤、炎症及眶内肿瘤向眶外侵犯等，明确血管、肌肉和有血供的病变强化情况，使病变范围显示更清楚，有利于病变的定性诊断。

2. 扫描方法

（1）一般采用螺旋扫描方式，扫描参数与眼部CT平扫一致。

（2）对比剂用法：采用（含碘浓度300～370mg/ml）非离子型碘对比剂，用量80～100ml（或1.5～2.0ml/kg），注射流率2.5～3.0ml/s。

（3）扫描延迟时间：普通增强检查延迟35～45s；血管性病变采用动静脉双期增强扫描，动脉期延迟25s，静脉期延迟70s。必要时行延时扫描。增强扫描后留观15～30min，以防止对比剂过敏反应发生。

三、图像处理

（一）窗口技术

1. 软组织窗 窗宽350～400Hu，窗位35～45Hu（图3-3-2A）。

2. 骨窗 窗宽3500～4000Hu，窗位500～700Hu（图3-3-2B）。

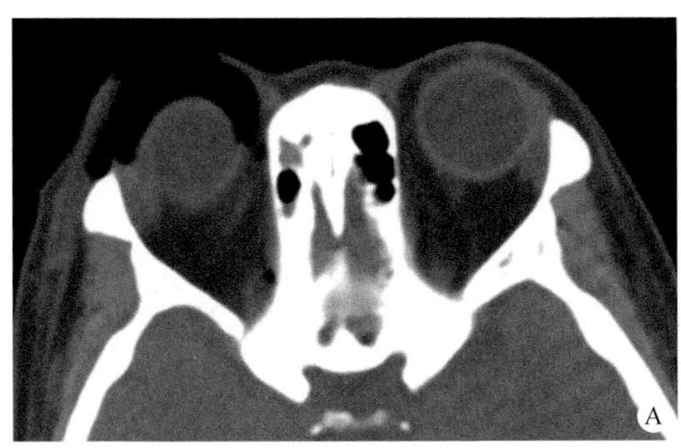
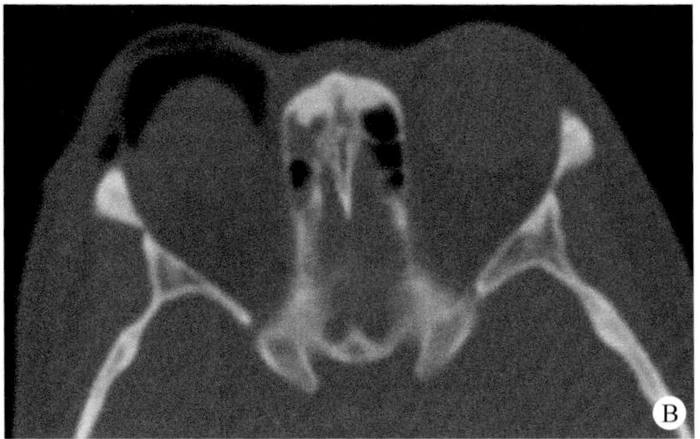

图3-3-2 眼部CT横断面

A. 软组织窗；B. 骨窗

（二）图像重组

1. 多平面重组（MPR） 眼部外伤常规采用MPR进行多平面观察。眼球内异物定位常规采用MPR，通常需采用横断面、冠状面和矢状面结合定位与视神经相关的病变，取平行于视神经走行方向做斜矢状面MPR（图3-3-3）。

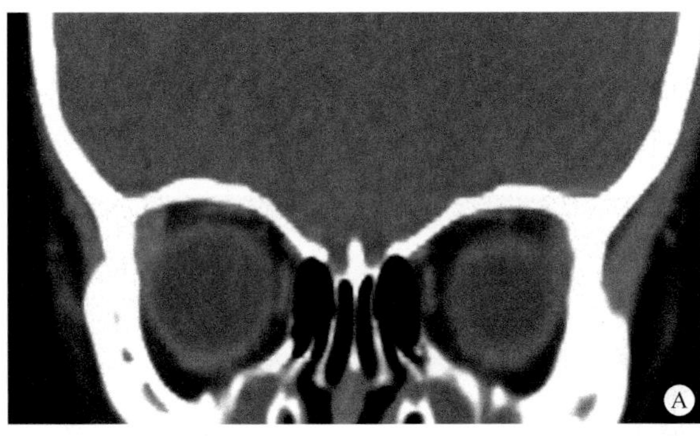
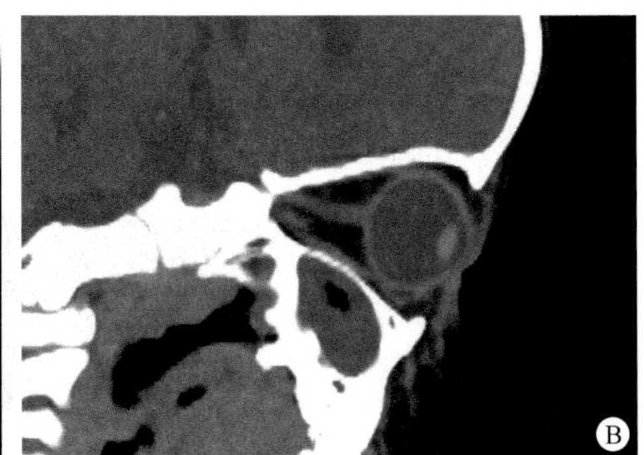

图3-3-3 眼部冠状面和斜矢状面多平面重组

A. 冠状面；B. 斜矢状面

2. 容积再现（VR） 眼眶壁细小部位的骨折常需要多方位薄层图像结合VR进行观察（图3-3-4）。

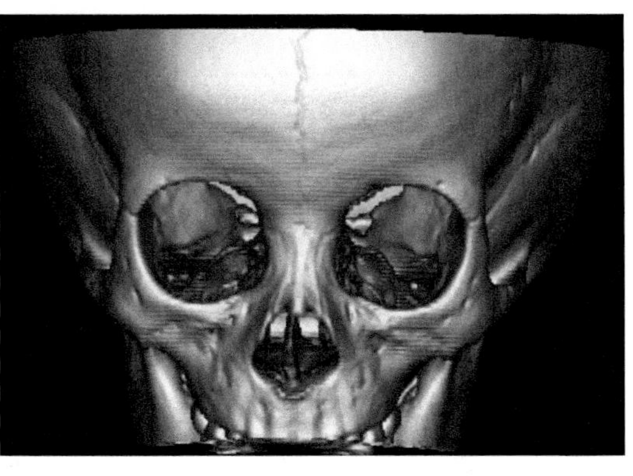

图3-3-4 眼眶容积再现

四、图像质量控制

（一）检查注意事项

1. 排版打印时，常规照软组织窗，外伤及其他需要观察骨结构者加照骨窗。

2. 在扫描期间需保持头部不动，并且闭上眼睛以保持眼球固定不动，因故不能闭眼的，可嘱咐受检者双眼盯住正前方的某一目标，保持不动。

3. 做好辐射防护。

4. 眼球内异物应标注方位及与周围组织关系。

5. 由于眼部组织结构对X线比较敏感，故不宜短期多次CT检查。

6. 眼部外伤病例，数据采集采用螺旋扫描，得到眼眶区域的容积数据，采用软组织算法及骨算法重建。对于眶壁细小骨折可进行MPR薄层重组。

7. 针对小病灶可进行放大扫描和薄层扫描。

（二）图像显示要求

1. 图像能满足诊断要求 图像包括两侧全部眼和眼眶结构；眼和眼眶各结构具有明显对比，能清晰分辨眼球结构（晶状体、眼球壁等）、眼肌、视神经眶内段全程；骨窗能够显示眶骨的内部结构。

2. 图像上的信息准确 文字信息全面，包括一般信息、扫描参数，文字位置正确；影像信息全面，对比度高，层次显示清晰，按顺序排列，无错漏，无明显伪影。

3. 典型横断面CT解剖

（1）眼眶顶下层面 前面可见眼睑，皮下脂肪层呈低密度区，中央有一前后方向的软组织带，即为上睑提肌与上直肌。内侧有时可见眼动脉分支显影，外侧可见一扁块状的泪腺（图3-3-5A）。

（2）眼球上层面 可见细条状的上斜肌沿眶内壁行走，当眶内壁发生病变如骨膜下血肿时，这一段斜肌可外移，显示更清楚。这一层面还可见眼静脉在眼球后呈向外拱的弯曲线状影，泪腺在眼球前外方显示，且较清楚（图3-3-5B）。

（3）眼球中央层面 可显示眼球最大径面，视神经和内、外直肌显示最为清楚。眼球位于眼眶的前部，正常时两侧对称，眼环呈高密度影，其内可见橄榄形的晶状体，晶状体的前方为前房、后方为玻璃体。视神经从眼球后极发出至眼眶尖，位于内、外直肌间（图3-3-5C）。

（4）眼球下部层面 可见下直肌，下斜肌常较难分清。眼眶底后内侧部常可见上颌窦窦腔影，在上颌窦顶后方与眶外侧壁后段间为眶下裂（图3-3-5D）。

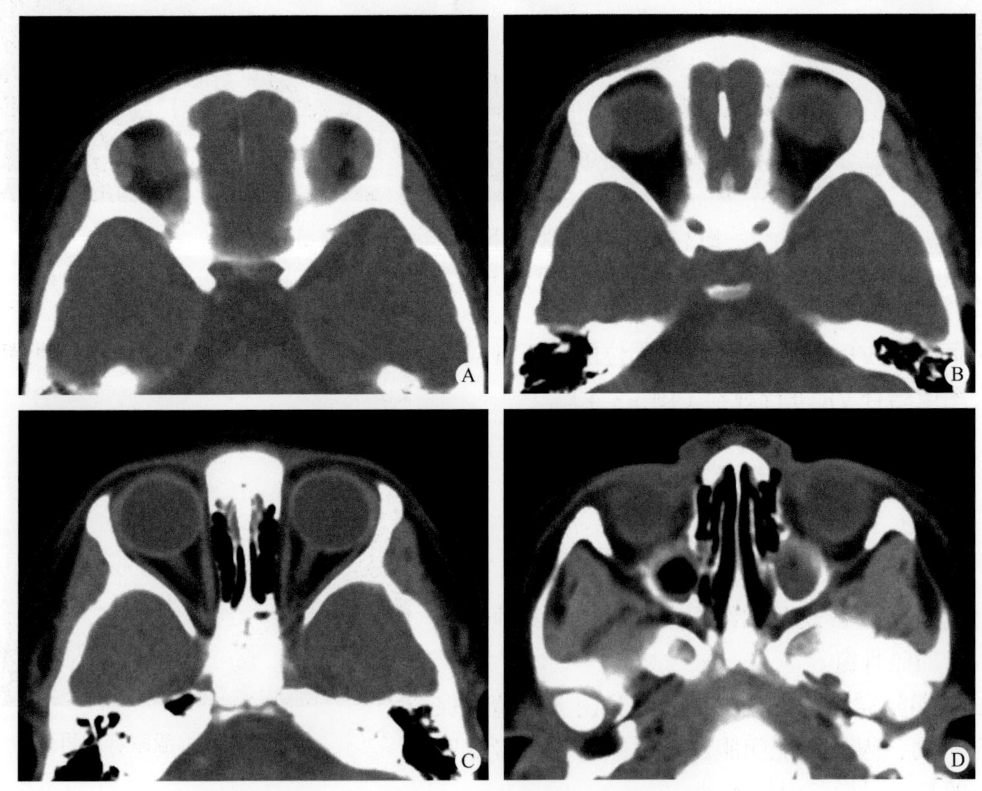

图3-3-5 眼部CT横断面

A. 眼眶顶下层面；B. 眼球上层面；C. 眼球中央层面；D. 眼球下部层面

4. 典型冠状面CT解剖

（1）眼眶前缘层面 一般可显示上、下眼睑和眼球前段。在眼眶内下方可见泪囊窝向下连通鼻泪管，后者下行于鼻腔侧壁与上颌窦内壁之间（图3-3-6A）。

（2）眼球赤道附近层面　显示眼球的最大径面，其外表四极可见眼外肌附着，呈扁片状断面。眼球下方可见薄条状下斜肌。此外，眼眶外上方还可见扁平状的泪腺介于眼球与眼眶壁之间（图3-3-6B）。

（3）眼球后层面　除下斜肌不可见外，其余眼外肌断面均较清楚。在肌锥中央处可见直径约为5mm的视神经断面，在视神经上方与上直肌下方还可见等密度的上眼静脉断面呈小圆点影（图3-3-6C）。

（4）眼眶尖部层面　常见肌环贴附于眶上裂，视神经偏于肌环内上区。增强扫描时，在眶上裂内可见上眼静脉后端（图3-3-6D）。

（5）眼眶后层面　可显示蝶鞍区。在增强扫描时该层面可显示垂体、海绵窦和颈内动脉等结构。

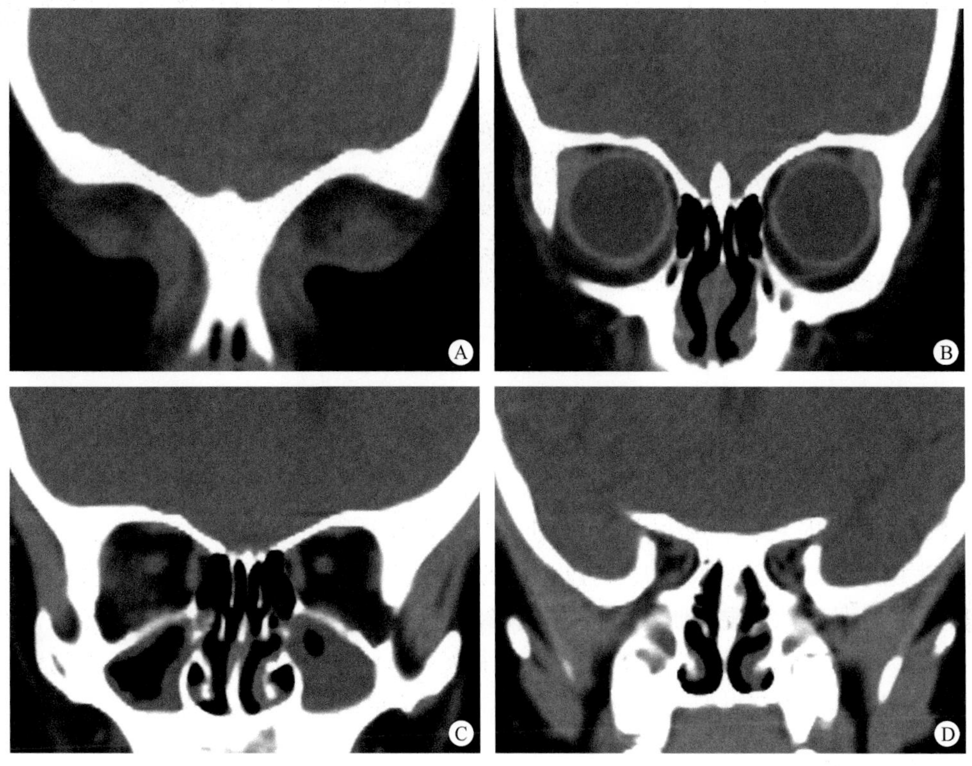

图3-3-6　眼眶CT冠状面

A. 眼眶前缘层面；B. 眼球赤道附近层面；C. 眼球后层面；D. 眼眶尖部层面

（三）优化扫描方案

1. 熟悉受检部位及其相邻组织解剖知识。

2. 制定精确的扫描范围，避免无谓射线辐射。

3. 对影响剂量的扫描参数，如管电流、管电压、层厚、扫描范围、扫描类型需根据受检者BMI适当调整。

4. 婴幼儿及少年儿童检查时，不合作者应提前采取镇静措施，避免重复扫描。

5. 对于受检者注意检查区域之外的防护，尤其是甲状腺和性腺的防护。

（四）控制辐射剂量

1. 制订精确的扫描范围，避免无谓射线辐射。

2. 在保证图像质量的前提下，根据受检者BMI适当调整扫描参数，主要通过降低管电压、管电流时间乘积，适当加大层厚、螺距等方式来控制辐射剂量。

五、图像诊断分析

（一）Graves病

Graves病又称毒性弥漫性甲状腺肿，是成人双侧眼球突出的常见原因之一。CT表现可见两侧眼外肌肥大。眼外肌肥大主要发生于肌腹，呈梭形，肌腱及眼环一般不受累（图3-3-7）。增强扫描显示早期、中期Graves病累及的眼外肌呈轻度至中度强化，晚期眼外肌纤维化时则无强化。

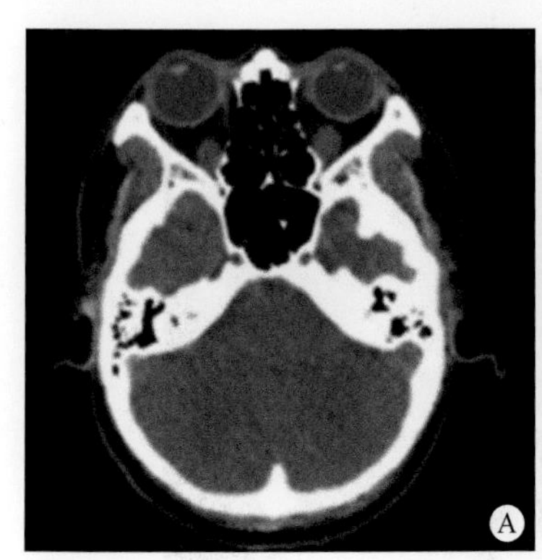
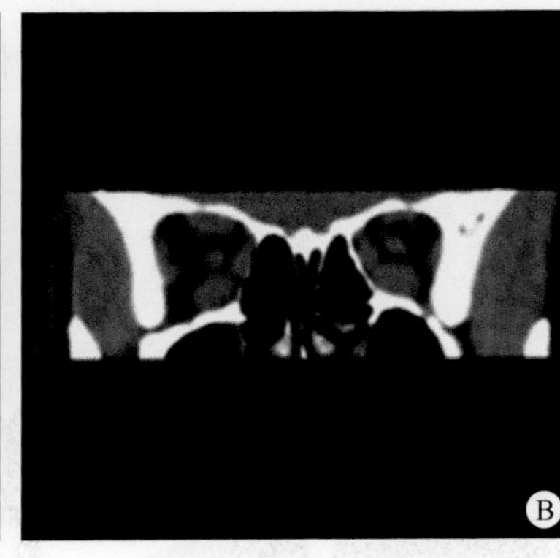
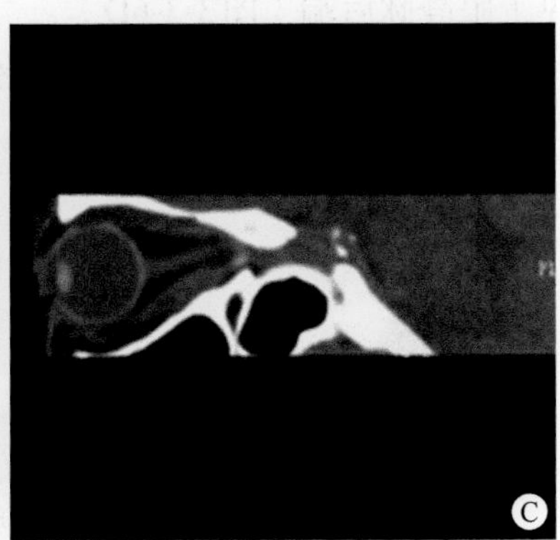

图3-3-7 Graves病

A. 横断面；B. 冠状面；C. 矢状面

（二）眼眶炎性假瘤

根据受累部位及范围，眼眶炎性假瘤分为肌炎型、弥漫型和泪腺炎型。CT表现：①肌炎型为眼外肌增粗，典型表现为肌腹和肌腱同时增粗，以上直肌和内直肌最易受累（图3-3-8）；②弥漫型可累及眶隔前软组织、肌锥内外间隙、眼外肌、泪腺及视神经等，典型CT表现为患侧眶内软组织密度影，眼外肌增粗，泪腺增大，眼外肌与病变无明确分界，视神经可被病变包绕；增强后病变强化呈高密度而视神经不强化呈低密度。③泪腺炎型表现为泪腺增大，一般为单侧，也可为双侧。

（三）肿瘤性病变

1. 视网膜母细胞瘤 婴幼儿眼球内发现钙化性肿块，应首先考虑视网膜母细胞瘤（图3-3-9）。早期肿瘤局限于眼球内，眼球大小正常；后期引起眼球增大/突出，形态不规则，肿瘤沿视神经向后生长，引起视神经增粗，增强扫描肿瘤不均匀强化。

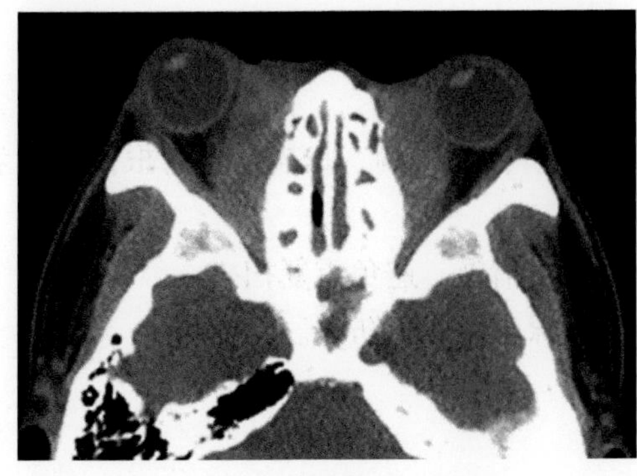

图3-3-8 眼眶炎性假瘤

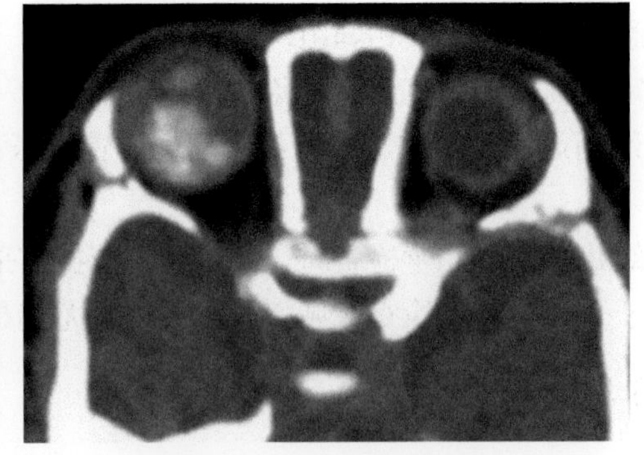

图3-3-9 视网膜母细胞瘤

2. 眼眶海绵状血管瘤 是成年人最常见的原发于眶内的肿瘤。CT检查：肿瘤呈圆形、椭圆形或梨形，边界光整，密度均匀，部分出现静脉石；增强扫描有特征的“渐进性强化”，即肿瘤内首先出现小点状强化，逐渐扩大，随时间延长形成均匀的显著强化（图3-3-10）。

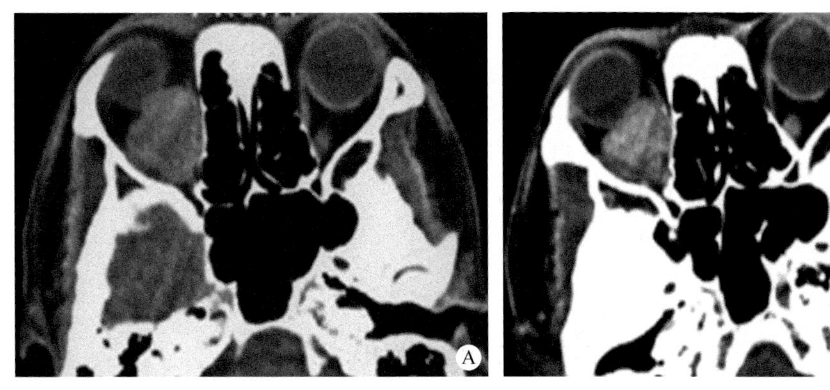

图3-3-10　眼眶海绵状血管瘤

A. CT平扫示肿块呈明显强化；B. CT增强扫描示右眼球后方可见类圆形软组织肿块

（四）外伤性病变

对于眼眶异物，CT可显示异物的种类、大小及数目。金属异物表现为高密度影，周围可有明显的放射状金属伪影。非金属异物又分为高密度或低密度非金属异物。高密度非金属异物包括沙石、玻璃和骨片等，CT值多在300Hu以上，一般无伪影（图3-3-11）；低密度非金属异物包括植物类、塑料类等，CT值为-199～+50Hu。CT能准确显示金属异物，还可显示少数较大的低密度非金属异物如木质异物，对于较小的木质异物或其他低密度非金属异物常常很难显示。

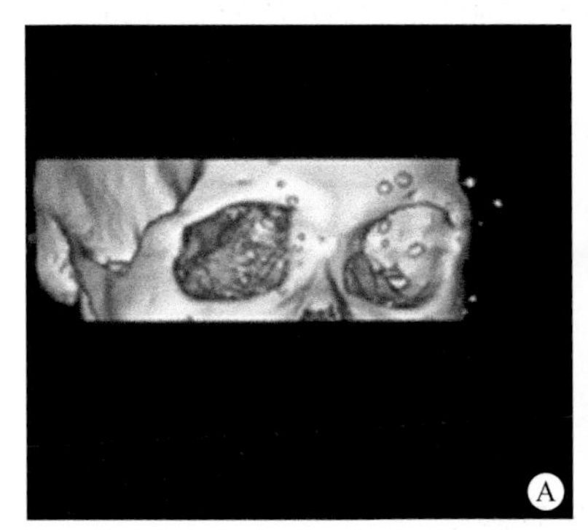
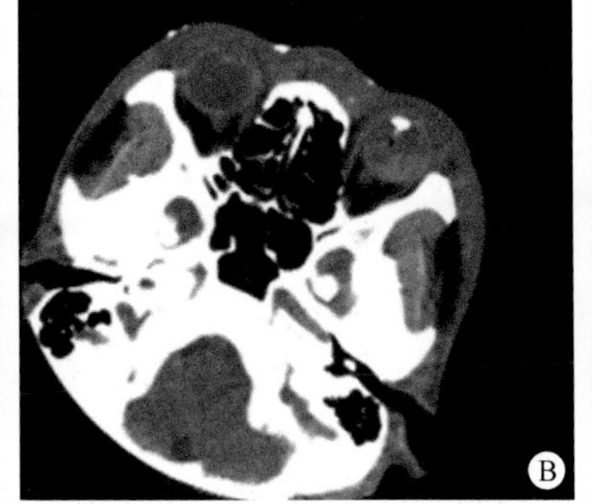
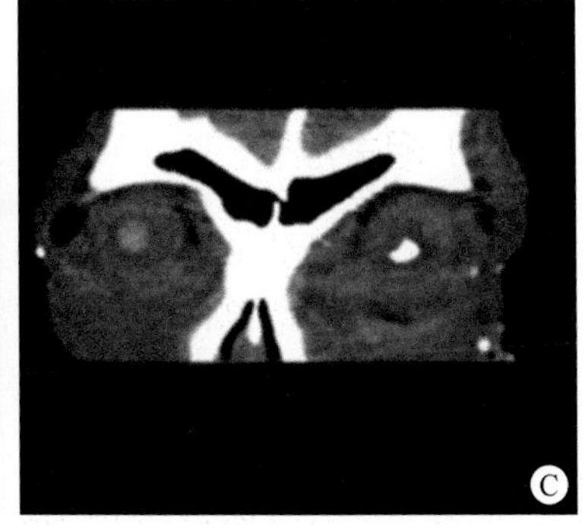

图3-3-11　左眼球异物并损伤

A. 容积再现；B. 横断面重组；C. 冠状面重组

对于眼眶外伤，CT直接征象为眼眶壁或视神经管的骨质连续性中断、粉碎及移位等改变（图3-3-12）。间接征象有骨折邻近的软组织改变，包括眼肌增粗、移位及嵌顿、眶内容物脱出或血肿形成，并通过骨折处疝入附近鼻窦内。

CT平扫显示右眼眶外侧壁不连续，右眼外直肌稍肿胀，筛窦密度增高；右侧视神经管变窄，局部骨质不连续。左眼球、视神经未见异常改变。右颌面部软组织明显肿胀。诊断右眼眶外侧壁骨折，右侧视神经管骨折可能伴视神经受压；右颌面部软组织挫伤。

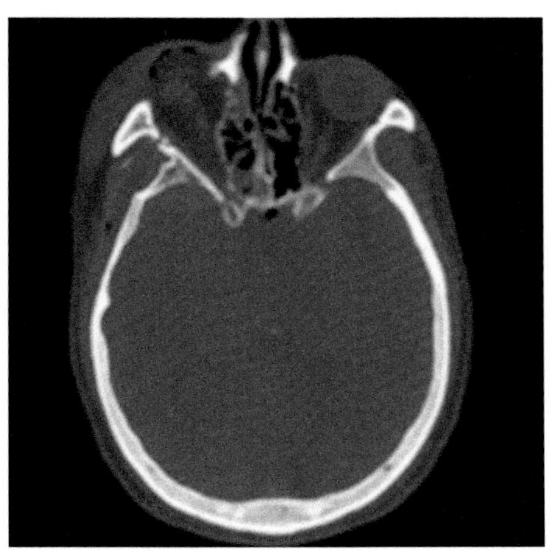

图3-3-12　右侧视神经管骨折伴视神经受压

第4节 耳部CT检查技术

案例 3-4

患者，男，11岁。右耳鼓膜穿孔，听力减退。临床怀疑中耳乳突炎，申请行耳部CT检查。

问题： 1. 耳部CT检查的技术方法及临床应用有哪些？

2. 耳部CT检查的相关准备工作和注意事项有哪些？

3. 耳部病变CT扫描有什么特殊要求？

一、适应证与相关准备

（一）适应证

耳部结构复杂、细微，高分辨力CT可较好地显示颞骨和软组织的细微结构。耳部CT扫描的适应证如下。

1. 先天性耳道畸形 观察诊断其类型、部位和程度，对制订手术方案、预后的评价均有较大价值。

2. 肿瘤 如听神经瘤、胆脂瘤等，可显示骨质破坏范围及肿瘤与周围组织结构的关系，有利于肿瘤定性诊断。

3. 炎症 对中耳炎性病变的准确诊断和判断有无骨质破坏、表皮样瘤形成及并发症等均有很高价值，可为临床制定治疗方案提供依据。

4. 外伤 可直接显示骨折线、骨折部位和骨碎片，观察听小骨有无脱位、骨折及鼓室和乳突气房有无血肿。

（二）相关准备

1. 去除被检区域金属异物，如金属饰品、发夹等。

2. 详细阅读申请单，确定扫描部位及扫描方式。

3. 扫描前与受检者解释，取得其充分配合，检查过程中保持头部不动，婴幼儿或不合作受检者可给予镇静剂。

4. 危重受检者身体各部位引流管保持通畅，避免检查过程中引流管脱落。

5. 增强扫描者，检查前4h禁食，检查前了解并签署增强扫描协议书。

6. 注意辐射防护。

二、检查技术

（一）耳部CT平扫

CT平扫对外耳道前、后壁，砧锤关节，鼓室的前、后、内、外壁，乙状窦壁及颞颌关节显示较清楚。

1. 扫描体位 采用仰卧位，头部置于头架内，两外耳孔与床面等距，正中矢状面与床面中线重合，取标准的头颅前后位（图3-4-1）。

2. 扫描方法 常规采用侧位定位像，扫描基线平行于听眶线或听眉线，扫描范围从外耳道下缘至岩骨上缘。一般采用螺旋扫描，也可采用非螺旋扫描方式。

3. 扫描参数 见表3-4-1。

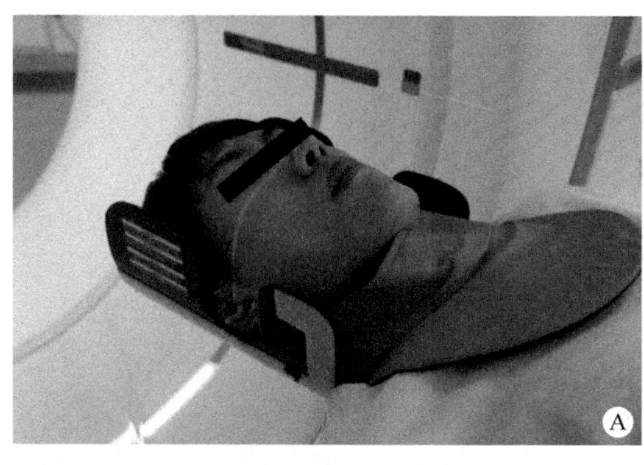
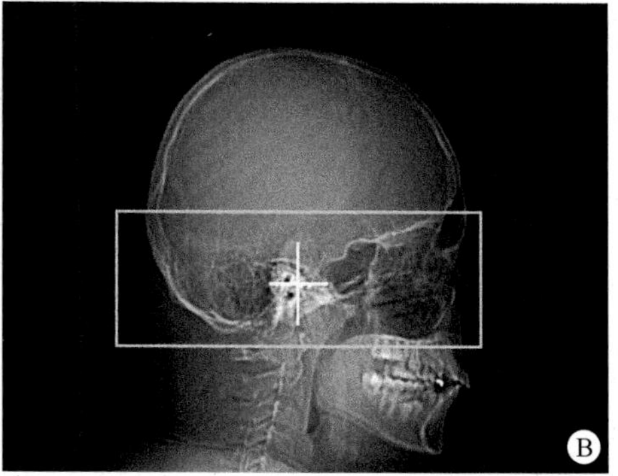

图3-4-1 耳部CT扫描

A. 体位示意图；B. 扫描范围

表3-4-1 耳部CT扫描及重建参数

项目	内容
扫描类型	螺旋扫描
扫描范围	外耳道下缘至岩骨上缘
呼吸方式	平静呼吸
定位像	侧位
管电压	120～140kV
管电流时间乘积	200～250mA·s
螺距因子	0.55
采集矩阵	512×512
显示矩阵	512×512
显示野	200～250mm
采集层厚	0.6mm
重建层厚	骨算法1mm，软组织算法3mm
重建层间距	骨算法1mm，软组织算法3mm
重建算法	骨算法、软组织算法
窗宽、窗位	软组织窗：窗宽250～300Hu，窗位30～50Hu 骨窗：窗宽3500～4000Hu，窗位500～700Hu

（二）特殊扫描

根据耳部解剖结构复杂和细小的特点，对耳部扫描可采用局部放大扫描。放大扫描是缩小扫描视野，但图像的清晰度不会降低。与软件功能放大像相比，放大扫描具有像素小、分辨力高和图像清晰等特点。

（三）颞骨CT三维成像扫描

此方法一般采用横断面扫描，以1mm的层厚，螺距为1的螺旋扫描，扫描层面需25～30个层面。扫描后采用SSD、MIP等三维重组软件进行计算机三维重组成像（图3-4-2）。该方法能获得六个方位的立体图像，能为范围较广的肿瘤、炎症、骨折和手术前准备提供病变范围、类型和邻近结构的清晰解剖关系，有利于制订治疗方案。但因岩部骨质菲薄，在SSD成像时应注意采用较低的阈值，以免影响对病变范围的准确判断。

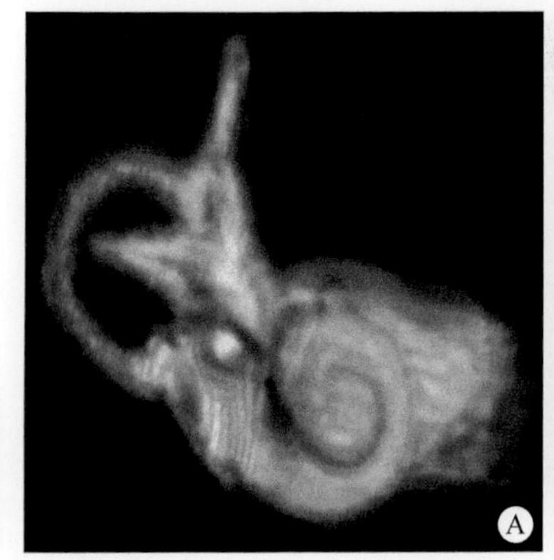
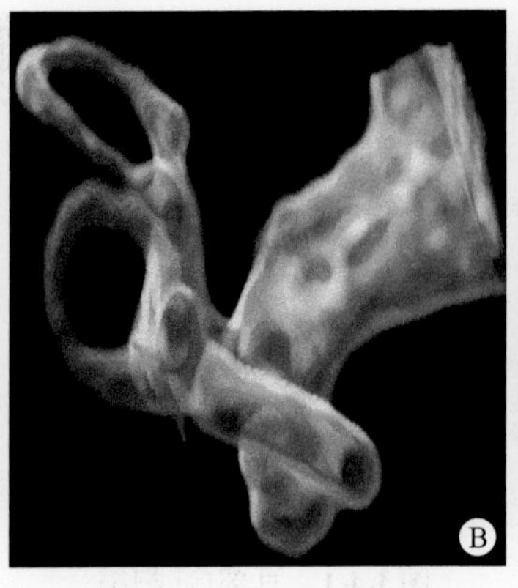
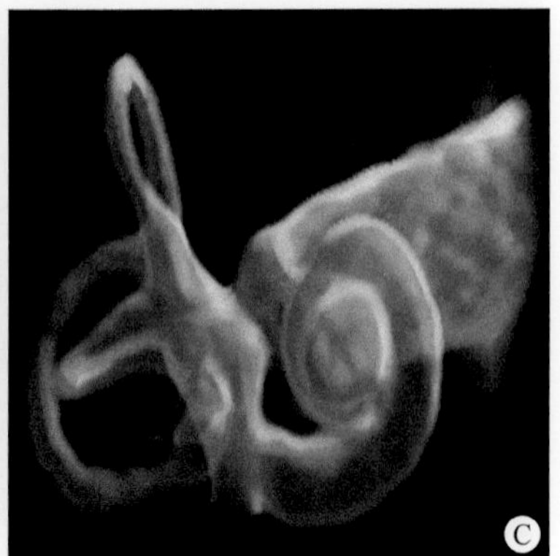

图3-4-2 内耳SSD成像

（四）CT增强扫描

1. 适应证 耳部一般不做增强扫描，临床怀疑耳部良恶性肿瘤、血管性病变或软组织发生病变等情况下做增强扫描。

2. 扫描方法

（1）一般采用螺旋扫描，扫描参数与CT平扫一致。

（2）对比剂用法：采用（含碘浓度300～370mg/ml）非离子型碘对比剂，用量60～80ml，注射流率2.5～3.0ml/s。

（3）扫描延迟时间：普通增强检查延迟时间40～50s；双期扫描：动脉期延时20～25s，实质期延时60～70s，必要时行延时扫描。增强扫描后留观15～30min，以防止对比剂过敏反应发生。

三、图像处理

（一）窗口技术

1. 软组织窗 窗宽250～300Hu，窗位30～50Hu（图3-3-3A）。

2. 骨窗 窗宽3500～4000Hu，窗位500～700Hu（图3-3-3B）。

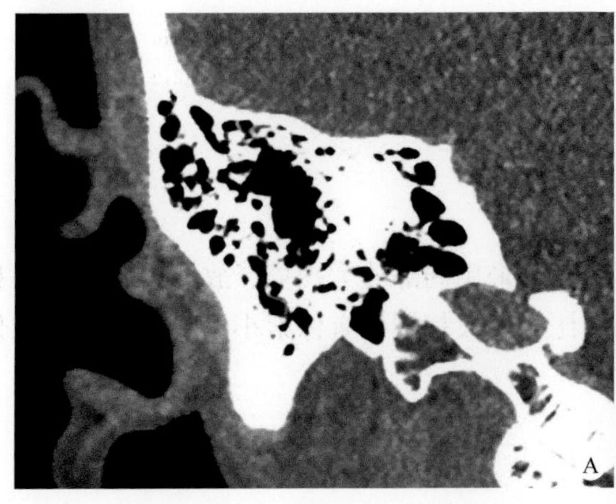
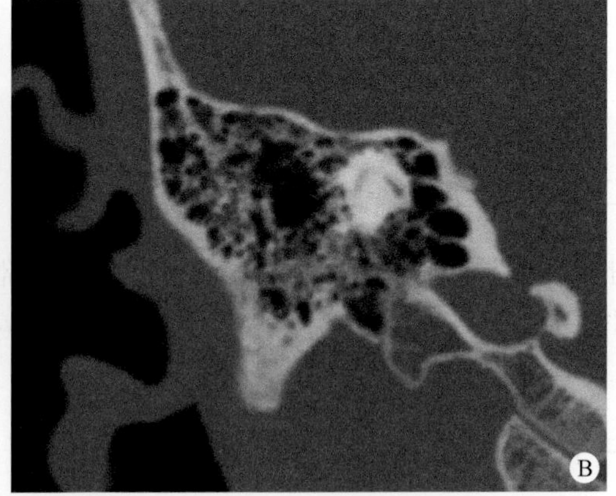

图3-4-3 耳部CT图像

A. 软组织窗；B. 骨窗

（二）图像重组

1. 多平面重组（MPR） 由于耳部组织器官细微复杂，因此图像后处理技术较为复杂，常规采用靶重建技术处理后，再结合MPR技术对耳部重组。以最薄层厚无间隔重建，然后行轴面、冠状面、矢状面重组。

2. 容积再现（VR） 耳部常规采用VR技术进行重组。结合MPR技术，对于听小骨、前庭窗结构及面神经管走行路径的显示效果良好（图3-4-4）。

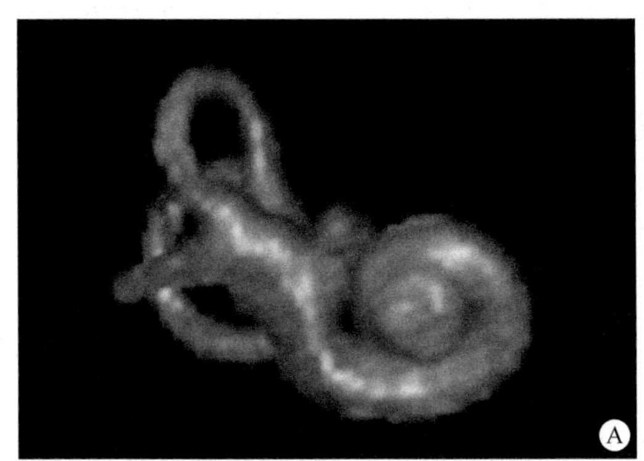
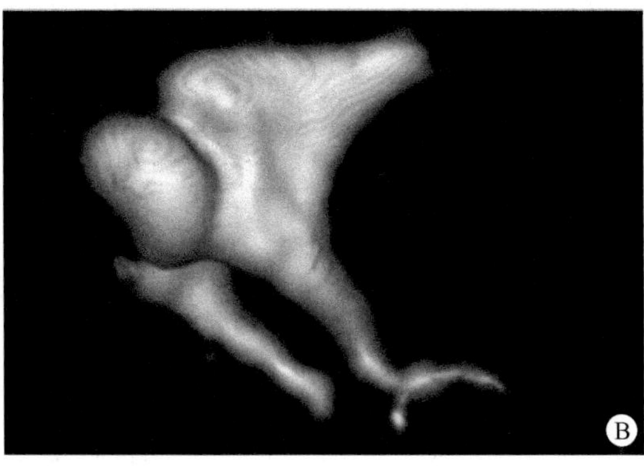

图3-4-4 听小骨容积再现

四、图像质量控制

（一）检查注意事项

1. 耳部图像采用骨窗重建，打印排版以冠状面、靶重建横断面为主要采集对象。

2. 耳部占位性病变部位需标注病变大小、位置、形态、测量相关组织间距离。

3. 耳部常规增强扫描时如发现病变累及颅内，应立即进行静脉期的全颅扫描，防止遗漏耳部之外的病变。

4. 注意对扫描区域之外的部位进行防护，尤其注意对育龄妇女、婴幼儿的防护。

5. 增强扫描时密切观察受检者反应，遇有过敏反应发生立即停止检查。

（二）图像显示要求

1. 图像能满足诊断要求 图像能清晰显示耳与相邻结构的细节及其关系。骨窗能够显示颞骨的内部结构，如听骨链、面神经管、耳蜗和半规管等。软组织窗能够显示病变组织和周围脑组织的关系。

2. 图像上的信息准确 文字信息全面，包括一般信息、扫描参数，文字位置正确；影像信息全面，对比度好，可清晰显示耳/颞骨正常解剖结构及病变，层次显示清晰，按顺序排列，无错漏，无明显伪影。

3. 典型横断面CT解剖 按照2mm的层厚、层距，横断面扫描一般可分为7个主要层面，现以听眉线为基线介绍各扫描层面的结构所见。

（1）咽鼓管层面 相当于外耳道下缘、下鼓室水平。该层面见颞骨岩部与头颅矢状面呈45°角，含气的外耳道呈低密度与鼓室相连形成横向的“I”形。咽鼓管层面主要显示外耳道、下鼓室、咽鼓管、颈动脉管、颈静脉孔和乙状窦。外耳道由软骨和骨质两部分组成，骨性外耳道前壁前方的类圆形低密度影为颞颌关节窝；乙状窦借乳突气房与外耳道后壁相隔。其距离一般大于10mm。鼓室后内侧的圆形低密度影为颈静脉孔，前方有一短条状骨间隔与颈动脉管相隔。咽鼓管表现为自鼓室前壁伸向鼻咽部的细管状低密度影，其内后侧与之平行的粗管状影为颈动脉管（图3-4-5A）。

（2）鼓岬层面 相当于外耳道下缘平面上2mm。外耳道与鼓室形成横向的“Y”字形。鼓岬为鼓室内侧壁的骨性隆起，覆盖耳蜗底周的起始部，鼓岬后方的切迹为圆窗；外耳道后壁仍为蜂窝状的乳突气房；颈静脉孔断面较上一层略小（图3-4-5B）。

（3）圆窗层面　相当于外耳道下缘上方4mm平面。外耳道与鼓室相连形成横向的“T”字形，鼓室内斜行线条状高密度影为锤骨柄。鼓室内侧高、低密度相间的螺旋样结构为耳蜗，骨岬后方的圆窗较上一层更清晰。其后方的岩锥内可见一条横行走向的管状低密度影为耳蜗导管。鼓膜为外耳道底部线状略高密度影。颈静脉孔和岩锥内的颈动脉管消失（图3-4-5C）。

（4）卵圆窗层面　相当于外耳道下缘上方6mm中耳鼓室平面。该层面仍可见外耳道的少许气腔断面；锤骨表现为鼓室内较大的点状高密度影，其后方较小的高密度影为砧骨。鼓室内侧壁的骨性突起为匙突，其内后方的类圆形低密度影为卵圆窗；卵圆窗的前方为螺旋状的耳蜗；鼓室后壁可见锥隆起，其内侧的凹陷为鼓室窦、外侧的切迹为面隐窝，其后方的乳突内可见圆形低密度影为面神经管降段（图3-4-5D）。

（5）面神经鼓室层面（砧锤关节层面）　相当于外耳道下缘上方8mm处的上鼓室平面。该层面主要显示砧锤关节、面神经管第2段、前庭和内耳道。鼓室内可见圆形的锤骨头，其后方为三角形的砧骨体与之组成关节。面神经管紧贴鼓室内侧壁行走，呈线状低密度影。鼓室内侧类圆形的低密度影为前庭，其后方可见部分外半规管和后半规管，呈弯曲状和短条状低密度管状结构。内听道横行于岩锥骨内，呈喇叭状或管状低密度影，其底部与前庭和耳蜗相连（图3-4-5E）。

（6）水平半规管层面　相当于外耳道下缘上方10mm。该层面主要显示内听道、水平半规管、后半规管、鼓室和鼓窦入口。内听道为喇叭状，前缘圆滑，后缘锐利；内听道底部前方可见一线条样的低密度影为面神经管迷路段；内听道的后外方为前庭，其后侧的环形低密度影为水平半规管，其后方点状低密度影为后半规管断面。鼓室和鼓窦共同形成一哑铃状的低密度影，上鼓室在前，后部为鼓窦，颈部为鼓室入口（图3-4-5F）。

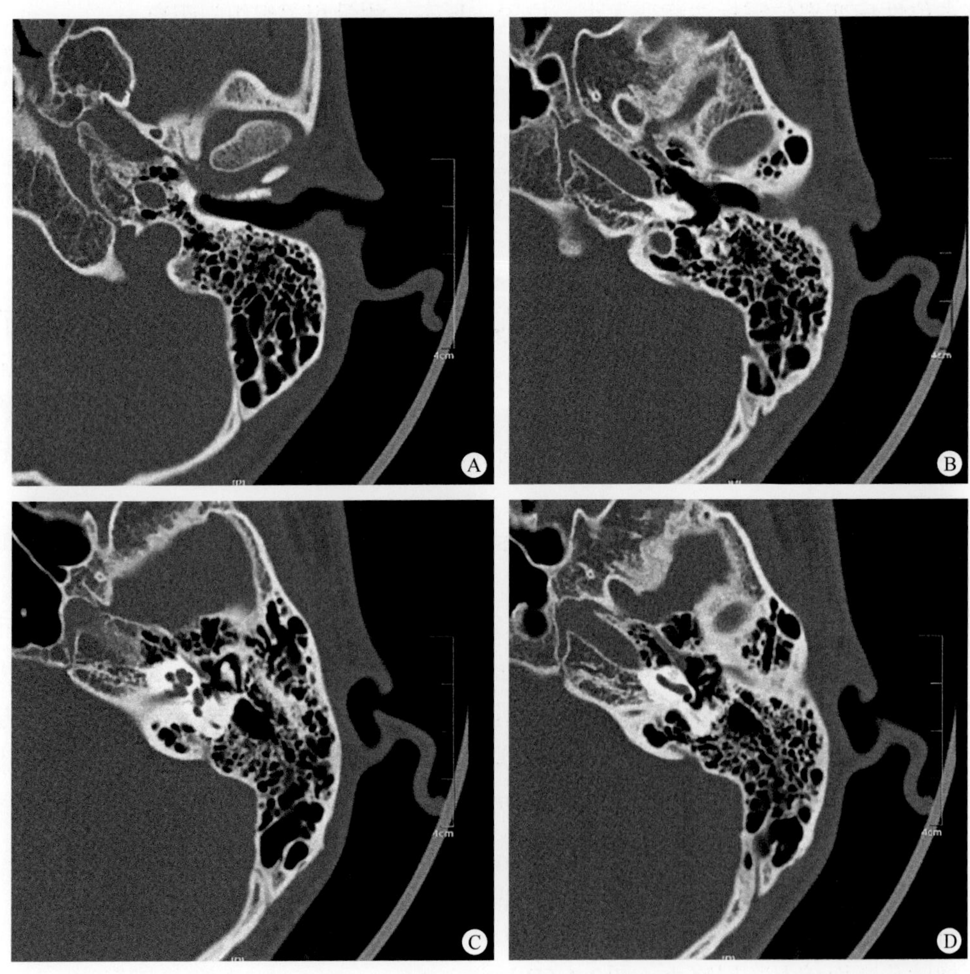

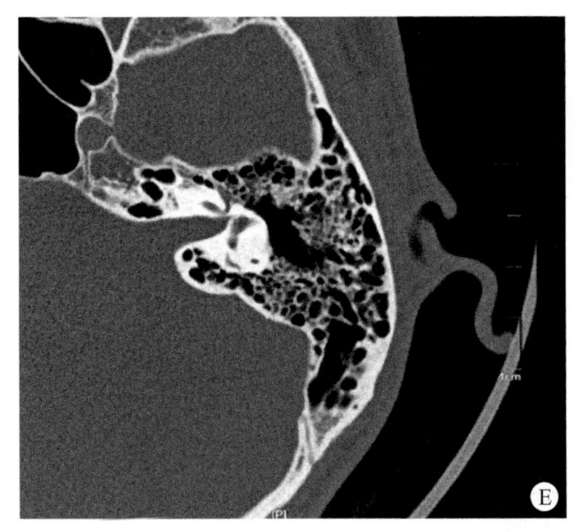
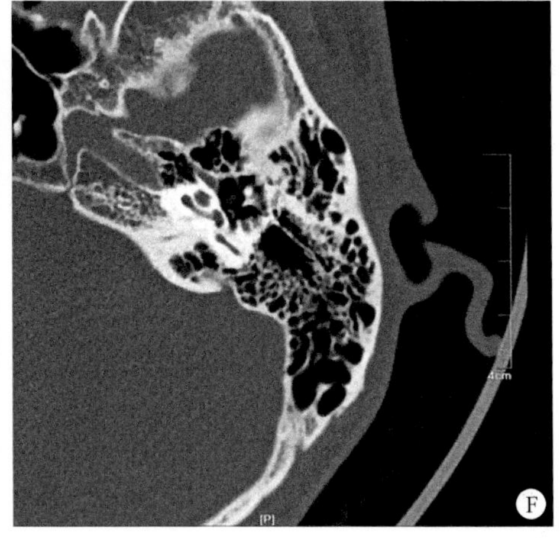

图3-4-5 耳部（颞骨）横断面

A. 咽鼓管层面；B. 鼓岬层面；C. 圆窗层面；D. 卵圆窗层面；E. 面神经鼓室层面；F. 水平半规管层面

4. 典型冠状面CT解剖 按基线平行于上颌窦后壁作层厚、层距为2mm的重组，冠状面图像可分为8个层面，由前向后依次为以下几大层面。

（1）咽鼓管层面 该层面颞骨岩部呈水平位，与鳞部呈直角；其内侧椭圆形的低密度影为颈动脉管水平段截面，其外侧有一细条状低密度含气影为骨性咽鼓管，其外上部有一圆形低密度影为鼓膜张肌半管。鼓室尚未显示，岩锥部和颞骨鳞部间为颅中窝底，其下方为颞颌关节（图3-4-6A）。

（2）耳蜗前部层面 颞骨岩锥部可见一类圆形致密骨性结构为耳蜗前部，其下方有一圆形低密度影为颈动脉管水平段截面，耳蜗外侧不规则形气腔为中耳，其内尚未见听小骨。

（3）锤骨层面 该层面可见部分外耳道与鼓室相连，上方可见乳突气房。鼓室可分成3个部分，外耳道上臂水平以上为上鼓室，上鼓室外侧壁为一纵行骨板，外侧壁与锤骨头、颈之间的空隙为鼓膜上隐窝，后天性表皮样瘤常发生于此。正对外耳道的是中鼓室，其内可见蝌蚪样高密度的锤骨，中鼓室内侧可见耳蜗中部，耳蜗下圆形低密度影为颈动脉管。外耳道下壁水平以下为下鼓室（图3-4-6B）。

（4）砧骨层面 该层面显示外耳道全长。在中鼓室内可见细条状高密度影为砧骨。鼓室上壁为薄层骨板，把鼓室与颅中窝隔开。面神经管紧贴鼓室内侧壁呈细线状的低密度影。此层面内听道呈横行的条状低密度影，边缘锐利光整，近中耳侧有一横行的骨性间隔将其分成上下两部分，上半部底部尖细与面神经管相连，下半部宽大，底部与蜗轴底部相连。耳蜗下方是半圆形的颈动脉管外口。

（5）卵圆窗层面 该层面仍可显示外耳道，底部为中耳腔，上部有一狭窄处为鼓室入口，上方较大的气腔即为鼓窦，镫骨十分细小，一般难以显示。中耳内侧壁下部突起为鼓岬，是耳蜗底的外侧壁，其上方的类圆形低密度影为前庭。在前庭与鼓岬相邻处有一细小的骨质缺如，此即为卵圆窗。前庭外侧有一横行细管状影与之相连，为水平半规管的前部，构成上鼓室内侧壁的一部分，另一个与水平半规管呈90°的细管状影为上半规管，其下部也与前庭相连。前庭和耳蜗内侧为内听道（图3-4-6C）。

（6）圆窗层面 该层面与外耳道相连的鼓室断面变小，内侧壁鼓岬部有一骨质缺如处为圆窗。耳蜗上方圆形低密度影为半规管总脚，其上方与之相连的细管状影为上半规管。

（7）后半规管层面 该层面呈椭圆形气腔，中耳腔消失。外耳道上方为乳突气房，气房中最大的气腔为鼓窦。乳突气房的内侧可见一横行的细管状影与上、下两个圆形低密度影呈簇状分布，此即为水平半规管后部和后半规管。颈静脉窝位置较高时可达后半规管的下方（图3-4-6D）。

（8）面神经管乳突段层面 该层面外耳道呈现为卵圆形的透光区。面神经管在水平半规管的后下方转折成降部，在此层面位于鼓窦内下方呈轻度内凹的管状低密度影为茎乳孔出颅，外侧为乳突。

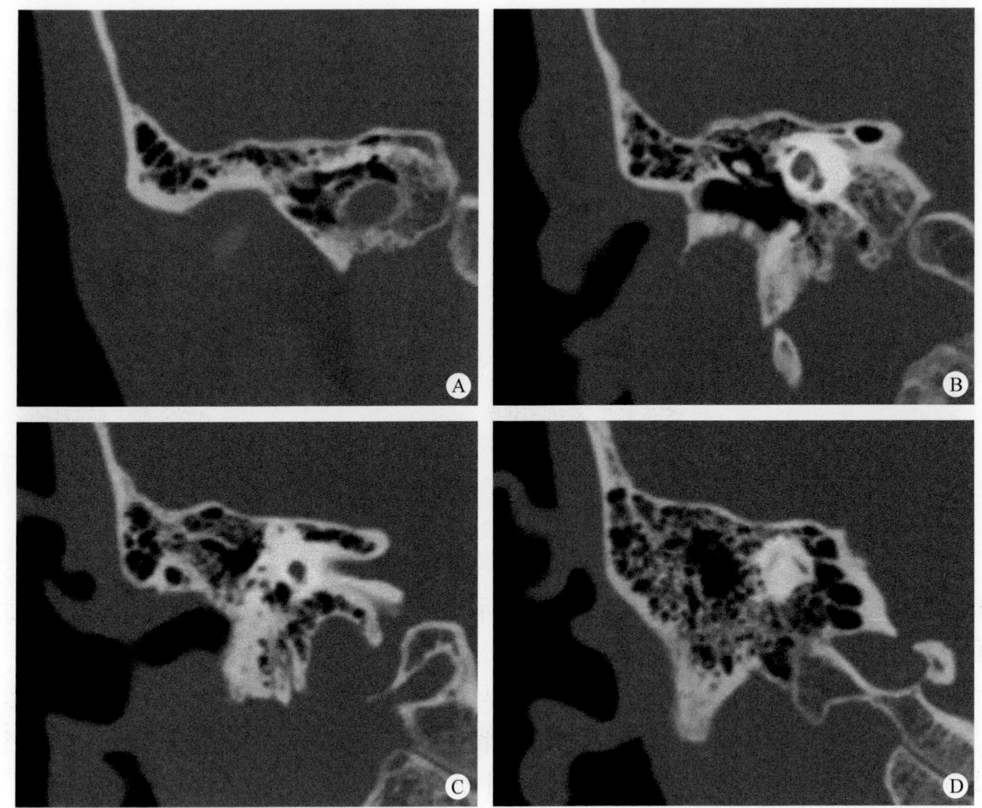

图3-4-6 耳部（颞骨）冠状面CT重组

A. 咽鼓管层面；B. 锤骨层面；C. 卵圆窗层面；D. 后半规管层面

（三）优化扫描方案

1. 熟悉受检部位及其相邻组织解剖知识。

2. 对影响剂量的扫描参数，如管电压、管电流、层厚、扫描范围、扫描类型等，需根据受检者BMI适当调整。

3. 婴幼儿及少年儿童检查时，不合作者应提前采取镇静措施，避免重复扫描。

（四）控制辐射剂量

1. 制订精确的扫描范围，避免无谓射线辐射。

2. 对于受检者注意检查区域之外的防护，尤其是甲状腺和性腺的防护。

3. 在保证图像质量的前提下，根据受检者BMI适当调整扫描参数，主要通过降低管电压、管电流时间乘积，适当加大层厚、螺距等方式来控制辐射剂量。

五、图像诊断分析

（一）炎性病变

中耳乳突炎CT 表现：①单纯型：多表现为黏膜增厚；②肉芽肿型：鼓室上隐窝、鼓窦口扩大，鼓窦和乳突气房破坏，可见软组织密度影填充，听小骨破坏（图3-4-7）；③胆脂瘤型：鼓室、鼓窦、乳突气房扩大破坏，内见软组织密度影，增强扫描无强化，听小骨破坏。

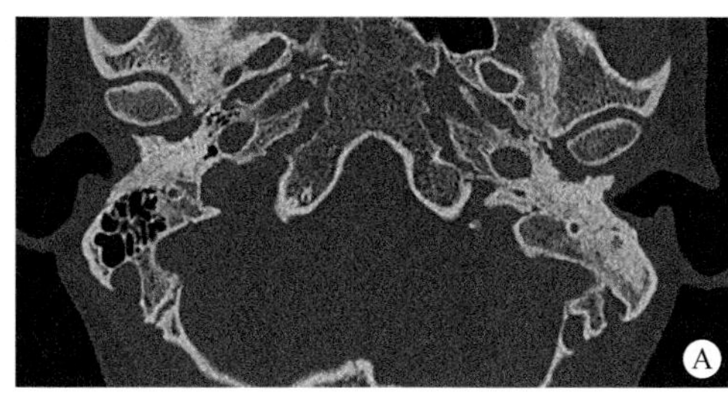
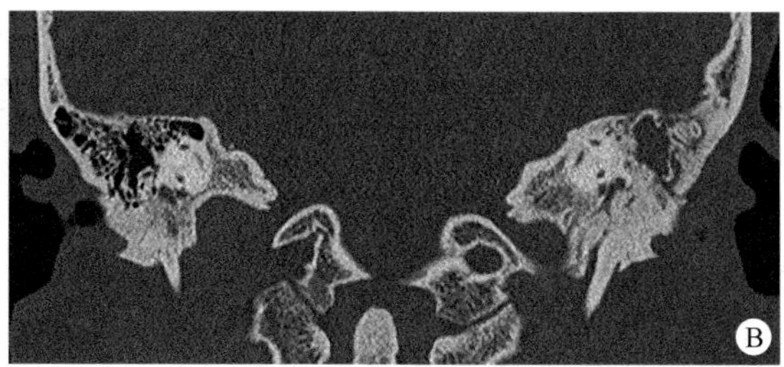

图3-4-7　右侧慢性乳突炎（胆脂瘤型）

A. 左侧乳突呈硬化型；B. 中耳鼓室、鼓突扩大并可见软组织密度影

（二）先天发育性病变

外耳道畸形：外耳、中耳畸形常联合发生且最常见，内耳畸形则多单独发生。CT检查可明确外耳畸形的程度和类型，表现为耳郭小于正常，外耳道狭窄或闭塞，可分为骨性闭锁和膜性闭锁（图3-4-8）。

CT平扫，右侧乳突呈气化型，未见异常密度影。左耳各部均未见明显异常。考虑右外耳、中耳畸形（外耳闭锁）。

（三）肿瘤性病变

中耳乳突癌CT表现：①广泛骨质破坏，边缘不规则，呈鼠咬状（图3-4-9）；②破坏区内可见软组织肿块，轮廓模糊不清，增强后强化明显。

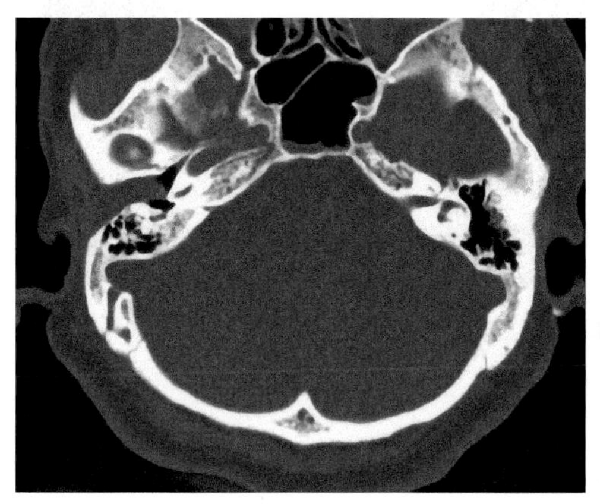

图3-4-8　外耳道畸形

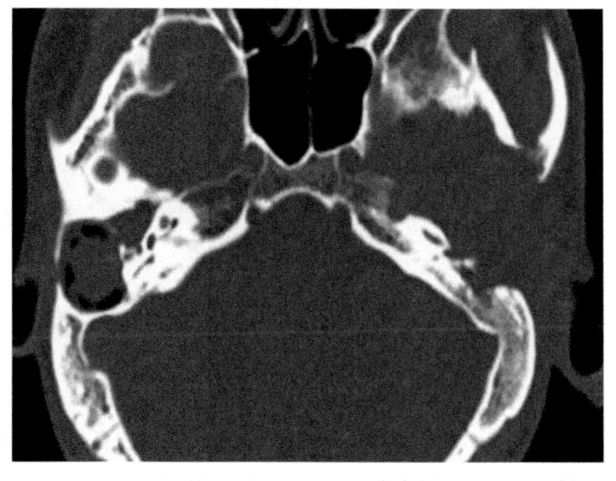

图3-4-9　中耳乳突癌

第5节　鼻与鼻窦CT检查技术

案例 3-5

患者，男，48岁，右面部肿胀，鼻塞1年，鼻出血3天。临床怀疑上颌窦癌，申请行鼻部CT检查。

问题： 1. 鼻和鼻窦CT检查的技术方法及临床应用有哪些？

2. 鼻和鼻窦CT检查的相关准备工作和注意事项有哪些？

3. 鼻和鼻窦病变CT扫描有什么特殊要求？

一、适应证与相关准备

（一）适应证

鼻和鼻窦CT检查技术的适应证：①鼻与鼻窦外伤，CT检查可以清晰显示鼻骨骨折、鼻窦壁骨折；

②鼻与鼻窦良恶性肿瘤，CT检查可显示肿瘤位置、大小和侵犯邻近组织结构范围；③鼻窦炎症与囊肿；④鼻腔息肉；⑤可显示上颌窦与筛窦的鼻道开口位置、形态和先天异常等情况。

（二）相关准备

1. 扫描前去除头、耳和颈部的金属饰物和活动义齿。

2. 外伤受检者出血较多时，需经临床对症处理后才行CT检查。

3. 向受检者做好解释工作，嘱咐其在扫描中保持头部固定不动，并应特别强调在扫描中除身体不动外，还应做到保持平静呼吸，不能有张口和吞咽动作，以免产生运动伪影。

4. 增强扫描检查前4h禁食，并签署增强协议书。

5. 注意对陪伴家属、育龄妇女、婴幼儿的防护。

二、检查技术

（一）CT平扫

1. 扫描体位 采取仰卧位，正中矢状面与床面中线重合（图3-5-1）；听眦线或听眶线与床面垂直。

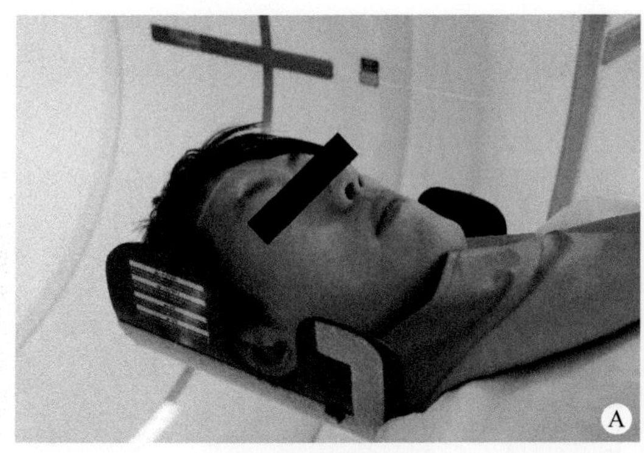

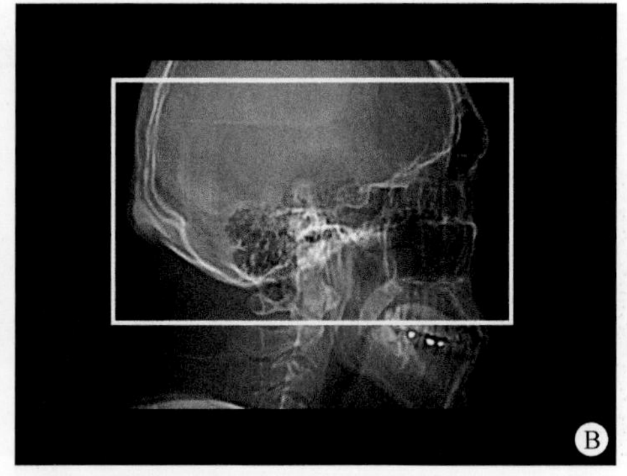

图3-5-1 鼻与鼻窦CT扫描

A. 定位示意图；B. 扫描范围

2. 扫描方法 常规采用侧位定位像。扫描基线为听眶线，鼻窦扫描范围一般从眉弓上缘至牙齿咬合面。一般采用螺旋扫描，也可采用非螺旋扫描方式。

3. 扫描参数 见表3-5-1。

表3-5-1 鼻和鼻窦CT扫描及重建参数

项目	内容
扫描类型	螺旋扫描
扫描范围	眉弓上缘至牙齿咬合面
呼吸方式	平静呼吸
定位像	侧位
管电压	100～120kV
管电流时间乘积	85mA·s
螺距因子	0.55
采集矩阵	512×512
显示矩阵	512×512

续表

项目	内容
显示野	200～250mm
采集层厚	0.625～1.25mm
重建层厚	2～3mm或1mm（薄层）
重建层间距	3～5mm或0.7mm（薄层）
重建算法	软组织算法、骨算法
窗宽、窗位	软组织窗：窗宽300～400Hu，窗位35～45Hu 骨窗：窗宽2000～2500Hu，窗位150～250Hu

（二）CT增强扫描

1. 适应证 鼻和鼻窦部外伤、炎症等病变，CT检查一般可不做增强扫描。但对富血供病变、恶性肿瘤如鼻窦癌、转移瘤或疑有颅内侵犯等情况可做CT增强扫描。

2. 扫描方法

（1）一般采用螺旋扫描方式，扫描参数与CT平扫一致。

（2）对比剂用法：采用（含碘浓度300～370mg/ml）非离子型碘对比剂，用量60～80ml，注射流率2.5～3.0ml/s。

（3）扫描延迟时间：普通增强检查延迟40～50s扫描。双期扫描：扫描时间设定为动脉期25～35s，静脉期60～70s，必要时行延迟扫描。

三、图像处理

（一）窗口技术

1. 软组织窗 常规行软组织重建，窗宽300～400Hu，窗位35～45Hu（图3-5-2A）。

2. 骨窗 观察鼻骨、蝶窦、筛板及额窦有无分隔或外伤时，通常用骨算法，窗宽2000～2500Hu，窗位150～250Hu（图3-5-2B）。

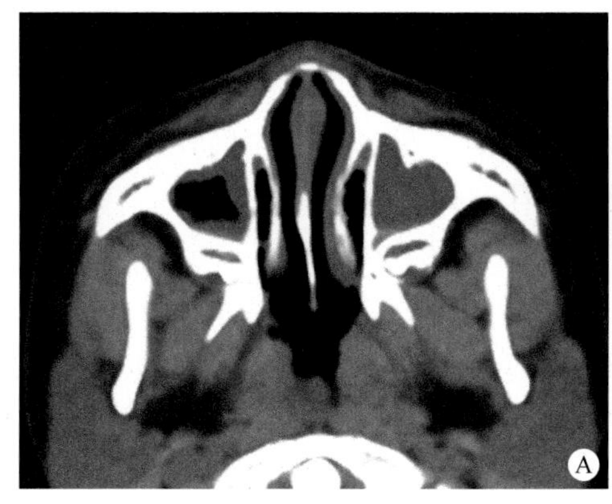

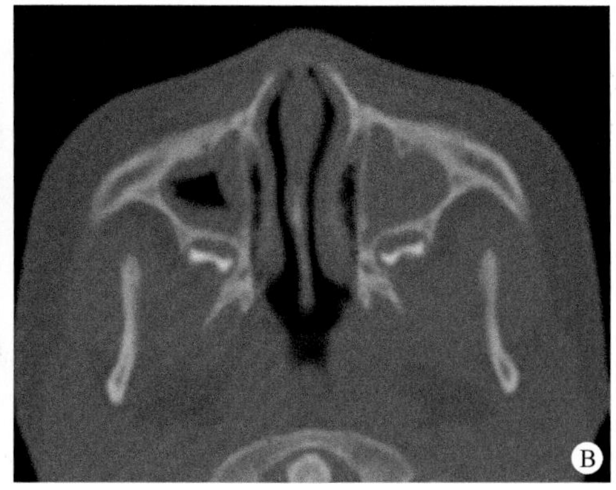

图3-5-2 鼻与鼻窦

A. 软组织窗；B. 骨窗

（二）图像重组

1. 多平面重组（MPR） 鼻部外伤受检者常规行MPR，重组基线与鼻骨平行，有助于观察鼻部骨折的位置、类型及与邻近解剖结构的关系（图3-5-3、图3-5-4）。

2. 容积再现（VR） 鼻部外伤受检者常规使用VR技术，结合MPR技术观察鼻部骨折（图3-5-5）。

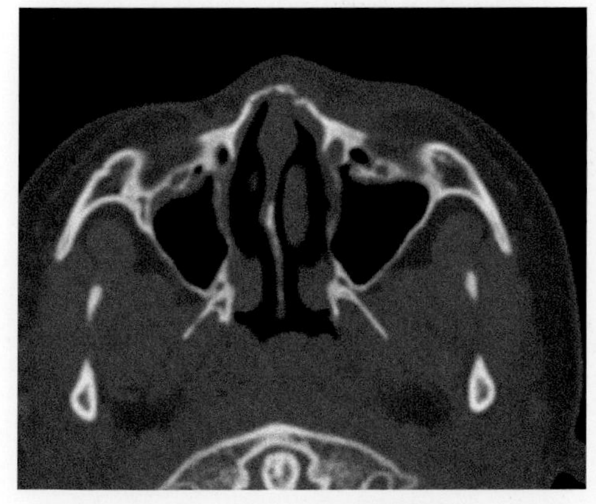

图3-5-3 鼻骨骨折骨窗横断面

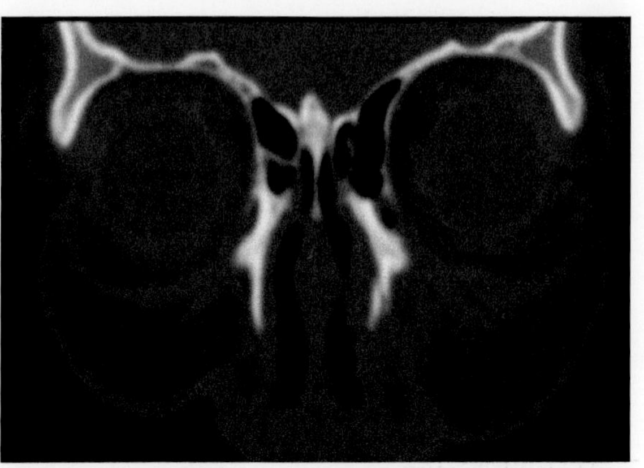

图3-5-4 鼻骨骨折冠状面

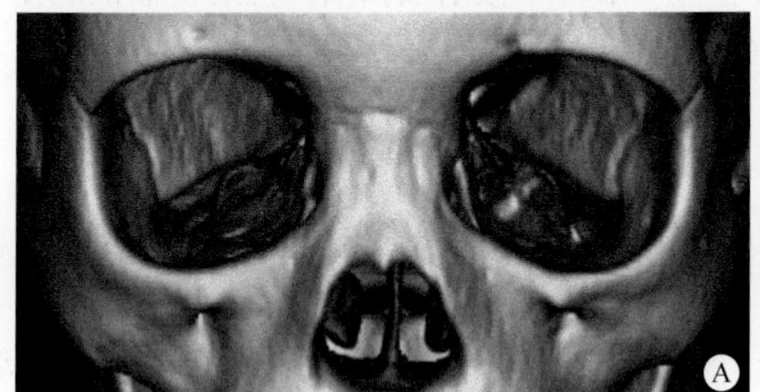

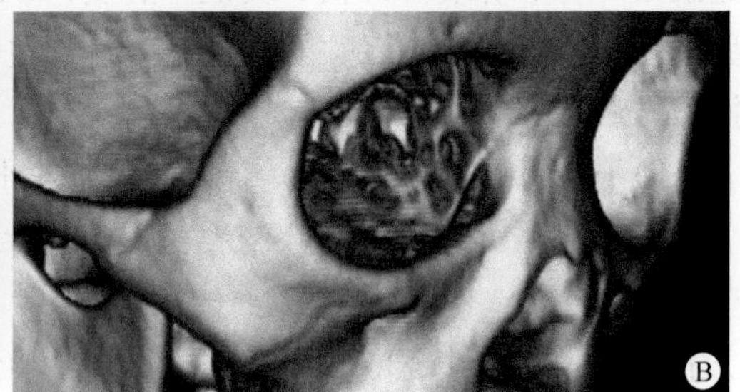

图3-5-5 鼻骨容积再现

四、图像质量控制

（一）检查注意事项

1. 鼻与鼻窦图像采用软组织窗重建，观察骨结构时加照骨窗，打印排版以横断面、冠状面重建图像为主要采集对象。

2. 鼻与鼻窦占位性病变部位需标注病变大小、位置、形态、测量相关组织间距离。

3. 鼻与鼻窦常规增强扫描时如发现病变累及颅内，应立即进行静脉期的全颅扫描，有利于全面了解颅内受侵情况。

4. 注意对扫描区域之外的部位进行防护，尤其注意对育龄妇女、婴幼儿的防护。

5. 增强扫描时密切观察受检者反应，遇有过敏反应发生立即停止检查。

（二）图像显示要求

1. 图像能满足诊断要求 鼻骨CT检查能清晰显示多方位的鼻骨断面图像及完整鼻骨的SSD、VR图像，可满足鼻骨骨质及连续性的需要；鼻窦扫描可清晰显示额窦、筛窦、上颌窦和蝶窦解剖结构，其中软组织窗可清楚分辨软组织的层次，骨窗图像则可清晰显示窦壁的骨结构及其异常改变。

2. 图像上的信息准确 文字信息全面，包括一般信息、扫描参数，文字位置正确。影像信息全面，对比度好，可清晰显示鼻骨或鼻窦、鼻腔正常解剖结构及病变，层次显示清晰，按顺序排列，无错漏，无明显伪影。

3. 典型横断面层面CT解剖

（1）软腭层面 鼻腔两侧为上颌窦，其窦腔呈尖向后的三角形，正常上颌窦黏膜不能显示。鼻腔正中为鼻中隔，两侧条状骨片与上颌窦内侧壁相连为下鼻甲，正常时鼻腔和鼻甲黏膜可以显示，呈薄而均匀的软组织密度影。鼻腔后方为软腭，软腭后方近似方形的气腔为鼻咽腔。鼻咽侧壁呈软组织密度影，外侧脂肪密度的是咽旁脂肪间隙，两侧对称；后方为颈部血管断面，外侧斜行的条状软组织为翼内肌（图3-5-6A）。

（2）鼻咽层面 鼻腔内下鼻甲基本消失，鼻腔外侧壁前部的小圆形低密度腔为鼻泪管。两侧上颌窦的形态与软腭层面相仿，后壁呈倒“V”字形的骨性结构为翼突，内侧为翼内板，外侧为翼外板，内外板之间为翼内肌，外板外侧为翼外肌。鼻腔后方与之相连的气腔为鼻咽腔，侧壁有两个凹陷，前面的是咽鼓管咽口，后面的是咽隐窝，两者之间的软组织突起为咽鼓管圆枕，正常情况下两侧对称。侧壁向外为低密度的咽旁脂肪间隙，其内紧贴咽鼓管口旁可见稍高密度的腭帆张肌，紧贴隆突后方的为腭帆提肌。

（3）颅底层面 上颌窦已消失，鼻腔基本消失。筛小房范围较前增大，后方的气房为蝶窦，两者间的界线以倒“Y”字形的犁骨为标志。蝶窦后方为斜坡，其后方为枕骨大孔。枕骨、蝶骨和颞骨岩锥共同围成三角形的破裂孔，位于蝶窦的后外侧。破裂孔外侧蝶骨大翼上有两个小孔，靠前内侧较大的是卵圆孔，靠后外的是棘孔。枕骨大孔两侧由枕骨和颞骨岩锥共同围成颈静脉孔，其前方圆形小孔为颈动脉管外口（图3-5-6B）。

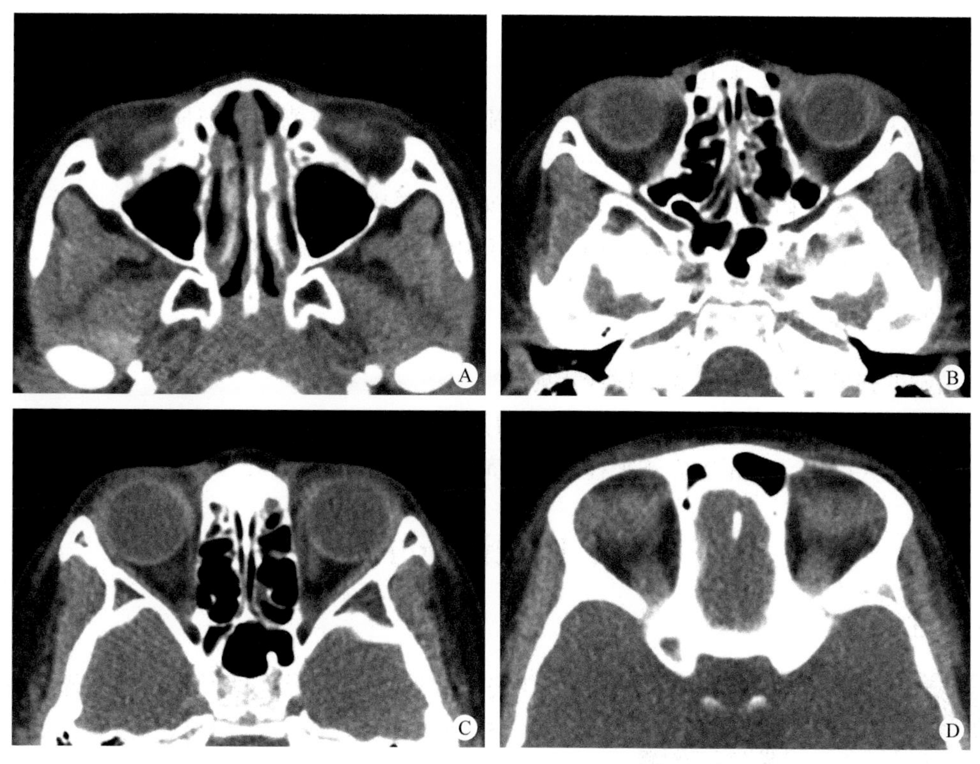

图3-5-6 鼻窦横断面CT图像

A. 额窦；B. 筛窦；C. 蝶窦；D. 上颌窦

4. 典型冠状面CT解剖 冠状面各层面解剖结构变化不大，在此选取两个主要层面进行介绍。

（1）上颌窦开口层面 鼻腔和上颌窦开口以冠状位显示较好，于鼻中隔两侧可见鼻腔，其内可见3个由上至下阶梯状排列的卷曲骨片，其外层为黏膜层，此即为上、中、下鼻甲。眼眶与鼻腔之间为筛小房，呈多房气腔。眼眶下方鼻腔两侧的气腔为上颌窦，于其内侧壁上方开口于中鼻道。上颌窦的底壁为上牙槽骨，上颌牙根常突入上颌窦窦腔内，易引发上颌窦牙源性病变（图3-5-7A）。

（2）破裂孔层面 该层面可见蝶窦位于颅底中央，其两侧颅底的骨性凹陷为破裂孔，鼻咽癌常侵犯此处骨质，表现为骨皮质边缘的锐利性消失，以冠状面扫描显示最佳。破裂孔外侧的骨性凹陷为卵圆孔。蝶窦下方薄层软组织为鼻咽顶壁，顶壁向两侧各有一陷凹为咽隐窝，其外侧乳头状突起为咽鼓管圆枕，咽鼓管圆枕外侧的凹陷为咽鼓管口（图3-5-7B）。

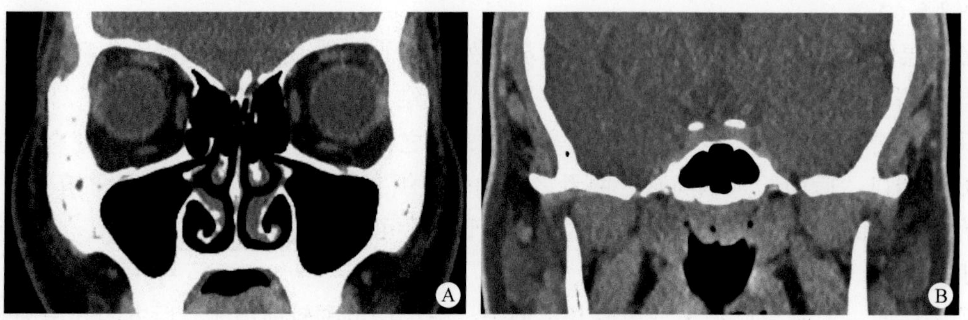

图3-5-7　鼻与鼻窦冠状面正常CT图像

A. 上颌窦开口层面；B. 破裂孔层面

（三）优化扫描方案

1. 熟悉受检部位及其相邻组织解剖知识。
2. 制订精确的扫描范围，避免无谓射线辐射。
3. 对影响剂量的扫描参数，如管电压、管电流、层厚、扫描范围、扫描类型等，需根据受检者BMI适当调整。
4. 婴幼儿及少年儿童检查时，不合作者应提前采取镇静措施，避免重复扫描。
5. 对于受检者注意检查区域之外的防护，尤其是甲状腺和性腺的防护。

（四）控制辐射剂量

1. 制订精确的扫描范围，避免无谓射线辐射。
2. 在保证图像质量的前提下，根据受检者BMI适当调整扫描参数，主要通过降低管电压、管电流时间乘积，适当加大层厚、螺距等方式来控制辐射剂量。

五、图像诊断分析

（一）炎性病变

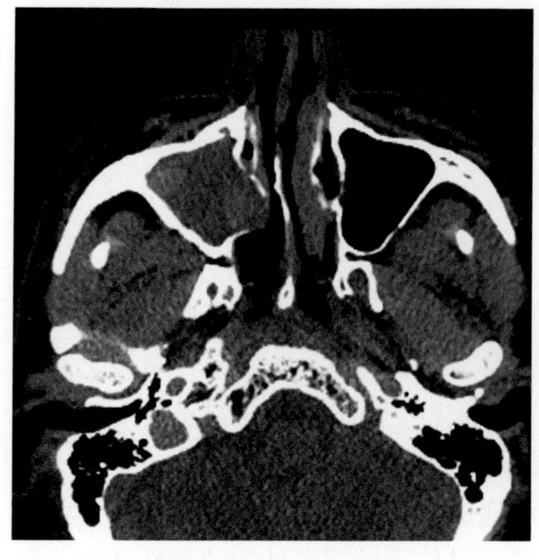

图3-5-8　真菌性鼻窦炎

CT表现窦腔软组织影内见不规则钙化提示并发真菌感染（图3-5-8）。窦腔扩大，窦腔呈低密度影，增强后周边强化，窦壁膨胀性改变提示鼻窦黏液囊肿（图3-5-9）为黏膜增厚和窦腔密度增高，长期慢性炎症可导致窦壁骨质增生肥厚和窦腔容积减小（图3-5-10）（图3-5-11）。增强扫描黏膜可见强化而分泌物不强化。

（二）肿瘤性病变

1. 上颌窦癌　CT表现为鼻窦内软组织肿块，一般密度均匀，肿块较大时可有液化坏死，部分病例还可见钙化，绝大多数有明显的虫蚀状骨质破坏（图3-5-12）。增强扫描呈中度或明显强化。

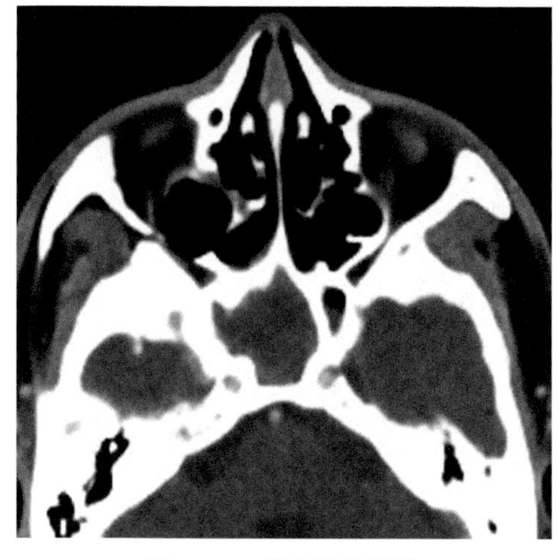

图3-5-9　蝶窦黏液囊肿

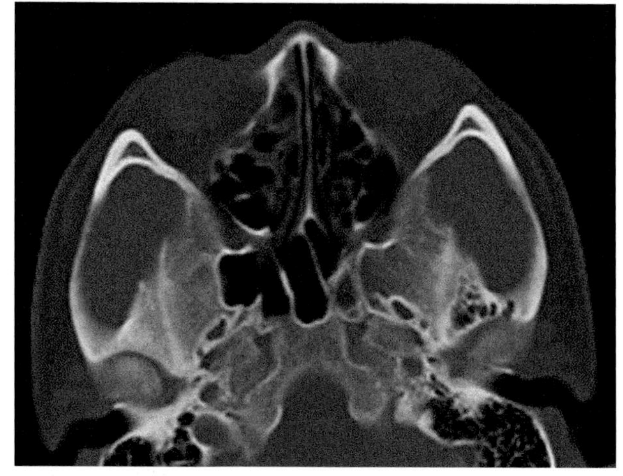

图3-5-10　两侧筛窦慢性炎症

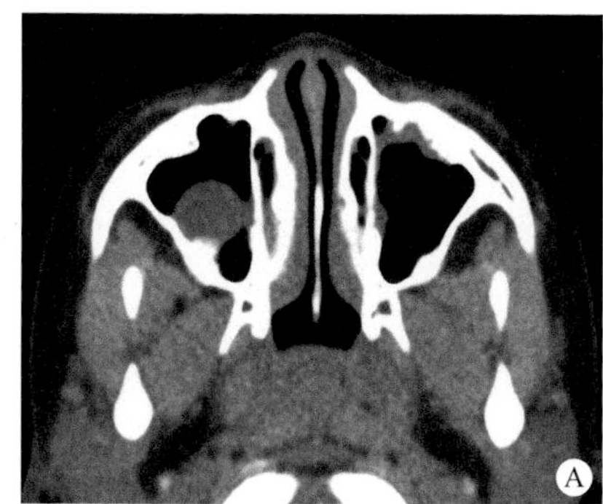

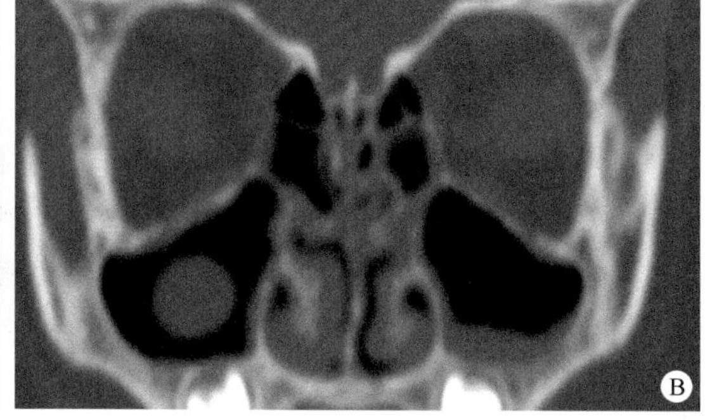

图3-5-11　上颌窦黏膜囊肿

A. 横断面；B. 冠状面

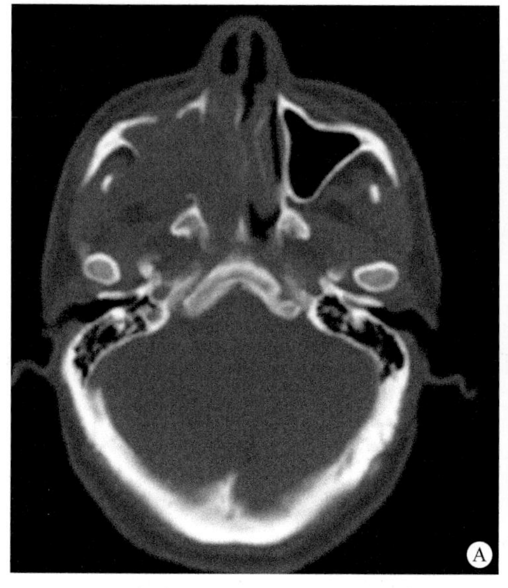

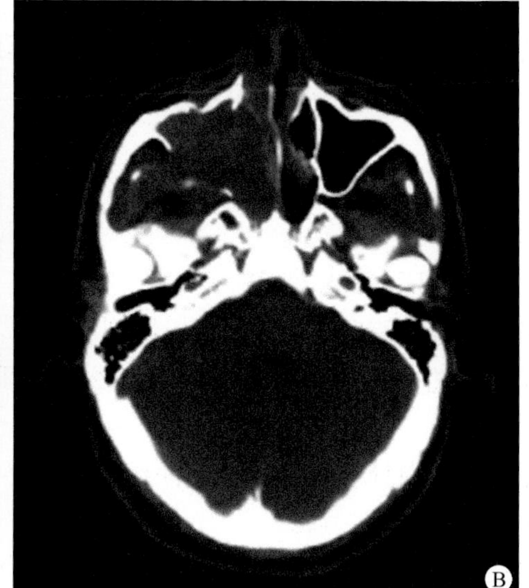

图3-5-12　右侧上颌窦癌

A. 骨窗图像；B. 软组织窗图像

2. 内翻性乳头状瘤　CT表现为鼻腔或筛窦软组织肿块，肿块较小时呈乳头状，密度均匀，肿瘤有轻度强化。阻塞窦口可引起继发性鼻窦炎改变，增强扫描有助于区别肿瘤与继发性炎性改变，肿瘤有强化。肿瘤迅速增大，骨质破坏明显时应考虑有恶变可能（图3-5-13）。

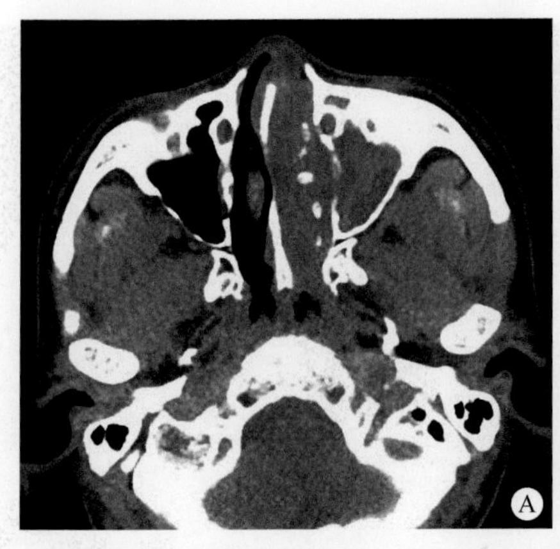
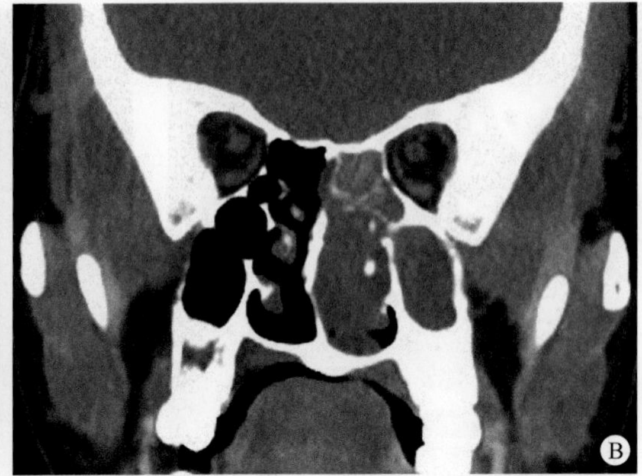

图3-5-13 内翻性乳头状瘤
A. 横断面图像；B. 冠状面图像

第6节 口腔颌面部CT检查技术

案例 3-6

患者，男，34岁。颌面部外伤病史，临床诊断为颌面部骨折可疑，申请行口腔颌面部CT检查。

问题： 1. 口腔颌面部CT检查的技术方法及临床应用有哪些？

2. 口腔颌面部CT检查的相关准备工作和注意事项有哪些？

3. 口腔颌面部外伤患者可以做哪些图像后处理工作？

一、适应证与相关准备

（一）适应证

1. 口腔颌面部病变，如颌面部囊肿、肿瘤、涎腺疾病、颌面骨发育不良或畸形、整形或正畸术前检查；颌面深部病变，如肿瘤、炎症。

2. 颌面部外伤、骨折。

（二）相关准备

1. 去除被检区域金属异物。

2. 严格审查基本信息，包括姓名、性别、年龄、病史、检查部位等。

3. 受检者检查过程中保持静止不动，婴幼儿可在熟睡状态下进行CT检查，对于不合作受检者可给予镇静剂。

4. 危重受检者身体各部位引流管保持通畅，避免检查过程中引流管脱落；必要时留家属看护并嘱家属穿好防护衣。

5. 增强扫描者，检查前4h禁食，了解并签署增强扫描协议书。

6. 注意对受检者敏感腺体的防护，以及对陪伴家属、育龄妇女、婴幼儿的防护。

7. 口腔颌面部CT图像后处理，需要采用专用软件包。

二、检查技术

（一）CT平扫

1. 扫描体位 常规采用头先进、仰卧位，头部置于托架内，嘱受检者下颌尽量内收，使听眦线垂直检查床面，必要时咬合纱布卷以避免上下牙重叠；双侧外耳孔与床面等距，身体正中矢状面垂直并居中于检查床，冠状线与外耳孔上缘齐平，双手交叉置于上腹部，对敏感腺体进行防护（图3-6-1）。

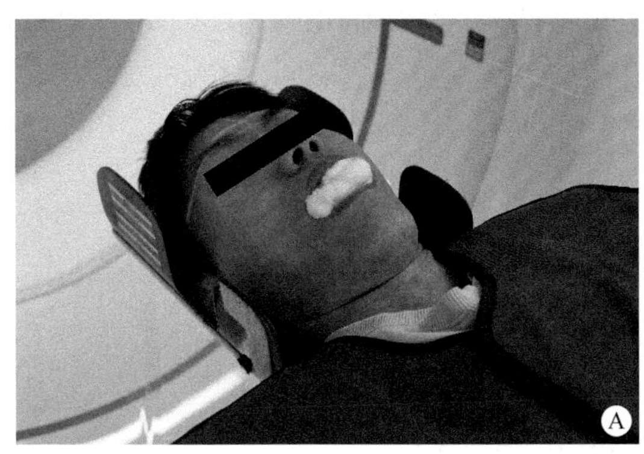

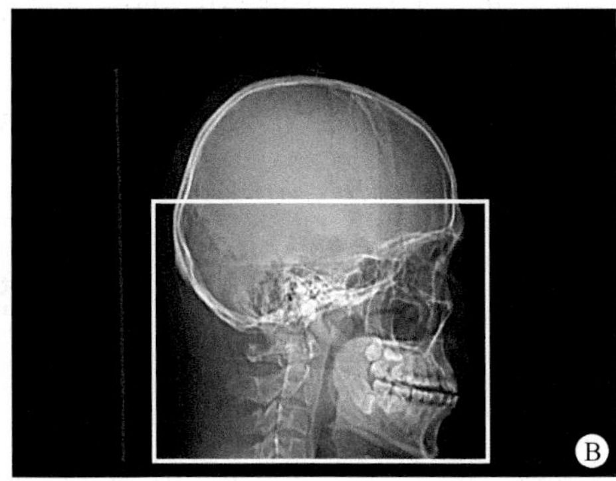

图3-6-1 口腔颌面部CT扫描

A. 体位示意图；B. 扫描范围

2. 扫描方法 常规摄取侧位定位像，采取螺旋扫描，以听眦线为扫描基线。扫描时嘱受检者平静呼吸，不要做吞咽动作，扫描范围从眉弓至舌骨层面。

3. 扫描参数 见表3-6-1。

表3-6-1 口腔颌面部CT扫描及重建参数

项目	内容
扫描类型	螺旋扫描
扫描范围	眉弓至舌骨
呼吸方式	平静呼吸
定位像	侧位
管电压	120～140kV
管电流时间乘积	200～250mA・s
螺距因子	0.562：1～0.928：1
采集矩阵	512×512
显示矩阵	512×512
显示野	200～250mm
采集层厚	0.625～1.25mm
重建层厚	1.25～2.5mm
重建层间距	1.25～2.5mm
重建算法	骨算法、标准算法
窗宽、窗位	骨窗：窗宽2000～2500Hu，窗位500～700Hu 软组织窗：窗宽250～300Hu，窗位35～40Hu

（二）CT增强扫描

1. 适应证 当怀疑颌面部肿瘤或软组织病变与周围组织分界不清时可进行CT增强扫描，以明确血管、肌肉和有血供的病变强化情况，使病变范围显示更清楚，有利于病变的定性诊断。

2. 扫描方法 一般采用螺旋扫描方式，扫描方法与CT平扫相同。

3. 扫描参数

（1）扫描参数、层厚、层间距：与CT平扫一致。

（2）注射参数：采用（含碘浓度300～370mg/ml）非离子型碘对比剂，用量0.8～1.0ml/kg，注射流率2.5～3.0ml/s。

（3）扫描延迟时间：对比剂注入后20～25s开始扫描，必要时行延时扫描。增强扫描后留观15～30min，以防止对比剂过敏反应发生。

三、图像处理

（一）窗口技术

1. 软组织窗 窗宽250～300Hu，窗位35～40Hu（图3-6-2A）。

2. 骨窗 窗宽2000～2500Hu，窗位500～700Hu（图3-6-2B）。

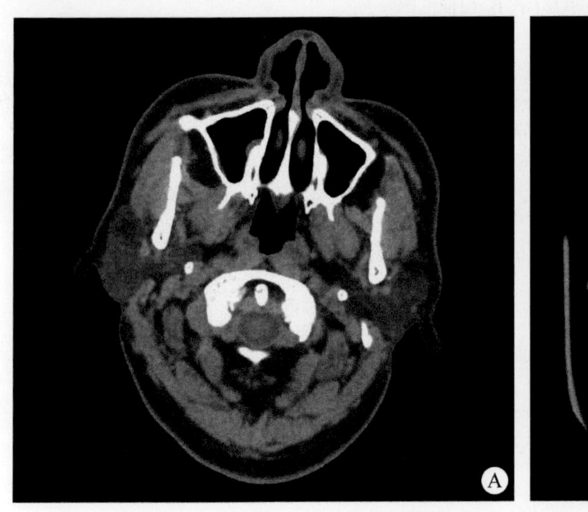
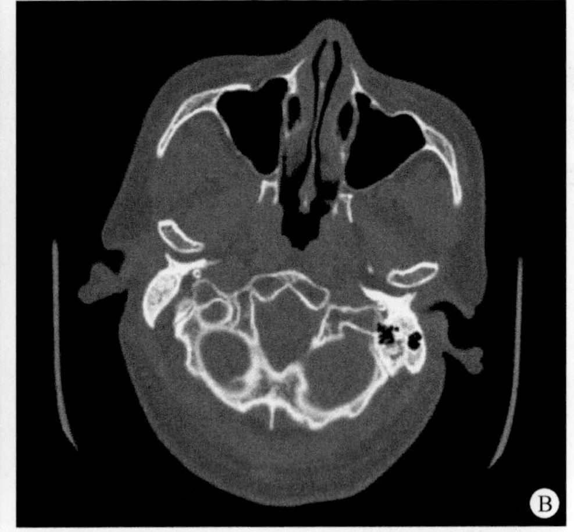

图3-6-2 口腔颌面部CT图像

A. 软组织窗；B. 骨窗

（二）图像重组

1. 多平面重组（MPR） 如需要显示口腔颌面部图像冠状面、矢状面，可以将容积数据进行1mm薄层重建并进行MPR图像重组，作为横断面图像的补充（图3-6-3）。

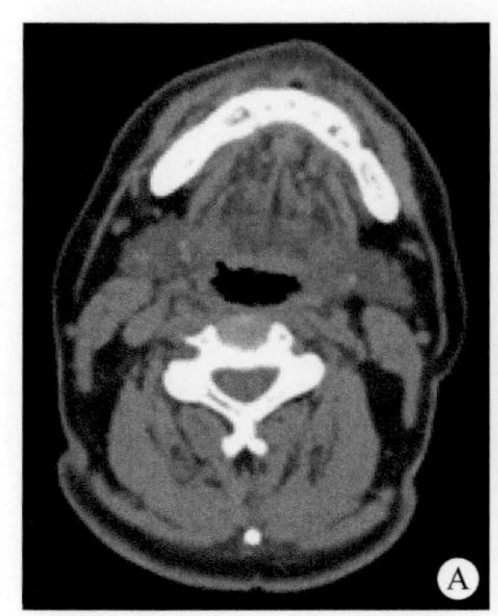
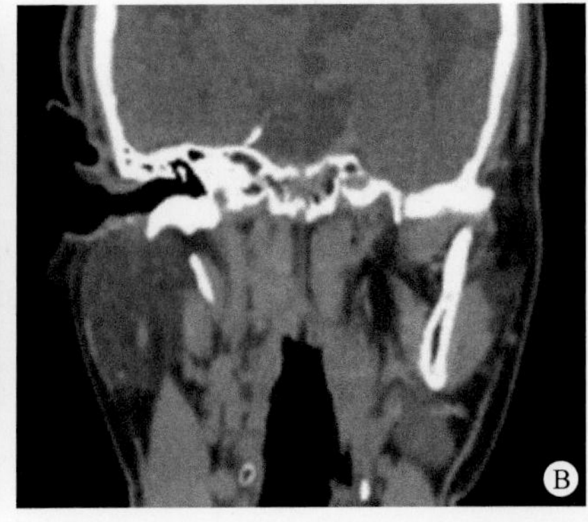
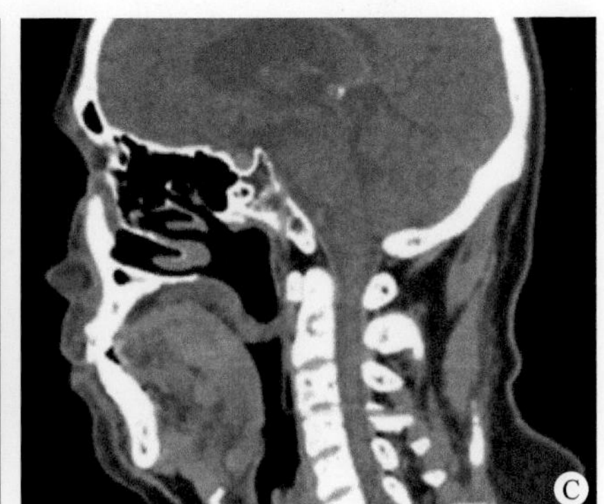

图3-6-3 口腔颌面部MPR图像

A. 横断面；B. 冠状面；C. 矢状面

2. 曲面重组（CPR） 可展现口腔及颌骨全景图像，包括牙冠、牙体、牙根、牙髓腔的局部细节及牙齿排列、咬合的情况，可以看到牙齿的数量、生长方式，以及牙周组织情况（间隙增宽、炎症等），还可以了解到智齿的情况（如智齿数量、萌生情况、阻生等），更可判断出外伤后牙齿的内部细小损伤及颌骨病变（如根尖囊肿、肿瘤、骨髓炎等，评估病变周围受损情况）等信息。更能提供多种测量工具，进行深度、间距、角度等数据的测量，为齿科牙病、种植牙提供更多有价值的影像学依据（图3-6-4）。

3. 容积再现（VR） 颌面部病变常累及骨组织，扫描完成后行层厚、层间隔1mm的薄层重建，再进行VR三维重组，颌面部的三维重组图像可直观显示整个骨结构，并可旋转各个角度，全方位显示颌面部的病变，尤其是骨折的情况，为术前诊断或颌面整形提供可靠的信息（图3-6-5）。

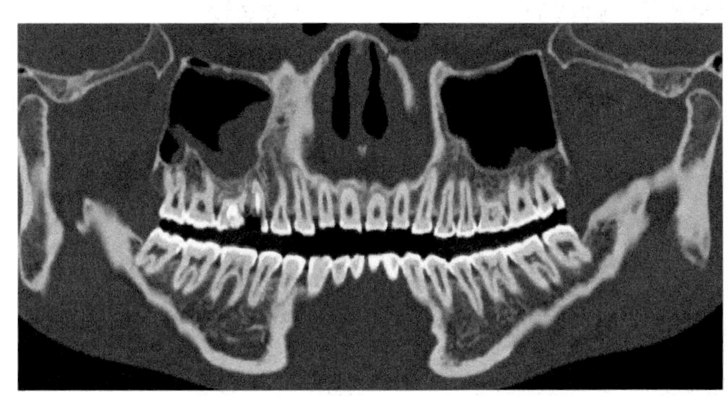

图3-6-4 口腔颌面部CPR图像

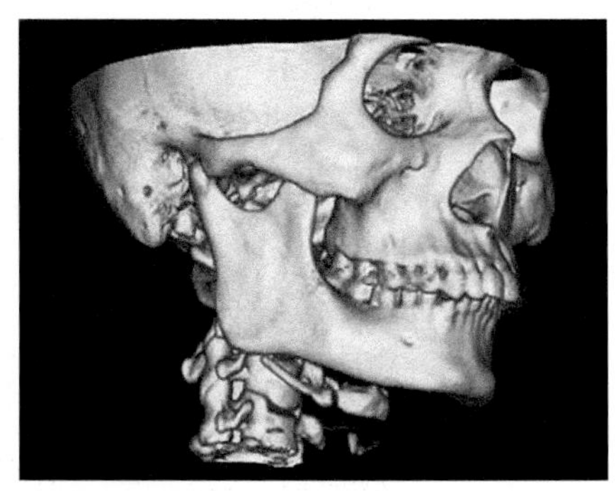

图3-6-5 口腔颌面部容积再现

4. 表面阴影显示（SSD） 扫描完成后行层厚、层间隔1mm的薄层重建，再进行SSD三维重组。

四、图像质量控制

（一）检查注意事项

妊娠期妇女及婴幼儿在非必要情况下不建议行CT检查；对碘对比剂过敏者不能行CT增强扫描及CT血管成像检查。

（二）图像显示要求

1. 图像能满足诊断要求 口腔颌面部CT检查可见牙齿、上颌骨、下颌骨、颞颌关节、腮腺、颌下腺等解剖结构，以及重组口腔颌面部的MPR、VR图像，其中软组织窗可清楚分辨软组织的层次，骨窗图像则可清晰显示口腔颌面部的骨结构及其异常改变。

2. 图像上的信息准确 文字信息全面，包括一般信息、扫描参数，文字位置正确；影像信息全面：对比度好，可清晰显示牙齿、上颌骨、下颌骨正常解剖结构及病变，层次显示清晰，按顺序排列，无错漏，无明显伪影。

3. 典型横断面CT解剖

（1）口腔层面 口腔横断面除可显示参与构成骨性口腔的结构外，还可显示位于口腔的器官及附着于骨性口腔的软组织。在CT上，肌肉、淋巴组织密度相近，呈中等密度，脂肪呈低密度。因舌内肌密度均匀一致，CT难以区分纵、横、直肌。舌外肌之间含有较丰富的脂肪组织，可较清楚显示其形态。位于舌根部的舌扁桃体因周围组织缺乏对比，其轮廓显示不清。舌系带为舌底面的黏膜皱襞，附着于口底，富含脂肪组织，在CT上呈低密度影。构成口腔上壁的软腭、与舌根相连的腭舌弓、与咽侧壁相连的腭咽弓及两弓之间的腭扁桃体，密度均与肌肉相近。影像学上可将腭垂（悬雍垂）作为寻找腭扁桃体的标志，一般位于第2颈椎（枢椎）平面（图3-6-6）。

（2）腮腺层面　腮腺为脂肪性腺体组织，在CT上密度低于周围肌组织，但高于皮下、颞下窝和咽旁间隙的脂肪组织。其浅叶向前延伸于咀嚼肌表面，向后与胸锁乳突肌相邻。深叶向内延伸至下颌支内侧，与咽旁间隙相邻，前界为翼内肌。下颌支后缘或穿经腮腺内的面神经常为影像学上区分腮腺浅叶和深叶的标志。下颌下腺位于下颌下间隙内，呈卵圆形，两侧对称，密度均匀，其密度高于腮腺，接近肌肉。前方及前外侧为下颌骨体；前内侧为下颌舌骨肌、舌骨舌肌；后内侧为颈内动、静脉；后外侧为腮腺。舌下腺呈扁长杏核状，体积较小，位于舌下间隙口底两侧黏膜深面，邻近下颌骨处，在CT上密度与肌肉密度相似（图3-6-7）。

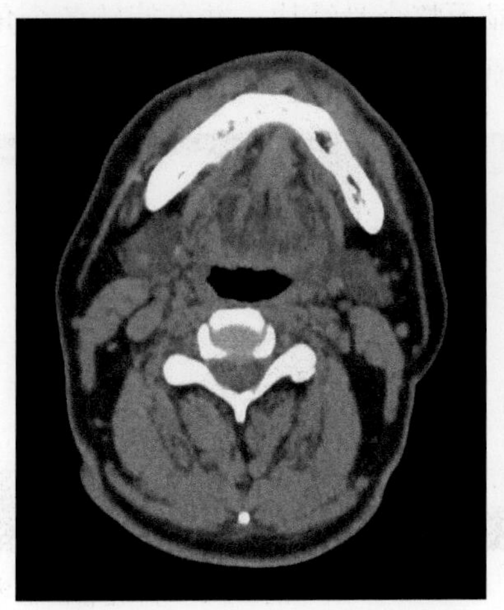

图3-6-6　口腔颌面部CT图像

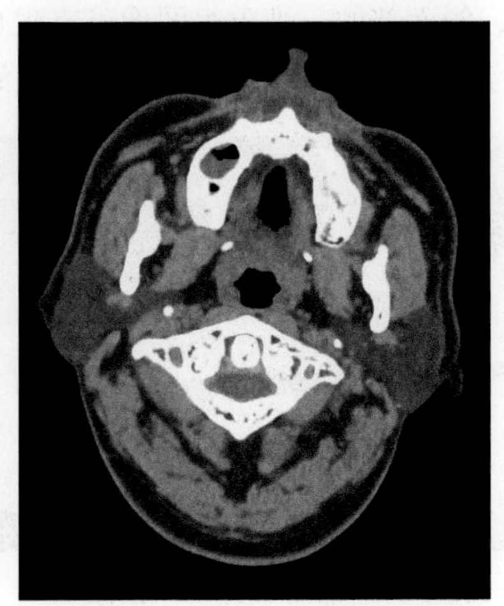

图3-6-7　腮腺CT横断面图像

（3）颞下颌关节层面　可清楚显示双侧髁突、关节结节、关节后结节的横断面及关节前、后间隙，可测量髁突的水平角、横径及前后径等。在临床上多层螺旋CT图像后处理技术（VR/MPR）能较好地整体显示颞下颌关节结构（图3-6-8）。

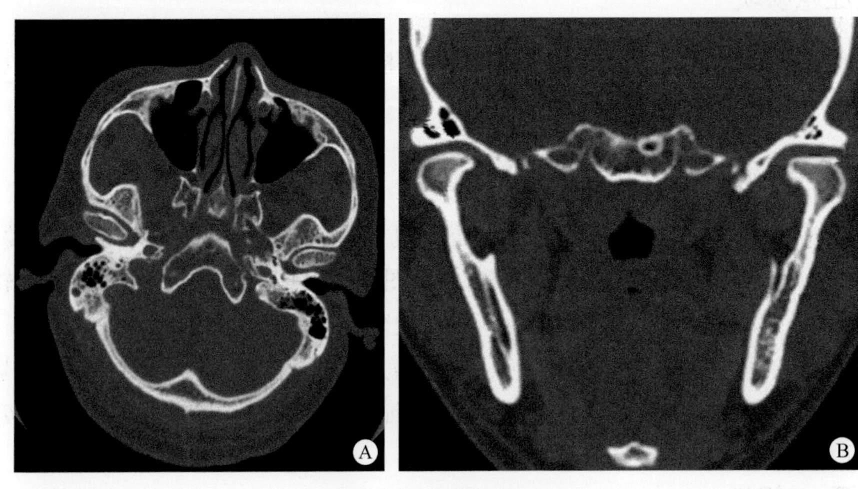

图3-6-8　颞下颌关节

A. 横断面；B. 冠状面

（三）优化扫描方案

1. 提高空间分辨力　采用高分辨力算法、大矩阵、小像素值、小焦点和增加原始数据量的采集，可提高空间分辨力。

2. 增加密度分辨力　增加X线剂量可以提高密度分辨力；采用软组织重建算法，可提高密度分辨力。

3. 降低噪声　增加X线剂量，可减少噪声，X线光子能量增加4倍，噪声可减少一半；层厚较大时，噪声较小。

4. 消除伪影　减少因受检者因素引起的伪影，避免因设备因素和扫描条件不当造成的伪影。

5. 减小部分容积效应和周围间隙效应的影响　对于较小的病灶，应尽量采用薄层扫描，并改变图像的重建算法、设置恰当的检查体位。

（四）控制辐射剂量

1. 扫描中尽可能取得受检者的合作，减少不必要的重复扫描。

2. 确定合适、准确的扫描范围，避免无谓射线辐射。

3. 在保证图像质量的前提下，根据受检者BMI适当调整扫描参数，主要通过降低管电压、管电流时间乘积，适当加大层厚、螺距等方式来控制辐射剂量。

五、图像诊断分析

（一）牙源性囊肿

牙源性囊肿发生于颌骨内，与成牙或牙组织相关，包括根尖囊肿、角化囊肿和含牙囊肿。CT表现为颌骨内圆形或椭圆形低密度区，CT值常在20～40Hu，病灶轮廓清晰，边缘光滑整齐，周围骨质密度常表现为增高，为骨质增生硬化所致（图3-6-9）。

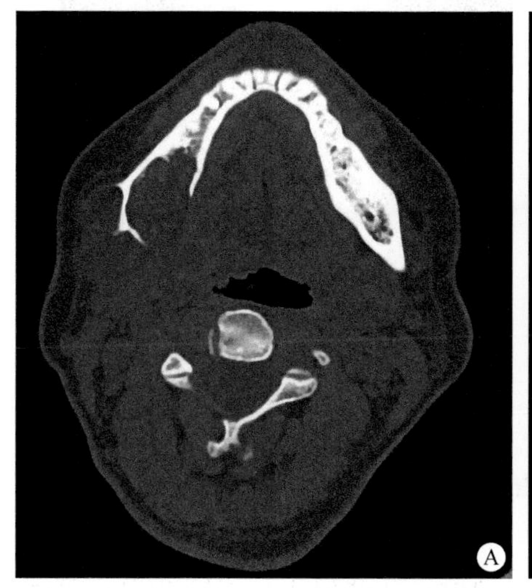

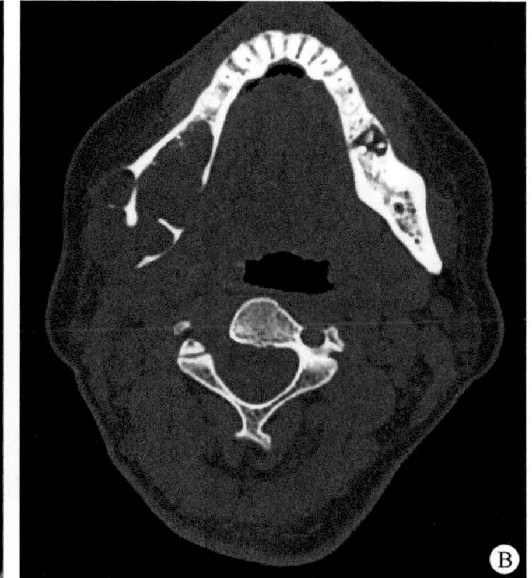

图3-6-9　牙源性囊肿

（二）成釉细胞瘤

成釉细胞瘤又称为造釉细胞瘤，是上皮性牙源性颌骨肿瘤，为最常见的牙源性良性肿瘤。肿瘤主要来源于牙釉质原基上皮层的基底细胞，多为骨肉生长型，周围型罕见，虽为良性肿瘤，但常呈浸润性生长；病理分型包括多囊型、单囊型和局部恶性型。本病多见于青壮年，男性略多于女性；80%发生于下颌骨，肿瘤生长缓慢，早期无症状，增大时引起颌面部变形，肿块按之有乒乓球感，病变处可有牙齿松动、移位或脱落；合并感染时出现疼痛和瘘管。CT表现可清晰地显示颌骨单发或多发的囊样破坏区，周边可见线样高密度包绕；局部恶性者可见破坏区周围肿胀的软组织；增强扫描可见病灶强化不明显；肿瘤呈浸润性生长，可清晰地显示病变浸润的范围（图3-6-10）。

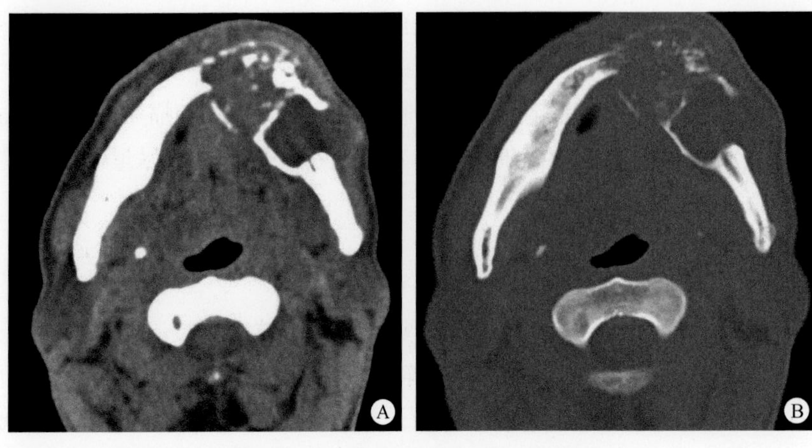

图3-6-10　牙源性肿瘤（成釉细胞瘤）

A. 软组织窗；B. 骨窗

（三）涎腺肿瘤

CT检查可较好地显示涎腺肿瘤的位置、范围、与邻近组织结构的关系等，特别是对腮腺深叶肿瘤与咽旁间隙肿瘤的鉴别、腮腺肿瘤与颈动脉鞘的关系等可提供重要的影像信息（图3-6-11）。

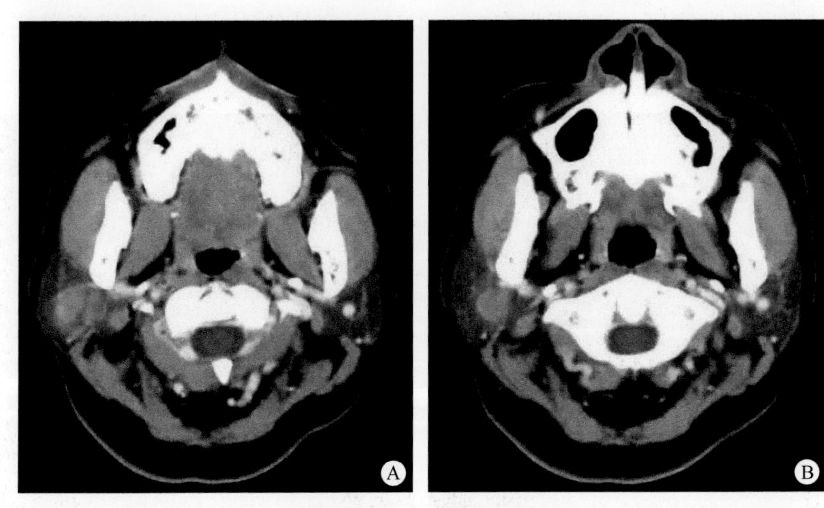

图3-6-11　右侧腮腺肿瘤

1. 良性肿瘤　典型涎腺良性肿瘤多呈圆形或类圆形，界线清楚，边缘光滑，密度均匀一致，平扫CT值多为30～45Hu；增强静脉期肿瘤密度增高，可达60Hu以上。脂肪瘤的密度与咽旁间隙相近，CT值可低达–100Hu，边界清晰，根据CT表现可明确诊断。

2. 恶性肿瘤　典型涎腺恶性肿瘤表现为形态不规则，界线不清楚，内部密度不均匀，邻近皮下脂肪及腮腺咬肌筋膜平面消失，咬肌、翼内肌、胸锁乳突肌等周围肌肉受累时，则层次消失或模糊不清，有些还可以看到颞骨岩部或乳突的骨质破坏。

3. 低度恶性肿瘤或具有侵蚀性的良性肿瘤　低度涎腺恶性肿瘤或部分具有局部侵蚀性的良性肿瘤如多形性腺瘤等表现为界线清楚，但边缘不规则，呈分叶状，内部密度均匀或不均匀。

4. 肿瘤的定位　CT检查可用于腮腺深叶肿瘤和咽部肿瘤的鉴别，肿瘤位于腮腺深叶时，由咽旁间隙所形成的脂肪密度带位于肿瘤与咽缩肌之间；而肿瘤位于咽旁时，咽旁间隙脂肪密度带位于肿瘤与腮腺深叶之间。这对于临床上选择手术入路具有非常重要的意义。

5. 肿瘤与颈动脉鞘的关系　腮腺深叶肿瘤突向咽旁间隙时，距颈内动、静脉较近，术前常需要了解肿瘤与颈动脉鞘的关系，为手术适应证的选择和手术方案的确定提供依据。采用动态增强CT扫描，显示腮腺深叶肿瘤与颈动脉鞘有以下4种位置关系：①血管与肿瘤之间有腮腺组织或脂肪间隙相隔，提示颈动脉鞘未受侵犯；②血管位置及形态正常，但与肿瘤紧邻；③血管被肿瘤推挤移位；④血管受压出现弧形压迹，伴有或不伴有血管移位。

第7节　咽喉部CT检查技术

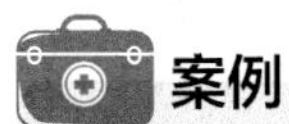
案例3-7

患者，男，41岁，声音嘶哑，咽喉不适，进食呛咳。临床怀疑咽喉部占位性病变，申请行咽喉部CT检查。

问题： 1. 咽喉部CT检查的技术方法及临床应用有哪些？

2. 咽喉部CT检查的相关准备工作和注意事项有哪些？

3. 咽喉部CT检查有哪些特殊要求？

一、适应证与相关准备

（一）适应证

1. 咽部病变　鼻咽部肿瘤、口咽部肿瘤、咽后脓肿、咽旁脓肿、扁桃体肿大等。

2. 喉部病变　喉部肿瘤、喉部息肉、喉膨出、喉部外伤及异物等。

（二）相关准备

1. 去除被检部位金属异物。

2. 核对受检者基本信息，包括姓名、性别、年龄、病史、检查部位等。

3. 受检者检查过程中保持静止不动，婴幼儿可在熟睡状态下进行CT检查，对于不合作受检者可给予镇静剂。

4. 危重受检者身体各部位引流管保持通畅，避免检查过程中引流管脱落；必要时留家属看护并嘱咐家属穿好防护衣。

5. 增强扫描者，检查前4h禁食，了解并签署增强扫描协议书。

6. 注意对受检者敏感腺体的防护及陪伴家属、育龄期妇女、婴幼儿的防护。

7. 咽喉部检查时应嘱受检者避免吞咽动作。

二、检查技术

（一）CT平扫

1. 扫描体位　常规采用仰卧位、头先进，头置于托架内，头稍后仰，使下颌支与床面垂直。双侧外耳孔与床面等距，身体正中矢状面垂直并居中于检查床，冠状线与外耳孔上缘齐平，双手交叉置于上腹部，对受检者敏感腺体进行防护（图3-7-1）。

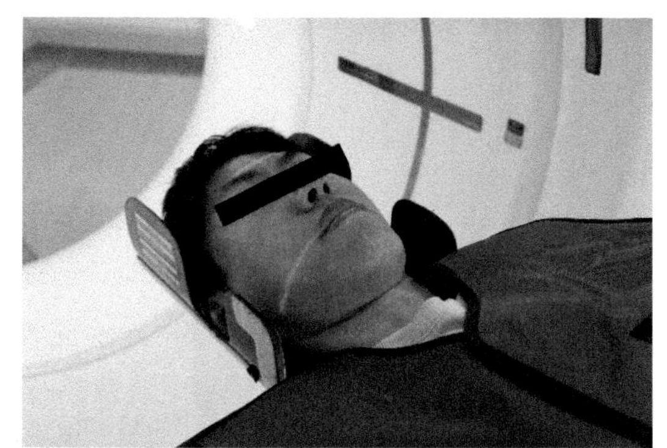
图3-7-1　咽喉部扫描体位示意图

2. 扫描方法　采用侧位定位像，螺旋扫描。

（1）鼻咽部扫描范围　定位像扫描基准线与硬腭平

行，扫描范围从鞍底至口咽部（图3-7-2A）。

（2）口咽部扫描范围　从硬腭至舌骨（3-7-2B）。

（3）喉咽部扫描范围　从第4颈椎向下至环状软骨下缘1cm（图3-7-2C），扫描时可让患者连续发“E”音，使声带内收，梨状窝扩张，此时可较好显示声带结构、梨状窝尖端、咽喉壁及杓状会厌襞的形态及病变，如发现肿块可加扫至颈根部。

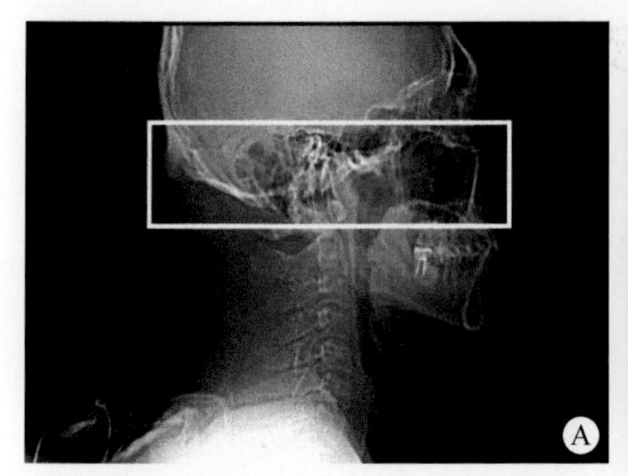

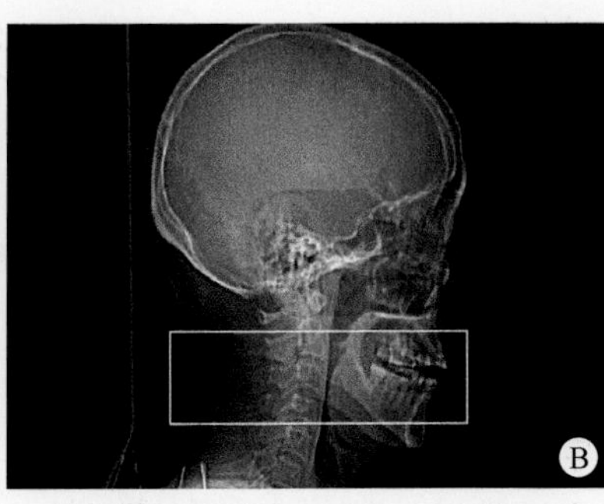

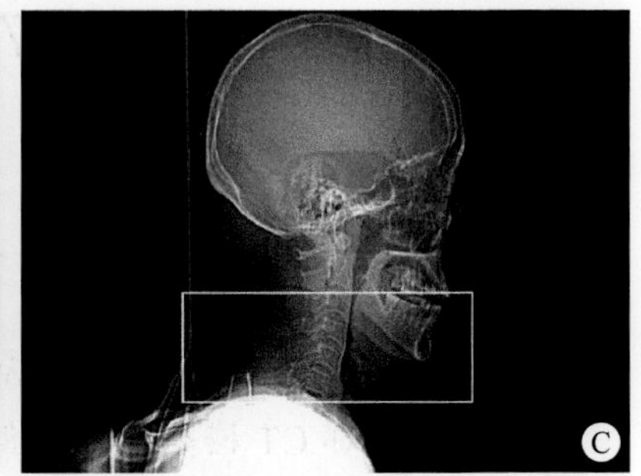

图3-7-2　咽喉部CT扫描

A. 鼻咽部扫描范围；B. 口咽部扫描范围；C. 喉咽部扫描范围

3. 扫描参数　见表3-7-1。

表3-7-1　咽喉部扫描及重建参数

项目	内容
扫描类型	螺旋扫描
扫描范围	鼻咽部扫描范围：从鞍底至口咽部 口咽部扫描范围：从硬腭至舌骨 喉部扫描范围：从第4颈椎向下至环状软骨下缘1cm
呼吸方式	平静呼吸
定位像	侧位
管电压	120～140kV
管电流时间乘积	200～300mA·s
螺距因子	0.8：1～1.2：1
采集矩阵	512×512
显示矩阵	512×512
显示野	200～250mm
采集层厚	0.625～1.25mm
重建层厚	2～5mm
重建层间距	2～5mm
重建算法	软组织算法
窗宽、窗位	软组织窗：窗宽250～300Hu，窗位35～50Hu

（二）CT增强扫描

1. 适应证　怀疑血管性病变、咽喉部肿瘤及咽喉部病变向咽旁间隙侵犯等，明确血管、肌肉和血供的病变情况，使病变范围显示更清楚，有利于病变的定性诊断。

2. 扫描方法　一般采用螺旋扫描，其他同CT平扫。

3. 扫描参数

（1）扫描参数、层厚、层间距与CT平扫一致。

（2）注射参数：对比剂用量成人60～80ml，儿童为2.0ml/kg。注射流率2.5～3.0ml/s。

（3）扫描延迟时间：普通增强检查延迟时间35～40s，必要时延时扫描。增强扫描后留观15～30min，以防止对比剂过敏反应发生。

三、图像处理

（一）窗口技术

1. 软组织窗　窗宽250～300Hu，窗位35～50Hu（图3-7-3A）。

2. 骨窗　窗宽2000～2500Hu，窗位500～700Hu（图3-7-3B）。

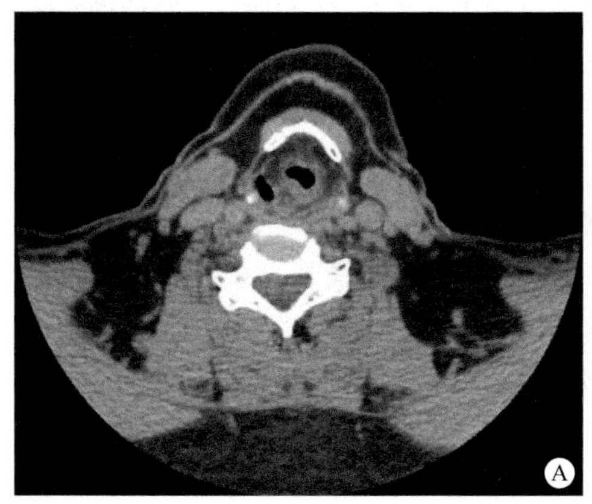

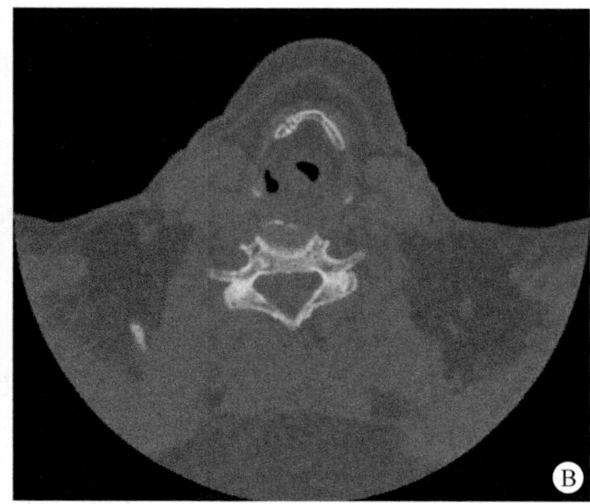

图3-7-3　咽喉部CT图像

A. 软组织窗；B. 骨窗

（二）图像重组

1. 多平面重组（MPR）　咽喉部冠状面、矢状面重组，作为横断面图像的重要补充（图3-7-4），可以更好地显示喉腔、声带等结构，有利于观察喉部病变及其与邻近组织结构的关系。

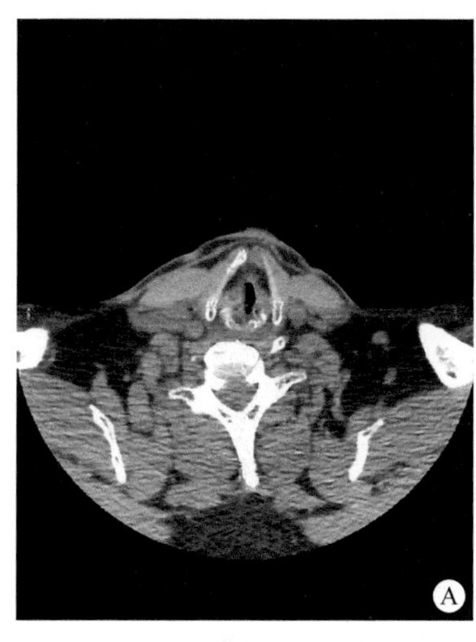

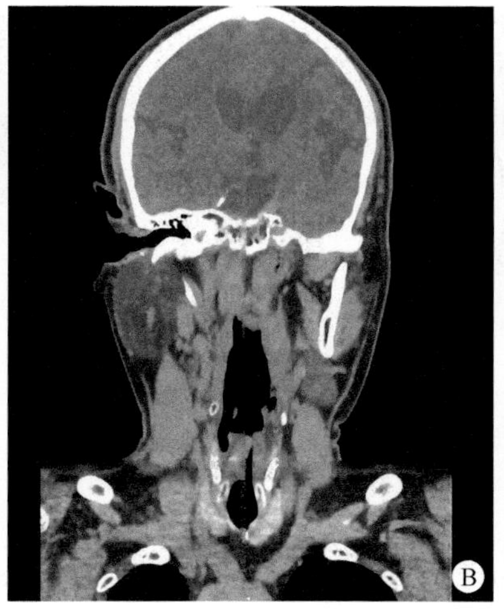

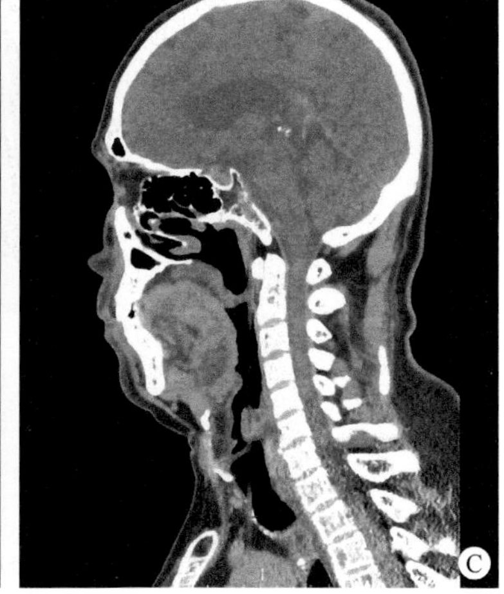

图3-7-4　咽喉部MPR图像

A. 横断面；B. 冠状面；C. 矢状面

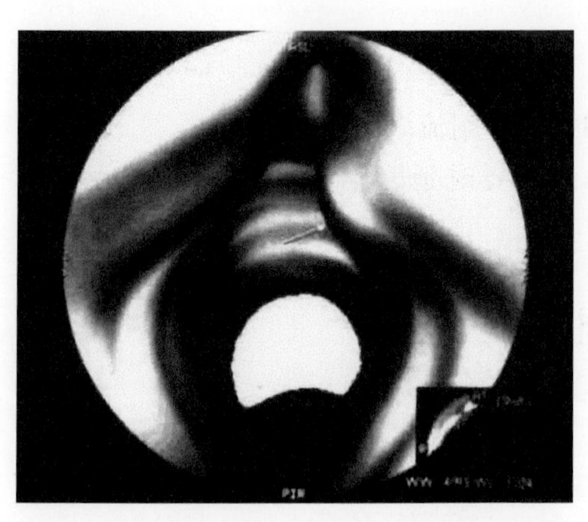

图3-7-5 喉部CT仿真内镜图像

2. CT仿真内镜（CTVE） 可结合横断面图像及多平面重组图像从多方位、多层次观察，不仅可观察腔内病变的形态，还可显示腔壁、腔外病变情况、肿瘤侵犯范围及淋巴结转移的情况等，对术前制订手术方案非常有帮助并协助术后随访。此外CTVE可从头端及足端对喉部进行观察。对声门及声门上区可作为喉镜的补充，对声门下区可弥补喉镜的不足（图3-7-5）。

四、图像质量控制

（一）检查注意事项

1. 扫描过程中应保持颈部固定，避免做吞咽动作。

2. 增强扫描时密切观察受检者反应，遇有过敏反应发生应立即停止。

（二）图像显示要求

1. 图像能满足诊断要求 鼻咽部CT检查可见鼻咽腔、咽隐窝、咽旁间隙、喉腔、声带、声门裂、喉部软骨等解剖结构以及完整鼻咽部的MPR图像，其中软组织窗可清楚分辨软组织的层次，骨窗图像则可清晰显示鼻咽部的骨结构及其异常改变。

2. 图像上的信息准确 文字信息全面，包括一般信息、扫描参数，文字位置正确；影像信息全面：对比度好，可清晰显示鼻咽腔、喉腔正常解剖结构及病变，层次显示清晰，按顺序排列，无错漏，无明显伪影。

3. 典型横断面CT解剖 正常咽腔内含有气体，CT表现为低密度区。周围肌组织表现为软组织密度，咽周脂肪间隙表现为低密度区。

（1）经咽隐窝的横断层面 鼻咽腔呈梯形，咽隐窝显示清楚。鼻咽腔向前经鼻后孔通鼻腔，咽后壁为头长肌，鼻咽腔后壁中线两侧各有一圆形肌组织为头长肌；咽侧壁深部各有一狭长形的低密度区为咽旁间隙，其前界为翼内肌、翼外肌（图3-7-6）。

（2）经咽鼓管圆枕的横断层面 鼻咽腔呈双梯形，两侧壁半圆形隆起为咽鼓管圆枕。咽鼓管圆枕前方凹陷区为咽鼓管咽口，后方较宽的斜行裂隙为咽隐窝。鼻咽腔后壁中线两侧为头长肌，咽侧壁深部仍可见咽旁间隙，其前界为翼内、外肌，在咽旁间隙后外侧分别可见茎突和腮腺（图3-7-7）。

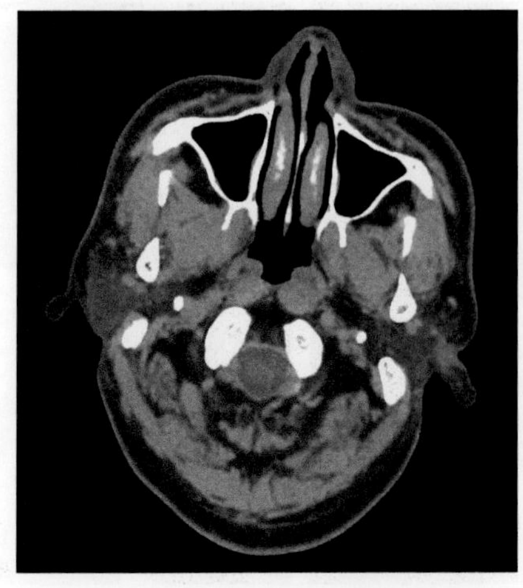

图3-7-6 经咽隐窝CT横断面图像

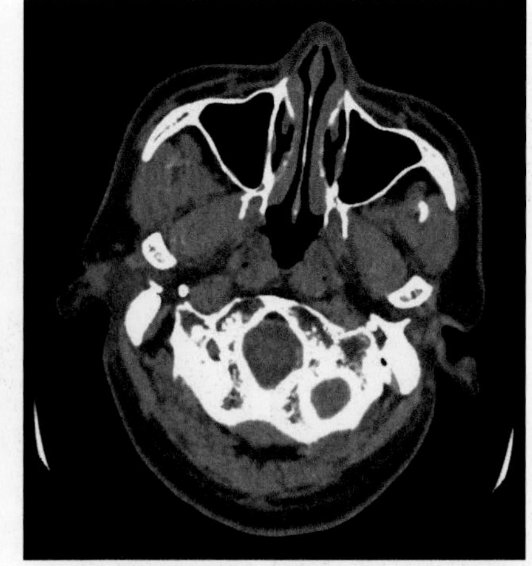

图3-7-7 经咽鼓管圆枕CT横断面图像

（3）经软腭的横断层面 此层面上的咽腔为口咽，位于软腭后方，其前界为软腭，后界为椎前软组织，两侧为咽腔侧壁软组织。侧壁与翼内肌之间的区域为咽旁间隙，此间隙前外为翼内肌（图3-7-8）。

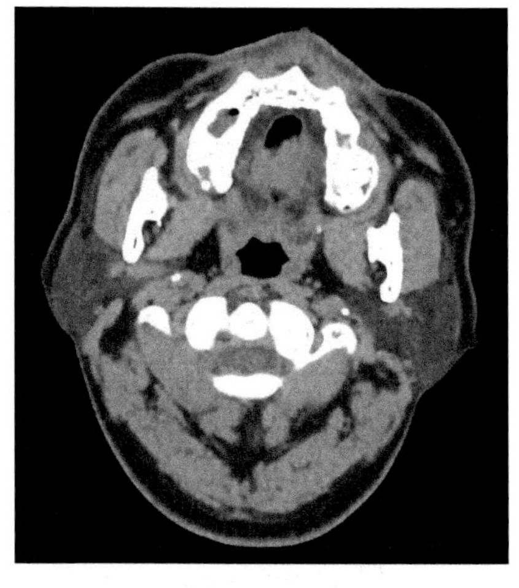
图3-7-8 经软腭CT横断面图像

4. 喉部横断面图像 喉的横断面可显示会厌、喉前庭、杓状会厌襞、梨状隐窝、前庭襞（假声带）、真声带、声门下区的形态结构，舌骨、甲状软骨、杓状软骨和环状软骨的位置、形态及其关系，喉内间隙的形态结构，喉外肌肉、血管、间隙等结构。喉软骨可发生不规则、不对称的钙化，一般在25岁开始，60岁可钙化完全（但会厌软骨很少发生钙化）。钙化常发生在喉软骨边缘，较完全的钙化，其边缘相当于长骨的皮质，中心可形成假髓腔。因此，勿将喉软骨的钙化不全误认为破坏。在CT上，喉软骨在未钙化前，密度与肌肉相近，但境界清晰可辨。若发生钙化，其轮廓上可见不规则、不对称的高密度影；钙化较完全时，喉软骨的影像学特征与长骨相似。

（1）经舌骨层面　此层面显示舌骨呈弓状，由中间的舌骨体和两侧的舌骨大角构成，其后方的间隙为会厌前间隙。舌会厌正中，将会厌谷分隔成左右各一。咽会厌皱襞从咽侧壁延伸至会厌的游离缘，其后方伸向两侧壁的含气腔为梨状隐窝。位于两侧梨状隐窝之间，并与之相通的含气腔为喉前庭。在舌骨大角外侧类圆形的软组织影为下颌下腺，两侧大小可不一致。颈动脉间隙（颈动脉鞘）显示在胸锁乳突肌的内侧，间隙内含颈内动脉、颈内静脉等结构（图3-7-9）。

（2）经会厌体部层面　此层面显示会厌软骨体部呈横“C”形，位于喉腔断面中。会厌软骨为弹性软骨，很少发生钙化。会厌前间隙、会厌谷及梨状隐窝等结构在此层面仍清楚显示（图3-7-10）。

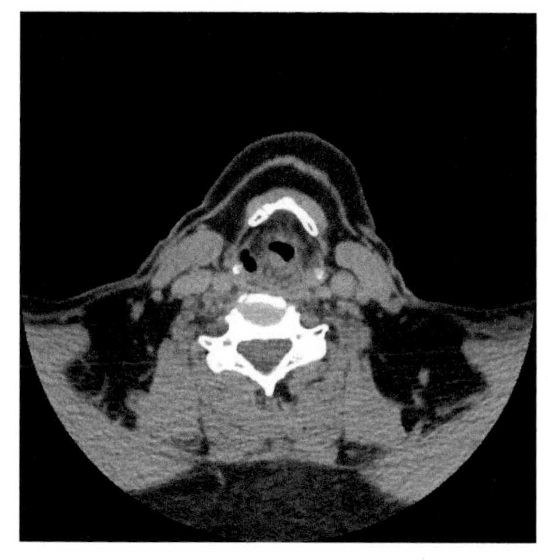
图3-7-9 经舌骨CT横断面图像

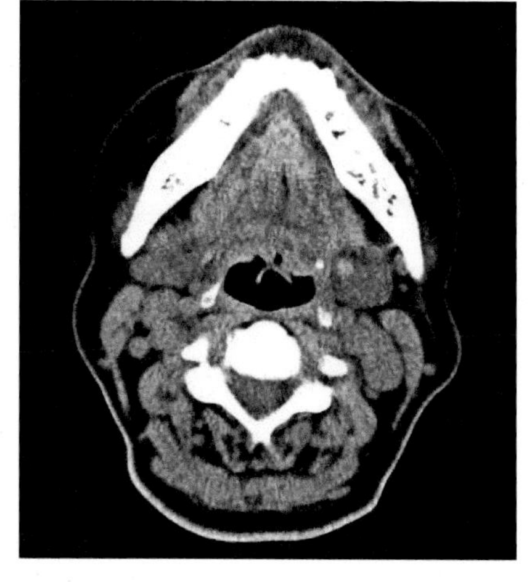
图3-7-10 经会厌体部CT横断面图像

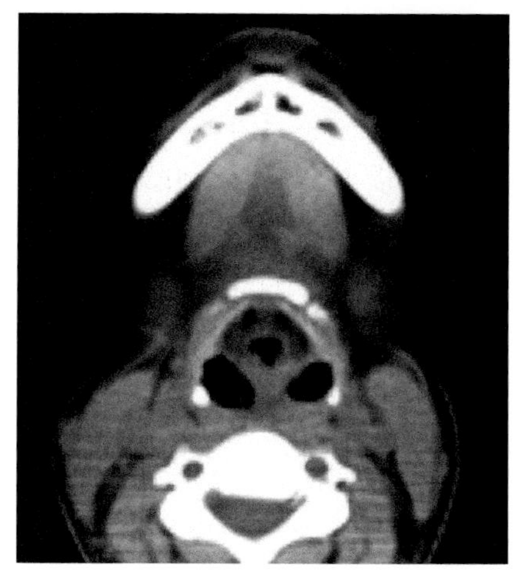
图3-7-11 经杓状会厌襞CT横断面图像

（3）经杓状会厌襞层面　此层面显示甲状软骨板呈倒置的“V”形，构成喉的侧壁支架。两侧斜行的杓状会厌襞将喉腔和位居喉腔后外侧的梨状隐窝分隔开。杓状会厌襞起自会厌侧缘，向后至杓状软骨尖，构成喉前庭两侧壁。在此层面上，位于甲状软骨板后内侧的脂肪间隙为喉旁间隙（图3-7-11）。

（4）经声带层面　此层面显示声门裂呈裂隙状的含气结构，为喉腔最窄处。声门裂两侧为声带，两侧声带在前方相连，构成前联合，声带后方附着于杓状软骨声带突，杓状软骨之间的区域为后联合。杓状软骨声带突及环状软骨上缘为声带层面的识别标志（图3-7-12）。

（5）经环状软骨层面　在此层面上，完整的环状软骨位于喉下腔（影像学上为声门下区）周围，甲状腺居其外后方，呈类三角形，左右各一，大小、形态可不完全相同（图3-7-13）。

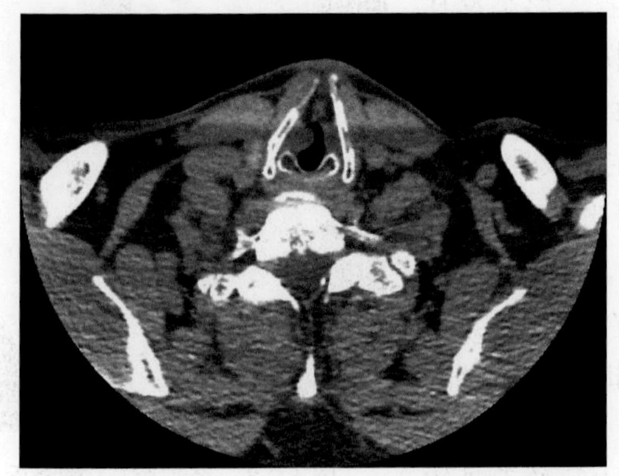

图3-7-12 经声带CT横断面图像

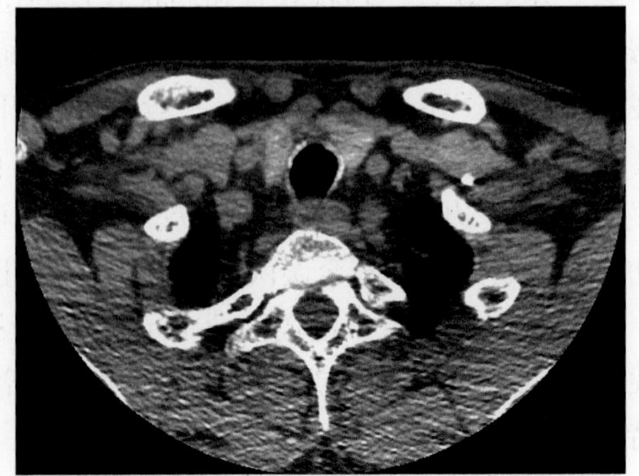

图3-7-13 经环状软骨CT横断面图像

（三）优化扫描方案

1. 提高空间分辨力 条件允许的情况下，尽可能选择多层螺旋CT，采用较小的焦点尺寸，增大矩阵等方法。

2. 提高密度分辨力 尽可能选择灵敏度高的探测器，根据需要选择合适的扫描范围，提高信噪比。

3. 降低噪声 主要降低图像噪声的方法：选择高性能探测器；选择合适的滤波函数（重建算法）；根据受检者的体型选择合适的管电压和管电流。

4. 减少伪影 检查前去掉被检部位金属物品；扫描过程中受检者保持静止不动；避免做吞咽动作，扫描时尽量避开骨性结构；对CT设备定期进行专业的维护保养。

（四）控制辐射剂量

1. CT扫描中尽可能取得受检者的合作，减少不必要的重复扫描。
2. 扫描时，在不影响诊断的情况下，尽可能缩小扫描范围，降低扫描剂量。
3. 定期检测扫描机房的X线防护和泄漏等情况。

五、图像诊断分析

（一）鼻咽癌

鼻咽癌是源于鼻咽部黏膜上皮的癌肿，病因不明，近年来发现与遗传、环境和EB病毒感染等多种因素相关。本病早期症状隐蔽，多数可出现涕血或痰中带血，部分患者以颈部淋巴结肿大为首发症状。

鼻咽癌好发于鼻咽部后壁、顶后壁或咽鼓管、咽隐窝区域。CT主要表现为鼻咽壁增厚，形成局限性软组织肿块；咽隐窝变浅或消失。肿瘤可侵犯周围组织结构：肿块向前可凸至后鼻孔；肿块向后可造成斜坡骨质结构破坏；肿块向外可侵犯翼内肌、翼外肌、咽旁间隙、咽后间隙等组织。增强扫描可见肿块不同程度的强化，多为轻中度强化，密度不均匀（图3-7-14）。

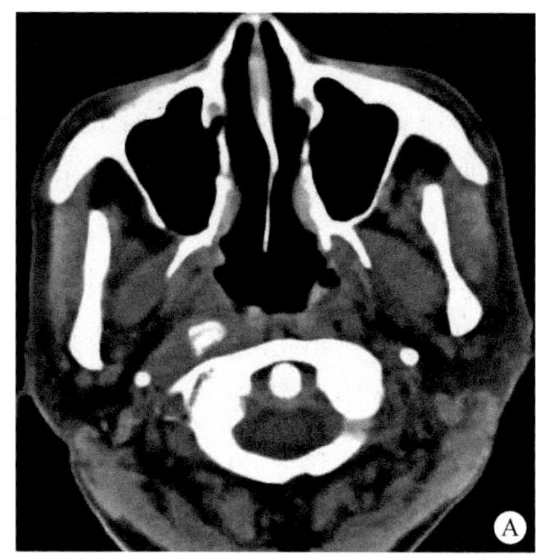

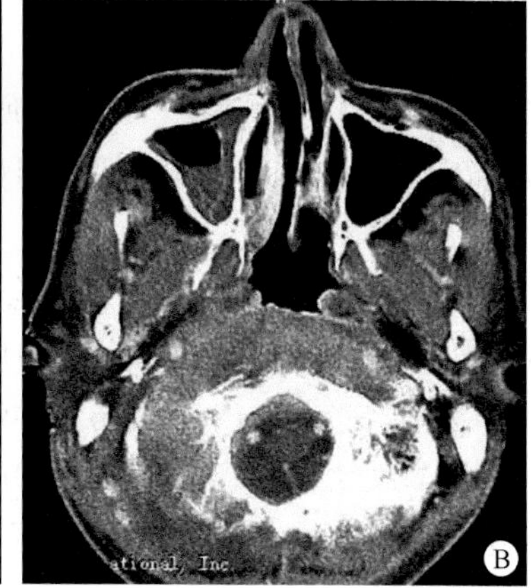

图3-7-14　鼻咽癌

A. CT平扫见右侧咽隐窝和咽鼓管隆突消失，局部软组织肿块；B. 增强扫描见右侧咽隐窝变浅，咽后壁增厚，右侧咽旁间隙脂肪层消失，肿瘤向后方侵犯寰椎右侧肌组织，并伴有右上颌窦炎

（二）鼻咽血管纤维瘤

鼻咽血管纤维瘤CT表现为鼻咽壁肿块（图3-7-15），可呈椭圆形、类圆形或分叶形，与周围组织界线不明显，可向周围蔓延，甚至破坏周围骨质，呈现良性肿瘤的恶性征象。而增强扫描则表现为均匀强化的团块状阴影。

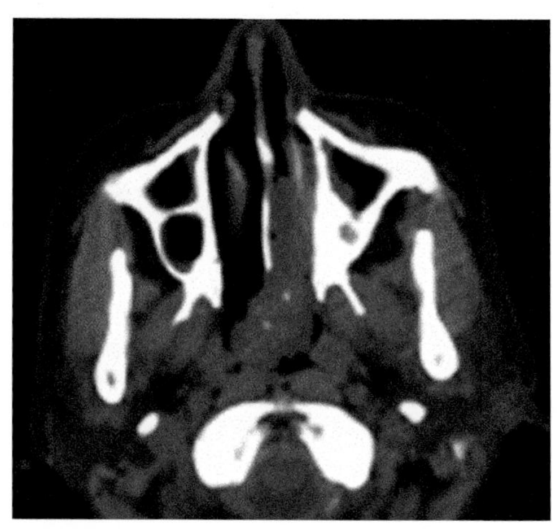

图3-7-15　左侧鼻腔、鼻咽血管纤维瘤

（三）腺样体肥大

CT平扫表现为鼻咽顶壁与后壁软组织对称性增厚，表面可不光滑；鼻咽腔狭窄（图3-7-16）。咽旁间隙等周围结构形态密度正常，颅底无骨质破坏；伴发中耳炎、鼻窦炎时出现相应改变；增强扫描，鼻咽部增厚的软组织呈均匀强化，咽颅底筋膜表现为明显线样强化。

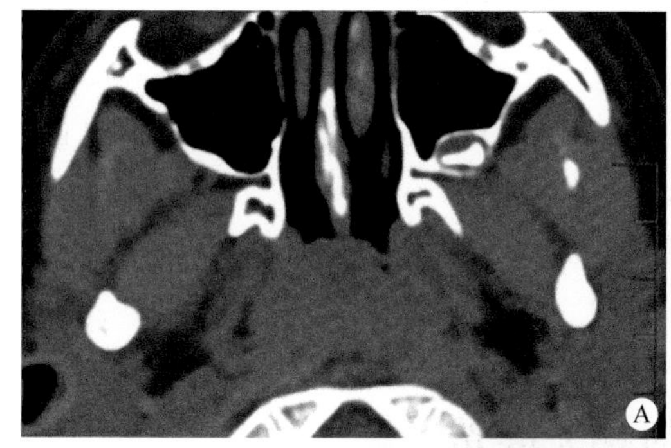

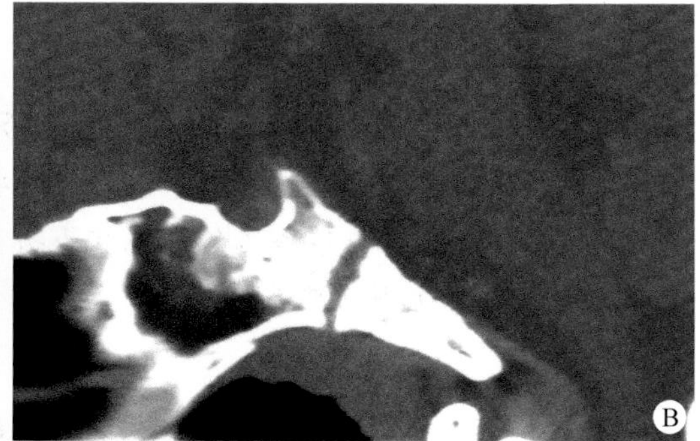

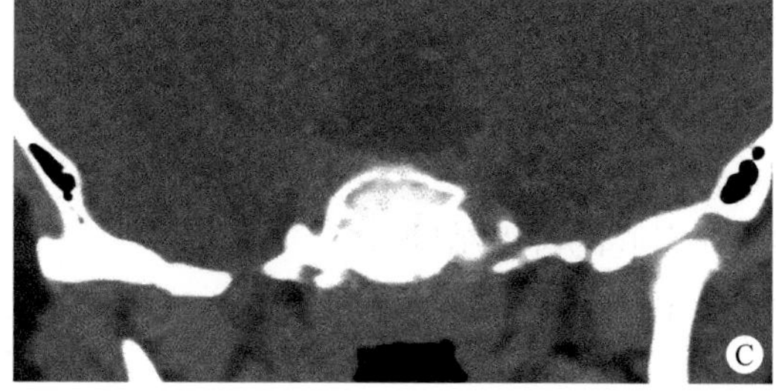

图3-7-16　腺样体肥大

A. 横断面；B. 矢状面；C. 冠状面

（四）喉癌

喉癌是我国最常见的喉部恶性肿瘤。按癌肿所在部位分为声门上型、声门型、声门下型和贯声门型（混合型）。主要临床症状为声音嘶哑、呼吸困难、咽喉疼痛不适，发生溃烂者可出现痰中带血，临床症状多与发病部位相关。

CT表现：①声门上型癌：平扫会厌和杓状会厌襞不规则增厚、隆起，呈软组织团块影，相应喉室变窄；增强扫描肿块不同程度强化。②声门型癌：表现为声带毛糙，增厚或局限性软组织结节影，肿瘤易累及前联合，受累前联合多超过2mm，肿瘤亦可累及甲状软骨，表现为骨质破坏、增生硬化，喉腔变窄消失；增强扫描肿块不同程度强化。③声门下型癌：较少见，表现为声带下区软组织肿块。④贯声门型（混合型）癌：累及声门及声门上区，甲状软骨板不规则变形。多伴有颈部淋巴结转移（图3-7-17）。

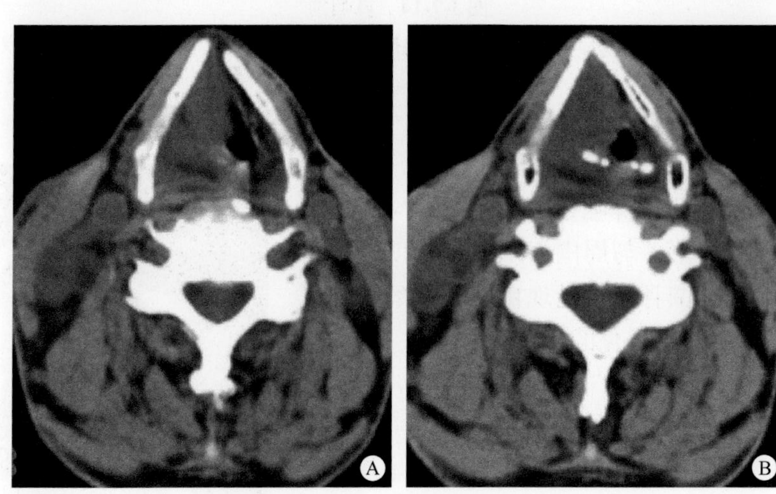

图3-7-17 声门型喉癌

A、B. 右侧声带明显增厚，形成局限性软组织肿块影

第8节 颈部CT检查技术

案例 3-8

患者，男，45岁。鼻咽癌患者，临床排查是否有颈部淋巴结转移，申请行颈部CT检查。

问题： 1. 颈部CT检查的技术方法及临床应用有哪些？

2. 颈部CT检查的相关准备工作和注意事项有哪些？

3. 颈部淋巴结增大有哪些CT表现？

一、适应证与相关准备

（一）适应证

1. 颈部占位性疾病 颈部各种肿瘤性病变。

2. 颈部淋巴结肿大 各种原因引起的淋巴结肿大。

3. 颈部血管性病变 颈动脉狭窄或扩张、颈动脉体瘤、颈动脉畸形及大血管栓塞等。

4. 茎突疾病 茎突过长。

5. 甲状腺病变 甲状舌管囊肿、结节性甲状腺肿、甲状腺良恶性肿瘤等。

6. 喉部病变　喉部息肉、喉膨出、喉部外伤及异物等。

7. 颈部气管病变　了解颈部肿瘤对气管的压迫情况。

8. 颈部外伤　确定颈部外伤后有无血肿，颈椎有无骨折等。

（二）相关准备

1. 去除被检区域金属异物。
2. 严格审查基本信息，包括姓名、性别、年龄、病史、检查部位等。
3. 受检者检查过程中保持静止不动，婴幼儿可在熟睡状态下进行CT检查，对于不合作受检者可给予镇静剂。
4. 危重受检者身体各部位引流管保持通畅，避免检查过程中引流管脱落；必要时留家属看护并嘱家属穿好防护衣。
5. 增强扫描者，检查前4h禁食，了解并签署增强扫描协议书。
6. 注意对受检者敏感腺体的防护及陪伴家属、育龄期妇女、婴幼儿的防护。
7. 颈部及咽部检查时应嘱受检者避免吞咽动作。

二、检查技术

（一）CT平扫

1. 扫描体位　受检者采用头先进，仰卧位，头部稍后仰，以减少下颌骨与颈部的重叠，同时两肩放松，两上臂置于身体两侧，以减少肩部骨骼结构对下颈部扫描的影响；听眶线垂直于台面，两外耳孔与床面等距离，对受检者敏感腺体进行防护（图3-8-1）。

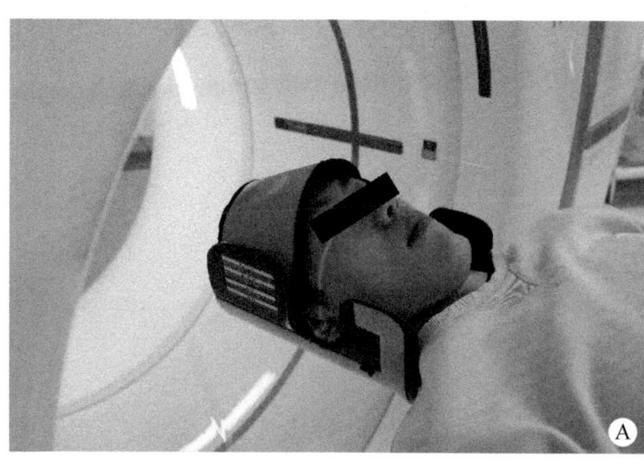

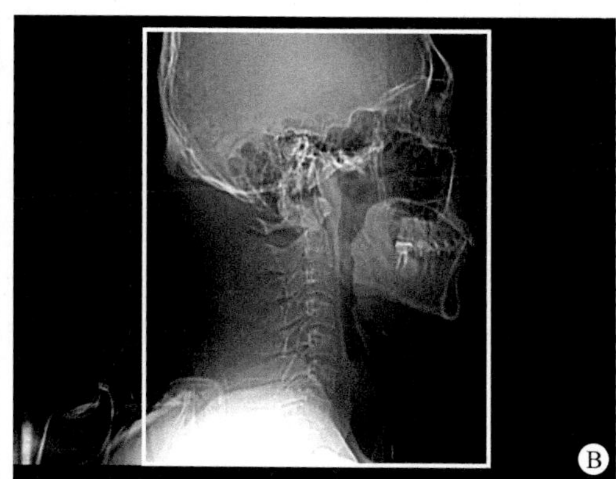

图3-8-1　颈部CT扫描

A. 体位示意图；B. 扫描范围

2. 扫描方法　定位像扫描常规用侧位定位像，必要时可扫描正、侧双定位像。行螺旋扫描，软组织算法，最薄层厚无间隔重建。扫描范围依检查部位而定：①全颈部扫描范围从颞骨岩部上缘至颈静脉切迹；②甲状腺扫描范围自舌骨层面至第1胸椎下缘，若怀疑胸内甲状腺肿则扫描下界达主动脉弓水平；③茎突扫描范围自外耳道至第5颈椎上缘；④腮腺定位像以听眦线为基线，扫描范围从外耳门至下颌角支。

3. 扫描参数　见表3-8-1。

表3-8-1 颈部扫描及重建参数

项目	内容
扫描类型	螺旋扫描
扫描范围	颞骨岩部上缘至颈静脉切迹
呼吸方式	平静呼吸
定位像	侧位
管电压	120～140kV
管电流时间乘积	200～300mA・s
螺距因子	0.8：1～1.2：1
采集矩阵	512×512
显示矩阵	512×512
显示野	200～250mm
采集层厚	0.5～1.0mm
重建层厚	2～5mm
重建层间距	2～5mm
重建算法	软组织算法
窗宽、窗位	软组织窗：窗宽250～300Hu，窗位35～50Hu

（二）CT增强扫描

1. 适应证 怀疑颈部血管性病变、颈部肿瘤性病变、颈部淋巴结病变等，明确区分颈部淋巴结与丰富的颈部血管，能了解病变的侵犯范围，且可观察病变的血供情况，有利于病变的定性。

2. 扫描方法 一般采用螺旋扫描，其他同CT平扫。

3. 扫描参数

（1）扫描参数、层厚、层间距与平扫一致。

（2）注射参数：对比剂用量60～80ml，儿童为2ml/kg，注射流率2.5～3.0ml/s。

（3）扫描延迟时间：普通增强检查延迟时间35～40s，必要时延时扫描。增强扫描后留观15～30min，以防止对比剂过敏反应发生。

（三）颈部CTA

1. 扫描体位 受检者采用头先进，仰卧位，头部稍后仰，以减少下颌骨与颈部的重叠，同时两肩放松，两上臂置于身体两侧，以减少肩部骨骼结构对下颈部扫描的影响。听眶线垂直于台面，两外耳孔与床面等距离。对受检者敏感腺体进行防护。

2. 扫描方法 扫描体位同颈部常规扫描，扫描范围从主动脉弓上缘至颅底（包括Willis环）。采用颈部侧位定位像，常规螺旋扫描（图3-8-2）。

3. 对比剂用法 对比剂注射流率4.0～5.0ml/s，对比剂注射完毕后再以相同流率注射生理盐水20.0～30.0ml，延迟时间15～18s或使用对比剂团注追踪技术自动触发扫描，感兴趣区常置于主动脉弓，设定阈值80～100Hu。

4. 扫描参数 螺旋扫描，管电压120kV，有效管电流时间乘积200mA・s，矩阵512×512，采集层厚0.6～1.0mm，重建层厚1.0mm，层间距0.6～1.0mm。

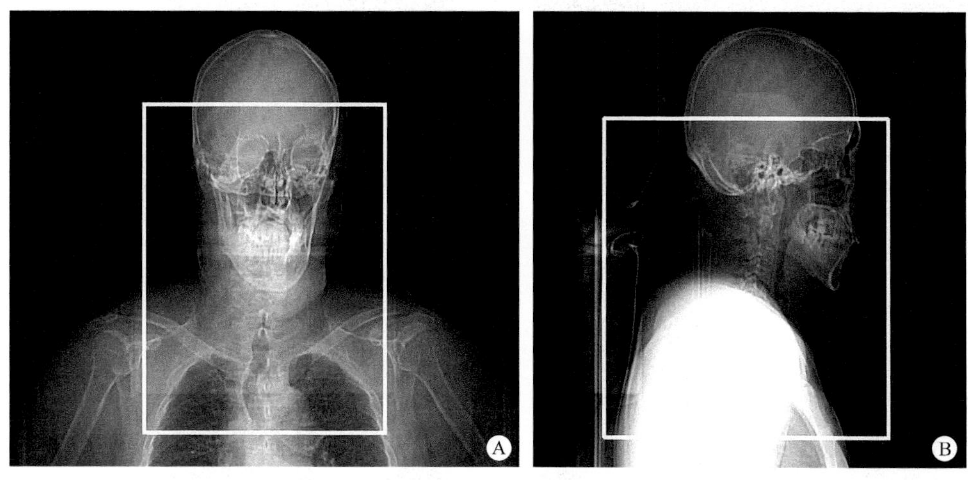

图3-8-2 颈部CTA扫描范围示意图

三、图像处理

（一）窗口技术

1. 软组织窗 窗宽250～300Hu，窗位35～50Hu（图3-8-3A）。

2. 骨窗 窗宽2000～2500Hu，窗位500～700Hu（图3-8-3B）。

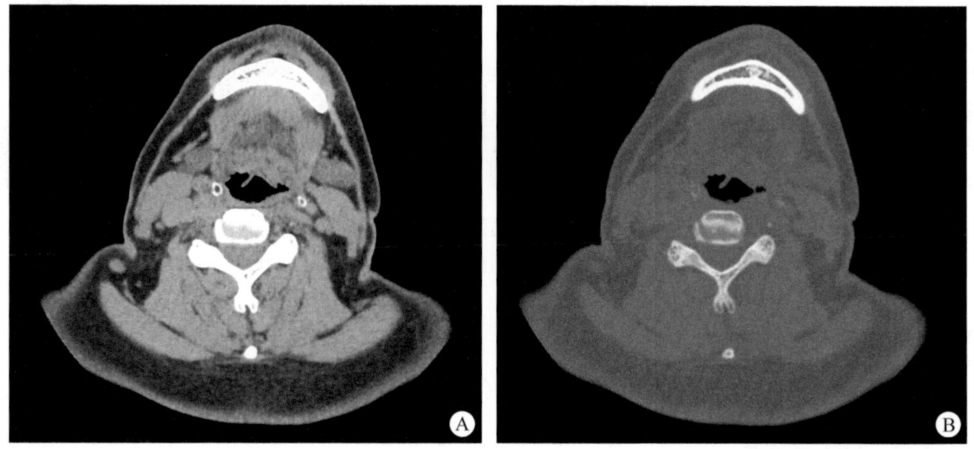

图3-8-3 颈部

A. 软组织窗；B. 骨窗

（二）图像重组

1. 多平面重组（MPR） 通过多平面重组，可以从多个角度观察颈部骨骼、软组织（图3-8-4）、血管（图3-8-5）等结构，更准确地判断病变的性质、范围和程度。例如，对于颈椎病变，多平面重组可以清晰地显示颈椎的曲度、椎间隙、椎间孔和椎体边缘等细节，有助于医生判断是否存在颈椎间盘突出、颈椎骨折等病变。

2. 最大密度投影（MIP） 通过最大密度投影，可以突出显示密度较高的组织或病变，并将其呈现在二维图像上。这种技术对于显示血管病变、钙化组织或骨骼结构特别重要。例如，在颈部血管的检查中，最大密度投影可以清晰地显示出血管的管壁、管腔和斑块，有助于医生诊断血管疾病（图3-8-6）。

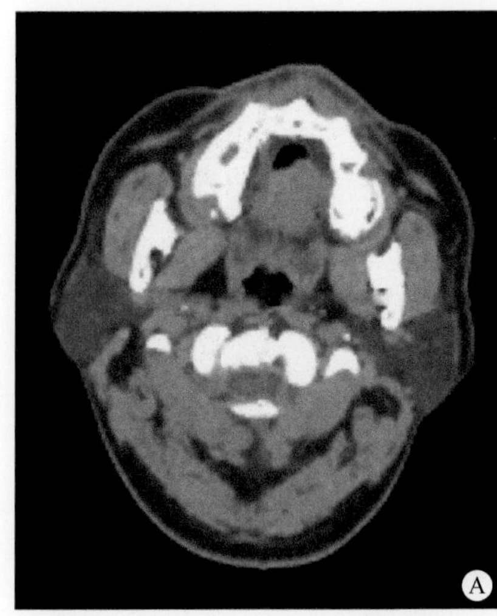
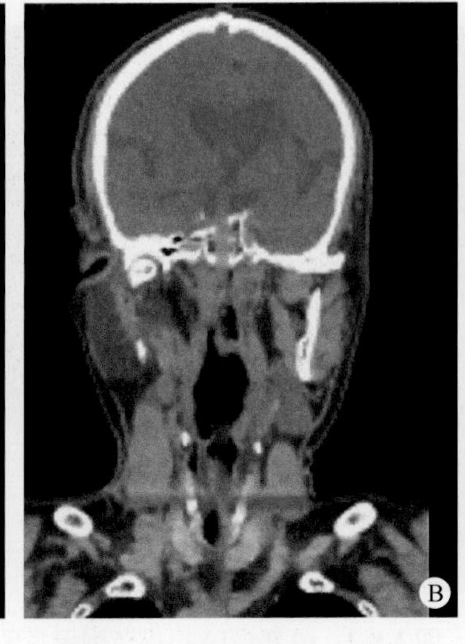
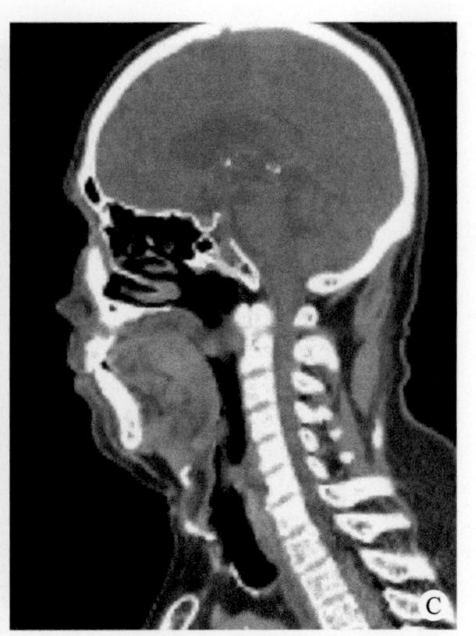

图3-8-4 颈部软组织MPR

A. 横断面；B. 冠状面；C. 矢状面

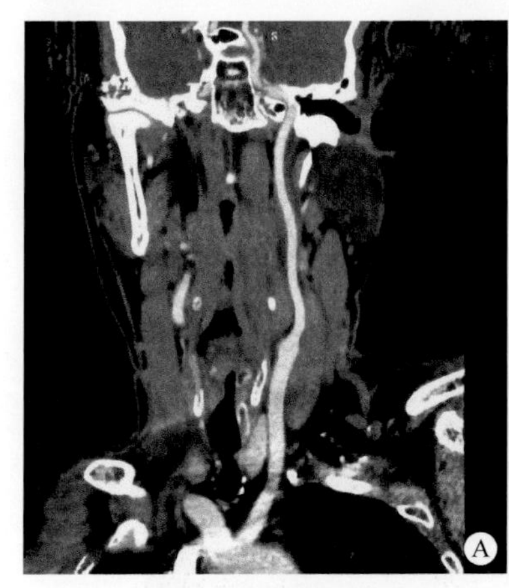
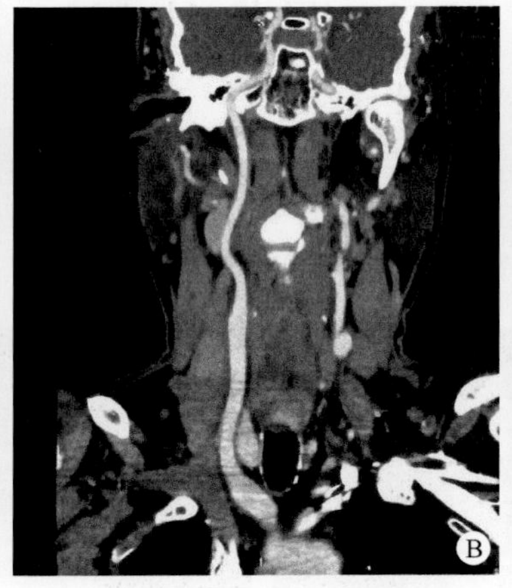
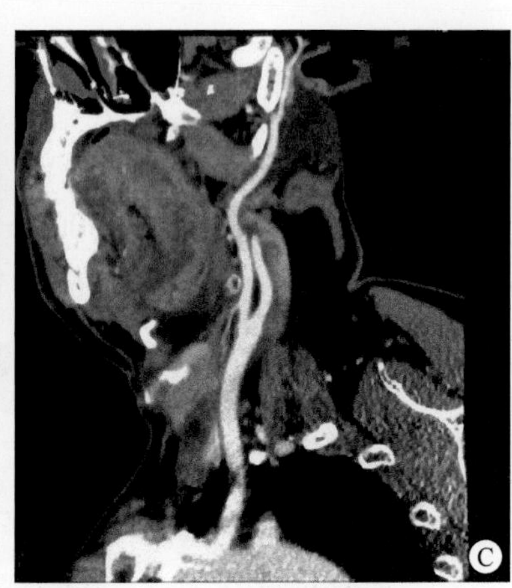

图3-8-5 颈部血管MPR

A. 左侧颈部血管冠状面；B. 右侧颈部血管冠状面；C. 矢状面

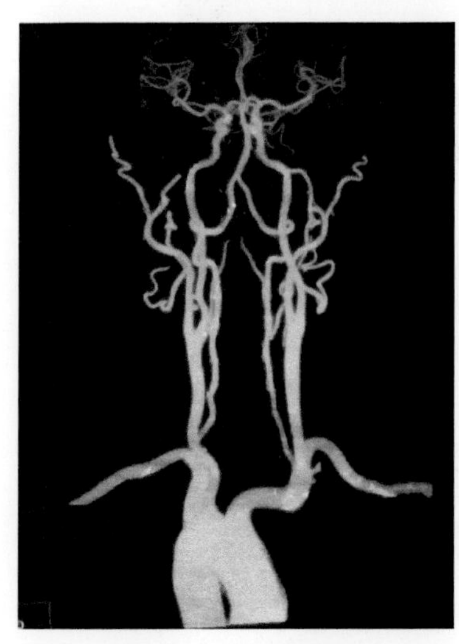

图3-8-6 颈部血管MIP

3. 容积再现（VR） 在颈部CT检查中，容积再现可以用于显示骨骼、血管、软组织等结构的三维形态。这种技术可以提供更全面的空间信息，帮助医生更好地了解病变的位置、大小和形态。例如，对于颈椎病变，容积再现可以清晰地显示颈椎的立体形态，有助于医生判断是否存在颈椎畸形、椎间孔狭窄和椎管狭窄等情况（图3-8-7）。

四、图像质量控制

（一）检查注意事项

1. 颈部CT检查通常需要受检者仰卧，并保持头部不动。检查过程中，受检者需要保持安静，不要随意移动头部或身体，以免影响检查结果。

2. 在检查前，受检者需要向医生说明自己的病史和用药情况，以便医生更好地评估病情和制订检查计划。

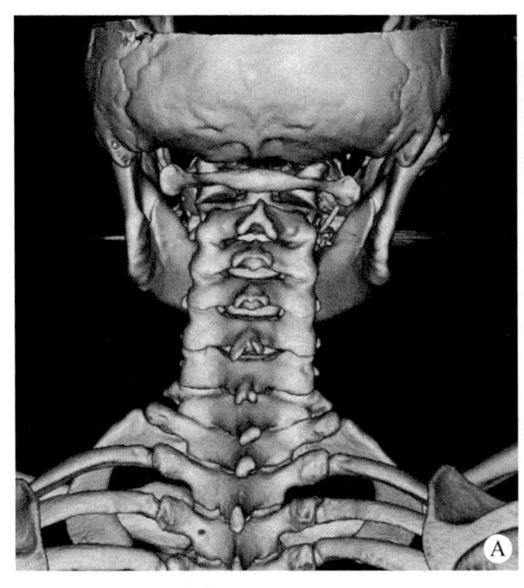
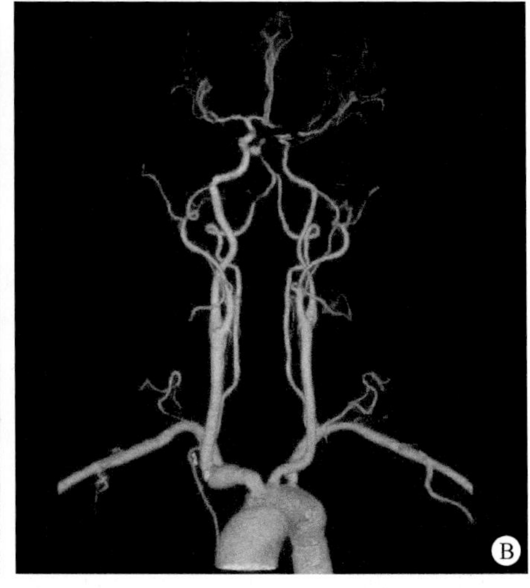

图3-8-7 颈部VR

A. 颈部骨骼VR；B. 颈部血管VR

3. 颈部CT检查通常需要注射造影剂，以便更好地显示病变。注射造影剂可能会引起过敏反应，但概率较低。如果受检者有过敏史或疑似过敏反应，应立刻停止检查。

4. 颈部CT检查可能会产生一定的辐射，但辐射量通常较低，不会对健康造成严重影响。然而，孕妇和儿童应尽量避免进行不必要的CT检查。

（二）图像显示要求

1. 图像能满足诊断要求 颈部CT检查可见颈部肌肉软组织、颈部血管、气管、甲状腺等解剖结构，其中软组织窗可清楚分辨软组织的层次，骨窗图像则可清晰显示颈部的骨结构及其异常改变。

2. 图像上的信息准确 文字信息全面，包括一般信息、扫描参数，文字位置正确；影像信息全面：对比度好，可清晰显示颈部软组织、颈部血管的正常解剖结构及病变，层次显示清晰，按顺序排列，无错漏，无明显伪影。

3. 典型横断面CT解剖 甲状腺横断面：甲状腺在横断面上，甲状腺两侧叶类似于三角形，位于气管两侧，峡部则居气管前。CT平扫上正常甲状腺表现为密度稍高于肌肉的软组织块影，年轻人密度更高一些，为甲状腺内碘含量高所致（图3-8-8）。增强扫描时，甲状腺明显强化（图3-8-9）。

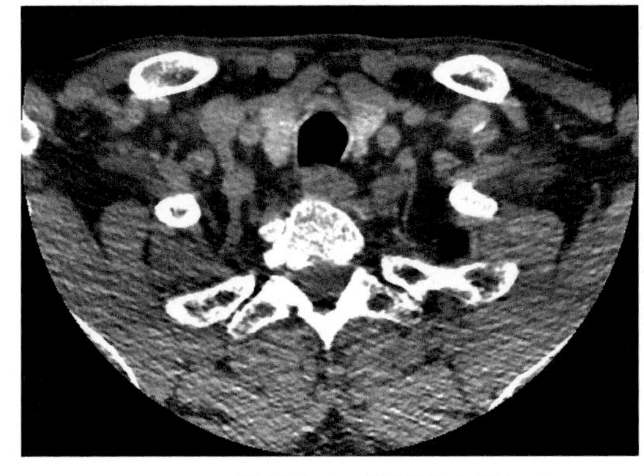

图3-8-8 甲状腺CT横断面（平扫）

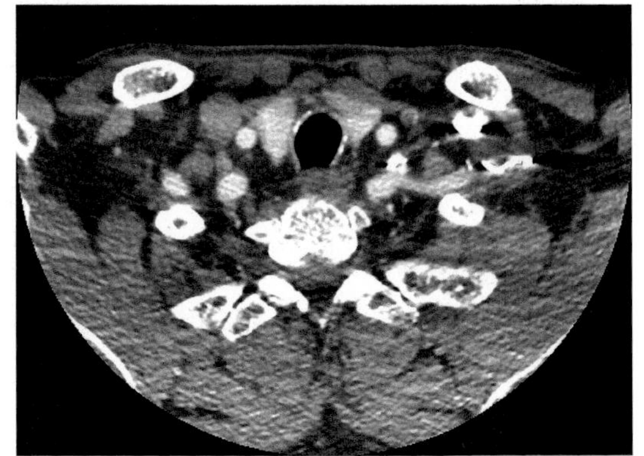

图3-8-9 甲状腺CT横断面（增强）

（三）优化扫描方案

1. 确定扫描范围 根据需要检查的部位，确定扫描范围。例如，如果要检查颈部淋巴结，可以扫描从颅底到胸廓入口的区域。

2. 选择合适的扫描参数 根据扫描范围和需要获取的图像质量，选择合适的扫描参数，包括层厚、层间距、电压和电流等。

3. 调整窗宽、窗位 窗宽、窗位是影响图像质量的参数。在颈部CT扫描中，应根据不同组织和器官的密度差异，调整窗宽和窗位，以获得更好的图像对比度和清晰度。

4. 增强扫描 对于需要了解血管病变或淋巴结转移的情况，可以考虑进行增强扫描。在增强扫描中，需要使用造影剂，使造影剂通过静脉注射的方式进入人体，以便更好地显示病变部位。

（四）控制辐射剂量

1. 选择合适的CT设备 设备空间分辨力应较高，能够确保获得清晰的CT图像。注意辐射剂量：CT检查涉及一定的辐射，所以需要注意控制辐射剂量。具体来说，可以通过选择合适的扫描模式、准直宽度和螺距等参数来优化辐射剂量。

2. 培训专业人员 操作CT设备的人员需要经过专业培训，了解如何选择合适的扫描参数和如何优化辐射剂量。

3. 定期维护和校准 为了确保CT设备的准确性和可靠性，需要定期进行设备维护和校准。

4. 图像重建与参数设置 用于重组的薄层图像序列的重建，应根据具体部位选择相应的视野、矩阵和重建函数（卷积核），层厚≤1mm，层间隔小于层厚。

五、图像诊断分析

（一）甲状腺癌

甲状腺癌CT表现为甲状腺内稍低密度结节或肿块，结节或肿块常有钙化，肿瘤较大者常有较明显的低密度坏死灶；部分甲状腺癌可有对周围组织侵袭的表现。甲状腺癌可能会侵犯气管、食管，侵犯的程度也可以通过CT进行评估；部分甲状腺癌可出现邻近淋巴结转移。甲状腺癌动脉血运丰富，CT增强检查常呈比较明显的强化（图3-8-10）。

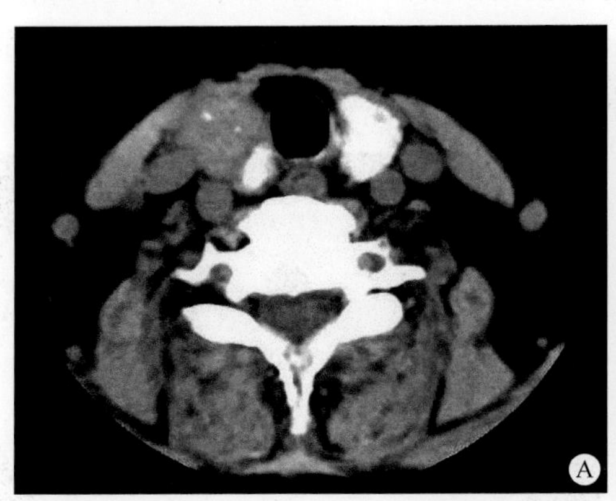

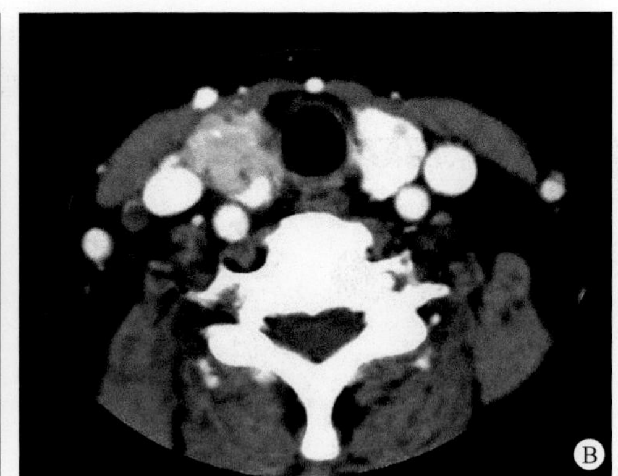

图3-8-10 甲状腺乳头状癌

A. CT平扫示右侧甲状腺肿大，可见不规则软组织肿块影，其内可见点状钙化；B. CT增强扫描示肿块明显强化

（二）颈部淋巴结肿大

颈部淋巴结肿大十分常见，通常由炎症、结核、肿瘤转移或淋巴瘤等疾病引起。影像学上，判定

淋巴结肿大所采用的通行标准是短径超过8mm。不同病因的颈部淋巴结肿大各有特点：肿瘤淋巴结转移的淋巴结较大，通常大于15mm；典型结核性淋巴结肿大增强扫描时多呈环状强化；颈部淋巴瘤的淋巴结肿大常融合成团块。值得注意的是，平扫时对于颈部淋巴结大小的判定首先需区分淋巴结与颈部众多的血管分支，当两者难以区分时，增强扫描是最有效的鉴别手段（图3-8-11）。

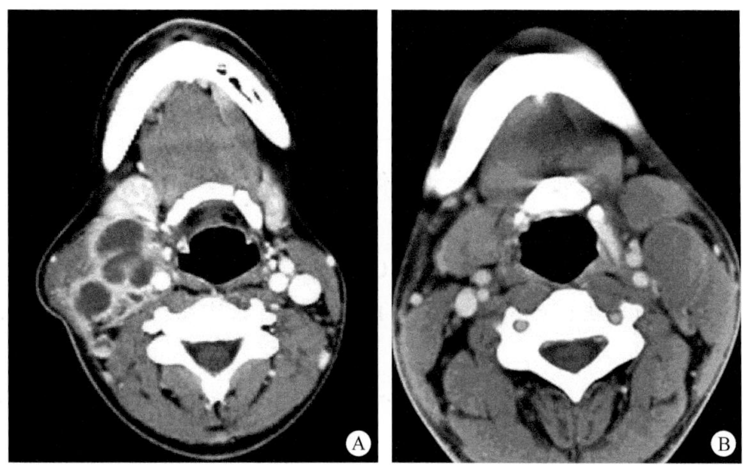

图3-8-11 颈部淋巴结肿大

A. CT增强扫描示右侧颈部肿大淋巴结边缘环状强化；B. CT增强扫描示左侧肿大淋巴结轻度强化

（杨德武 胡 芳 杨义耀）

第4章 胸部CT检查技术

学习目标

1. 素质目标　在充分了解胸部CT检查的图像质量影响因素的基础上，建立以设备为基础、以患者为中心的影像检查决策思维。

2. 知识目标　掌握肺部CT检查、肺动静脉CT检查及冠状动脉CTA检查的适应证、禁忌证、注意事项、相关准备及扫描方法；熟悉各部位CT检查的图像处理与后处理方法；了解多部位一站式CT检查技术。

3. 能力目标　能够准确、规范地进行胸部各部位CT检查技术操作，并能结合实际情况，制订个性化的CT扫描方案。

第1节　肺部CT检查技术

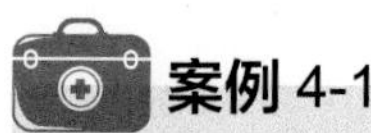

案例4-1

患者，男，65岁，既往有长期吸烟史，近3个月来出现反复咳嗽、胸闷症状，伴反复发热，X线胸片显示右上肺结节样病变，1cm×2cm大小，边缘模糊，有长短毛刺。临床建议行肺部CT检查以确诊。

问题： 1. 肺部CT检查临床有哪些扫描技术？

2. 针对该患者结节样病变，如何制订个性化扫描方案?

3. 肺部小结节良恶性的CT鉴别诊断。

一、适应证与相关准备

（一）适应证

1. 肺　良性肿瘤、恶性肿瘤、结核、炎症、间质性病变及外伤等。

2. 纵隔　肿瘤、肿大淋巴结、血管病变等。

3. 胸膜和胸壁　胸腔积液、胸膜增厚、气胸，了解胸壁疾病的侵犯范围及肋骨和胸膜的关系，了解外伤后有无气胸、胸腔积液及肋骨骨折等征象。

4. 心脏与心包　心包积液、心包肥厚及钙化程度，鉴别心脏原发或继发肿瘤等。

5. 大血管病变　胸部大血管病变，包括主动脉瘤、主动脉夹层、肺动脉栓塞、大血管畸形等，对病变的程度、范围及并发症能较好地显示。

（二）禁忌证

1. 有严重的心、肝、肾衰竭的受检者不宜进行CT增强检查。

2. 对碘对比剂过敏的受检者不宜进行CT增强检查。

3. 重症甲状腺疾病及哮喘的受检者不宜进行CT增强检查。

4. 妊娠期妇女应慎行CT检查。

（三）相关准备

1. 认真阅读申请单，明确检查部位，了解检查目的和要求，对检查目的、要求不清的申请单，应与临床医师核准确认。

2. 去除胸部所有金属物、饰物、外敷药物等，防止产生伪影。

3. 训练受检者呼吸与屏气。对于耳聋及不配合屏气的受检者，在病情许可的情况下，可训练陪同人员帮助受检者屏气。

4. 扫描中受检者体位须保持不动，婴幼儿及不配合的成人受检者应视情况给予药物镇静。

5. 向受检者说明检查床移动和扫描室噪声属于正常情况，并告知扫描所需时间，以消除受检者紧张心理。

6. 对眼球、甲状腺、性腺等进行必要的防护，扫描过程需要陪同人员时，同时应注意陪同人员的防护。

7. 增强扫描前，需了解受检者有无碘对比剂禁忌证，有无其他药物过敏史、肾毒性药物使用情况、哮喘等。签署对比剂过敏反应告知书。需禁食4h以上。护士做好对比剂注入前的准备工作，建立外周静脉通道，并与高压注射器连接。

二、检查技术

（一）CT平扫

受检者常规取仰卧位，头先进，胸部正中矢状面垂直于扫描床平面并与床面长轴中线重合，双上肢自然上举抱头，若受检者上肢上举困难可自然置于身体两侧。驼背、不宜仰卧者，或需对少量胸腔积液和胸膜增厚进行鉴别诊断等特殊情况可取侧卧位或俯卧位。对受检者敏感腺体进行防护（图4-1-1）。

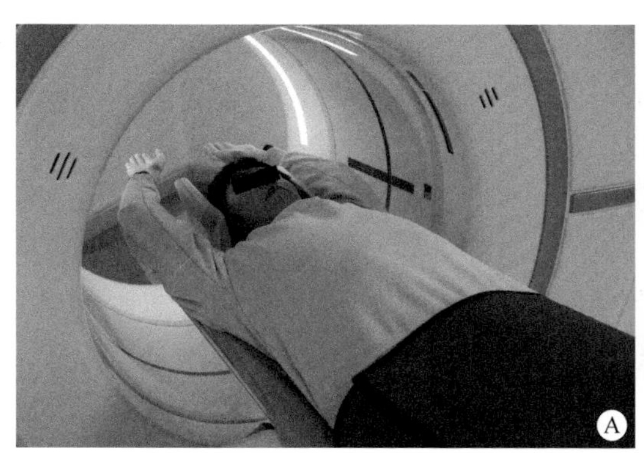

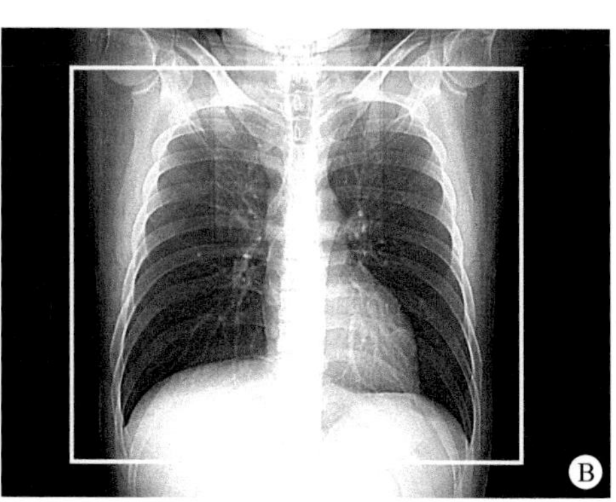

图4-1-1 肺部CT扫描体位

A. 体位示意图；B. 扫描范围

1. 常规平扫

（1）定位像扫描　常规扫描胸部前后位正位像。

（2）呼吸方式　扫描时受检者需深吸气后屏气。

（3）扫描范围　自肺尖至肺底，具体可自肺尖至正位定位像上较低侧肋膈角下2～3cm（图4-1-1B）。

（4）扫描参数　常规胸部CT扫描采用螺旋扫描方式，扫描参数依据受检者具体情况而设置（表4-1-1）。

表4-1-1 胸部扫描及重建参数

项目	内容
扫描类型	螺旋扫描
扫描范围	肺尖至肺底（自肺尖至较低侧肋膈角下2～3cm）
呼吸方式	深吸气后屏气
定位像	正位
管电压	100～120kV
管电流时间乘积	200～300mA · s
螺距因子	0.986 : 1～1.375 : 1
采集矩阵	512×512
显示矩阵	512×512
显示野	30～40cm
采集层厚	0.625～1.25mm
重建层厚	5～7mm
重建层间距	5～7mm
重建算法	肺算法，高分辨力算法
窗宽、窗位	肺窗：窗宽1000～1500Hu，窗位-800～-600Hu 纵隔窗：窗宽300～500Hu，窗位30～50Hu 骨窗：窗宽1000～1500Hu，窗位250～350Hu

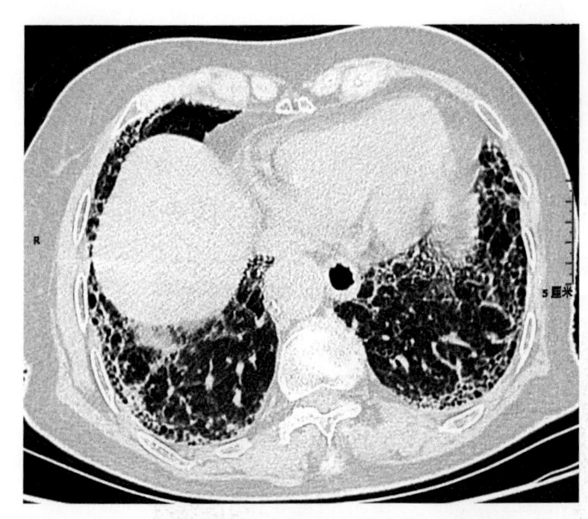

图4-1-2 肺弥漫性间质病变CT肺窗

对于呼吸困难不能屏气者或者婴幼儿，扫描中应适当增大螺距，缩短扫描时间，以减少运动伪影。

2. 肺部HRCT扫描 在肺部CT扫描中，HRCT是最能清晰显示正常肺部解剖和病理改变细节的影像手段。HRCT的空间分辨力可达0.3mm，在HRCT图像上壁厚度在0.3mm以上，管径为2～3mm的支气管均能显示。同样，直径达0.3mm的肺血管也能显示。因此，肺部HRCT是检查评估急性或弥漫性呼吸系统疾病、肺弥漫性间质病变（图4-1-2）或肺泡病变的有效手段。

（1）适应证 肺部弥漫性网状病变、肺囊性病变、结节状病变、气道病变及胸膜病变的诊断和鉴别诊断；支气管扩张、硅沉着病等。

（2）扫描体位 同胸部常规平扫体位。

（3）呼吸方式 深吸气后屏气。

（4）扫描方法

1）定位像扫描：常规扫描胸部前后位正位像。

2）扫描范围：自肺尖至较低侧肋膈角下2～3cm。

3）扫描参数：采用高管电压和高管电流扫描，即140kV，140～210mA · s。层厚为0.6～1.0mm。图像重建采用高分辨力算法。

链接 HRCT在胸部的应用

HRCT是胸部最常用的检查手段，主要用于以下几个方面：对于胸片和常规CT正常或有可疑病变，且有呼吸困难、咯血等症状的受检者通过HRCT检出病变；肺弥漫性疾病的诊断和鉴别诊断、孤立性肺结节的良恶性鉴别、气道病变的诊断、胸膜病变等的定性；对HRCT上发现的磨玻璃影、间质性或气腔结节，治疗后可恢复，为活动性病变，可做活检明确诊断，因此，HRCT可用作随访；而广泛纤维化是非活动性，为不可恢复性病变，可不必做活检；在肺弥漫性疾病中，可协助外科医生尽可能在代表性的组织处取材，以提高活检的准确性。

（二）CT增强扫描

常规增强扫描对胸膜、纵隔病变及肺内实质性病灶的诊断及鉴别诊断具有重要意义，还可以发现胸片上不能显示的肺大疱、支气管扩张等。使用对比剂的主要目的是评价软组织强化情况和显示血管，可以明确纵隔病变与心脏大血管的关系，有助于病变的定位与定性诊断，尤其对良、恶性病变的鉴别诊断有较大的帮助（图4-1-3）。

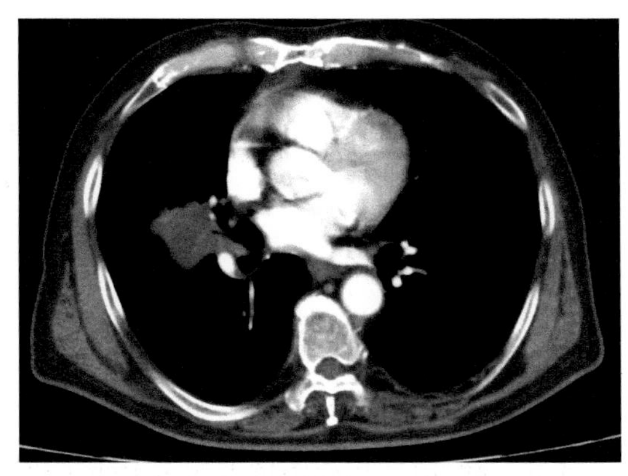

图4-1-3 胸部CT增强扫描

1. 扫描体位 受检者仰卧，双上肢自然上举抱头。同胸部常规平扫体位。

2. 呼吸方式 深吸气后屏气。

3. 扫描方法

（1）定位像扫描 常规扫描胸部前后位正位像。

（2）扫描范围 自肺尖至较低侧肋膈角下2～3cm。

（3）扫描参数 设置同胸部平扫。静脉注射对比剂60～70ml，注射速率一般为2.5～4.0ml/s，扫描延迟时间从注射对比剂开始计时，动脉期扫描延迟时间为25～30s，静脉期为55～65s。

（三）胸部低剂量扫描

随着CT检查技术的广泛应用，辐射剂量及其潜在致癌作用越来越受到关注。调查显示，2006年美国人群中人均接受的平均有效辐射剂量为6.2mSv，是1980年的（3.6mSv）近两倍。医疗辐射对人群的总有效辐射剂量的占比亦从1980年的15%上升至2006年的48%，其中CT所占比例最大。现在低剂量扫描已广泛应用于呼吸系统的查体，可对肺部疾病进行有效的筛查，而且大幅度降低了X线的辐射剂量。低剂量扫描技术主要通过各种低剂量技术和优化扫描参数，如管电流、管电压等，达到降低辐射剂量，同时保证图像质量的目的。

婴幼儿、少年儿童胸部CT扫描时为了使受检者减少不必要的辐射损伤，也可采用胸部低剂量CT扫描。

三、图像处理

（一）窗口技术

胸部CT扫描图像通常采用肺窗和纵隔窗进行观察。肺窗窗宽1000～1500Hu，窗位-800～-600Hu；纵隔窗窗宽300～500Hu，窗位30～50Hu。肺窗主要显示肺组织及其病变，纵隔窗主要显示纵隔结构及其病变，并用于观察肺组织病变的内部结构，确定有无钙化、脂肪及含气成分等。骨窗窗宽1000～1500Hu，窗位250～350Hu，主要用来观察肋骨、胸骨、胸椎等骨质情况。对于肺部的磨玻璃样密度影或混合密度结节影等，可根据实际情况由肺窗向纵隔窗慢慢调节，选择最佳的窗宽、窗位进行观察（图4-1-4）。

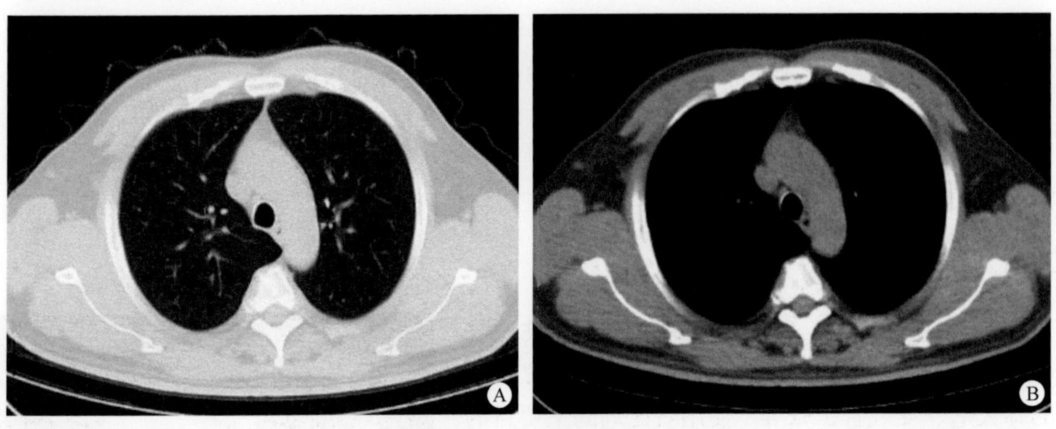

图4-1-4 胸部CT平扫

A. 胸部平扫肺窗；B. 胸部平扫纵隔窗

（二）图像重组

1. 多平面重组（MPR） 可以以任何一个平面方向显示，也可以CPR曲面方式显示，或者进行拉直显示。胸部CT扫描图像通常以1mm层厚进行MPR（图4-1-5），其方法简单、快捷，可较好地显示胸部器官病变复杂的解剖关系，有利于病变的准确定位，常作为横断面图像的重要补充。

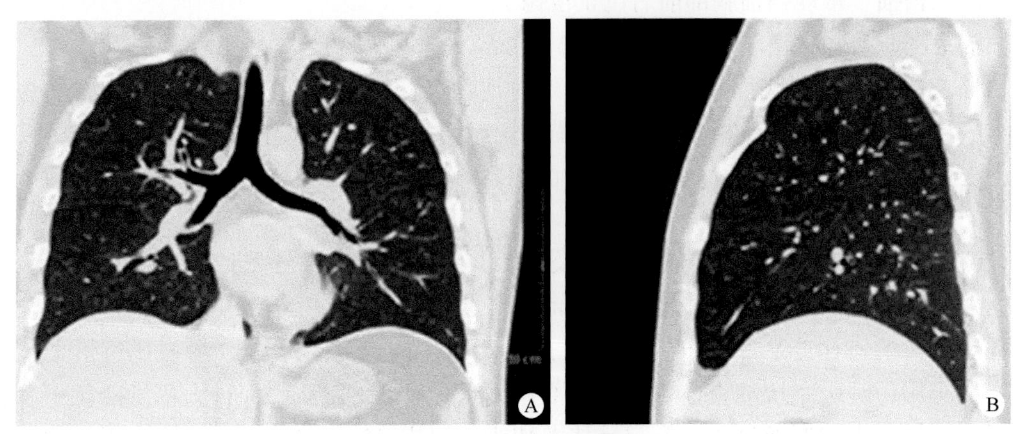

图4-1-5 胸部图像MPR

A. 胸部冠状位重组；B. 胸部矢状位重组

2. 容积再现（VR） 可用于肋骨、锁骨、肩胛骨、脊柱、胸部血管及肿瘤的显示（图4-1-6）。

3. 最大密度投影（MIP） 可清楚显示胸部血管管壁的钙化斑块，血管及食管内支架等情况。

4. 最小密度投影（MinIP） 主要用于气管、支气管结构与病灶的显示。

5. 表面阴影显示（SSD） 可用于支气管、血管及肿瘤的表面形态的显示等，空间立体感强，解剖关系清晰，有利于病灶的定位。

四、图像质量控制

（一）扫描注意事项

1. 注意对扫描部位之外的区域进行必要防护，尤其应注意对婴幼儿、少年儿童、育龄期妇女的防护。

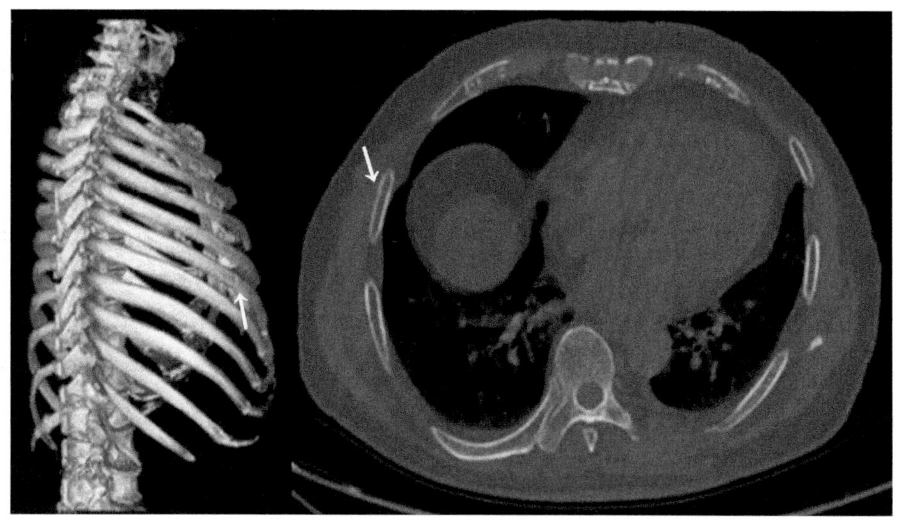

图4-1-6 胸部VR

2. 对呼吸困难不能屏气者或婴幼儿，扫描中应适当加大管电流时间乘积，增加螺距，缩短扫描时间，以减少运动伪影。

3. 增强扫描时密切观察受检者反应，如出现过敏反应者应立即停止检查，并按照对比剂过敏反应处理原则积极配合医护人员进行抢救。

（二）图像显示要求

1. 图像能清晰显示并能分辨肺野与纵隔软组织的解剖结构，肺窗的肺纹理清晰，距胸膜1cm以内小血管能够显示，纵隔窗图像在纵隔内可见大血管结构清晰，且与周围脂肪有锐利界面，骨窗可清晰显示胸壁诸骨的骨皮质和骨小梁。

2. 高分辨力薄层重建图像能够清晰分辨次级肺小叶结构及叶间胸膜（图4-1-7）。

3. 病灶与周围结构有明确对比，可清楚识别，能够满足影像诊断的需要。

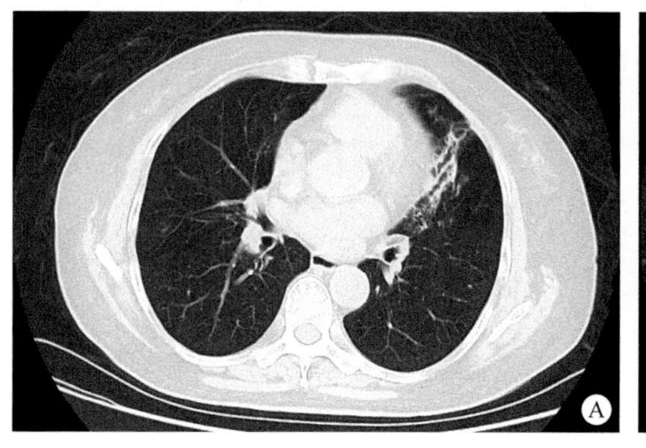

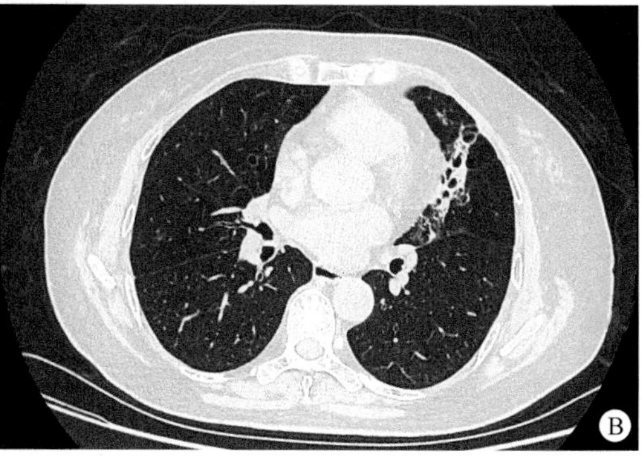

图4-1-7 支气管扩张胸部CT肺窗

A. 支气管扩张平扫；B. 支气管扩张HRCT

（三）优化扫描方案

胸部扫描参数的优化包括管电压、管电流时间乘积、螺距、自动管电流调制技术等。

1. 管电压 一般设置120kV，对于小体型受检者可设置为100kV，对于大体型受检者可设置为140kV。胸部解剖结构比较丰富，要有足够的穿透力，低电压扫描会使扫描野噪声增多，不利于胸部病变的鉴别诊断。

2. 管电流时间乘积 管电流时间乘积正常体型设置范围为133～144mA·s，对于小体型受检者可设置为100～133mA·s，大体型受检者可设置为144～216mA·s。管电流的增加可以消除噪声，提高密度分辨力，从而减少或避免部分图像伪影。

3. 螺距 胸部CT扫描螺距常规设置为1，若螺距过大，则会丢失小病灶或图像细节。

4. 自动管电流调制技术 是通过个体化调制管电流的输出，达到剂量优化的目的。

5. 显示野 胸部CT扫描显示野常规选择固定数值（33～35cm），以提高肺炎、肺结核、肺癌等患者复查诊断的精确度。遇到肥胖患者，可以统一设置40～45cm的重建，保证图像的信息不丢失。

6. 胸部增强CT扫描 如需对病灶进行进一步辨别，需要行胸部增强CT扫描。对于需要做增强检查的患者，须在检查前与患者签署CT增强检查知情同意书。在检查前告知受检者需进行必要的呼吸配合，一般需要两次吸气屏气，每次屏气时间5s左右。

（四）控制辐射剂量

1. 正确摆放体位，使受检者胸部处于扫描床中心，定位感兴趣区域在中心点可以保证最优化的剂量防护和图像质量。

2. 胸部低剂量扫描技术，可根据诊断要求设置参考管电流时间乘积。例如，肺炎的儿童受检者，在胸部CT扫描时可以使用儿童专用的扫描协议，通常都使用自动毫安技术，有的厂家能根据患儿的体重自动推荐扫描参数。总之在保证一定信噪比的情况下，尽可能使管电流降低。

3. 胸部CT扫描的管电压从120kV降至80kV，可降低70%的辐射剂量，在相同影像质量的情况下，肥胖受检者需要使用较高的管电压，而瘦小受检者可使用较低的管电压扫描，尤其是儿童CT检查要谨慎选择管电压，儿童受检者由于体形小，相对缺乏自我过滤，管电压对儿童受检者的放射剂量有显著影响，同样采用120kV扫描，年龄越小，表面剂量值越高。降低管电压，虽可使辐射剂量下降，但由于存在射线硬化伪影，这会影响诊断，所以在扫描中应该根据不同受检者谨慎选择管电压。

4. 在一定范围内增加螺距，可减少扫描时间，降低辐射剂量，尽管空间分辨力也会下降，但是对于肺部感染性疾病诊断不需要很高空间分辨力，相反大螺距可以减少呼吸运动伪影。

5. 胸部CT扫描时，可对受检者非检查部位进行适当防护，尤其是眼部、甲状腺和性腺等敏感部位。如有陪护人员，需用铅屏蔽物或铅衣、铅围脖、铅帽等物品对陪护人员进行辐射防护。

6. 可应用多种图像重建算法减小图像噪声，如迭代重建算法，能在降低辐射剂量的同时，保证好的图像质量。

五、图像诊断分析

（一）肺炎

肺炎为肺部常见病、多发病，可按病因学和解剖学分类。按病因学可分为感染性、理化性、免疫和变态反应性，其中感染性最常见。按病变的解剖分布可分为大叶性、小叶性及间质性肺炎。

1. 大叶性肺炎

临床症状：多见于青壮年，临床上起病急，以突发高热、寒战、胸痛、咳嗽、咳铁锈色痰为临床症状。白细胞计数及中性粒细胞明显增高。大叶性肺炎是细菌性肺炎中最常见的一种。多为肺炎链球菌致病，炎症可累及整个肺叶或多个肺段。

CT表现：主要是实变的病变，呈大叶性或肺段性分布，病变中可见空气支气管征，病变边缘被胸膜所局限且平直，实变的肺叶体积通常与正常时相等，消散期病变呈散在的、大小不一的斑片状影，进一步吸收仅见条索状阴影或病灶完全消失（图4-1-8）。

2. 支气管肺炎

临床症状：多见于婴幼儿、青少年和老年人及极度衰弱的患者，或为手术后并发症。可由细菌、病毒或真菌感染引起。临床表现为发病急骤，有高热寒战、咳嗽、咳泡沫黏液脓性痰，常有胸痛、呼吸困难。

CT表现：大多数散在的片状病灶符合肺腺泡或肺小叶的实变形态；两肺中下部支气管血管束增粗；有时在小片状影间，可见1～2cm的类圆形透亮阴影，系小叶支气管部分性阻塞引起的小叶性过度充气（图4-1-9）。

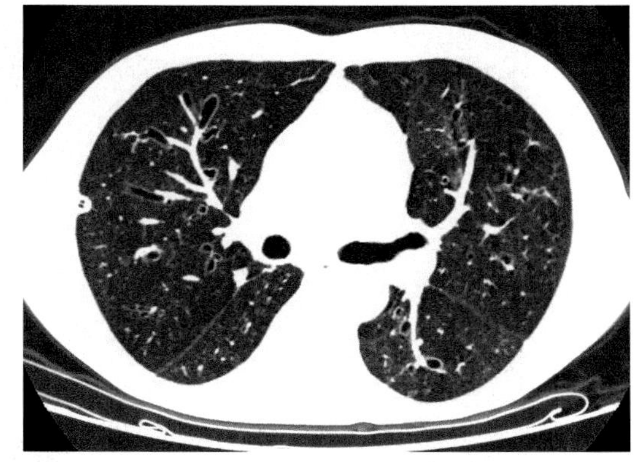

图4-1-8 左肺大叶性肺炎CT平扫

3. 间质性肺炎

临床症状：间质性肺炎系以肺间质炎症为主的肺炎，包括支气管壁、支气管周围的间质组织和肺泡壁。可由细菌或病毒感染造成，病毒感染者多见。除原发感染症状外，常同时出现气急、发绀、咳嗽等。

CT表现：早期或轻症病例，HRCT见肺内片状磨玻璃样阴影，并可见小叶内间质增厚及小叶间隔增厚；病变发展，表现为小叶间隔及支气管血管束增粗且不规则；病变严重，肺间质纤维化呈广泛网状或蜂窝状阴影，并常合并牵拉性支气管扩张或肺大疱，较重者可伴有小叶性实变，表现为小斑片状阴影。肺门及纵隔淋巴结可有增大，少数病例可有少量胸腔积液（图4-1-10）。

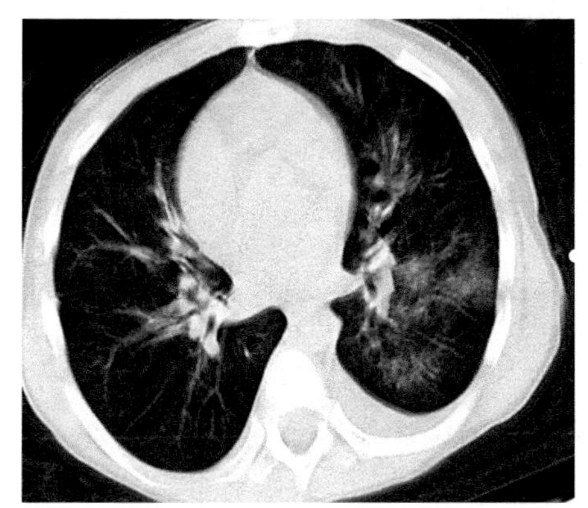

图4-1-9 支气管肺炎CT平扫

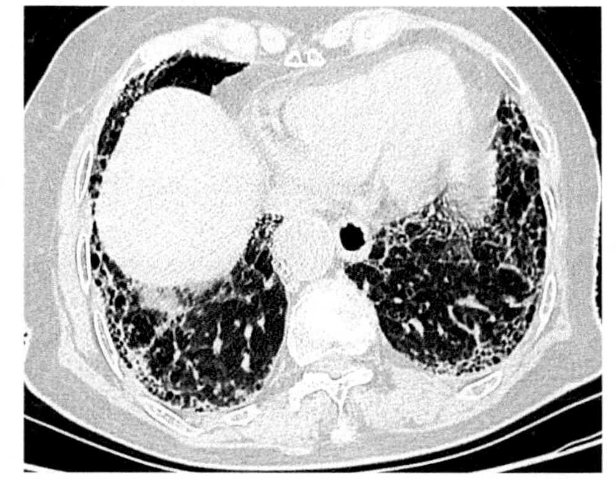

图4-1-10 间质性肺炎CT平扫

（二）肺癌

肺癌是指原发于支气管上皮、腺上皮或肺泡上皮的恶性肿瘤，也是肺内最常见的恶性肿瘤。

1. 中央型肺癌

（1）CT平扫

直接征象：当肿瘤局限于支气管内，或仅有支气管管壁轻度增厚及管外小结节时，薄层扫描或HRCT可见支气管壁增厚及腔内、外结节，可显示支气管狭窄甚至截断。当肿瘤向管壁外生长，可在肺门区形成肿块，螺旋CT多平面重组（MPR）（图4-1-11）及容积再现（VR）能够更清楚地显示肿瘤部位、范围及近端支气管狭窄情况。CT仿真内镜（CTVE）可显示支气管内壁的情况。

间接征象：阻塞性肺气肿表现为肺叶范围的密度减低区，此征象常不易发现。阻塞性肺炎表现为小片状、肺段或肺叶实变影，肺体积常缩小，常合并支气管血管束增粗、模糊。阻塞性肺不张可见肺门部有肿块影突出肺不张的外缘。增强扫描可见肺不张内的肿块轮廓，且可显示肺不张内有条状或结节状低密度影，为支气管内潴留有黏液，因不强化而表现为“V”或“Y”形低密度，即黏液支气管征。

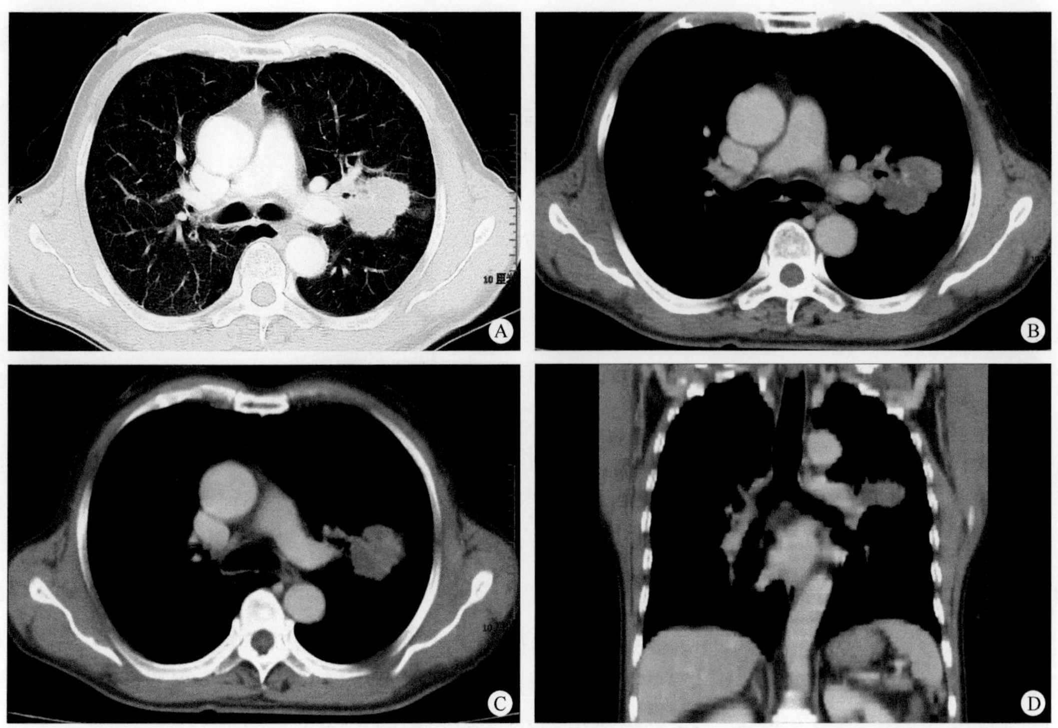

图4-1-11 左肺中央型肺癌

A. 中央型肺癌CT增强扫描肺窗；B. 中央型肺癌CT增强扫描纵隔窗；C. 肿瘤在轴位上的表现；D. 肿瘤在冠状位上的表现

转移征象：胸内淋巴结转移引起肺门及纵隔淋巴结肿大，以气管分叉下、主动脉弓旁、上腔静脉后、主肺动脉窗、气管旁及两肺门组淋巴结多见，增强检查显示更明显，并可显示肿瘤对邻近结构的侵犯，如肺静脉内瘤栓。

（2）CT增强扫描　肿块呈轻、中度均匀或不均匀强化。

2. 周围型肺癌

（1）CT平扫　肿瘤的直接征象分叶征较常见。周围型肺癌病灶分为实性结节、磨玻璃样密度结节、磨玻璃样密度与实性的混合密度结节。磨玻璃样密度是指病变的密度较低，病变内可见血管影，在2cm以下肺癌较多见。结节内的空泡征与支气管气腔多见于体积小的细支气管肺泡癌和腺癌。

间接征象可有三阻征出现（阻塞性肺气肿、阻塞性肺炎、阻塞性肺不张）。

如果出现侵袭及转移时，肺上沟瘤易引起邻近胸椎及肋骨破坏。肿瘤直接侵及胸膜引起增厚。肿瘤在肺内血行转移形成多发结节或粟粒状结节。肿瘤侵及淋巴管形成癌性淋巴管炎，表现为支气管血管束增粗，有小结节及不规则细线、网状影。转移到胸内淋巴结引起肺门及纵隔淋巴结肿大。胸膜转移表现为胸膜结节和胸腔积液。

（2）CT增强扫描　呈轻度、中度均匀或不均匀强化（图4-1-12）。

（三）肺转移瘤

肺是转移瘤的好发部位，多数患者表现为原发肿瘤症状，少数也可表现为咳嗽、胸痛、咯血等呼吸道症状。原发恶性肿瘤向肺内转移的途径有血行转移、淋巴转移和肿瘤直接侵犯。

CT平扫：血行转移表现为单发或多发结节，边界清楚，大小不一。淋巴转移表现为沿淋巴管分布的结节，支气管血管束增粗，小叶间隔呈串珠样改变或不规则增粗（图4-1-13）。

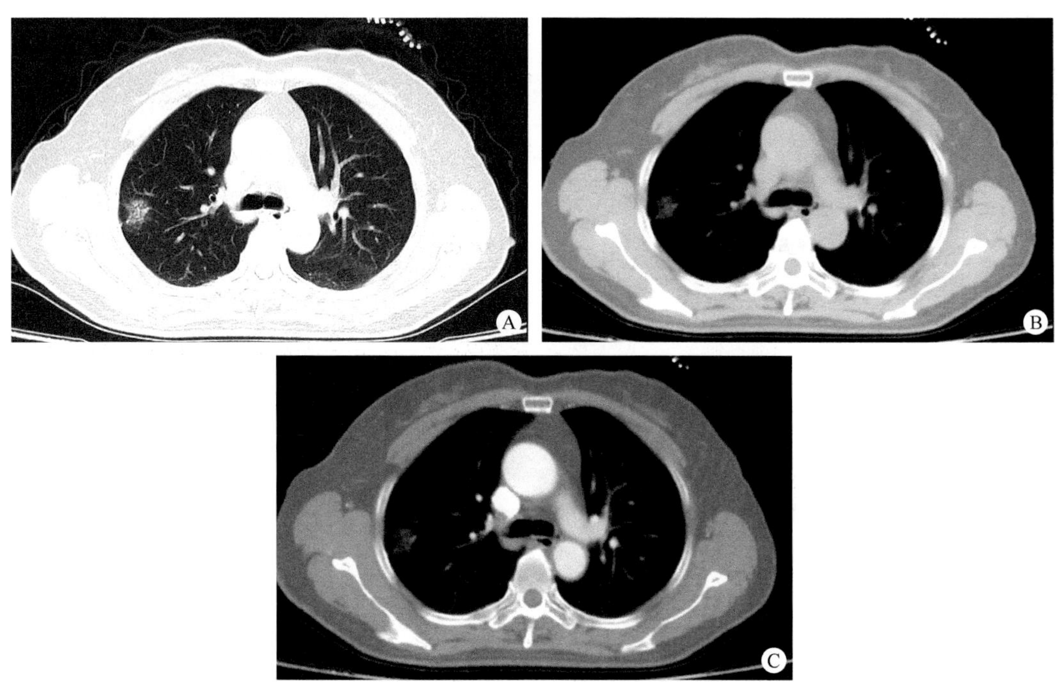

图4-1-12 右肺上叶周围型肺癌

A. 肺窗显示右上肺不规则结节；B. 纵隔窗；C. 增强扫描显示结节不均匀强化

（四）肺结核

肺结核是由结核杆菌在肺内所引起的一种常见的慢性传染性疾病。

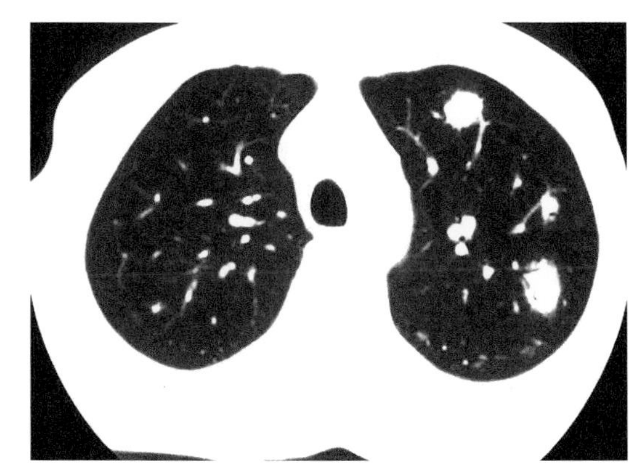

图4-1-13 肺多发转移瘤

临床症状：肺结核的临床表现与感染的结核菌的数量、毒力及机体免疫反应和变态反应状态有关，也与病变的发展阶段有关。有的可无任何临床症状，因体格检查而发现。有的仅有咳嗽、咯血及胸痛。但有些患者除了这些症状外，尚有较明显的全身中毒症状，可表现为低热、盗汗、乏力、食欲减退和明显消瘦等。通常这些症状和体征均缺乏特征性。痰检找到结核菌或痰培养阳性及纤维支气管镜检查发现结核性病变是诊断肺结核的可靠根据。结核菌素反应阳性有助于小儿肺结核的诊断。肺结核可伴有肺外结核，如颈淋巴结结核、骨与关节结核及脑膜结核等。

肺结核分型：Ⅰ型原发性肺结核、Ⅱ型血行播散型肺结核、Ⅲ型继发性肺结核、Ⅳ型结核性胸膜炎。

CT表现：Ⅰ型CT可清楚显示原发病灶、引流的淋巴管炎及肿大的肺门淋巴结，也易于显示肿大淋巴结压迫支气管等所引起的肺叶或肺段的肺不张，并能敏感发现原发病灶邻近的胸膜改变（图4-1-14）。Ⅱ型可以显示粟粒结节的大小、分布及密度的特征（图4-1-15）。Ⅲ型以浸润为主型可见片状阴影内部有空洞形成；以干酪为主型，可见到结核球和干酪性肺炎；以空洞为主型，空洞周边多有条索状纤维化，常见钙化，肺纹理增粗紊乱扭曲，可有肺门上提（图4-1-16）。Ⅳ型可见不同程度的胸腔积液表现，慢性者可见胸膜广泛或局限性增厚表现，但有时为叶间、肺底积液或包裹性积液（图4-1-17）。

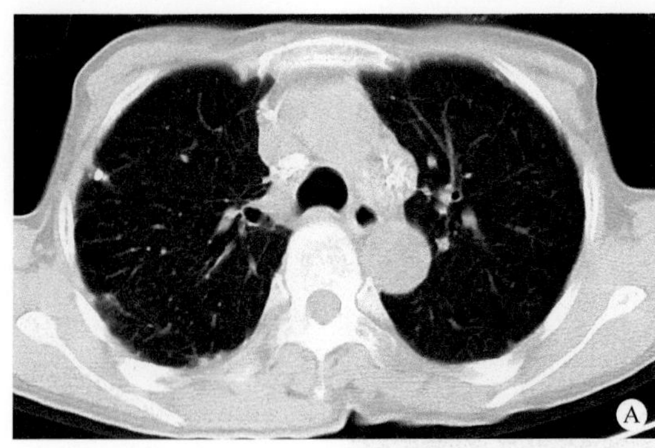

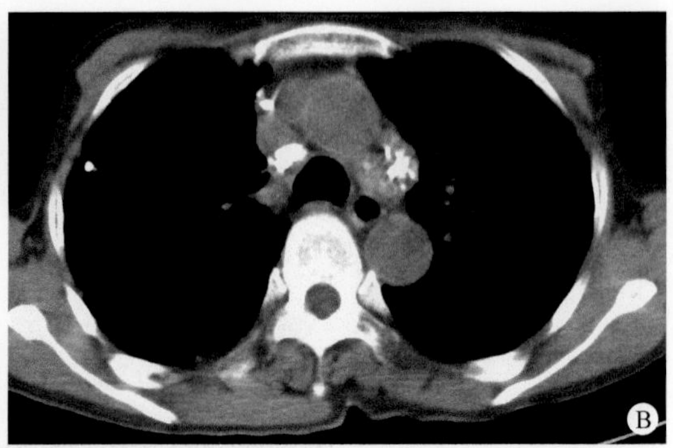

图4-1-14 原发性肺结核CT肺窗和纵隔窗

A. 原发性肺结核肺窗；B. 原发性肺结核纵隔窗

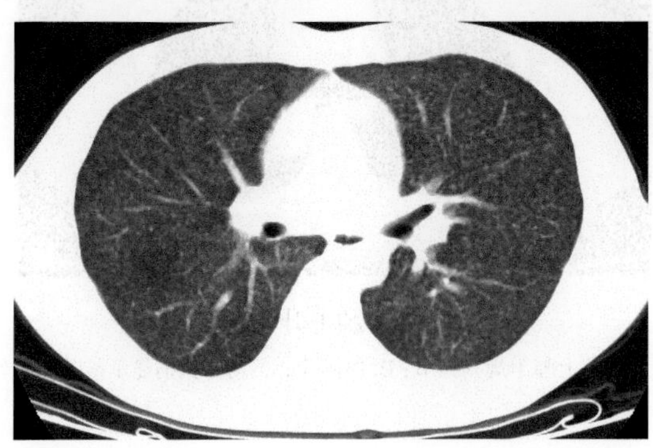

图4-1-15 急性血行播散型肺结核CT

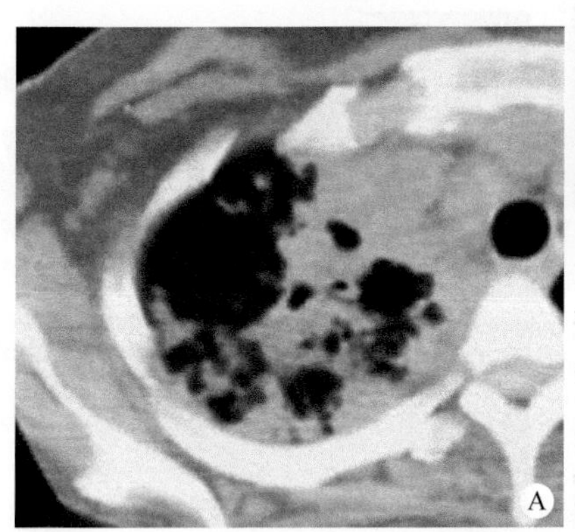

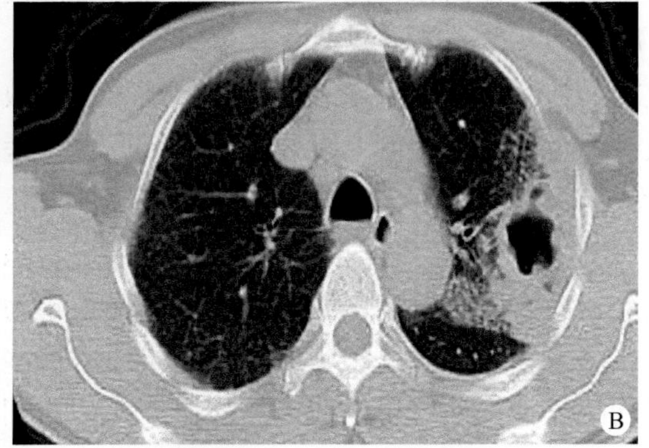

图4-1-16 继发性肺结核CT

A. 干酪性肺炎；B. 结核性空洞

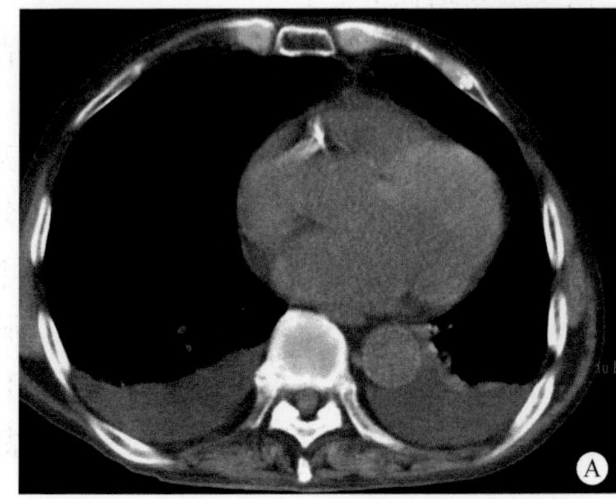

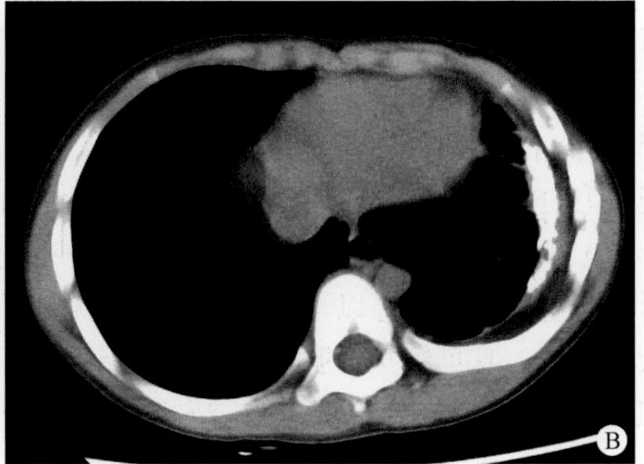

图4-1-17 结核性胸膜炎CT

A. 结核性胸膜炎胸腔积液；B. 结核性胸膜炎胸膜钙化

（五）支气管扩张

支气管扩张是指支气管内径不可逆异常增宽，简称支扩，为常见的慢性支气管疾病，多见于儿童和青壮年。常继发于肺部慢性疾病，少数为先天性支气管内径的异常扩张。

CT平扫：支气管扩张可分为囊状支气管扩张、柱状支气管扩张和曲张型支气管扩张（图4-1-18）。

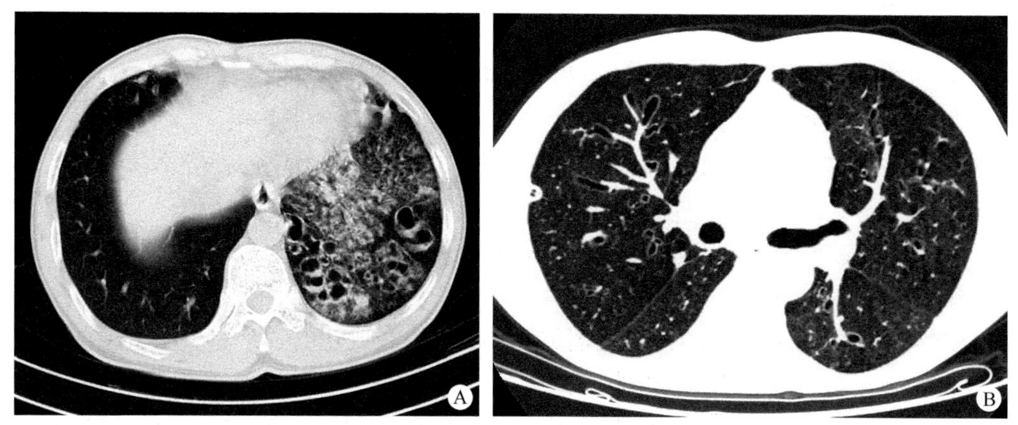

图4-1-18 支气管扩张CT平扫

A. 囊状支气管扩张；B. 柱状支气管扩张

柱状支气管扩张时，当支气管水平走行而与CT层面平行时可表现为“轨道征”；当支气管和CT层面呈垂直走行时可表现为管壁圆形透亮影，呈“印戒征”（扩张的支气管与伴行的肺动脉）。正常时，肺动脉直径稍大于伴行的同级别支气管，当这个大小关系发生逆转时，提示支气管扩张。

囊状支气管扩张时，支气管远端呈囊状膨大，成簇的囊状扩张可形成葡萄串状阴影，合并感染时囊内可出现液平面及囊壁增厚。

曲张型支气管扩张可表现为支气管直径呈粗细不均的囊柱状改变，壁不规则，可呈念珠状。

当扩张的支气管腔内充满黏液栓时，表现为柱状或结节状高密度阴影，称为“指状征”改变。

第2节 肺动、静脉CT检查技术

案例 4-2

患者，男，44岁，既往体健，4天前无明显诱因出现呼吸困难，以活动或劳累后加重为主，休息后缓解不明显，入院当日清晨如厕大便后呼吸困难明显加重，伴大汗淋漓、端坐位呼吸，持续约半小时，无明显胸痛、心悸症状，无咯血、晕厥等不适。临床建议行肺动脉CTA检查以确诊。

问题： 1. 肺动脉CTA临床检查有哪些扫描技术？

2. 针对该患者，如何制订个性化扫描方案？

3. 简述肺动脉栓塞的CTA检查注意事项。

一、适应证与相关准备

（一）适应证

1. 肺动脉CT适应证 动脉扫描主要用于肺动脉栓塞、肺动脉狭窄及畸形、肺动脉高压及了解肺恶性肿瘤与肺动脉的关系。

2. 肺静脉CT适应证

（1）对于房颤患者，射频消融术前评估、术后评价。

（2）明确左心耳有无血栓，左心耳封堵术术前评估、术后评价。

（3）左心房占位性病变的诊断与鉴别诊断。

（二）相关准备

1. 年龄小于7岁的患儿，易动、不能配合检查；呼吸幅度大、不能自主控制行为，检查前需禁饮、禁食4～6h，在镇静麻醉下实施扫描。

2. 年龄7～12岁患儿，在检查前告知注意事项，嘱其平静呼吸，保持姿势不动。尽量消除患儿紧张心理以取得配合。

3. 对于13岁以上青少年及成人，检查前进行呼吸训练，屏气10～15s，保持姿势不动以配合扫描。

4. 对比剂的选择与使用：恰当选择对比剂类型是确保检查成功的一个重要因素。在复杂先天性心脏病的CT检查中，选择非离子型对比剂，浓度为300mg/ml，避免高浓度对比剂在上腔静脉和右心房内产生较大硬化束伪影，影响心内结构及心外大血管的显示，同时避免低浓度对比剂不能满足诊断需要的缺点。评估对比剂用量的因素包括延迟时间、注射速率、扫描时间、循环时间、扫描范围、高压注射器类型、年龄、体重等。年龄小的婴幼儿受检者心率快，体重轻，循环时间短，可酌情给药。

5. 去除金属伪影：建议受检者扫描前去除扫描范围内存留体外的致密异物，如项链、打火机、手机等含有金属的物品，以免扫描过程中产生伪影，造成图像质量下降。

二、检查技术

（一）CT平扫

扫描体位：采用仰卧、头先进的方式，扫描基线对准腋中线，扫描范围从肺尖至膈面（图4-2-1）。

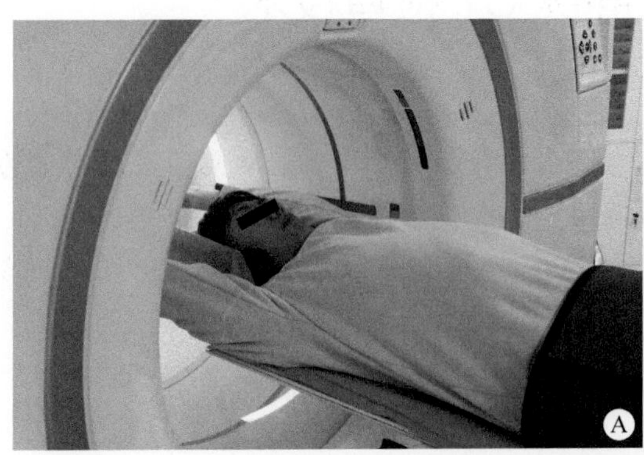

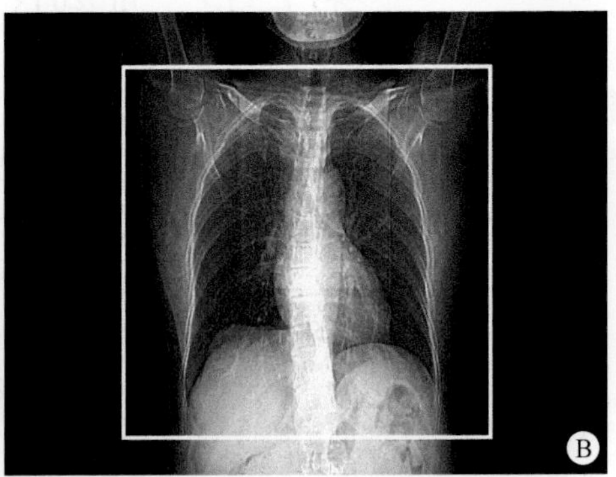

图4-2-1 肺动静脉CT扫描

A. 肺动静脉CT扫描体位；B. 肺动静脉CT扫描范围

（二）CT增强扫描

1. 常规CTA扫描技术

（1）扫描参数　采用实时曝光剂量调节降低辐射剂量。扫描范围自膈肌水平至胸廓入口。

（2）对比剂参数　碘海醇（350mg/ml）40～60ml，经肘静脉注射。注射速率均为4ml/s，以同样速率注射生理盐水100ml。

（3）扫描方式　采用自动触发扫描方式。

2. 双能量CTA扫描技术

（1）扫描参数　采用实时曝光剂量调节降低辐射剂量。扫描范围自膈肌水平至胸廓入口。

（2）对比剂参数　碘海醇（350mg/ml）60～80ml，经肘静脉注射。注射速率均为4ml/s，以同样速率注射生理盐水100ml。

（3）扫描方式　采用自动触发扫描方式（图4-2-2）。

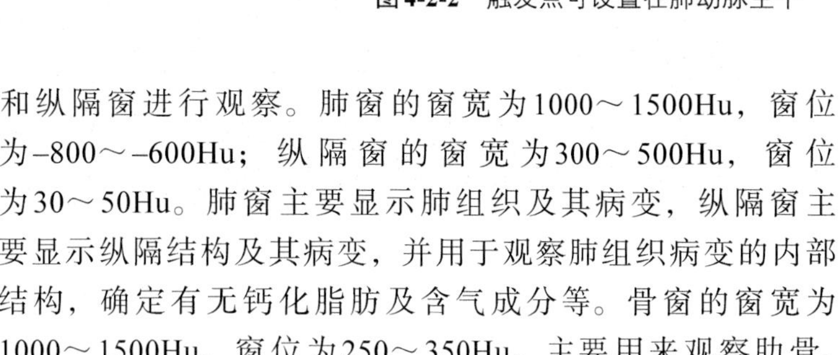

图4-2-2　触发点可设置在肺动脉主干

三、图像处理

（一）窗口技术

胸部CT扫描图像通常采用肺窗和纵隔窗进行观察。肺窗的窗宽为1000～1500Hu，窗位为-800～-600Hu；纵隔窗的窗宽为300～500Hu，窗位为30～50Hu。肺窗主要显示肺组织及其病变，纵隔窗主要显示纵隔结构及其病变，并用于观察肺组织病变的内部结构，确定有无钙化脂肪及含气成分等。骨窗的窗宽为1000～1500Hu，窗位为250～350Hu，主要用来观察肋骨、胸骨等的骨质情况。

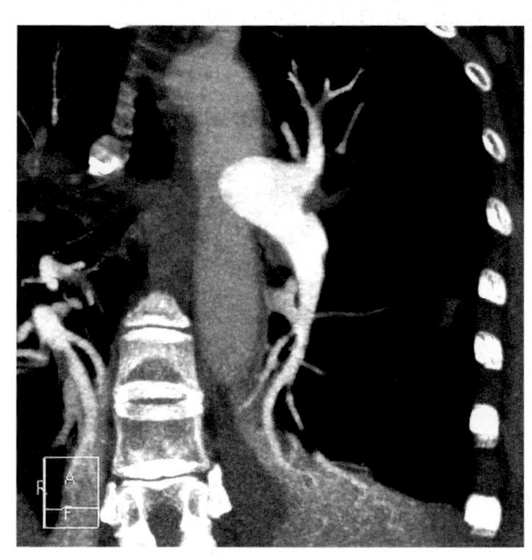

图4-2-3　肺动脉栓塞MPR

（二）图像重组

CT的多种后处理技术对诊断病变也有一定的辅助作用。

1. 多层面重建（MPR）　通过多角度、多方位观察病变及病变与邻近器官组织的关系，获得更丰富的信息。MPR可以更清晰地显示各级肺动脉的走行和管腔内栓子的有无、大小、分布及累及范围（图4-2-3、图4-2-4）。

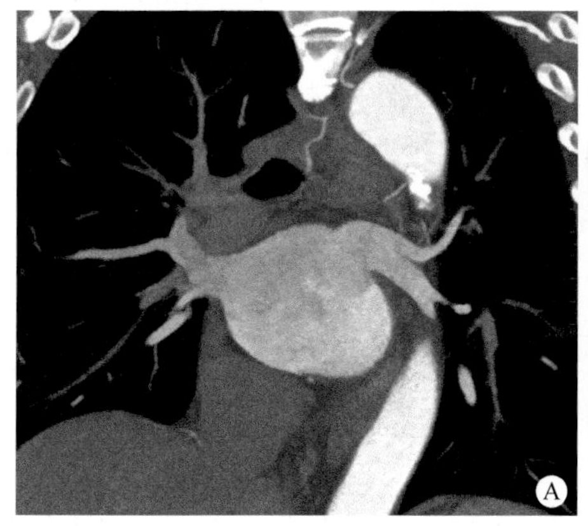

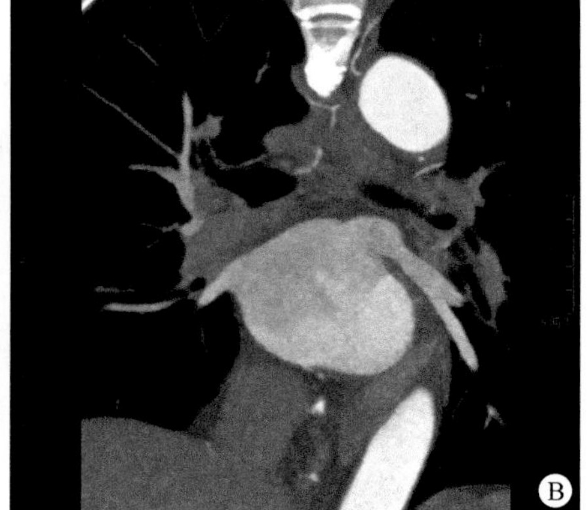

图4-2-4　肺静脉及左心房MPR

A. 冠状面重组显示左心房和四条肺静脉；B. 冠状面重组主要显示左心房

2. 曲面重组（CPR）　通过CPR将迂曲的肺动脉拉直，可以更清楚地区分肺动脉管腔内的栓子与邻近淋巴组织、未强化的肺静脉、支气管等，也更容易发现远端动脉内的小栓子，进而可以提高敏感性和准确率。

3. 最大密度投影（MIP） 通过MIP能够较真实地反映组织间的密度差异，显示血管壁的钙化及其分布范围，更能够直观、立体地显示肺动脉的解剖、走行，尤其对于外周肺动脉的显示有其优势。因此，MIP可作为诊断周围型肺栓塞的一种有效的方法。

4. 容积再现（VR） 通过VR能使观察者更直观、更立体地观察血管结构，追踪血管的起源、走行，特别是在肺动脉成像，强化的肺静脉往往与肺动脉较难区分，甚至造成误诊，而根据VR图像显示各分支的起源和走行，可进行肺动静脉的鉴别（图4-2-5）。

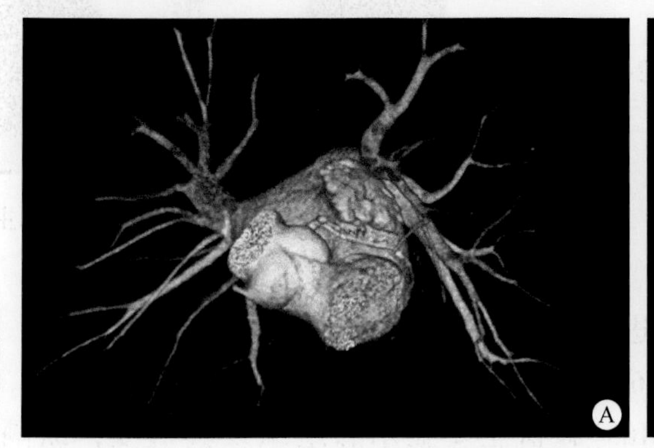
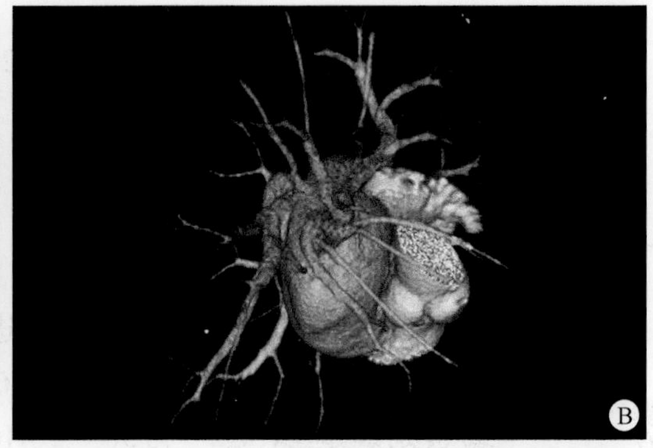

图4-2-5 肺静脉及左心房VR

A. 肺静脉及左心房VR正面观；B. 肺静脉及左心房VR右侧面观

5. CT仿真内镜（CTVE） 通过CTVE能够从不同角度观察腔内状况及病灶，对腔内占位、狭窄的发现率高，并可协助制订手术治疗计划。肺动脉腔内的仿真内镜三维重建图像可显示栓子的形态、大小、与血管壁的关系，但其不能观察肺动脉的解剖，对中央型肺栓塞显示良好，对周围型肺栓塞的显示欠佳。

（三）肺动脉CTA光谱成像

传统肺动脉CTA光谱成像受CT空间分辨力的影响，对于远端微小栓子的显示存在一定局限性，且仅能提供肺血管相关形态学信息，无法定量评估栓子对肺实质血流灌注的影响。IQon光谱CT多参数分析（单能级图、碘密度图及原子序数图等），可清晰显示深静脉血栓，可视化亚段以下的肺动脉栓塞及肺灌注情况，从而全面评估栓子对肺灌注状态的影响，提高肺栓塞的诊断效能。IQon光谱CT多参数成像，通过光谱多参数分析（单能级图、碘密度图及原子序数图等），打破常规，“逆向”诊断，明确肺栓塞以外，还可准确为肺栓塞治疗前、后的疗效评估提供客观的定量指标。

链接 光谱CT

光谱CT是CT的一种，光谱CT是一种利用物质在不同能量X线下产生的不同吸收，同时采用双层探测器对人体各个系统进行成像的技术。相比于传统的CT技术，光谱CT具有更高分辨力的同时辐射剂量相对较少。光谱CT主要应用于医学成像领域，可以用于对人体各个系统的检测成像，包括但不限于骨骼系统、呼吸系统、消化系统、神经系统等。同时可以提供更加丰富的数据信息，有助于对疾病进行更加准确的诊断和治疗。总之，光谱CT是一种具有广泛应用前景的医学成像技术，可以提高医生对疾病的诊断准确性和治疗效果。

四、图像质量控制

（一）检查注意事项

1. 触发时间及扫描程序的设定（儿童手动触发，成人自动触发阈值：100Hu）。

2. 扫描时若受检者出现过敏反应立即停止检查，并按照对比剂过敏反应处理原则积极进行抢救。

3. 心率控制，64层及以上CT机型心率≤70次/分，16层及以下CT机型心率≤60次/分。

4. 受检者呼吸配合，为避免用力屏气后胸腔压力过高，导致肺动脉扫描失败。建议受检者在检查过程中平静缓慢呼吸，或者随机屏气即可。

5. 受检者血液黏稠度高或者血管壁弹性较差的情况下，会影响造影剂注射速度。

（二）图像显示要求

1. 清晰显示肺动、静脉起始及走行，肺静脉CTA时，常需要显示左心房。

2. 清晰显示肺动、静脉内血栓及肺动、静脉充盈缺损情况。

3. 清晰显示肿瘤与肺动、静脉的位置关系。

（三）优化扫描方案

1. 对比剂剂量 先天性心脏病受检者的年龄、体重及病情一般有很大差异，对比剂到达心脏的高峰时间各不相同，图像质量受呼吸、心率、对比剂等的影响较大，特别是低体重患儿受多种因素的影响，检查过程更不易把握扫描时机，需要检查者恰当调节各种相互制约的因素，才能得到满意的图像质量。传统对比剂注射方法为先注射一定剂量的对比剂，再注射生理盐水，该种方法上腔静脉硬化束伪影较大，且右心房内对比剂混合不均匀，采用对比剂与生理盐水同时注射，可以有效降低上腔静脉内伪影。

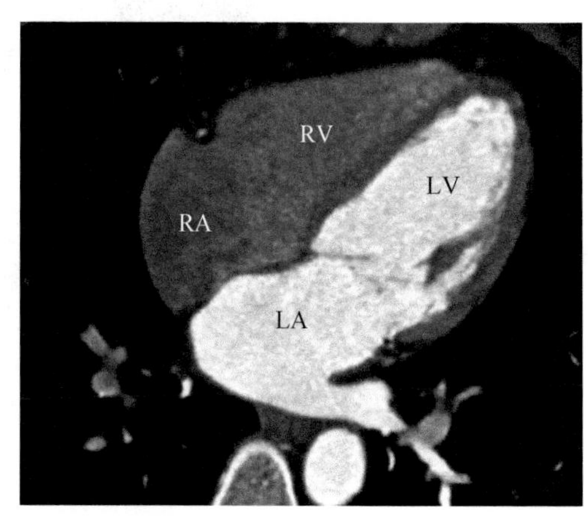

图4-2-6 心脏四腔位
RA. 右心房；RV. 右心室；LA. 左心房；LV. 左心室

2. 监测层面及触发时间 如上所述，先天性心脏病需要心脏各房室及大血管内均有对比剂充盈，检查层面要放在四心腔层面（图4-2-6），即包括左右心房、心室，双心室流出道层面，降主动脉及肺内动脉分支层面。触发时间选择手动触发，即上述各心腔及大血管内均见对比剂充盈时触发扫描。

（四）控制辐射剂量

早期由于CT技术落后，CT一般不应用于小儿先天性心脏病检查。近些年来，随着低剂量技术的发展，CT才得以在儿童先天性心脏病中推广开来，有时影像科大夫也很热衷于追求低剂量扫描，但剂量过低，很大程度上会降低图像质量，甚至影响诊断。所以，在追求低剂量扫描的同时，要考虑诊断要求在先，并根据患者情况，制订个体化的扫描方案。

五、图像诊断分析

（一）肺栓塞

肺栓塞（pulmonary embolism，PE）是指内源性或外源性栓子阻塞肺动脉及其分支引起肺循环障碍的系列病理生理综合征，包括肺血栓栓塞、脂肪栓塞、羊水栓塞、空气栓塞、肿瘤栓塞等，其中肺血栓栓塞最为常见。肺血栓栓塞症（pulmonary thromboembolism，PTE）的栓子主要来源于深静脉血栓形成（deep venous thrombosis，DVT），尤其是下肢静脉及盆腔静脉血栓。无论是能谱CT的碘基物质图还是双源CT的双能量肺灌注图像，两者均能够在一次成像过程中同时提供解剖及功能信息，对肺栓塞的诊断、鉴别诊断及其治疗效果观察都有很好的指导意义，且具有一定的可重复性、创伤小、简单快捷的特点。

CT增强扫描：多层螺旋CT血管造影（MSCTA）是诊断肺栓塞的较常用和可靠的方法。直接征象为肺动脉腔内的充盈缺损（表现为肺动脉及其分支腔内偏心性或类圆形充盈缺损或闭塞，肺动脉分支内无对比剂充盈）。间接征象包括主肺动脉影增宽、局限性肺动脉分支血管影稀疏、肺段楔形实变及胸腔积液等（图4-2-7）。

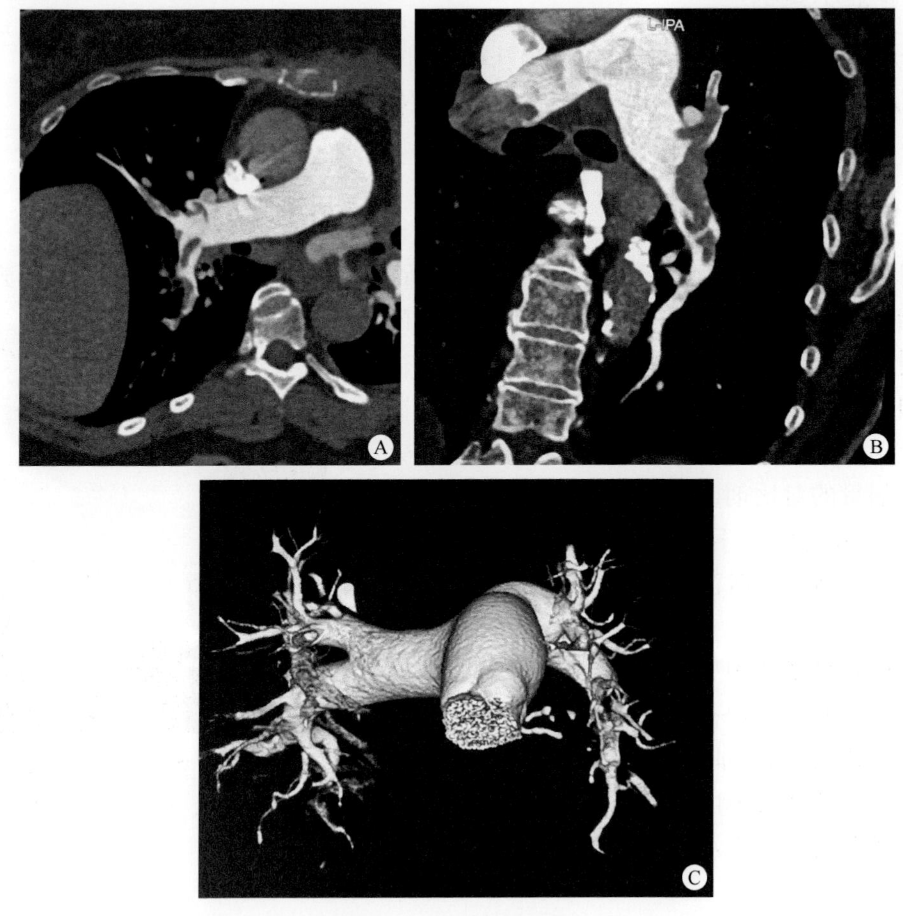

图4-2-7 肺动脉栓塞CTA

A. 肺动脉栓塞轴位；B. 肺动脉栓塞冠状位重组；C. 肺动脉栓塞VR

（二）法洛四联症

法洛四联症是最常见的发绀型先天性心脏病，其基本畸形包括肺动脉瓣狭窄、室间隔缺损、主动脉骑跨、右心室肥厚。法洛四联症时，右向左的分流量主要取决于室间隔缺损的大小和肺动脉狭窄的程度，并决定临床表现和严重程度。肺动脉狭窄越严重，右心室射血阻力越大，经室间隔缺损的右向左分流量也就越大，体循环血氧饱和度就越低。肺动脉狭窄造成的血流量的减少会进一步加重缺氧，引起发绀、红细胞增多等一系列变化。

患者发育迟缓，活动能力下降，常有气急表现，喜蹲踞或有晕厥史。发绀多于生后4～6个月出现，伴有杵状指（趾）。听诊于胸骨左缘第2～4肋间可闻及较响亮的收缩期杂音，可扪及震颤。肺动脉第二心音减弱或消失。

CT扫描：普通CT扫描，包括增强CT扫描只能提供主动脉和肺动脉管径、位置关系，肺内血管稀疏及右侧房室大小和厚度等征象。由于漏斗部狭窄和右心室肥厚呈进行性加重，因而左心发育通常较差，以漏斗部狭窄或合并肺动脉瓣环，瓣膜部狭窄多见。室隔缺损主要位于膜部。主动脉根部前移，骑跨于室间隔之上，管径增粗。右心室肥厚为继发性改变，与肺动脉狭窄有关。MSCT平行于左肺或右肺动脉长轴的斜矢状层面图像可以很好地显示其狭窄，斜矢状层面图像还可以评价球囊扩张术后的血管情况（图4-2-8）。

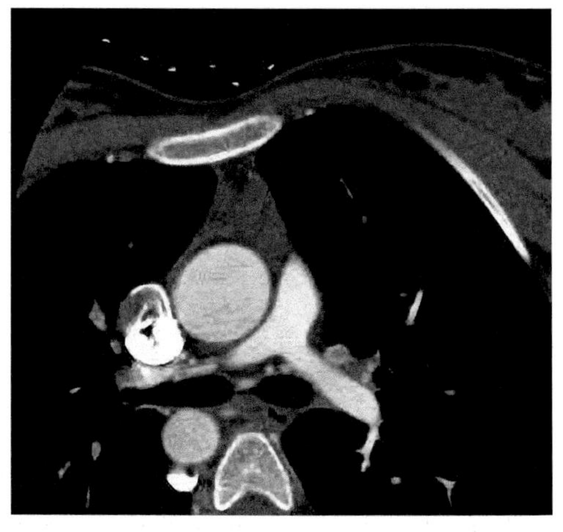

图4-2-8　法洛四联症肺动脉狭窄

（三）肺静脉畸形引流

如发现左上、左下、右上、右下四支肺静脉与左心房之间非正常连接关系，即应全面显示和仔细观察左、右心房及与心房连接的肺静脉、腔静脉血管，同时能观察腔静脉、冠状静脉窦有无扩张。如果图像显示四支肺静脉在心房的后方或后上方汇合成共同肺静脉，并直接与上腔静脉、冠状静脉窦或右心房相通，则可诊断为完全性肺静脉畸形引流。如果图像显示一支或数支肺静脉与腔静脉或右心房直接相连，则为部分性肺静脉畸形引流。在轴位上自上而下逐层观察心脏及大血管的连接，明确是否合并其他畸形。对于婴幼儿患者，还需观察气管及左右支气管分支有无变异、管腔有无狭窄等。

第3节　心脏CT检查技术

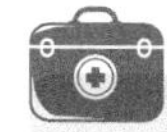

案例 4-3

患者，男，43岁，劳累后心悸，心脏听诊杂音，考虑房间隔缺损，建议做超声并结合CTA检查。

问题： 1. 房间隔缺损CTA检查临床有哪些扫描技术？

2. 针对该患者，如何制订个性化扫描方案?

3. 房间隔缺损CTA检查的优势有哪些?

一、适应证与相关准备

心脏CT是应用64层或以上多层螺旋CT对冠状动脉和心脏、大血管结构进行解剖成像的影像学方法，其优势在于可无创性显示冠状动脉的解剖细节、评价粥样斑块性质和病变狭窄程度。随着硬件技术的革新和发展，心脏CT已成为临床诊断冠心病的重要无创性影像学方法之一。

（一）适应证

1. 冠状动脉粥样硬化性心脏病　简称为冠心病，心脏CT主要是通过观察受检者的冠状动脉血管来确定是否患病，若受检者动脉出现钙化斑块或血管存在狭窄，都可判定受检者患病，一般是由肥胖、压力过大、长期饮酒等原因所导致。

2. 先天性心脏病　通过心脏CT来分析心房、心室、大血管之间的连接是否出现异常，肺、体静脉和左右心房的连接是否存在异常，肺动脉、主动脉的发育情况是否存在异常及冠状动脉是否存在畸形，以此来判断是否有先天性心脏病。

3. 原发性心肌病 心脏CT能显示心肌肥厚程度和部位，以及是否因为心肌肥厚而导致出现心室腔变形和心室流出道狭窄，可以评定心功能的指标，以此来判断是否有原发性心肌病。

4. 心脏肿瘤 心脏CT可通过平扫的方式来观察心脏有无肿瘤病变，以此来判定是否存在心脏肿瘤，一经发现应及时治疗。

5. 心脏瓣膜病 心脏CT能够显示心脏各房室的瓣膜形态及左心房和左心耳是否出现血栓，以此来判断是否存在心脏瓣膜病。

（二）检查前准备

1. 心理干预 由于受检者的心率高会影响图像质量，因此消除受检者的紧张情绪十分重要，检查前需要向受检者简单介绍检查的过程和可能出现的正常反应。例如，对比剂注药后可能会出现发热的症状等，以及呼吸屏气的重要性和需要屏气的次数及检查大体时间，消除受检者的畏惧心理，有利于对心率的控制。10岁以下不能合作的患儿给予10%水合氯醛（0.6～0.8ml/kg）口服镇静。

链 接 CT恐惧症的干预措施

CT恐惧症一般可以通过自我调节、心理治疗、药物治疗、物理治疗、运动疗法等方式进行调节。例如，自我调节的方式：如果受检者在进行CT检查时出现恐惧心理，可能是由于精神过度紧张，从而导致上述症状。建议受检者可以通过深呼吸的方式，转移注意力，缓解不适症状。同时，受检者也可以适当进行慢跑、游泳等体育锻炼，有助于排解压力，保持心情舒畅。

2. 心率控制 通常64层CT以上的机型心率需要控制在低于70次/分，16层CT机型心率需要控制到65次/分以下。由于是心脏大血管检查，对于心率的要求没有冠状动脉严格，特别是儿童无法控制心率的可以不用控制，对于成年人可对于基础心率过快的受检者使用β受体拮抗剂，如酒石酸美托洛尔片等，服用方法为检查前10～20min口服12.5～50mg，建议视情况酌情逐渐加量服用，并对低血压受检者时刻监测血压，心率下降后再进行CT检查。

3. 呼吸训练 检查前训练受检者做深吸气、屏气及呼气动作。呼吸训练时需要确定检查者是否能屏住气，可通过观察腹部的运动或者用手放到检查者胸前确定。一般经过训练，受检者的屏气时间可以明显延长，可在扫描过程中保持屏气不动。

4. 安装心电图电极 冠状动脉CT扫描需与心电门控相结合，这样可获得清晰可靠的冠状动脉图像。心电极的安装使用三个导联，RA和LA电极分别置于右侧和左侧的锁骨陷凹处，LL电极置于左侧肋下缘肋间隙上。电极片需要在上臂上举后粘贴，并且需要避开骨头，否则会出现心电波形幅值下降或不稳定的情况。

二、检查技术

1. 扫描体位 受检者仰卧，双手上举，置于头侧。调整体轴中心线和床面高度使心脏位于扫描机架的等中心位置。前胸部放置心电极片，连接CT机自带的心电导联线。对受检者非检查区域的敏感腺体进行防护（图4-3-1A）。

2. 扫描方法

（1）定位像 常规扫描胸部前后定位像和侧位定位像，双定位有利于将心脏图像定位到显示野中心。

（2）扫描范围 根据检查的需要扫描的范围有所不同。常规心脏大血管扫描从气管隆嵴下到心底，包括整个心脏。对于先天性心脏病等复杂大血管扫描需要从主动脉向下到心底，包括整个心脏大血管（图4-3-1B）。

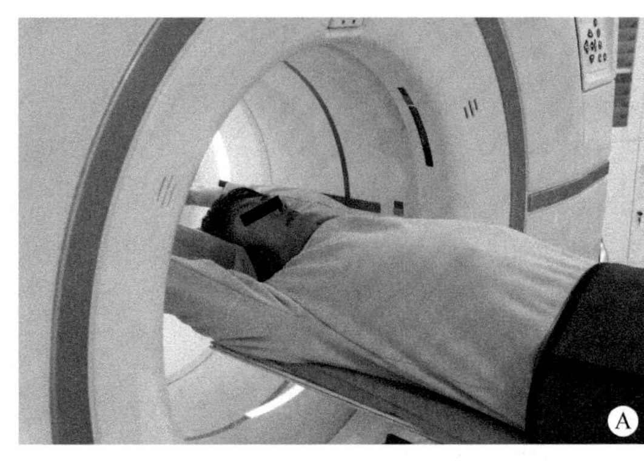

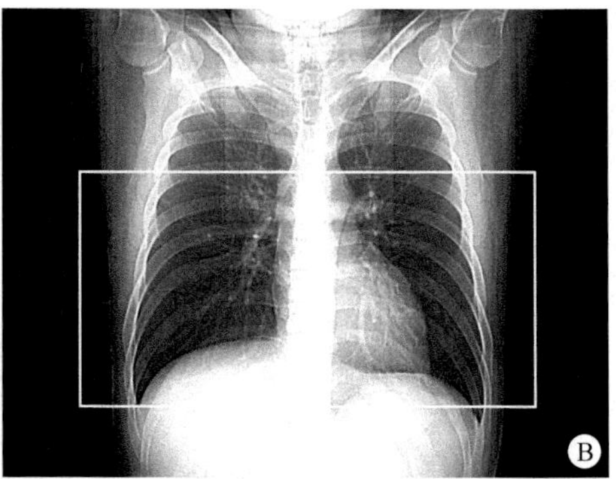

图4-3-1　心脏CT扫描

A. 体位示意图；B. 扫描范围

3. 扫描参数

（1）平扫　小于或等于2.5mm层厚，2.5mm层间距，显示野25cm，BMI＜25kg/m^{2}可以选择100kV，BMI≥25kg/m^2，选择120kV，螺旋扫描或者心电图（ECG）前瞻门控扫描。平扫可以观察扫描范围是否合适，如果不合适，可在增强扫描时适当调整。

（2）团注跟踪技术　监测层面通常选择气管隆嵴下1cm肺动脉层面进行监测，监测感兴趣区选择降主动脉，触发阈值选择150Hu（绝对值）或者100Hu（相对值）。

（3）对于复杂先天性心脏病扫描　可以使用小剂量测试（test-bolus）进行肺动脉和主动脉的时间密度曲线的绘制，便于分析先天性心脏病的类型，监测启动时间延迟6s左右，采集层面可以通过平扫层面设定为肺动脉和主动脉同时可见的层面。

（4）心脏大血管造影　最薄探测器宽度0.5～0.75mm，重建层厚/层间距0.5、1.0/0.5～0.75mm。使用回顾性ECG门控扫描方式进行扫描。重建时相选择40%～50%和70%～80%两个时相，如果是先天性心脏病的受检者需要再延时7～8s扫描一次。

4. 对比剂使用技术　对比剂通常选用370～400mg/ml的碘对比剂，双期相注射方案（先注射基础量对比剂，后以40ml生理盐水冲洗），基础量对比剂按1.0ml/kg计算，注射流速均为4.0～5.0ml/s。

三、图像处理

（一）窗口技术

图像显示以软组织窗为主，平扫图像窗宽为250～300Hu，窗位为40～50Hu，增强图像窗宽为400～800Hu，窗宽为100～150Hu。

（二）图像重组

1. 多平面重组（MPR）　是心脏大血管成像的主要显示技术，由于扫描图像为横断位图像，所以对于心脏短轴位和四腔心的显示需要进行MPR（图4-3-2）。

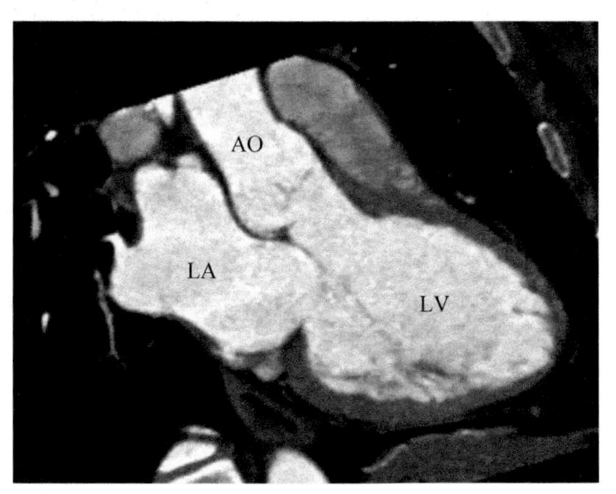

图4-3-2　心脏MPR

AO. 主动脉；LA. 左心房；LV. 左心室

2. 曲面重组（CPR）　可以将空间迂曲的血管或者结构显示到一幅图像上，对于大动脉的成像非常有帮助。

3. 最大密度投影（MIP）　使用薄层MIP技术可以突出显示动脉导管的连接及室间隔缺损。

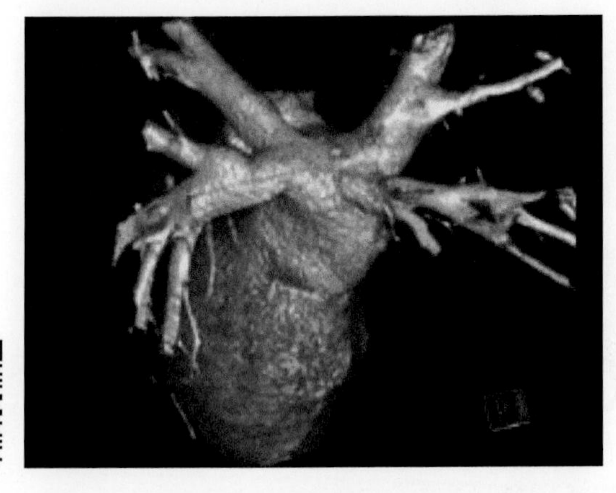

图4-3-3 肺静脉左心房VR

4. 容积重现（VR） 可以全方位立体观察先天性心脏病的各个变异血管的空间关系，利用遮盖技术可以显示遮挡血管后的病变（图4-3-3）。

5. 仿真内镜（VE） 可以显示血管内或者心腔内的病变，如室间隔或者房间隔缺损。

（三）图像排版与打印

心脏大血管CT图像排版与打印应遵循全面排版与重点突出的原则，一是要拍摄合适层厚的原始图像，包含检查部位；二是要将病变部位突出显示，便于临床医生观察。注意调节窗宽、窗位，常规选用软组织窗图像。对一些小的病灶可采用局部放大或进行冠状面、矢状面重组，以便进行定位描述。

图像排版时根据图像总数计算窗格（行×列），先将定位像输入打印窗格，然后按照人体的解剖顺序从上到下，依次输入图像或后处理图像，使图像位于窗格中间位置。

四、图像质量控制

（一）图像显示要求

心脏血管检查不同于其他检查，诊断的准确与否，严重依赖检查所得图像的质量。因此，检查时图像的质量控制非常关键，一般要求靶血管CT值不低于300Hu，没有或尽可能少的运动伪影。操作人员要有一定的诊断知识，扫描结束能够快速判断图像是否达到诊断要求。

（二）优化扫描方案

CT设备成像技术的发展，极大提高了时间分辨力和空间分辨力，特别是可以利用ECG对运动的心脏进行成像，成为研究心脏疾病的有力工具。

1. CT心脏大血管成像技术与常规血管造影比较，后者需要穿刺，属于有创性检查，CT属于无创或者微创检查，三维立体图像及各种位置剖面图像要优于常规血管造影，节约对比剂，在一定范围内可代替常规血管造影。

2. 对于先天性心脏病，首选彩色多普勒超声检查，因为其价格低廉、检查方便、无辐射、对心内畸形分辨力高；临床怀疑合并心外畸形者，推荐MSCTA检查，因为CT可多方位及多种后处理方法观察心脏结构及与大血管的解剖关系。最终确诊需DSA。

3. 对于合并心外大血管异常的受检者，如大动脉转位、主动脉病变等，或需要了解的心外血管侧支循环情况的病例，应该常规行MSCTA；对于不能配合长时间检查或有创检查的受检者、或是其他检查不能明确诊断的受检者，MSCTA可作为补充的检查方法。对于复杂先天性心脏病（CCHD）术后的受检者可以根据病情和临床诊疗需要有选择地使用。

（三）控制辐射剂量

1. 随着CT技术的发展与临床应用，合理降低扫描剂量已成为CT检查中应当遵循的原则，心电门控（ECG gating）自动管电流调制是心脏扫描中很有价值的降低辐射剂量的技术，新推出的多层螺旋CT大多同时提供ECG后门控螺旋扫描和ECG前门控扫描两种不同的冠状动脉CTA扫描方式供选择。

2. ECG后门控螺旋扫描在心脏收缩期采用低毫安输出，而在舒张期采用高毫安输出。既保证舒张期的冠状动脉成像，又不影响心功能检查，与连续使用高毫安输出的心脏检查相比可减少50%以上的辐射剂量。

3. ECG前门控扫描只在预先设定的期相内（一般设为舒张期）进行曝光和数据采集，其他时相不进行曝光，可以大幅降低辐射剂量，但又不影响冠状动脉图像的成像质量。

4. 除此之外，还可以通过开发先进的探测器，设置前置滤线器、后置滤线器及适形滤过器等方法来降低辐射剂量。

五、图像诊断分析

除了常规CT扫描需要注意的安全注意事项，心血管检查需要注射碘对比剂，而且注射速率比增强检查还要快，因此，需要注意使用碘对比剂引起的安全隐患，包括碘对比剂引起不良反应、对比剂高速注射的外渗风险。

1. 先天性心脏病

（1）定义　先天性心脏病是先天性畸形中最常见的一类，约占各种先天性畸形的28%，是指在胚胎发育时期由于心脏及大血管的形成障碍或发育异常而引起的解剖结构异常，或出生后应自动关闭的通道未能闭合（在胎儿属正常）的情形。

（2）临床表现　先天性心脏病的种类很多，其临床表现主要取决于畸形的大小和复杂程度。复杂而严重的畸形在出生后不久即可出现严重症状，甚至危及生命。需要注意的是一些简单的畸形如室间隔缺损、动脉导管未闭等，早期可以没有明显症状，但疾病仍然会潜在地发展加重，需要及时诊治，以免失去手术机会。主要症状有经常感冒、反复呼吸道感染，易患肺炎；生长发育差、消瘦、多汗；吃奶时吸吮无力、喂奶困难，或婴儿拒食、呛咳，平时呼吸急促；儿童诉说易疲乏、体力差；口唇、指甲青紫、哭闹或活动后青紫，杵状指/趾；喜欢蹲踞，出现晕厥、咯血；听诊发现心脏有杂音。

（3）分类　常见先天性心脏病主要是由遗传因素、环境因素和药物因素等三个方面导致胎儿心脏循环系统的发育异常，常见的有房间隔缺损（atrial septal defect，ASD）、室间隔缺损（ventricular septal defect，VSD）、动脉导管未闭（patent ductus arteriosus，PDA）、法洛四联症（tetralogy of Fallot，TOF）等类型的心脏变异。ASD导致心房水平的左向右分流，肺循环的容量增大，引起肺动脉高压，导致右心负荷活动后增加。

CTA表现如下。

1）ASD：表现在房间隔的连续性中断，两个层面以上显示房间隔连续性中断，间接征象是右心房、右心室增大。中心肺动脉增宽，如果有肺动脉高压，主肺动脉横径超过同水平主动脉径，右心室壁增厚，右室腔扩大，也有可能出现单心房畸形的可能（图4-3-4）。

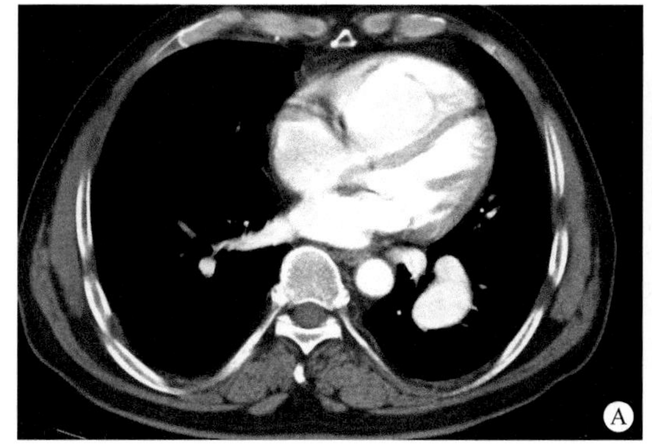

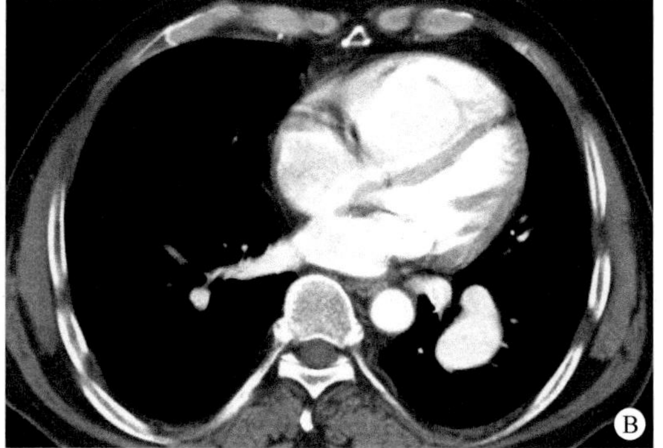

图4-3-4　房间隔缺损

A. 房间隔缺损CT增强；B. 增强下测量缺损口直径

2）VSD：直接征象是室间隔中断，不连续。可以确定不同的扫描类型，第一期的增强扫描由于左、右心室的增强程度不一样可以观察左、右心室分流的情况。室间隔缺损的分类：膜部室间隔缺损一般在主动脉瓣水平下一个层面可见室间隔中断。隔瓣后型室间隔缺损则多在二、三尖瓣均显示的层面，于隔瓣后见两心室间交通。嵴上型室间隔缺损显示主动脉根部与右心室流出道之间的圆锥部间隔消失，位置高于主动脉瓣下的膜部间隔缺损。对仅位于肺动脉瓣下者，又称为干下型缺损。位于室上嵴，漏斗部间隔内，但与肺动脉瓣有一定距离者，又称嵴上型，其间隔征象，分流量小者，余心肺所见可无异常；分流量大者可见肺野密度增高，肺血管纹理增多增粗，如有肺动脉高压，主肺动脉及左右肺动脉可有不同程度的增粗，动脉分支的扭曲，可有心室增大等表现。肌部间隔缺损常较小，但易于显示，多靠近心尖部（图4-3-5）。

3）PDA：直接征象，增强扫描可见主动脉弓下层面一条增强的血管与主肺动脉的左、右分叉部相连；间接征象，分流量小的无明确心肺改变，分流量大的动脉导管，可见左心室增大（图4-3-6）。

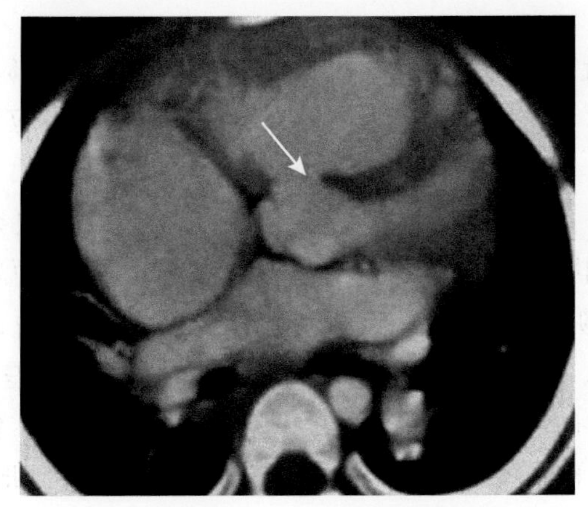

图4-3-5 室间隔缺损

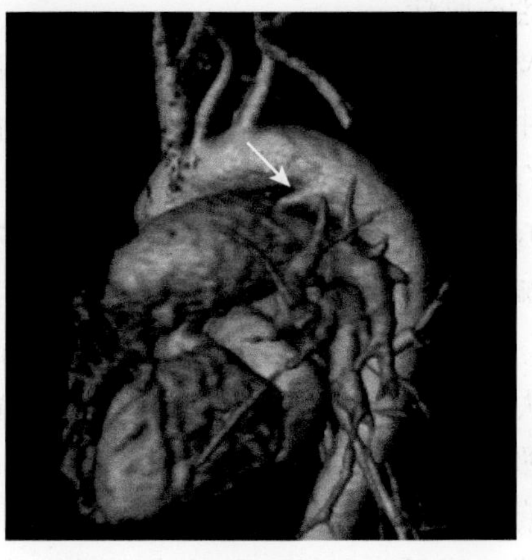

图4-3-6 动脉导管未闭VR重组

4）TOF：可见肺动脉狭窄，可见主肺动脉发育情况、分支等。室间隔缺损，主动脉骑跨可见升主动脉内径较粗，于主动脉根部层面显示，主动脉不同程度骑跨于室间隔之上。

（4）鉴别诊断

1）法洛四联症、大动脉转位肺动脉瓣闭锁：由于部分或全部静脉血直接分流入动脉，属于右向左分流型，因此患儿出生后就有发绀。

2）肺动脉狭窄、主动脉狭窄、主动脉缩窄：尽管存在心脏畸形，但左右两侧之间无异常通道，属于无分流型，因此终身不出现发绀。

3）动脉导管未闭、室间隔缺损、房间隔缺损：在疾病早期由于是动脉的血分流到静脉，属于左向右分流型，因此无发绀；但到了晚期心脏右侧的压力超过了左侧就出现了发绀。

2. 心包疾病 心包积液和缩窄性心包炎是主要的心包疾病，心包内可扩张适应2000～3000ml的容量，当容量过大，可引起心包内压力持续升高，最终导致心脏压塞。一方面导致心室舒张受限，心搏出量下降；另一方面导致体静脉血向右心回流受阻，体静脉压力升高。由于心包增厚、粘连、钙化，限制了心脏舒张功能，出现体（肺）静脉压增高者，称为缩窄性心包炎。心包炎分为干性及湿性（渗出性）两种。如果心包的肥厚和粘连限制了心脏舒张活动，导致心脏舒张功能受限，出现体（肺）静脉压增高，即为缩窄性心包炎。

鉴别诊断：如果仅有心包粘连而无由于心包缩窄而导致的心脏舒张功能改变者，仅可称为心包粘连或者粘连性心包炎，需与缩窄性心包炎鉴别。

（1）心包积液（pericardial effusion）　容易诊断，但病因很难确定，有结核性、化脓性、病毒性、风湿性、转移性等。积液性质有血性、脓性、纤维蛋白性等。积液先在后下陷窝（心包腔最低部位），然后向两侧及前后部积聚。少量或慢性积液时临床可无症状，大量或急性者可压迫心脏出现填塞症状。临床表现有发热、疲乏、心前区疼痛和心脏压塞症状，如面色苍白、发绀、上腹胀痛、端坐呼吸等。体征有心界扩大、搏动减弱、心音遥远、心包摩擦音、颈静脉怒张、脉压低、奇脉、肝大和腹水等。

CT表现：心包积液表现为心包腔内的液性密度区，为心包积液的直接征象（图4-3-7）。心包厚度增加（＞4mm），密度随积液的性质而异，多数为水样密度，亦可为出血样的高密度。增强扫描时，积液密度无变化，但壁层心包有强化，使心包内积液显示得更清楚。因为扫描时是仰卧位，少量的心包积液常积聚于左心室和右心房的后外侧，大量积液则形成包绕心脏的异常密度带。一般将心包积液分为三度。

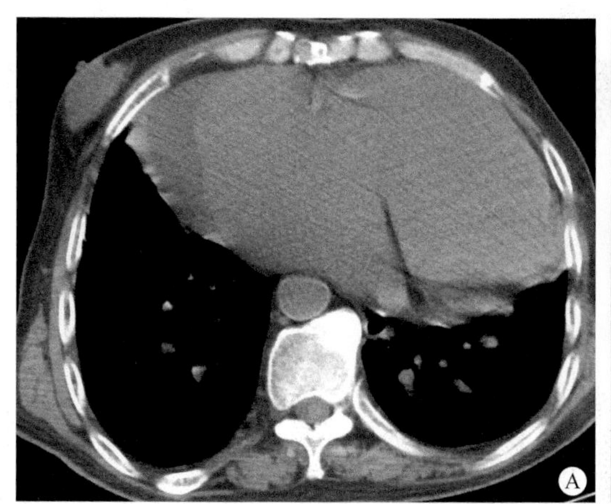

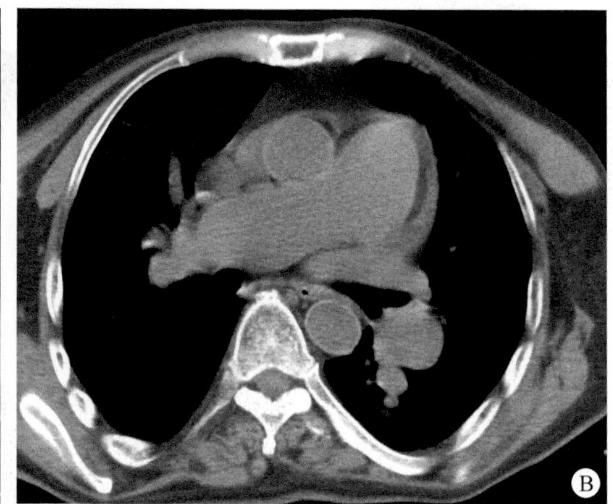

图4-3-7　心包积液CT平扫

A. 纵隔窗显示心影增大，心包下液体密度影；B. 纵隔窗显示大血管旁低密度影

Ⅰ度为少量积液，积液量＜100ml，舒张期心包脏壁层间距5～15mm。

Ⅱ度为中等量积液，积液量100～500ml，心包脏壁层间距15～25mm。

Ⅲ度为大量积液，积液量＞500ml，心包脏壁层间距＞25mm。

局部粘连而引起包裹性积液的好发部位在右前外侧和背侧。

（2）缩窄性心包炎　心包积液吸收不彻底，可引起心包肥厚、粘连，并可逐渐发展成缩窄性心包炎，导致心脏活动受限，进而产生功能异常。

CT表现：缩窄性心包炎的临床表现较典型。X线片见心脏外形不整，后期有明显钙化影并包绕心影。CT可见心包增厚、脏壁层界限不清、上腔静脉扩张、左右心房增大等。

（3）主动脉瘤　按病理与组织结构分为真性与假性两类。真性动脉瘤由动脉壁的三层组织结构组成；假性动脉瘤为动脉壁破裂后由血肿与周围包绕的结缔组织构成。主动脉瘤按病因又可分为粥样硬化性、感染性、创伤性、先天性、大动脉炎性、梅毒性、白塞病性与马方综合征性等。粥样硬化引起的主动脉瘤常发生在降主动脉，特别是腹主动脉；马方综合征引起的主动脉瘤常发生在升主动脉。主动脉瘤依形态可分为囊状、梭状和混合型等。常见症状与体征为疼痛、压迫症状如呼吸道压迫引起呼吸困难、气短咳嗽、声音嘶哑等，体表搏动性膨凸，听诊可有杂音与震颤。严重者可发生主动脉瘤破裂，而导致失血性休克乃至死亡。

CT表现：平扫即可显示动脉瘤的大小、形态、部位、瘤壁钙化及瘤体与周围结构的关系。增强扫描能清楚显示附壁血栓、主动脉瘤渗漏或破入周围组织脏器等，MSCTA可以重组出逼真的三维图像，并可显示主动脉瘤与分支血管的关系（图4-3-8）。

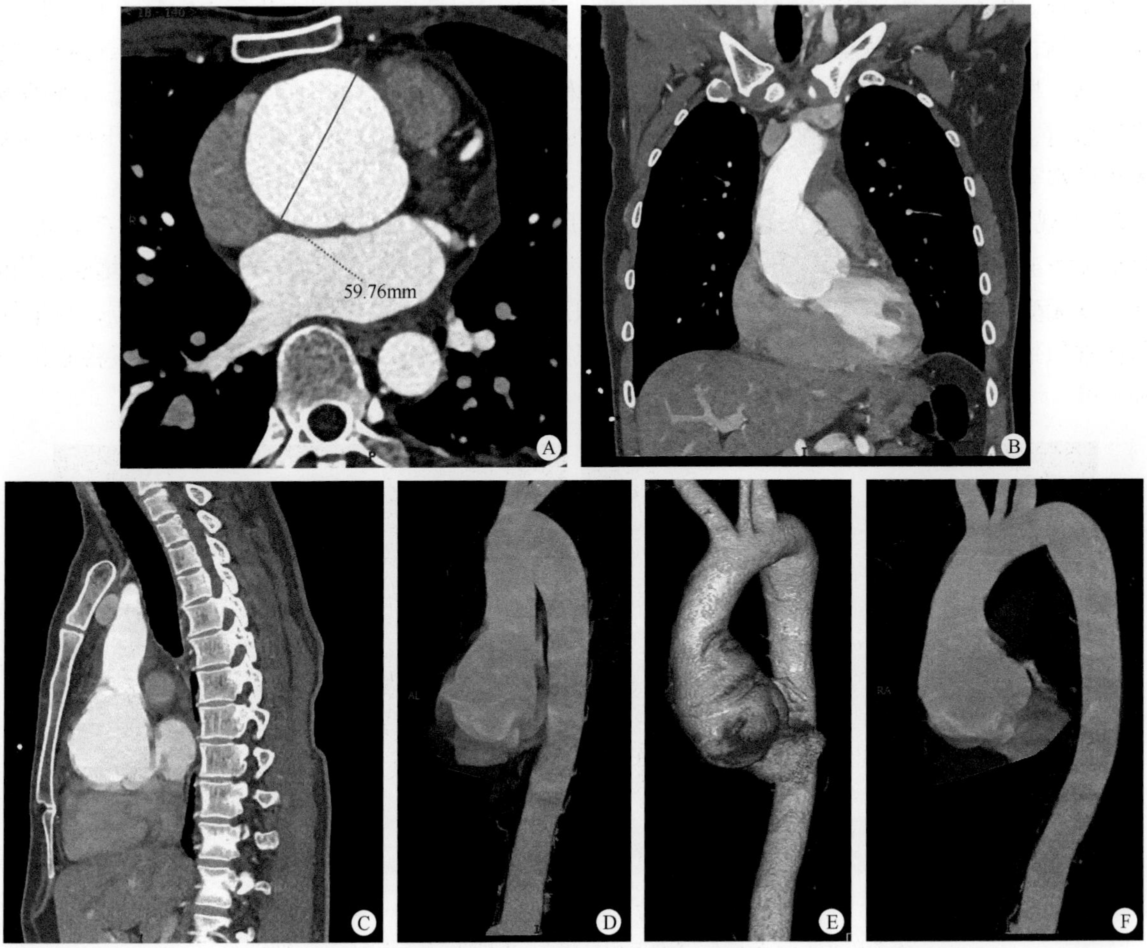

图4-3-8　主动脉瘤

A. 主动脉瘤CT增强；B. 冠状位重组；C. 矢状位重组；D. 主动脉瘤VR；E. 主动脉瘤VR后着色；F. 主动脉瘤VR后显示病变未累及主动脉弓

3. 心脏肿瘤　黏液瘤是最常见的心脏肿瘤，任何年龄都可以发病，但最常见于30～60岁。女性患者稍多于男性患者。临床表现取决于肿瘤的部位、大小、形状及运动等情况。对心腔、房室瓣口的阻塞和心室流出道的梗阻，可导致严重的症状，甚至有猝死的可能，需及时手术。

黏液瘤可发生于任何心腔的心内膜表面，以左心房最常见，约占70%，其次为右心房，另有少数可位于左、右心室内。大部分单发，少数可多发。这些多发的黏液瘤既可位于同一个心腔内，也可分别位于不同的心腔内。黏液瘤一般不会累及心瓣膜、心包及心肌。外观色浅，质软，呈半透明胶胨状，可有出血及钙化。

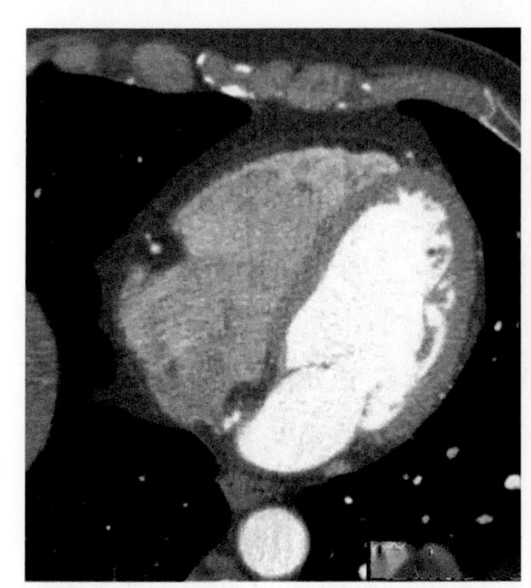

图4-3-9　黏液瘤CT平扫

CT表现：CT增强图像上可见房室腔内占位病变，绝大多数单发。瘤体大小不等。水平面上肿瘤形态不一，多呈分叶状及息肉状，部分可呈不规则形，少数也可比较光滑。肿瘤内部CT值多不均匀，可伴有出血及钙化。伴有蒂，在心脏收缩的不同时相内可以动态显示肿瘤随心脏的运动而运动，活动度良好。并可见不同程度的二尖瓣或三尖瓣的瓣口阻塞。肿瘤与周围组织界线清晰，对房壁及瓣膜均无侵犯（图4-3-9）。

左心房黏液瘤需与左心房血栓鉴别。血栓多位于心耳部或房后壁，紧贴房后壁，固定无蒂，不活动，可有钙化。在对于黏液瘤的诊断中，不同时相的动态观察显示肿瘤的活动情况对于诊断与鉴别诊断十分重要。

4. 获得性心脏病

（1）肺源性心脏病　分急性和慢性两类。急性肺源性心脏病多为肺栓塞引起，起病急；慢性肺源性心脏病是由于长期肺实质和肺血管的原发病变或严重的胸廓畸形所引起的心脏病。肺的原发疾病以慢性支气管炎为常见。

临床上有长期咳嗽、咳痰、咯血、哮喘和劳动时心悸、气喘等。体检有肺气肿和支气管炎体征，如轻度发绀、杵状指和干湿啰音，常有桶状胸。心电图示右心室肥厚和心肌劳损等改变。

CT表现：可显示肺气肿和肺部病变，增强扫描可见主肺动脉、左右肺动脉扩张，右心室及室间隔肥厚，肺动脉管腔内的充盈缺损、狭窄或阻塞性病变（图4-3-10）。

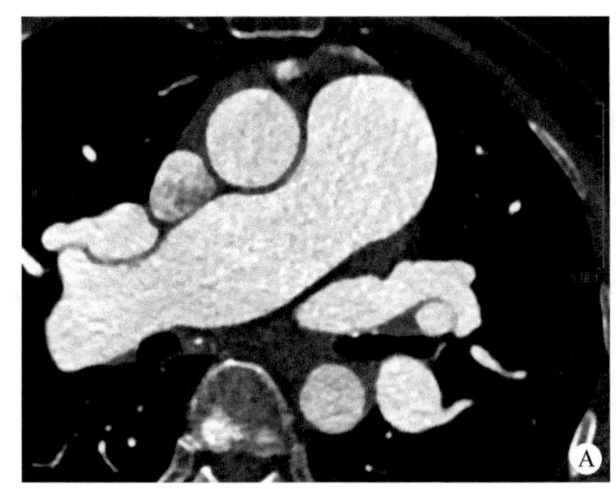

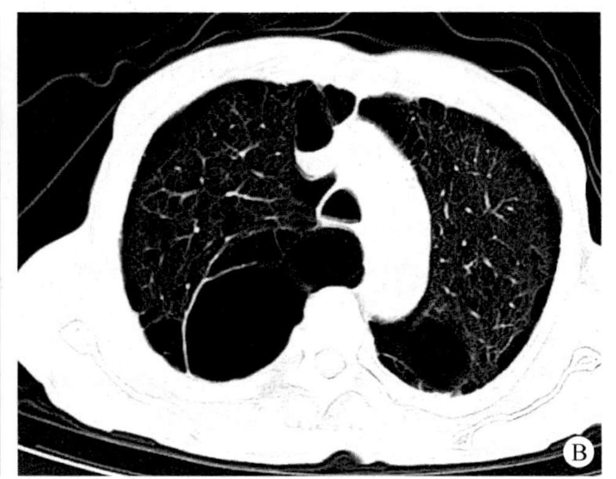

图4-3-10　肺源性心脏病

A. 肺源性心脏病肺动脉高压；B. 慢性支气管炎、肺气肿伴肺大疱

（2）高血压心脏病　因长期血压升高引起左心室负荷过重，左心室因代偿而肥厚扩张，从而引起器质性心脏病变。

患者一般有高血压病史，多数舒张压持续在90mmHg以上。症状有头痛、头昏、乏力、心悸等。心电图示左心室肥大。

CT表现：CT显示左心室径线增大及升主动脉扩张。可见左心室壁包括室间隔普遍均匀的增厚，左心室腔较小。升主动脉扩张，但不累及主动脉窦（图4-3-11）。失代偿期会有全心增大的表现。

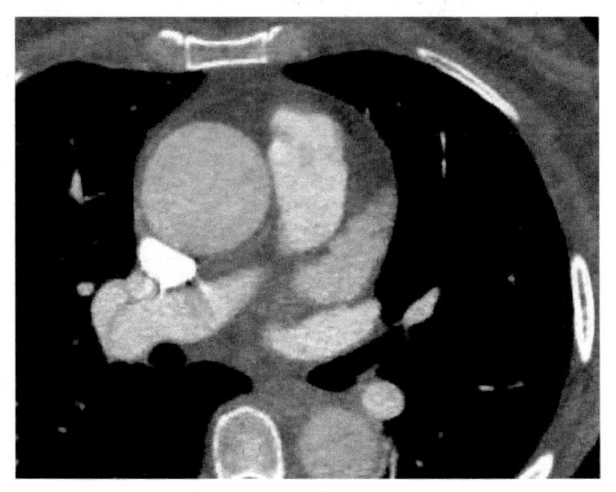

图4-3-11　高血压心脏病升主动脉增宽

第4节　冠状动静脉CT检查技术

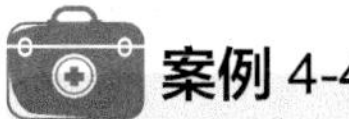

案例 4-4

患者，男，63岁，既往有高血压、高血脂病史20余年，近半年来运动后出现胸痛、胸闷等症状。临床建议行冠状动脉CTA检查以排除冠状动脉病变。

问题： 1. 冠状动脉CTA检查前需做哪些准备工作？

2. 冠状动脉CTA检查的技术方法及临床应用有哪些？

3. 冠状动脉CTA检查有哪些图像采集模式？

冠状动脉粥样硬化性心脏病（CHD），简称冠心病，其主要致病原因是冠状动脉发生严重的粥样硬化而造成管腔狭窄或阻塞，并在此基础上出现痉挛，导致血栓形成，从而加重管腔的阻塞程度，进而引起营养心脏的冠状动脉供血不足，造成心肌缺血、缺氧，甚至发生梗死。对CHD患者，特别推荐进行无创性影像学检查。随着影像设备的迭代、成像及后处理技术的进步，冠状动静脉CT血管成像不但可以为临床医生提供清晰、准确的冠状动脉、冠状静脉解剖学信息，还可以提供必要的功能学信息，是目前临床上最常用的无创检查方法。

一、适应证与相关准备

（一）适应证

冠状动脉是心脏的供血动脉，从主动脉窦发出，分左、右两支。左冠状动脉（left coronary artery，LCA）由左冠状窦发出后，经肺动脉起始部和左心耳之间，沿冠状沟向左前方行5～10mm后，分为前室间支和旋支。右冠状动脉（right coronary artery，RCA）由右冠状窦发出后，经肺动脉根部及右心耳之间，沿右冠状沟走行，绕过心右缘，继续在膈面的冠状沟内行走，在房室交点处常分为两支，即后室间支和右旋支。

冠状动脉CTA（coronary artery computed tomography angiography，CCTA）可提供准确的冠状动脉解剖学信息，对冠状动脉疾病的检测具有较高的灵敏度和特异性，对于排除冠状动脉病变的诊断价值（阴性预测值）较高，逐渐成为冠心病的首选检查方法。

冠状动脉CTA检查的适应证如下。

（1）无症状人群冠心病患病的风险评估。

（2）冠心病的诊断，包括：①冠状动脉狭窄的评价；②冠状动脉斑块评价；③心肌缺血的评价；④心脏结构和功能评价。

（3）经皮冠状动脉介入术（percutaneous coronary intervention，PCI）术前和术后评估。

（4）冠状动脉旁路移植术（coronary artery bypass grafting，CABG）术前和术后评估。

（5）非冠心病心脏和血管外科手术或介入手术前的冠状动脉评价。

（6）先天性冠状动脉异常及非动脉粥样硬化冠状动脉病变的评价。

心脏冠状静脉是心脏介入治疗的通道和标志，随着多心腔起搏、射频消融等心脏电生理治疗的广泛开展，无创高质量显示冠状静脉的解剖结构显得尤为重要。冠状静脉解剖复杂，走行曲折，分支众多，变异度较大。冠状静脉CT血管成像可提供准确的冠状静脉解剖学信息，可以预先确定左心室电极的置入方式，并评估左心室电极刺激到横膈的可能性，还可以了解下缘冠状窦瓣情况，避免手术损伤冠状静脉窦。

心脏冠状动静脉CT检查技术存在一定的局限性：①存在电离辐射和碘对比剂潜在损伤的风险；②心率过快和心律失常会影响图像质量，可能会导致部分血管不能评估，如持续性房颤患者；③受检者无法屏气或屏气不佳，常影响图像质量，可能会导致部分血管不能评估；④多发钙化病变或高密度的钙化会产生晕状伪影（blooming artifact），导致管腔狭窄程度被高估，甚至会造成管腔被遮蔽，狭窄程度无法评价；⑤空间分辨力不足，目前CT评价直径1.5mm以下的血管及3mm以下的支架有一定限度。

（二）检查前准备

1. 预约环节 对于非急诊受检者，推荐采用预约检查方式。急诊受检者走“绿色通道”，要求急诊科医师和受检者家属在CT检查时全过程陪同，并对受检者的监护和安全提供保障。

预约环节需要确认以下事项：①询问有无CT增强检查的禁忌证。②与受检者确认检查时间。

③因为重症患者或者冠心病患者在检查过程中有可能出现风险，且存在注射对比剂诱发的潜在风险，需告知受检者检查当天必须有直系家属陪同。④检查当日，无须空腹，除药品有特殊说明外无须停止正在服用的药物，如治疗糖尿病双胍类药物，应根据对比剂使用说明书在检查前后停药48h。检查前12～24h，避免服用提高心率的食品、药品等。⑤询问受检者基础心率、有无频发心律失常等情况，并给予解释，若受检者基础心率超过80次/分，则可能需要备用β受体阻滞剂。⑥根据受检者的具体情况，说明其他检查前准备。

2. 讲解及询问 正式检查前，由技师或者专业护士再次讲解冠状动脉CTA的检查过程，特别是再次询问受检者的相对风险，并确认以下事项：①有无使用碘对比剂的病史。②目前心脏、肾、肝功能情况，对于有心脏、肝、肾功能不全病史者，需要进一步明确检查禁忌证。受检者如有肾功能不全病史，需要依据1个月内的肌酐水平进行肾小球滤过率（glomerular filtration rate，GFR）评估。如果GFR＜60%，则为相对禁忌证；GFR＜30%，则为禁忌证。③对于急性主动脉夹层、慢性肺动脉高压、不稳定型心绞痛和心肌梗死的患者，冠状动脉CTA检查存在风险。④询问受检者的症状、病史和本次检查目的，讲解相应的注意事项。⑤注射对比剂会产生全身热感，属正常情况；注射部位可能出现碘对比剂外渗等。⑥体内、外的金属物的情况，尤其是冠状动脉支架植入者。

3. 签署知情同意书 要求受检者或其家属必须签署知情同意书。

4. 心率和心律控制 对于64排CT，要求将心率控制在70次/分以下；对于64排以上CT，根据设备性能要求，如128排CT需对受检者进行屏气训练，心率控制在80次/分以内，双源CT或者256排以上高端CT可根据设备的时间分辨力不限制受检者的心率与呼吸。对于需控制心率的设备，需采取措施：①高心率受检者需服用降心率药物，如β受体阻滞剂；②对于偶发期前收缩的受检者，建议心率控制在低于70次/分后再进行扫描，如出现期前收缩导致的图像伪影，可通过心电编辑技术进行调整；③对于频发期前收缩或房颤的受检者，并非检查禁忌证，但是扫描失败或者部分图像难以评估的可能性加大，检查前需告知受检者，并征得受检者签字同意。

5. 静脉通路 选用18或20号的静脉套管针，根据受检者血管具体情况，选择右侧或者左侧肘前静脉。对冠状动脉旁路移植术术后受检者在桥血管对侧上肢穿刺、放置留置管。对于血管条件较差或者护士担心高流率注射风险，需向受检者说明相关事项，并推荐在正式注射对比剂前先试注射20ml生理盐水，确定套管针在血管腔内。

二、冠状动脉CTA检查技术

（一）检查技术

1. 扫描前工作

（1）扫描体位 采用头先进或足先进，仰卧位，身体置于床面正中，侧面定位线对准腋前线。双臂上举过头、伸直，勿弯曲，以免导致注射处血管破裂。

（2）连接心电门控电极 心电电极的放置可采用美国标准或欧洲标准。对于心电信号不佳，QRS波形识别不好的受检者，多由于电极片接触不良所致，可以用酒精棉球擦拭受检者胸壁皮肤后重新粘贴电极片，或者检测其他干扰因素，确保心电信号良好。对于起搏器植入后的受检者，需要护士或者技师确定能否扫描。心电信号识别标准为：信号能被监测仪识别出R波，并且规律、无杂波干扰。

（3）训练呼吸和屏气 屏气不好是检查失败最常见的原因之一。需对受检者进行实际呼吸屏气训练，要求吸气末屏气，吸气幅度是最大吸气能力的50%～75%，并每次保持一致。观察并记录受检者屏气后的心率变化和幅度。受检者屏气时心率降低若超过10次/分，采用回顾性心电门控，并需要手工选择合适的螺距，以避免因螺距与床速不一致产生条带状伪影。告知受检者检查中需要屏气的时间和次数，缓解受检者紧张不安的情绪。

（4）硝酸甘油的使用　服用硝酸甘油能够使冠状动脉血管扩张，弥补CT设备对细小分支血管显示不足的缺陷，但是不做常规推荐使用。CT扫描开始前3～5min舌下含服硝酸甘油0.5mg或扫描开始前1min舌下喷服硝酸甘油1～2喷（0.5mg）。存在硝酸甘油使用禁忌证和不良反应者除外。

（5）射线防护　扫描前需为受检者做好甲状腺、性腺等辐射敏感器官的防护工作。非必要，禁止家属陪同。若病情严重需家属陪同，家属须穿戴好防辐射物品。

2. 定位像和扫描范围

（1）定位像　自胸廓入口至心脏膈面屏气行定位像扫描，由具体设备型号决定采用正位或正侧位。定位像扫描条件采用各厂家推荐的默认参数，一般不做特殊修改。

（2）扫描范围　常规冠状动脉CTA扫描范围根据受检者体型设置，一般上界自气管隆嵴下1～2cm，下界包括心脏膈面（图4-4-1A），部分受检者膈面抬高，采集范围需低于膈肌，左右各大于心缘两侧10～20mm。同期行冠状动脉钙化积分扫描者，可根据钙化积分扫描观察到的冠状动脉开口和远端水平，确定扫描范围。CABG术后复查的受检者需显示桥血管全程，一般扫描范围为：①搭静脉桥者，扫描范围需从主动脉向下到心底，包括整个心脏大血管（图4-4-1B）；②搭动脉桥者，扫描范围需从锁骨向下到心底，包括整个胸骨、心脏大血管（图4-4-1C）。

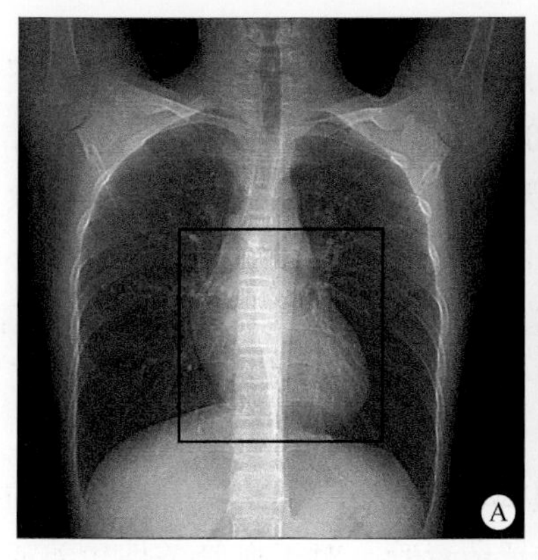

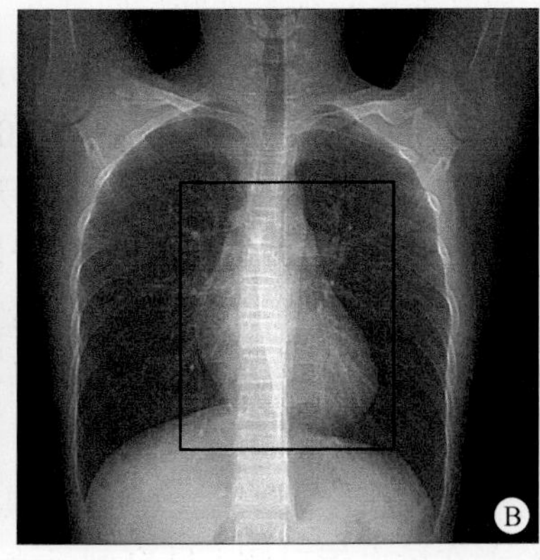

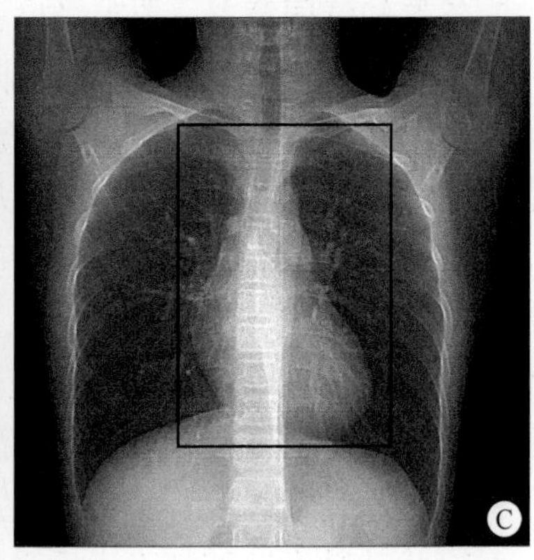

图4-4-1　冠状动脉CTA不同受检者扫描范围的设置

A. 常规冠状动脉CTA扫描范围；B. 冠状动脉旁路移植术搭静脉桥者扫描范围；C. 冠状动脉旁路移植术搭动脉桥者扫描范围

3. 冠状动脉钙化积分扫描　一般在冠状动脉CTA扫描前常规进行冠状动脉钙化积分（coronary artery calcium score，CACS）扫描。但是对于冠状动脉支架植入术后和CABG术后受检者，因为有金属物的植入，不推荐进行钙化积分扫描。

扫描参数的设置与CACS的计算结果有关。为保证CACS的可靠性，应使用各厂家推荐的默认参数进行扫描，一般扫描参数设置：选择ECG前瞻门控扫描，管电压通常固定在120kV，自动管电流时间乘积，显示野25cm，层厚≤2.5mm，层间距≤2.5mm。

4. 对比剂注射方案　理想的冠状动脉强化标准是300～450Hu，低于300Hu强化程度不足，高于450Hu显影密度过高，不利于管腔与管壁斑块钙化的分辨。同时要求冠状动脉近心端与远心端显影密度一致。依据受检者体重、预估的曝光时间，确定合理的对比剂用量。

（1）碘流率（iodine flow rate）选择　碘流率为单位时间内对比剂中的碘含量（mg/ml），即碘流率=碘对比剂浓度（mg/ml）×对比剂注射流率（ml/s）。受检者同等体重下，动脉血管的强化程度取决于碘流率，因此应根据受检者体重选择不同的碘流率（表4-4-1）。近年来由于迭代重建技术的应用，在实际扫描中降低了管电压，血管的对比度上升，因此碘流率下降30%左右即可达到同等强化效果。

表4-4-1 根据受检者体重推荐的不同浓度对比剂的注射流率/(ml/s)

对比剂浓度/(mg/ml)	体重/kg				
	＜50	50～＜60	60～＜70	70～＜80	≥80
270	5.2	5.9	6.7	7.4	8.1
300	4.7	5.3	6.0	6.7	7.3
320	4.4	5.0	5.6	6.2	6.9
350	4.0	4.6	5.1	5.7	6.3
370	3.8	4.3	4.8	5.4	5.9
400	3.5	4.0	4.5	5.0	5.5

注：本表中数值为120kV管电压推荐的注射流率（ml/s），如果具有迭代重建或深度学习重建功能的设备，可采用低一级别的管电压，如100kV，同时注射流率可以降低30%。不同体重对应的碘流率值分别为1.4 g/s、1.6 g/s、1.8 g/s、2.0 g/s、2.2g/s。

（2）注射期相选择　①双期相技术：Ⅰ期，根据碘流率确定注射流率，根据扫描时间确定注射对比剂总量；Ⅱ期，注射生理盐水20～30ml；②三期相技术：Ⅰ期，注射对比剂，总量取决于注射流率和扫描时间；Ⅱ期，注射对比剂+生理盐水共30ml，比例为3∶7。多数高压注射器不能注射混合液，选用流率的方法为注射对比剂（2～3ml/s）10ml左右；Ⅲ期，注射20～30ml生理盐水。

5. 扫描延迟时间确定　冠状动脉CTA扫描延迟时间的确定非常重要，经验时间是延迟25～30s启动扫描。目前主要采用对比剂团注测试法或团注追踪法来确定扫描触发的延迟时间，二者各有优势。①团注测试法（test bolus）：团注15～20ml的对比剂测定循环时间，在峰值时间的基础上增加4～6s，设置为扫描延迟时间；②团注追踪法（bolus tracking）：一般在降主动脉内设置一个ROI作为检测区，设定一个CT阈值，一般设置为100～150Hu或按照CT设备的操作说明书进行设置，ROI内的CT值到达该阈值时立刻启动扫描。

上述两种方法均可达到较好的增强效果。相比较而言，团注测试法需注射2次对比剂并进行2次扫描，在增加受检者辐射剂量的同时也会增加受检者的对比剂注射剂量和检查时间，一般推荐采用团注追踪法。但是团注追踪法对比剂注射后只有一次扫描机会，容易导致检查失败，尤其是左心室显著增大的受检者，在左心室射血分数＜40%时，采用团注测试法可能更加准确。

6. 冠状动脉CTA图像采集模式和扫描参数　在临床实际工作中结合CT设备特点，根据受检者体重、心率、心律、呼吸配合情况等选择不同的采集模式和扫描参数。

（1）图像采集模式　包括前瞻性心电门控轴扫模式、回顾性心电门控螺旋扫描模式、冠状动脉旁路移植术后大范围螺旋扫描模式、动态容积扫描模式等。64排或128排CT，需根据受检者的心率选择前瞻性心电门控轴扫模式或回顾性心电门控螺旋扫描模式。

1）前瞻性心电门控轴扫：大多数规则心律可采用该扫描模式进行采集。系统根据前3～5个心动周期，预测下一个心动周期R波的位置，通过R波信号在相应的时相触发扫描。由于探测器宽度的限制，所以检查床需要在下一个心动周期进行移动。由于前瞻性扫描序列需采用先前R-R间期的平均值对受检者下一个R-R间期做可靠的预测，因此该方法对于心律失常或心律不齐的受检者不适用，通常选择70%时相为触发扫描时相。

2）回顾性心电门控螺旋扫描：心律不规则或者高心率时可考虑此方式进行采集。ECG信号和原始数据被同时记录下来，根据心电图信号采用回顾式图像重建。CT图像重建通常至少需要180°扫描数据，即单扇区扫描，时间分辨力为200ms以下。当心率较高时，心脏舒张期变短，若图像采集时间长，图像会出现运动伪影。为了提高多层螺旋CT的时间分辨力，缩短采集时间，可将2个心动周期的采集数据重建为一幅图像，即双扇区重建，时间分辨力可提高1倍。如果将2个以上的心动周期的数据重建为一幅图像，即多扇区重建。对于64层螺旋CT，心率超过70次/分，使用双扇区或多扇区重建的图像质量要优于单扇区重建。回顾性心电门控螺旋采集模式，虽能一定程度提高检查成功率，但辐射剂量过高，一般不建议常规使用。必须使用时，管电流调制模式控制全剂量曝光时间窗在40%～75%的R-R间期。

双源CT根据受检者体重和心率选择前瞻性心电门控大螺距扫描模式或前瞻性心电门控轴扫模式（图4-4-2）。选择原则为：①心率≤65次/分的受检者，一般使用前瞻性心电门控模式，时间分辨力＜150ms的CT设备，心率限制可放宽至80次/分；②对于心率＞90次/分的高心率受检者和心律不齐受检者，建议控制心率后再做冠状动脉CTA检查。

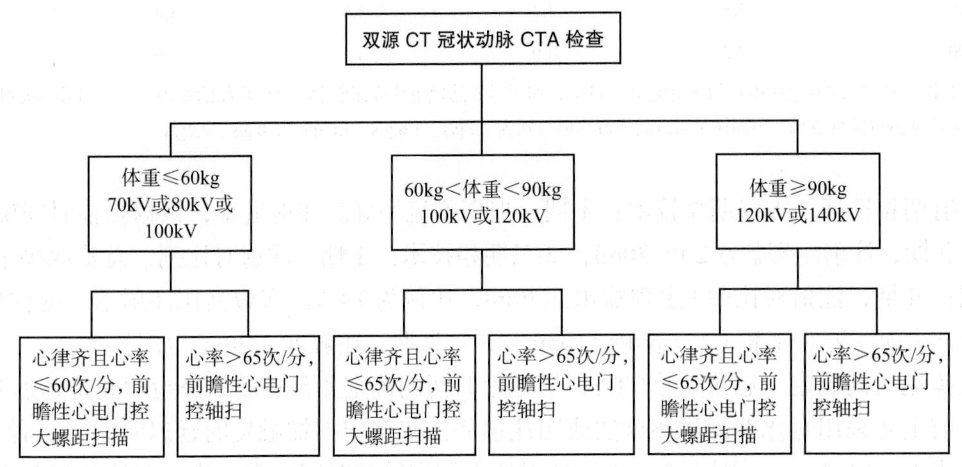

图4-4-2 双源CT基于受检者体重和心率的个性化扫描模式流程图

配备16cm宽体探测器的CT设备，时间分辨力高，心率对图像采集的影响降低，不需要检查前控制心率，一般常规选择前瞻性心电门控轴扫模式，如辐射剂量足够低，可考虑使用前瞻性心电门控轴位、全期相扫描，数据后续可进一步做心功能分析。

（2）扫描参数　冠状动脉CTA扫描需同时采集收缩期和舒张期数据，可根据所使用的CT设备，以及受检者体重、心率、心律和心功能等情况，做个性化的扫描参数设置。冠状动脉CTA斑块分析的目标心率为60～80次/分，管电压根据体重、是否具备迭代重建（iterative reconstruction，IR）或深度学习图像重建（deep learning image reconstruction，DLIR）功能进行设置。但较低的管电压会影响斑块测量的CT值范围，对准确评估斑块性质产生干扰。

扫描参数设置原则：①所有具有IR或者DLIR功能的CT设备均应使用该功能进行图像重建，使用IR或者DLIR时可降低一挡管电压，如从120kV降低到100kV。②在具备70kV或者80kV管电压的CT设备，在体重≤60kg受检者中选用该管电压进行扫描。③体重≤90kg的受检者，如CT设备具有IR或者DLIR，均可使用100kV管电压进行扫描。

7. 图像重建　一般采用0.500～0.625m重建层厚、17～20cm重建视野、0.330～0.390mm像素重建图像，以保证在固定的512×512图像矩阵中，尽可能获得高的图像空间分辨力。观察心外结构，如肺和纵隔，选用30～36cm重建视野，像素大小为0.580～0.700mm。对于重建卷积核，常规选择平滑算法的卷积核，而在PCI支架术后，应同时采用平滑算法和锐利算法卷积核进行重建，选择锐利算法卷积核重建可提高图像对比度，减少支架壁硬化线束伪影，但会同时增加图像噪声，具有高清成像模式的设备，推荐使用高清成像模式。

依据采集窗范围，选择冠状动脉运动最弱的区域重建图像。基本方法是：心率≤70次/分的受检者，重建时间窗为舒张中期，大致位于70%～75%的R-R间期；心率＞70次/分时，重建时间窗为收缩末期，大致位于35%～45%的R-R间期。

（二）图像处理

1. 窗口技术 平扫的窗宽为250～350Hu，窗位为35～45Hu；增强的窗宽为600～900Hu，窗位为250～350Hu。对于冠状动脉钙化或有支架植入者，应当以能够显示管腔为准，可适当放宽窗宽，提高窗位。

2. 图像重组 主要包括VR、MIP、CPR及MPR等。

（1）容积再现（VR） 整个心脏冠状动脉的VR（图4-4-3A）可立体观察心脏和冠状动脉外形或心外结构，显示冠状动脉的开口、起源并帮助对冠状动脉进行命名，但不建议用于评估狭窄程度。仅保留冠状动脉的VR血管树图像（图4-4-3B），可以同时观察左右冠状动脉及其部分分支血管，有利于观察左主干、前降支、回旋支分叉及右冠状动脉开口和近段的血管情况。

（2）最大密度投影（MIP） 能区分血管壁钙化与充盈对比剂的血管。冠状动脉树的MIP（图4-4-3C）可观察冠状动脉的解剖学形态、狭窄程度及钙化部位。

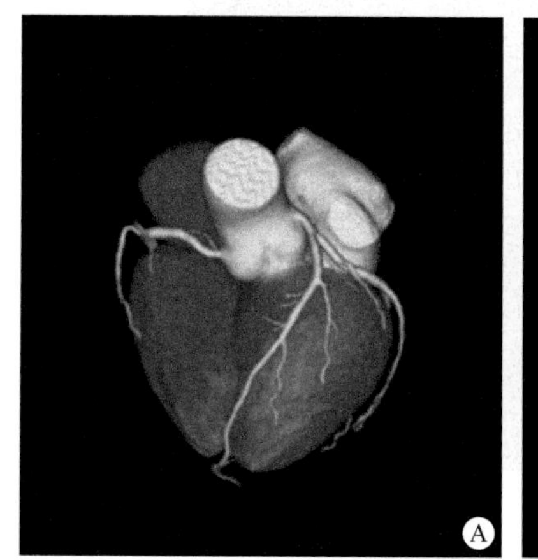

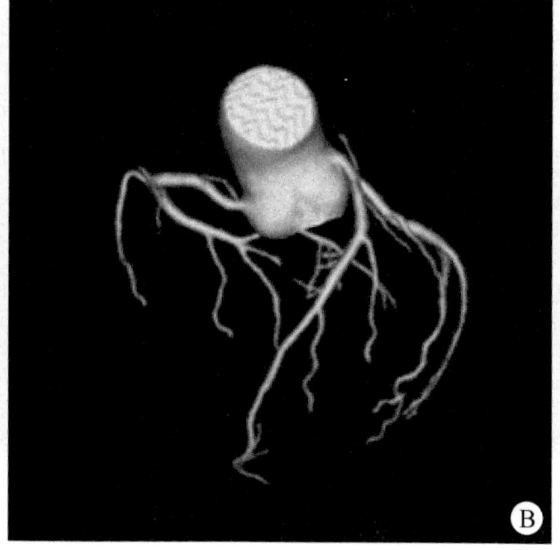

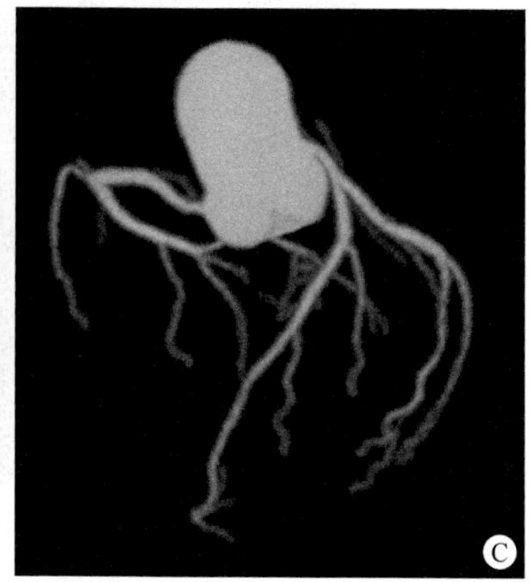

图4-4-3 冠状动脉CTA图像VR、MIP

A. 同时显示心肌和冠状动脉VR；B. 显示冠状动脉树VR；C. 显示冠状动脉树MIP

（3）曲面重组（CPR） 是观察冠状动脉狭窄情况的主要方法（图4-4-4），经血管中心的横断位可直观显示管腔和斑块关系，配合长轴位，可以较准确地评估狭窄的范围。在病变部位获取截面图像（cross-sectional image），可以直观显示斑块内成分、斑块与管壁及管腔的关系（图4-4-5）。

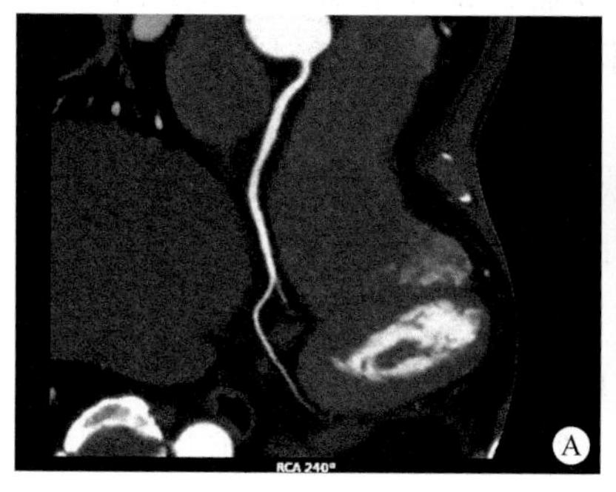

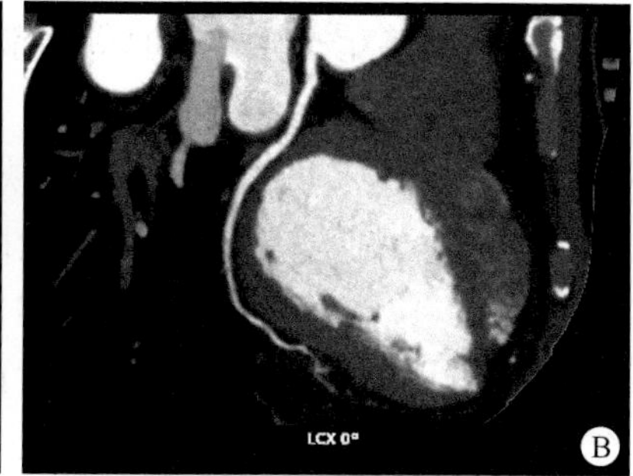

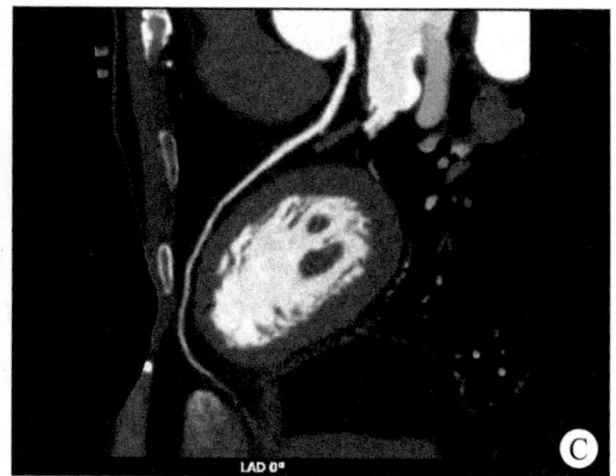

图4-4-4 冠状动脉CTA图像CPR

A. 沿右冠状动脉开口至后降支末梢的中心线所做的CPR，主要观察右冠状动脉的全程；B. 沿左冠状动脉开口至回旋支末梢的中心线所做的CPR，主要观察左主干和回旋支的管腔情况；C. 沿左冠状动脉开口至前降支末梢的中心线所做的CPR，主要观察左主干和前降支的全程

3. 冠状动脉钙化积分 利用后处理软件进行定量钙化积分计算，按照右冠状动脉、左冠状动脉主干、左前降支和左回旋支分别进行标记，软件按照预设的值和算法进行分析，得出每支冠状动脉的病

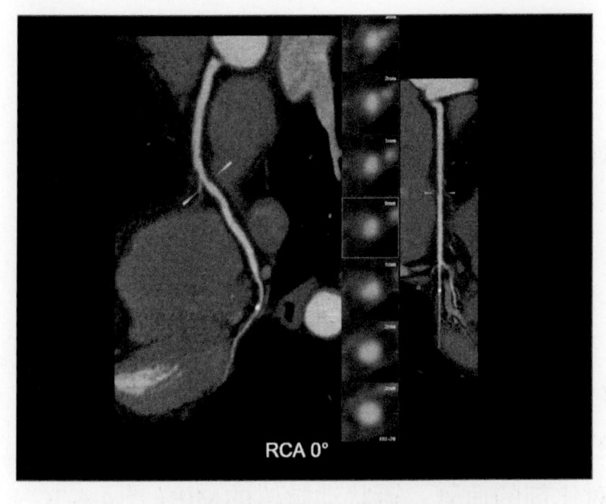

图4-4-5 冠状动脉CTA图像血管轴面

灶数目、Agatston积分、钙化体积积分和钙化质量积分（图4-4-6）。其中Agatston积分法把CT值≥130Hu、钙化面积＞1mm^{2}的斑块定义为钙化斑块，根据不同的钙化密度给出不同的评分，所有分支血管评分加起来就是该受检者的总钙化积分；钙化体积积分又称为钙化容积积分，是在Agatston积分的基础上进行计算，测量可靠性高；钙化质量积分又称为等效质量，是根据钙化斑块CT值进行校正并换算出等效钙浓度。目前认为钙化质量积分变异性最小。

目前的指南均推荐临床使用Agatston积分，并不常规使用钙化质量和体积积分。

钙化积分智能影像报告

影像所见

	容积(mm³)	等效质量(mg)	Agatston积分	无钙化(0)	极少钙化(1-10)	轻度钙化(11-100)	中度钙化(101-400)	重度钙化(>400)
LM	0.00	0.00	0.00	√				
LAD	0.00	0.00	0.00	√				
LCX	0.00	0.00	0.00	√				
RCA	52.06	6.77	32.78			√		
总计	52.06	6.77	32.78			√		

【参考值】
阈值=130HU
等效质量因子0.743

图4-4-6 冠状动脉钙化积分影像报告

4. 斑块量化评估 利用后处理软件，可以对斑块进行自动化测量，内容包括：①斑块的性质，根据CT值将斑块分成钙化斑块（CT值≥350Hu）和非钙化斑块（CT值＜350Hu），非钙化斑块包括坏死核心（CT值-30～30Hu）、纤维脂肪（CT值31～130Hu）和纤维（CT值131～350Hu）成分；②斑块的大小，包括斑块总负荷、非钙化斑块负荷、钙化斑块负荷、斑块长度等指标；③斑块所致管腔狭窄，包括斑块横截面积、管腔横截面积等测量的定量指标。

斑块量化分析有助于病变进展评估、药物治疗疗效评价和冠心病风险预测，但是临床实践中，因后处理软件不普及、不同软件测量的重复性不确定、操作耗时等因素，一般不推荐在冠状动脉CTA报告中常规对斑块做定量分析。

5. CT血流储备分数 冠状动脉解剖学狭窄与功能学上的心肌缺血并不完全一致，对于狭窄程度＜90%的病变，必须有心肌缺血证据才可进行临床干预。临床一般以病变的狭窄程度及CT血流储备分数（CT fractional flow reserve，CT-FFR）作为是否介入干预的策略依据。

（1）CT-FFR检查适应证 需同时具备以下4个条件，方可进行CT-FFR测量和出具诊断报告。①受检者完成冠状动脉CTA检查，且具有DICOM3.0横断面图像；②冠状动脉CTA图像提示至少1支冠状动脉存在30%～90%狭窄，且该血管管径＞2mm；③结合受检者的临床特点综合判断，需要进行CT-FFR测量；④冠状动脉CTA图像质量优良，经有经验的影像科或临床医师认可能够进行CT-FFR测量。

（2）CT-FFR的工作流程 首先，受检者需完成冠状动脉CTA检查，进行图像后处理和结果解读，并出具冠状动脉CTA诊断报告；其次，临床医师根据冠状动脉CTA血管狭窄程度，结合受检者临床情况综合判断是否需要进一步进行CT-FFR的测量评估；再次，放射科接到CT-FFR申请单后，判断冠状动脉CTA图像质量是否满足CT-FFR测量标准，病变特征是否适合行CT-FFR测量，如无法满足测量标准，则填写回执说明情况，退回申请单，如可满足测量标准，则完成测量并出具CT-FFR诊断报告（图4-4-7）。

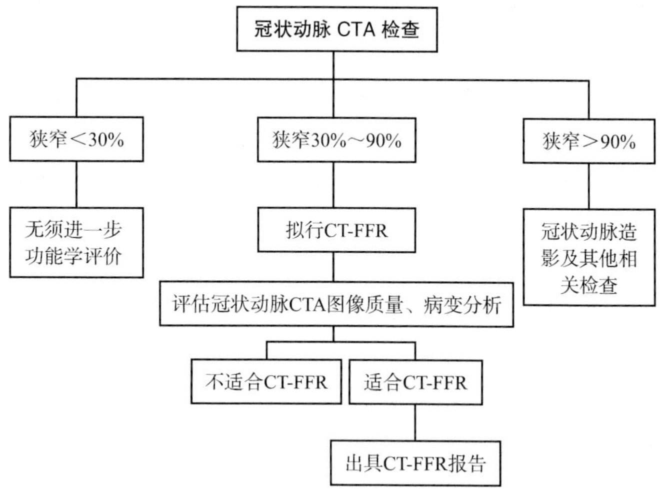

图4-4-7 基于冠状动脉CTA的CT-FFR工作流程

链接 FFR与CT-FFR

冠心病最重要的特征就是冠状动脉供血功能不足。经皮冠状动脉介入术采用狭窄远端和近端的压力比值来评估供血情况，即血流储备分数（fractional flow reserve，FFR），但该检查为有创性方法，临床上仅有10%～20%血运重建基于FFR进行。近年来，基于冠状动脉CTA数据的CT-FFR是通过单次检查达到解剖和功能信息结合的新技术，无须额外的图像采集和服用负荷药物，有望取代其他传统方式，作为指导血运重建术的重要指标。

6. 图像排版与打印 冠状动脉CTA检查因横断面图像过多，一般仅对三维重组图像和有意义的垂直截面图像打印2～4张胶片，推荐对所有横断面和三维图像以标准DICOM 3.0格式上传至PACS或者刻入光盘，以便存储、会诊，减少不必要的重复检查。

三、冠状动脉CTA心电图编辑技术

当心脏出现房性或室性期前收缩时，采用常规的重建方法，则会出现心脏轮廓及血管错层、不连续等情况。此时可使用心电图编辑技术重新编辑心电图。心电图编辑技术主要用于回顾性心电门控扫描中。

（一）心电图编辑的机制

在心脏扫描过程中，每个层面均覆盖整个心动周期或更多的数据，所以可以利用记录的ECG信号更有效地选择最佳时间窗重建图像，即利用采集的数据，选择不同心动周期内时相相同且运动幅度一致的图像数据，并剔除心律不齐所带来的不连续数据，从而重建出理想的图像。

并非所有心律失常患者均需使用心电图编辑技术，部分受检者可通过多期相重建技术，浏览多期相影像，重新选择最佳期相的数据进行重组即可获得满足诊断的图像。若重组图像质量仍然不佳，选择图像较好的期相通过心电图编辑技术以获得满意图像，再以编辑后的心电图为基准，以更小的重建间隔如1%～3%间隔重建之前选择的时相前后10%的数据，从而选择满意的图像。

（二）心电图编辑的方法

心电图编辑的方法包括插入法（insert sync）、忽略法（disable sync）、删除法（delete sync）、R波

偏移法（shift R-peak）、基线调整法（adapt curve scaling）等。在心电图编辑方法中：插入法常用于识别异常心电图中漏识别期相，常在调整期相值时与R波偏移法联合使用；忽略法常用于识别异常心电图中多识别的期相；R波偏移法主要用于识别异常心电图中R波假象；基线调整法主要用于R波低平的心电图。

因为冠状动脉CT扫描中心电门控是基于R波执行的，在心电图编辑中最重要的是正确识别R波。在心脏CT图像重建时，可以选择绝对期，也可选用百分比（即相对值），同时也可选择正或负值，其中正值是指选择R波后的相对或绝对值重建心脏图像，负值是指选择R波前的相对或绝对值重建心脏图像。在实际临床应用中往往是上述方法综合使用。

四、冠状静脉CTV检查技术

（一）检查技术

1. 扫描前工作　同冠状动脉CTA检查技术。

2. 定位像和扫描范围　在定位像的基础上制订扫描计划。

（1）定位像　自胸廓入口至心脏膈面屏气行定位像扫描，由具体设备型号决定采用正位或正侧位。定位像扫描条件由设备嵌入，一般不作特殊修改。

（2）扫描范围　根据受检者体型调整，一般上界自气管隆嵴下1～2cm，下界包括心脏膈面，部分受检者膈面抬高，采集范围需低于膈肌。

3. 对比剂注射方案　同冠状动脉CTA检查技术。

4. 扫描延迟时间确定　冠状静脉充盈期比冠状动脉高峰期晚5～7s，心功能正常者可采用小剂量团注测试法，在冠状动脉增强峰值时间的基础上增加5～7s，即为冠状静脉扫描延迟时间；心功能较差的受检者可采用团注跟踪法，监测层面设于冠状静脉窦层面，ROI设于该层面的降主动脉内，对比剂注射后10～15s开始同层动态监测扫描，冠状静脉窦开始顺行显影或降主动脉峰值期后5～10s自动或手动触发扫描。

5. 冠状静脉CTV图像采集　同冠状动脉CTA检查技术，可在冠状动脉CTA扫描后再行冠状静脉扫描。

6. 图像重建　冠状静脉管径在收缩末期大于舒张中期，选取心脏收缩末期采集数据进行重建更有利于冠状静脉结构的显示。重建视野180～250mm，重建层厚0.75mm，重建间隔0.5mm。

（二）图像处理

1. 窗口技术　平扫窗宽为250～350Hu，窗位为35～45Hu；增强扫描窗宽为600～900Hu，窗位为250～350Hu。

2. 图像重组　常规采用VR、MPR、CPR和MIP等进行三维重组。

3. 图像排版与打印　选择冠状静脉各分支及变异血管的重组图片进行打印，特别是合并其他心脏影像学变化的毗邻血管。胶片排版建议参考医院实际情况。

五、图像质量控制

（一）基本要求

1. 对设备等工作条件的要求

（1）设备成像性能的要求　冠状动脉CTA需要使用包括64排以上探测器的CT设备。为了弥补CT设备时间分辨力的不足，需控制受检者心率和心律。目前宽体探测器能够提高*Z*轴时间分辨力，缩短整个心脏采集时间，减少或消除心率和心律变化产生的错层伪影，但并非改善*X*和*Y*轴时间分辨力。

（2）设备后处理能力的要求　一般冠状动脉CTA每次采集均需获取200幅以上的横断面图像，对图像后处理和PACS的能力要求非常高，需配套影像后处理工作站和配备足够PACS存储空间。

（3）对其他工作条件的要求　CT扫描间应设有固定电源插孔，配备相应的急救设备。

2. 对操作者相关能力的要求　冠状动脉CTA检查质量与医师、护士及技师等工作能力密切相关。

（1）对医师能力的要求　①熟悉冠状动脉MDCT后处理技术；②熟悉碘对比剂不良反应处理和治疗；③熟悉心脏CT检查中使用的其他药物，如β受体阻滞剂、硝酸甘油等的适应证和禁忌证及其处理；④具备冠心病和其他心血管病，包括各种先天性和获得性心血管疾病的相应临床和病理生理改变的知识；⑤掌握心脏、冠状动脉、冠状静脉、肺动脉和肺静脉等的解剖关系；⑥具备基本的ECG诊断和心律失常诊断的知识。

（2）对技师的要求　①了解冠状动脉解剖和CT设备原理；②了解冠状动脉CT检查临床要求和检查的目的；③熟悉各种优化扫描参数、图像质量控制、图像重建和三维后处理等；④熟悉碘对比剂的最佳注射方案、使用安全、不良反应处理；⑤熟悉降低辐射剂量的技术。

（3）对护士的要求　①了解心脏冠状动脉、肺血管、大血管等CT检查的适应证与禁忌证；②了解正常ECG，熟悉典型房性期前收缩（早搏）、室性期前收缩、心房颤动、心室颤动等ECG表现；③了解对比剂的安全性、禁忌证、不良反应处理和对比剂不良反应的治疗；④掌握高压注射器的各种操作技术。

（二）检查注意事项

1. 冠状动脉CTA检查流程　64排CT或128排CT对受检者的心率要求比较严格，需严格按照检查流程进行规范操作（图4-4-8），提高受检者的配合度、优化扫描方案，从而提高检查成功率，并降低辐射剂量和对比剂用量。

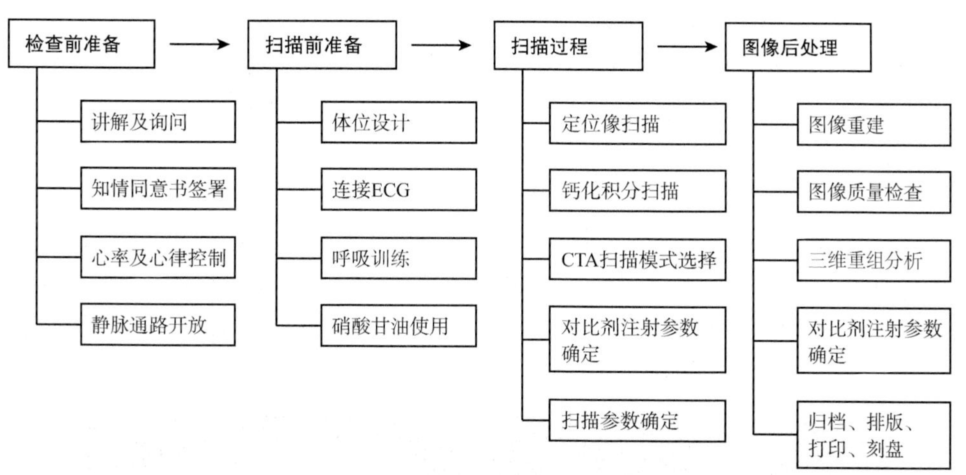

图4-4-8　冠状动脉CTA检查流程

2. 心率控制　扫描过程中若出现受检者心率不稳定，心跳突然加快或心律失常，将导致冠状动脉成像质量下降。需在实际工作中采取措施控制受检者心率及心律。

（1）心率过快采取的方法　①须在检查前与受检者充分沟通，缓解受检者心理紧张；②缩短扫描时间，避免受检者因屏气时间过长和对比剂用量过大造成心率增快；③药物干预，应用β受体阻滞剂适当降低心率；④采用变速扫描技术，如随心率的变化而增加螺距和床速，使扫描速度与心率相匹配；⑤选择最佳时相，将扫描原始数据按心动周期的不同相位窗进行横断面重建，选择显示最清晰的冠状动脉不同节段的最佳相位窗，然后对相应横断面进行三维重组；⑥提高时间分辨力，采用半扫描重建技术或多扇区重建技术，当扫描速度和心率达到最佳匹配关系时，应用多扇区重建算法能够得到最小的扇区角度，提高X-Y轴的时间分辨力；⑦应用运动校正算法，如快速运动冻结技术使相邻心动周期的图像信息补偿冠状动脉运动造成的伪影；⑧选择时间分辨力高的扫描设备，提高单层图像采集的时间分辨力，适合进行冠状动脉高心率受检者的检查。

（2）心律失常采取的方法　①采用绝对延迟方法重建，由于R波后紧邻时相为收缩期，受心律变化影响较小，进行收缩末期重建可获得错层伪影较小的图像。②进行分段分时相重建，可获得冠状动脉各个分支不同相位窗的清晰图像。③使用横断面重建不同触发单位进行图像重建，可部分改善图像质量，百分比法是一种以心动周期的百分比值（%）作为触发单位的方法，固定时间法则是按固定的延迟或提前时间作为触发单位的方法。通常百分比法可以较明显改善图像质量。④自动化选择最佳期相技术，通过计算各支冠状动脉的运动速度从而自动化选择运动速度最低的2个时相进行重建，可以获得最佳收缩期和舒张期的冠状动脉图像。⑤进行相应的心电图编辑，单发期前收缩，忽略或删除这一心动周期，用下一个心动周期的数据来补足加以纠正；代偿间歇，对其前一个R波进行人为调整，对缺失的信号进行人为插入，以保证其运动时相的一致性；房颤，进行收缩末期重建和绝对时间延迟重建；房室传导阻滞，利用绝对时间延迟进行重建，或个体化心电图编辑，采用手动偏移R峰的办法纠正R-R间期不等造成的数据不匹配，尽量使重建数据保持在心脏搏动的同一相位。

3. 其他

（1）钙化　钙化斑块明显者可产生明显伪影，影响重建效果，可适当增加管电压、使用能谱或光谱CT的单能量图像、使用迭代重建技术或DLIR技术。

（2）运动伪影　检查时身体移动、呼吸运动均可出现运动伪影，导致图像重建后出现模糊。检查前对受检者进行屏气训练，同时选择尽可能短的扫描时间，一般能消除呼吸运动伪影。

（3）右心房高密度对比剂伪影　缩短扫描时间、减少对比剂用量和采用双筒高压注射器，能有效消除右心房对比剂伪影对RCA显示的影响。

（4）扫描时间及扫描延迟时间　扫描时间越短，图像质量受屏气后心率波动的影响越小。扫描延迟时间确定得越准确，则冠状动脉对比剂充盈得越好，图像质量就越好。

（三）图像显示要求

1. 冠状动脉CTA图像显示要求　冠状动脉CTA三维重组的体位应尽可能参照冠状动脉造影术（coronary angiography，CAG）的摄影体位。但由于冠状动脉解剖走行存在个体差异，且狭窄病变多为偏心性，选择固定的重组体位可能无法准确地显示病变形态，因此冠状动脉CTA图像以能最清晰显示病变的最佳角度为准，一般按左主干、前降支、回旋支和右冠状动脉顺序进行三维重组（图4-4-9）。

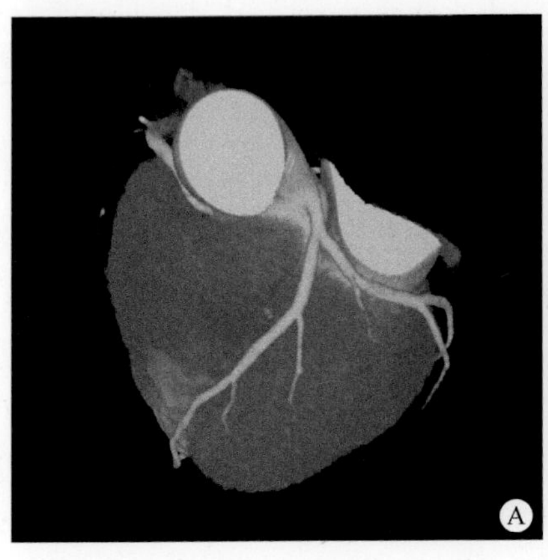

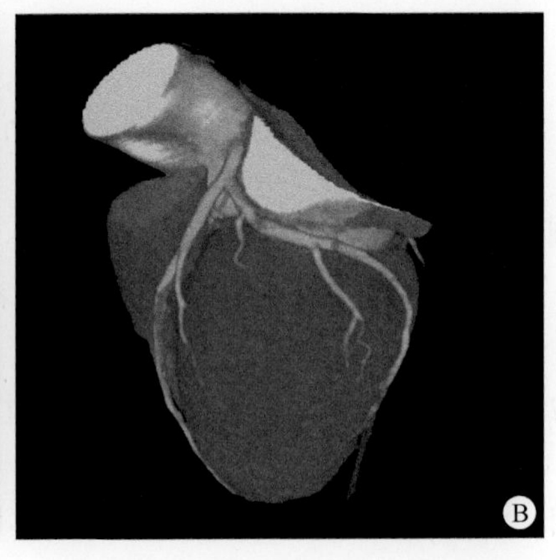

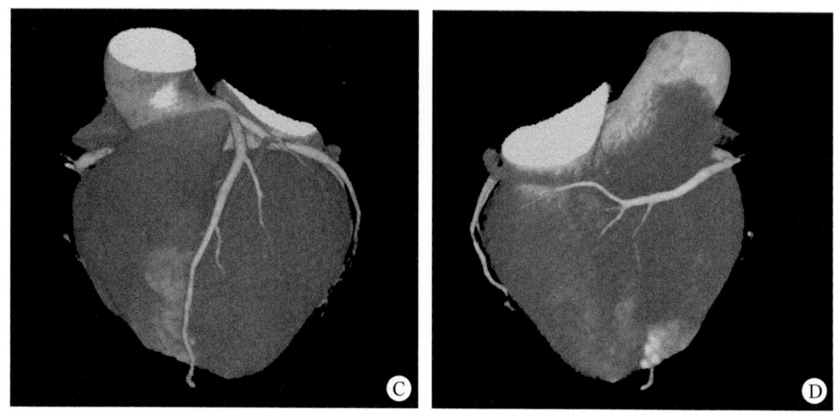

图4-4-9 冠状动脉CTA

A. 左主干；B. 回旋支；C. 前降支；D. 右冠状动脉

2. CT-FFR图像显示要求 应尽可能与CAG的摄影体位和角度保持一致。可以在展示和标注某支冠状动脉病变CT-FFR值的同时，同时展示该支血管病变CPR图像（图4-4-10）。

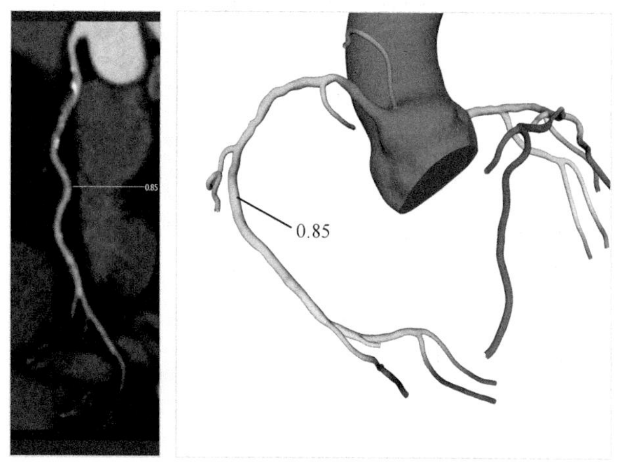

图4-4-10 CT-FFR

3. 冠状静脉CTA图像显示要求 对冠状静脉窦及其主要分支如心中静脉、心大静脉等进行显示（图4-4-11），可进行冠状静脉的形态学评价，如冠状静脉窦的长度、窦口的直径、主要属支的数目、属支与冠状静脉窦之间的夹角及冠状静脉窦的变异情况。

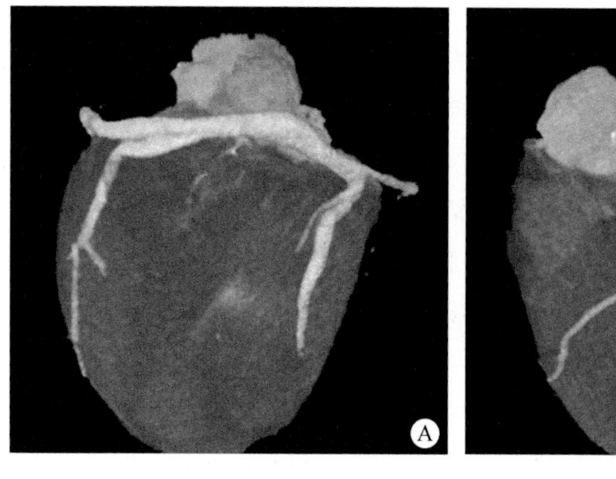

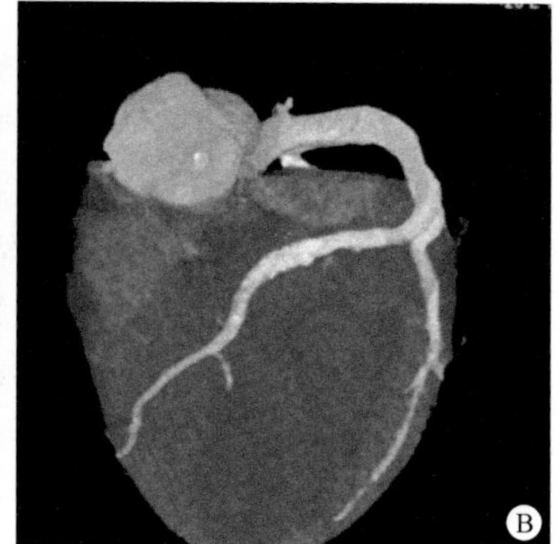

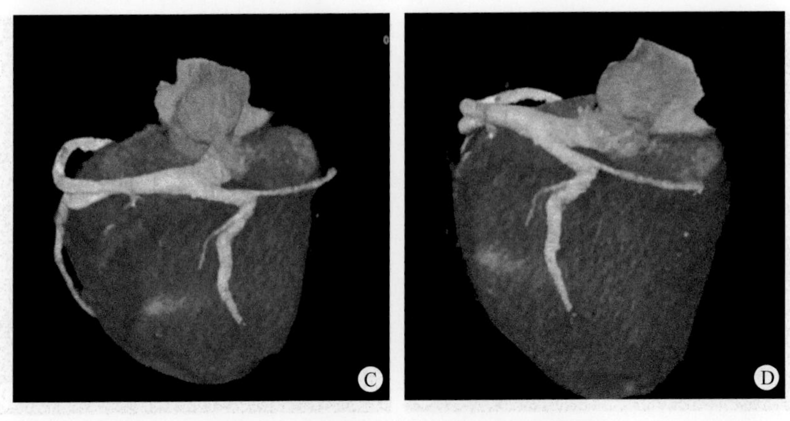

图4-4-11　冠状静脉CTA标准图像显示

A. 冠状窦；B. 心大静脉；C. 心中静脉；D. 心小静脉

（四）优化扫描方案

1. 迭代重建技术　与传统的滤波反投影技术（filtered back projection，FBP）相比，可有效降低图像噪声，提高图像的信噪比和对比度噪声比，可以弥补由于选用低一挡的管电压造成的噪声增加和图像质量下降，间接实现降低有效辐射剂量的目的。但是，迭代权重过大，尤其当迭代重建权重达到80%和100%时，过度减少噪声会导致真实的解剖细节丢失。推荐常规使用该技术，且迭代重建权重的选择在40%～60%。

2. 深度学习图像重建技术　是一种新型的CT图像重建算法，突破了非线性迭代重建算法在图像质量方面的限制，降低剂量的同时维持出色的图像质量、较好的边缘锐利度及噪声纹理。根据受检者BMI选择80～100kV的管电压进行常规冠状动脉CTA检查，结合DLIR可降低对比剂用量30%～50%。BMI＜28kg/m^{2}时，可以使用70kV或80kV管电压，体重≤60kg受检者可以选用70kV，对比剂用量160～200mg/kg；BMI≥28kg/m^{2}时可以用100kV进行扫描，对比剂用量210～280mg/kg。对于Agatston钙化积分≥400的重度钙化或支架植入术后受检者推荐高分辨力扫描模式结合DLIR进行重建，以降低高清扫描时的图像噪声。

3."双低"技术　迭代重建或深度学习图像重建技术，同时降低管电压，降低对比剂用量，称为"双低"技术。该技术降低辐射剂量30%～50%，降低碘用量30%～50%，而获得的图像质量并没有降低。

4. 运动校正算法　也称快速冻结技术。该技术可在高心率受检者中部分消除冠状动脉运动所导致的伪影。推荐在具有该技术的CT设备中常规使用。

（五）控制辐射剂量

冠状动脉CTA辐射剂量的影响因素可分为两个等级：扫描模式、管电压、管电流、螺距为一级，而扫描范围、扫描野及各种心脏专用前置或后置降噪滤过器的使用为二级。需在保证图像质量的前提下，选择个性化扫描方案降低辐射剂量，冠状动脉CTA辐射剂量应该控制在2～5mSv。高端CT设备推荐采用前瞻性心电门控大螺距扫描或轴扫模式，辐射剂量应该控制在1～2mSv。

1. 前瞻性心电门控轴扫　在R-R间期固定时相触发扫描，而在其他间隔时段均处于关闭状态，不产生任何辐射剂量。使用这种技术，可以在一个心动周期的某个预定点曝光，而非整个心动周期，可以降低60%～80%的辐射剂量。

2. 心电控制的电流调制技术　仅在扫描过程中需要获取重建数据的时相进行高管电流输出，而其他心动周期时采用低管电流输出。此方法可降低30%～50%的辐射剂量，但对受检者心率有一定的要求，需心率平稳且不宜过快。

3. 自动管电流调制（automatic tube current modulation，ATCM） 主要是根据受检者体型和脏器的厚度自动调节管电流。此技术受受检者的体积、扫描部位的衰减特性等因素影响，在不影响成像质量前提下自动调节管电流来适应受检者个体。自动管电流调制技术包括角度管电流调节（沿*X-Y*轴）、长轴调节（*Z*轴）及两种调节方式相结合。

4. 重建或深度学习图像重建技术 可以有效地降低辐射剂量、改善图像质量、降低噪声以提高信噪比及对比度噪声比。

5. Flash扫描模式 其原理为应用大螺距（螺距=3.2或3.4）的前瞻性心电门控螺旋扫描，在一个心动周期内即可完成扫描。

6. 进行敏感器官遮盖 乳腺、性腺这一类腺体对辐射极其敏感，在扫描中，可以用屏蔽的方式遮盖这些敏感部位，使其免受直接辐射。

7. 根据BMI调整进行个性化扫描 根据BMI选择合适的管电压。

六、图像诊断分析

（一）先天性冠状动脉异常

冠状动脉变异和畸形主要指冠状动脉的起源和分支异常，包括：①冠状动脉起源于高位升主动脉（图4-4-12）；②左冠状动脉回旋支起源于右冠状动脉窦或右冠状动脉；③左冠状动脉前降支起源于右冠状动脉窦或右冠状动脉（图4-4-13）；④左冠状动脉主干起源于右冠状动脉窦；⑤右冠状动脉起源于左冠状动脉窦（图4-4-14）。

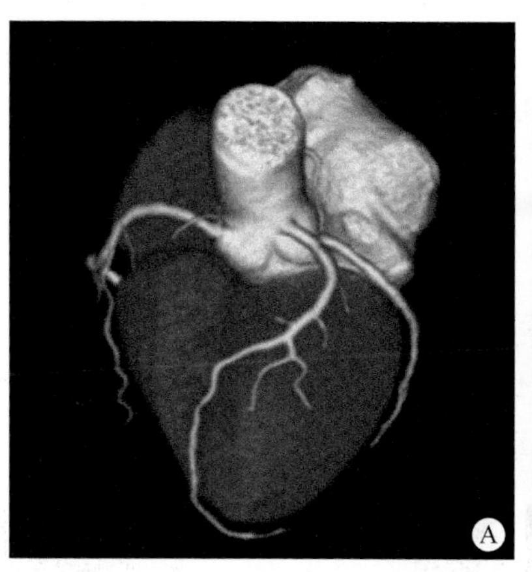

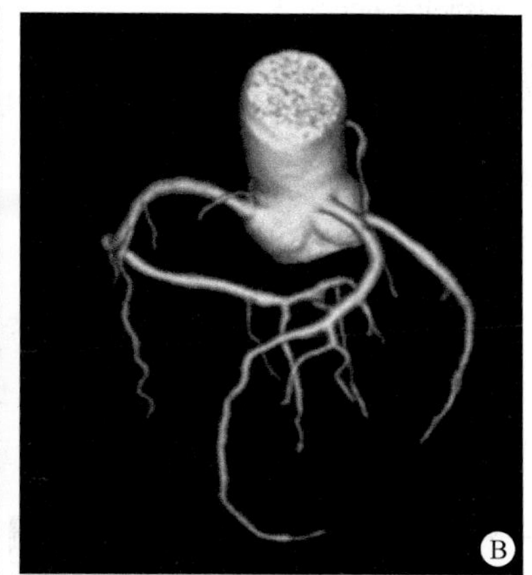

图4-4-12 冠状动脉起源于高位升主动脉

A. 同时显示心肌和冠状动脉的VR；B. 显示冠状动脉树的VR

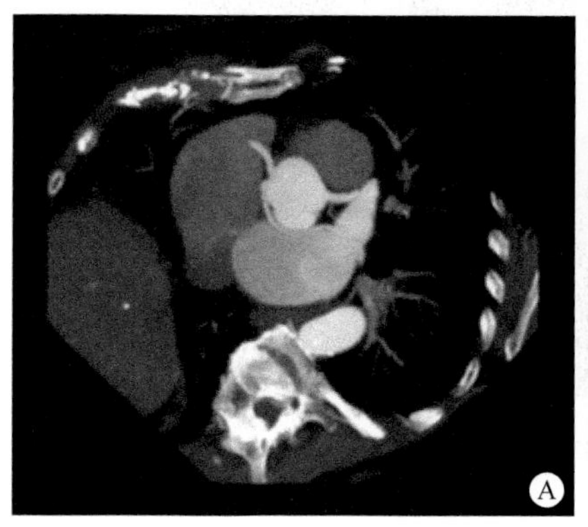

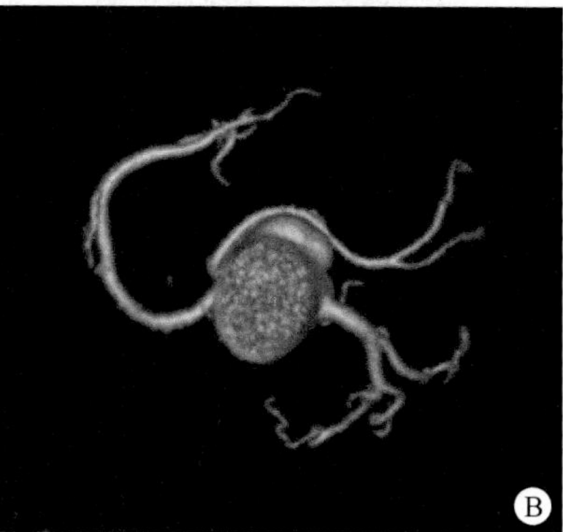

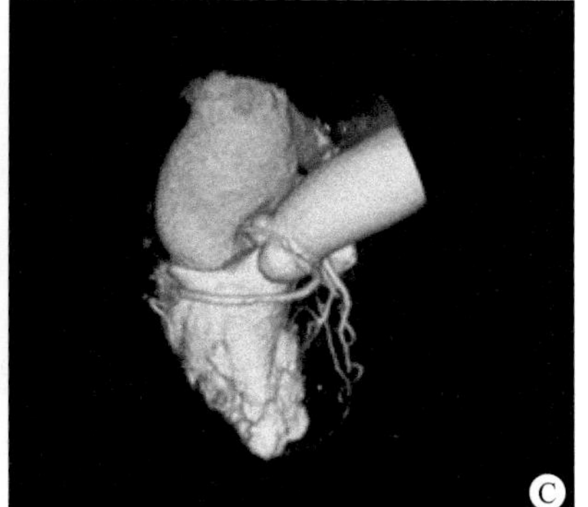

图4-4-13 左冠状动脉前降支起源于右冠状动脉

A. MPR；B. 显示冠状动脉树的VR；C. 同时显示心肌和冠状动脉的VR

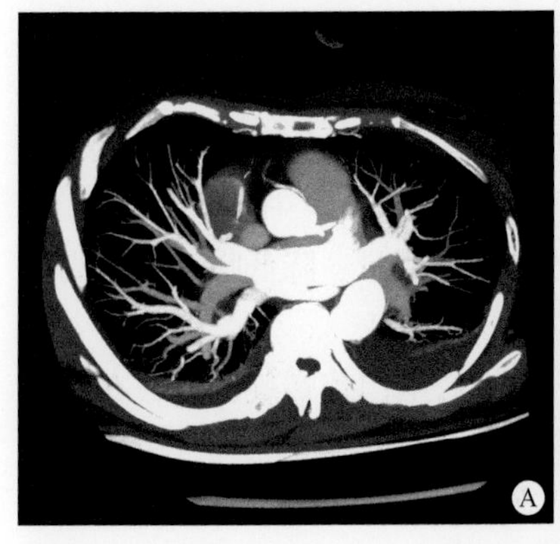
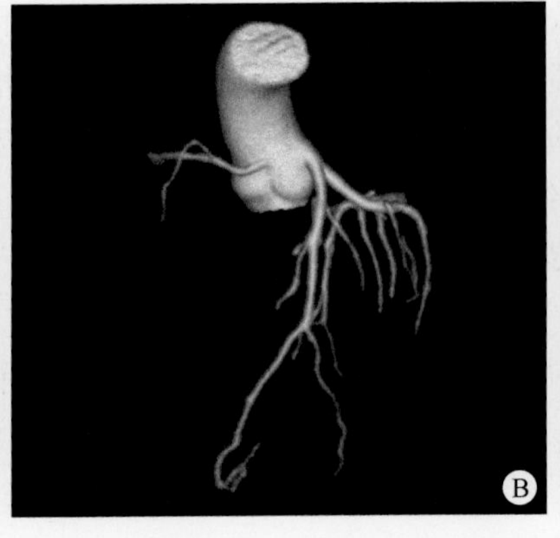
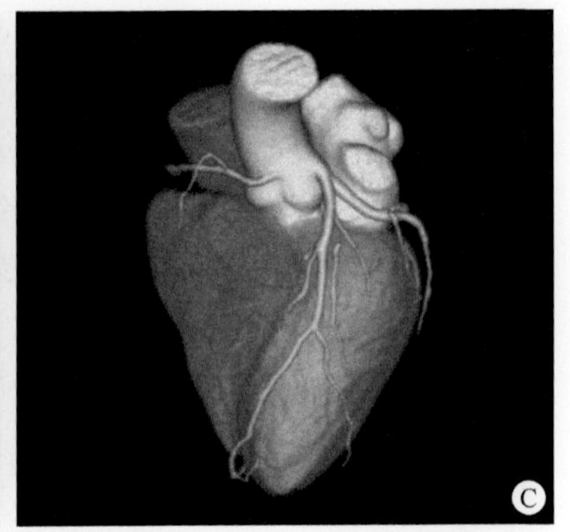

图4-4-14 右冠状动脉起源于左冠状动脉窦

A. MPR；B. 显示冠状动脉树的VR；C. 同时显示心肌和冠状动脉的VR

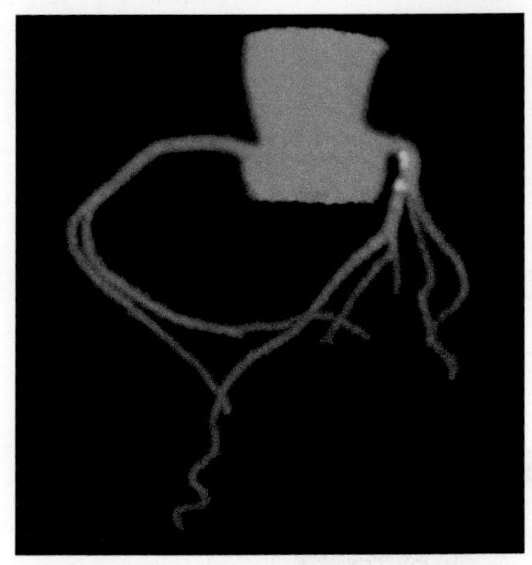

图4-4-15 显示冠状动脉树MIP

（二）冠状动脉阻塞性病变

冠状动脉阻塞性病变在冠状动脉CTA主要表现为血管腔的充盈缺损，缺损的主要原因是动脉粥样硬化斑块造成的管腔狭窄。MIP可对冠状动脉狭窄情况及钙化进行初步观察（图4-4-15），钙化斑块呈现明显的高密度。CPR可直接观察冠状动脉狭窄的情况，可区分钙化斑块、非钙化斑块导致的血管狭窄（图4-4-16），长轴位与横断位配合可以较准确地评估狭窄的程度。冠状动脉钙化积分可对每一分支血管钙化情况进行评分，同时评估钙化风险等级（图4-4-17）。

（三）冠状动脉瘤或冠状动脉瘤样扩张

冠状动脉发生局部性或弥漫性扩张，通常将冠状动脉管径扩大至正常值的1.5～2倍，称为冠状动脉瘤样扩张（图4-4-18）；超过原来直径的2倍以上呈单发性或多发性的瘤样改变称为冠状动脉瘤（图4-4-19）。先天性和获得性的情况均可形成冠状动脉瘤。

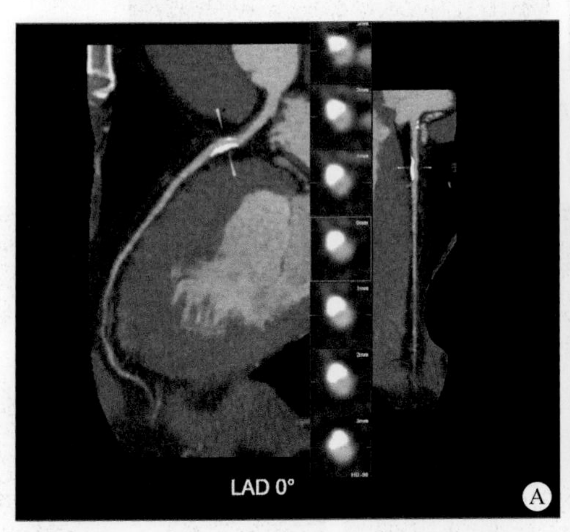

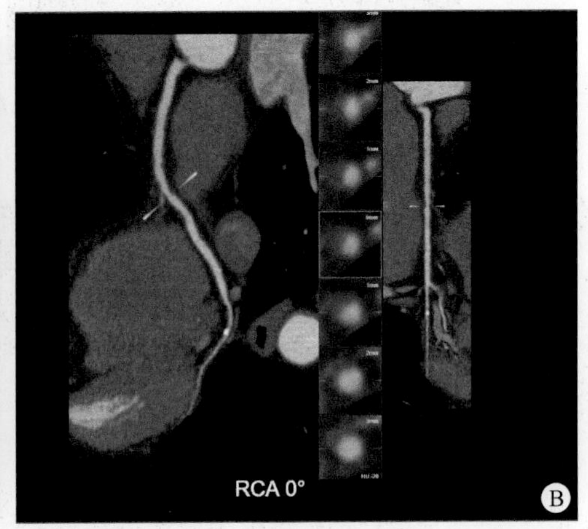

图4-4-16 钙化斑块与非钙化斑块导致冠状动脉狭窄

A. 钙化斑块；B. 非钙化斑块

钙化积分智能影像报告

影像所见

	容积 (mm^3)	等效质量 (mg)	Agatston积分	无钙化 (0)	极少钙化 (1-10)	轻度钙化 (11-100)	中度钙化 (101-400)	重度钙化 (>400)
LM	63.58	14.65	78.06			√		
LAD	135.39	41.59	177.77				√	
LCX	192.10	43.12	241.20				√	
RCA	95.59	21.20	107.33				√	
总计	486.66	120.56	604.36					√

【参考值】
阈值=130HU
等效质量因子0.743

图4-4-17 冠状动脉钙化积分智能影像报告（中度钙化）

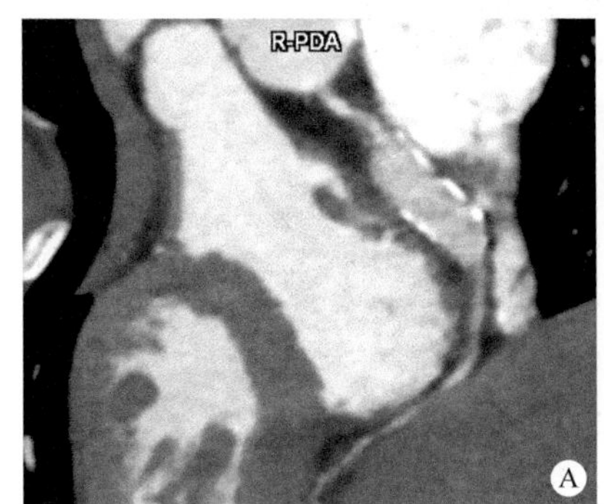

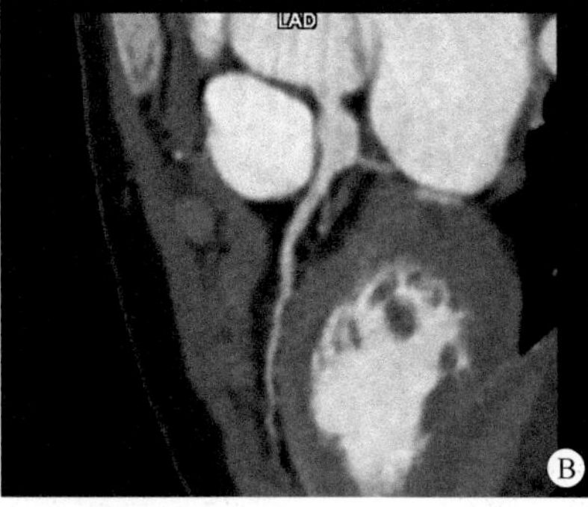

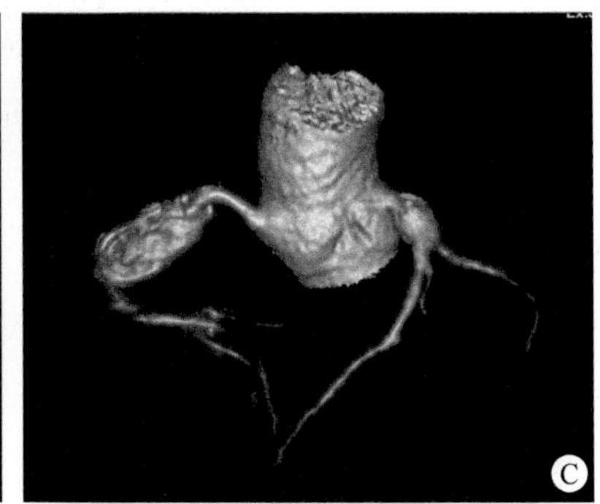

图4-4-18 冠状动脉瘤样扩张

A、B. CPR；C. 显示冠状动脉树VR

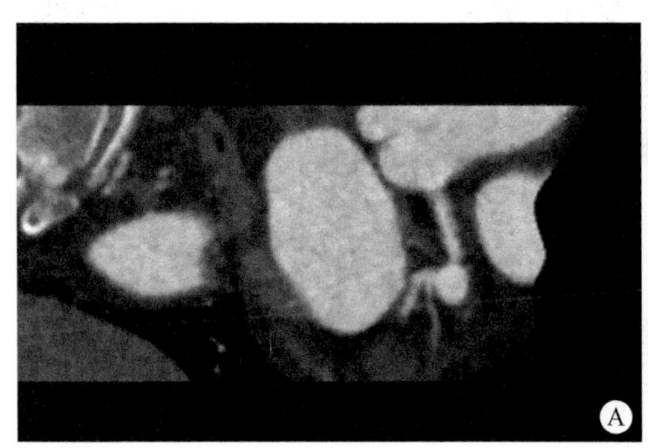

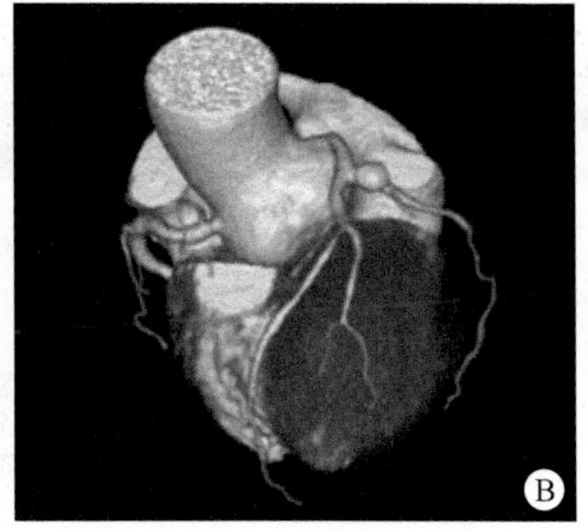

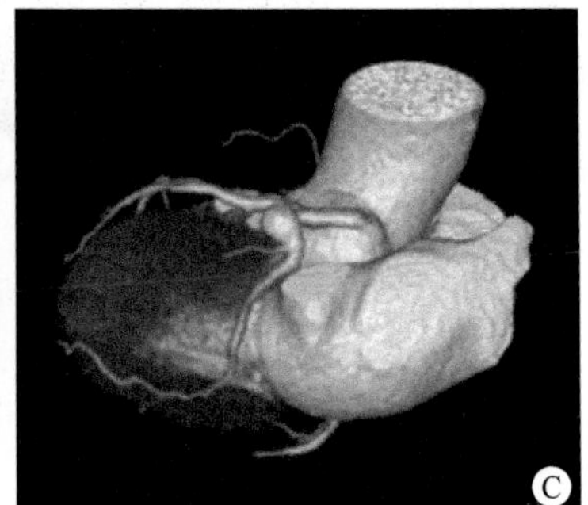

图4-4-19 冠状动脉瘤

A. CPR；B、C. 同时显示心肌和冠状动脉VR

（四）冠状动脉支架植入术后

冠状动脉支架植入术后，CPR可直观显示支架位置、长度、直径及形态，评估支架内管腔通畅情况，是否出现狭窄或闭塞（图4-4-20）。

（五）冠状动脉旁路移植术后

用于冠状动脉旁路移植术后复查，包括两部分：①桥血管的评价，包括静脉桥和动脉桥；②对固有冠状动脉的评价。对桥血管的评价主要显示桥血管走行、通畅性及两端的吻合口位置（图4-4-21）。在桥血管取材过程中经常使用外科夹对其小分支实施夹闭，因外科夹为金属材料，所以在CT影像上可见沿桥血管走行的颗粒样高密度影（图4-4-22）。

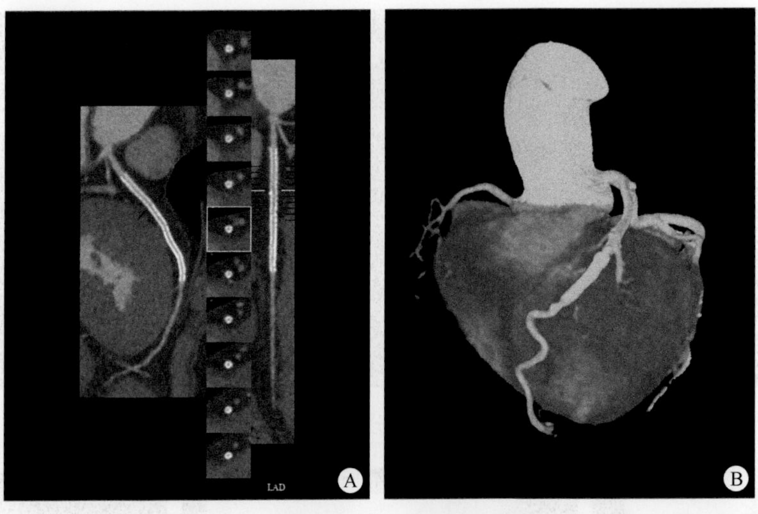

图4-4-20 左前降支冠状动脉支架植入术后

A. CPR; B. 同时显示心肌和冠状动脉VR

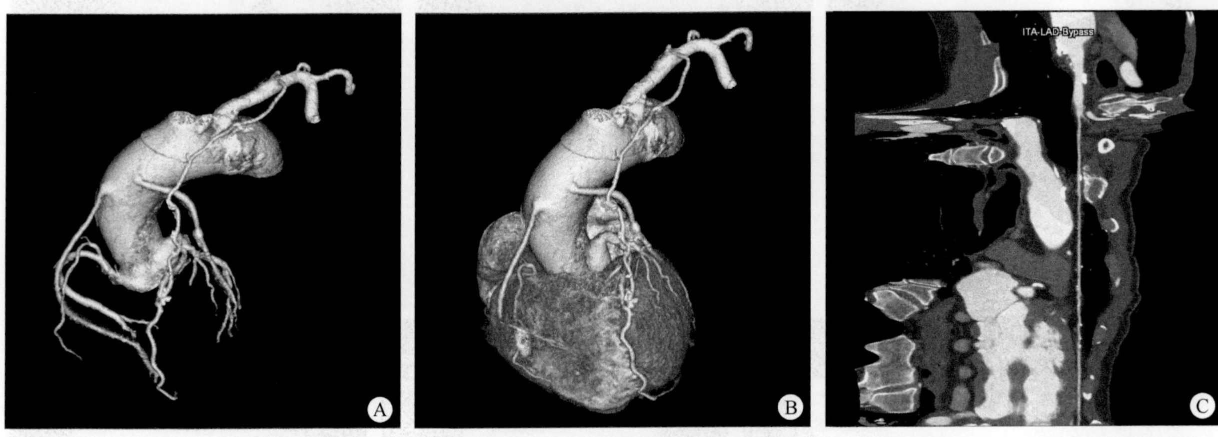

图4-4-21 冠状动脉旁路移植术后

A. 显示血管树VR; B. 同时显示心肌和血管VR; C. 内乳动脉旁路移植桥血管CPR

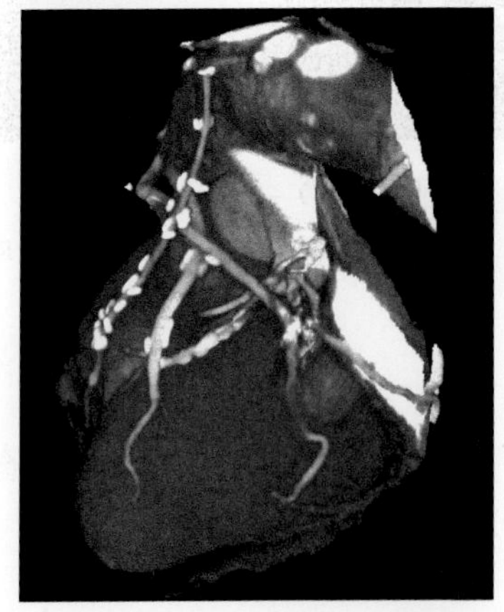

图4-4-22 冠状动脉旁路移植术后桥血管旁高密度血管夹影

第5节 多部位一站式CT检查技术

多部位一站式CT检查是指病变累及全身多个部位，或临床需要多个部位影像信息时，在静脉注射一次对比剂即完成多个部位、疾病的CT检查，包括心脑血管、主动脉夹层及动脉瘤、胸痛三联征、颈胸全腹联合扫描等。多部位一站式检查，在满足临床诊断的基础上，减少了对比剂用量和重复检查次数。

一、心脑血管一站式CTA检查技术

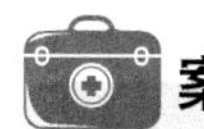

案例 4-5

患者，男，72岁，既往有高血压、高血脂病史20余年。体检行颈动脉超声检查，发现颈动脉多发粥样硬化，建议患者行心脑血管一站式CTA检查，全面评估头颈动脉与冠状动脉的粥样硬化程度及其关系。

问题： 1. 心脑血管一站式CTA检查前需做哪些准备工作？

2. 如何根据设备特点，设计心脑血管一站式CTA检查的采集方案？

3. 心脑血管一站式CTA检查的优势有哪些？

心脑血管疾病已成为威胁人类健康和生命的主要疾病，具有发病率高、病死率高、致残率高及复发率高的特点。由于时间分辨力的限制，传统的心脑血管扫描需两次注射对比剂，分两次扫描，对比剂用量大，辐射剂量高，操作复杂。随着CT设备的发展，特别是宽体探测器及双源CT的出现，其成像覆盖宽度大，时间分辨力高，为心脑血管一站式CTA检查提供了可能。

（一）适应证与相关准备

1. 适应证 动脉粥样硬化是一种全身性的慢性炎症疾病，冠状动脉和头颈动脉可同时或序贯受累，当动脉粥样硬化累及头颈动脉时，血管管腔狭窄导致组织低灌注、血流减慢或斑块破裂，上述因素均可造成血管远端栓塞，从而引起缺血性脑卒中。心血管动脉粥样硬化程度及其关系，对临床早期干预、降低心脑血管疾病的发生率具有重要意义。

心脑血管一站式CTA检查是在一次注射对比剂的较窄时间窗内完成冠状动脉及头颈部动脉的全部检查，主要用于：①心脑血管动脉粥样硬化程度的评价；②颅内外动脉狭窄、动脉瘤、血管畸形等疾病的诊断；③血管介入手术的术前、术后评估。

2. 检查前准备 心率要求、静脉通路、ECG连接均同冠状动脉CTA检查。

（1）受检者准备 ①详细询问受检者的情况，尤其是有无过敏史，检查前必须与受检者及家属签署碘对比剂增强检查知情同意书。②对于孕妇及育龄妇女，检查前须签署X线辐射知情同意书。③询问受检者的基础心率，有无频发心律失常等情况，并给予解释。④了解受检者的一般情况，如身高、体重和血压情况。⑤去除受检者头颈部所有金属物品，如耳饰、发夹、义齿、眼镜等。⑥嘱咐受检者在扫描过程中保持头颅静止，避免吞咽及眨眼，若受检者无法配合检查，可使用外物进行头颅固定；或在不影响溶栓治疗的前提下，在临床医师的指导下适当镇静后再行检查。

（2）受检者呼吸和屏气 告知受检者检查中需要屏气的时间和次数，缓解受检者紧张不安情绪。需根据设备类型训练受检者进行呼吸和屏气，要求每次呼吸幅度保持一致。采用宽体探测器CT成像，一次轴扫即可采集整个心脏的数据，扫描速度非常短，呼吸运动对图像的影响较小，可在自由呼吸下进行检查。

（3）硝酸甘油的使用 不推荐常规使用。

（二）检查技术

1. 定位像 一般采用正、侧位双定位像，便于扫描时心脏、颈动脉位于视野的中心。

2. 对比剂注射方案 对比剂一般选择浓度300～370mg/ml，对比剂用量60～70ml，然后注射生理盐水30～40ml，注射速率均为4.5～5.0ml/s。或直接采用冠状动脉CTA对比剂注射方案。

3. 扫描延迟时间确定 同冠状动脉CTA检查技术。

4. 图像采集 包括钙化积分扫描、冠状动脉CTA扫描、头颈部CTA扫描。CTA扫描根据设备类型设置不同的扫描方案。

（1）一次扫描方案 采用头颈冠状动脉全程心电门控一次扫描。扫描范围为心底至颅顶（图4-5-1A）；扫描方向选择从足侧到头侧。

（2）两次扫描方案 先行冠状动脉心电门控扫描后再行头颈非心电门控扫描。

1）钙化积分扫描、冠状动脉CTA扫描：范围从气管隆嵴下1～2cm至心脏膈面水平（图4-5-1B），同冠状动脉CTA检查技术。

2）头颈部CTA扫描：采用螺旋扫描模式，管电压80～120kV，采用自动管电流调制技术，颈部噪声指数设置6左右。扫描范围为主动脉弓至颅顶（图4-5-1B），扫描方向选择从足侧到头侧。

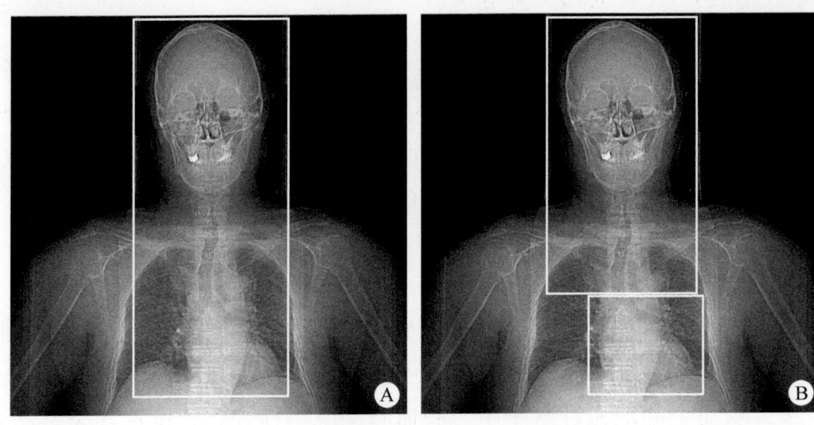

图4-5-1 心脑血管一站式CTA检查定位

A. 一次扫描定位；B. 联合扫描定位

（三）图像处理

在工作站进行图像的三维立体重组，采用MPR、VR、CPR等方式分别进行冠状动脉与头颈部动脉的血管分析。冠状动脉CTA血管分析详见第4章第4节。

（四）图像质量控制

1. 检查注意事项

（1）需根据扫描部位及时调整双臂位置，冠状动脉钙化积分扫描时双臂上举，心脑联合增强扫描时双臂置于身体两侧。

（2）应首先进行冠状动脉检查，宜采用前瞻性心电门控轴扫模式，冠状动脉扫描结束立即进行头颈CTA扫描，要尽量缩短冠状动脉CTA扫描时间及冠状动脉与头颈 CTA 两次扫描的间隔时间。

（3）一站式检查除大范围扫描外，同时需保证图像的分辨力，进行扫描时应同时注意选择尽可能薄的扫描层厚。

2. 图像显示要求 分别对头颈部CTA图像和冠状动脉CTA图像进行显示。

（1）头颈部CTA图像显示 ①无体外金属异物产生的明显影响动脉显示效果的线束硬化伪影；②无呼吸、吞咽等运动位移造成的运动伪影；③MPR、VR、MIP、CPR等多种图像后处理方法多角度、多方位显示头颈部动脉；④VR图像中血管边界平滑，应与MPR图像中的动脉边界相符，显示颈动脉、椎动脉的大致走行（图4-5-2A）；⑤MIP可很好地显示钙化（图4-5-2B）；⑥MPR可进行任意斜面重组，真实反映靶血管斑块的垂直断面，较好显示血管的狭窄程度、斑块类型；⑦CPR重组层面应置于血管管径中心，且以不同角度旋转，管径及腔内病变显示清晰（图4-5-2C）。

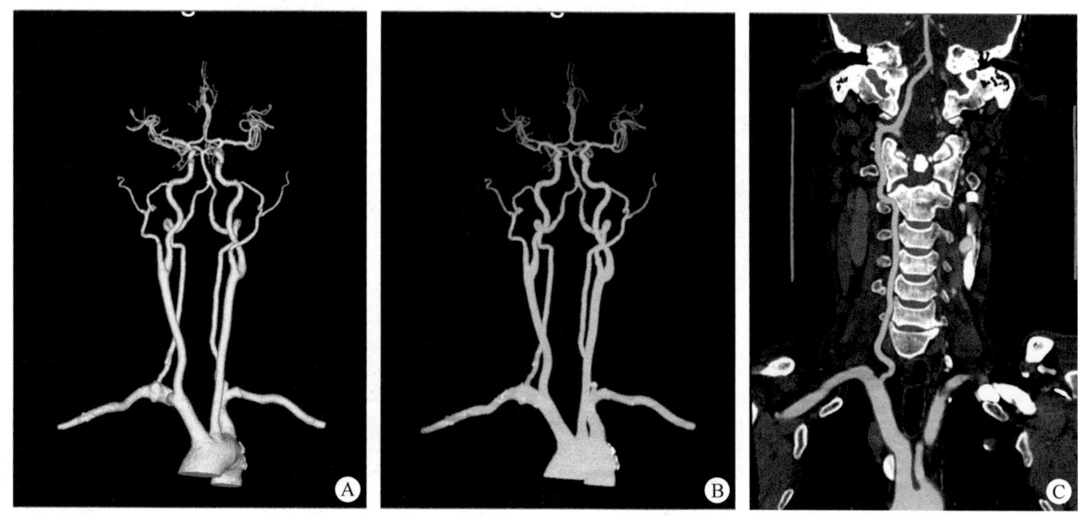

图4-5-2　头颈部CTA正常图像显示

A. VR；B. MIP；C. CPR

（2）冠状动脉CTA图像显示　见第4章第4节。

3. 优化扫描方案

（1）在扫描参数设置中，由于一站式扫描的体位并不是常规扫描的标准体位，一般选择双手上举体位，从而导致头颈部血管产生伪影。在实际操作中通过双手上举并使双肩、双上肢尽量分开，不与颈脑血管位于同一平面，这样能将双上肢对图像质量的影响尽可能降低。

（2）头颈部血管需要注射对比剂总量为50～60ml，而冠状动脉需要的对比剂总量为65～80ml，为同时满足二者需求，一站式扫描时选择总量75～80ml。但是在扫描时，为减轻锁骨下静脉及上腔静脉对比剂放射状伪影，可以减少总量至60～70ml，同时在对比剂注射完成后以相同速率注射生理盐水40～50ml，降低锁骨下静脉及上腔静脉对比剂放射状伪影。

4. 控制辐射剂量

（1）心脑血管一站式CTA检查扫描范围广，需采用低剂量扫描技术降低辐射剂量，包括：①自动管电流调制技术；②低电压技术，采用70～80kV管电压；③推荐自动管电流调制技术联合低电压、低剂量扫描，使用迭代重建算法或深度学习图像重建算法进行图像重建。同时需合理采用屏蔽防护，有条件的可使用铋屏蔽进行甲状腺防护。

（2）为了提高头颈部主干血管的显示，传统头颈CTA需剪影处理，在注射对比剂前首先进行头颈部蒙片扫描，与传统扫描方式比较，心脑血管一站式CTA扫描在保证图像质量的同时，降低了辐射剂量，较单独扫描总辐射剂量减少60%。

（3）一站式扫描的体位一般采取双手上举，故在管电压、管电流时间乘积选择时除自动毫安、管电压技术外，同时还应根据实际情况调整参考管电流时间乘积及管电压，以便进一步降低辐射剂量。

（五）图像诊断分析

1. 头颈动脉系统阻塞性病变　动脉系统阻塞性病变包括动脉狭窄和闭塞，主要由动脉粥样硬化引起，CTA可清楚显示动脉狭窄或闭塞的部位、程度及狭窄原因（图4-5-3）。病变血管在VR表现为血管纤细或者不连续，在CPR可直观显示病变血管管壁内情况。

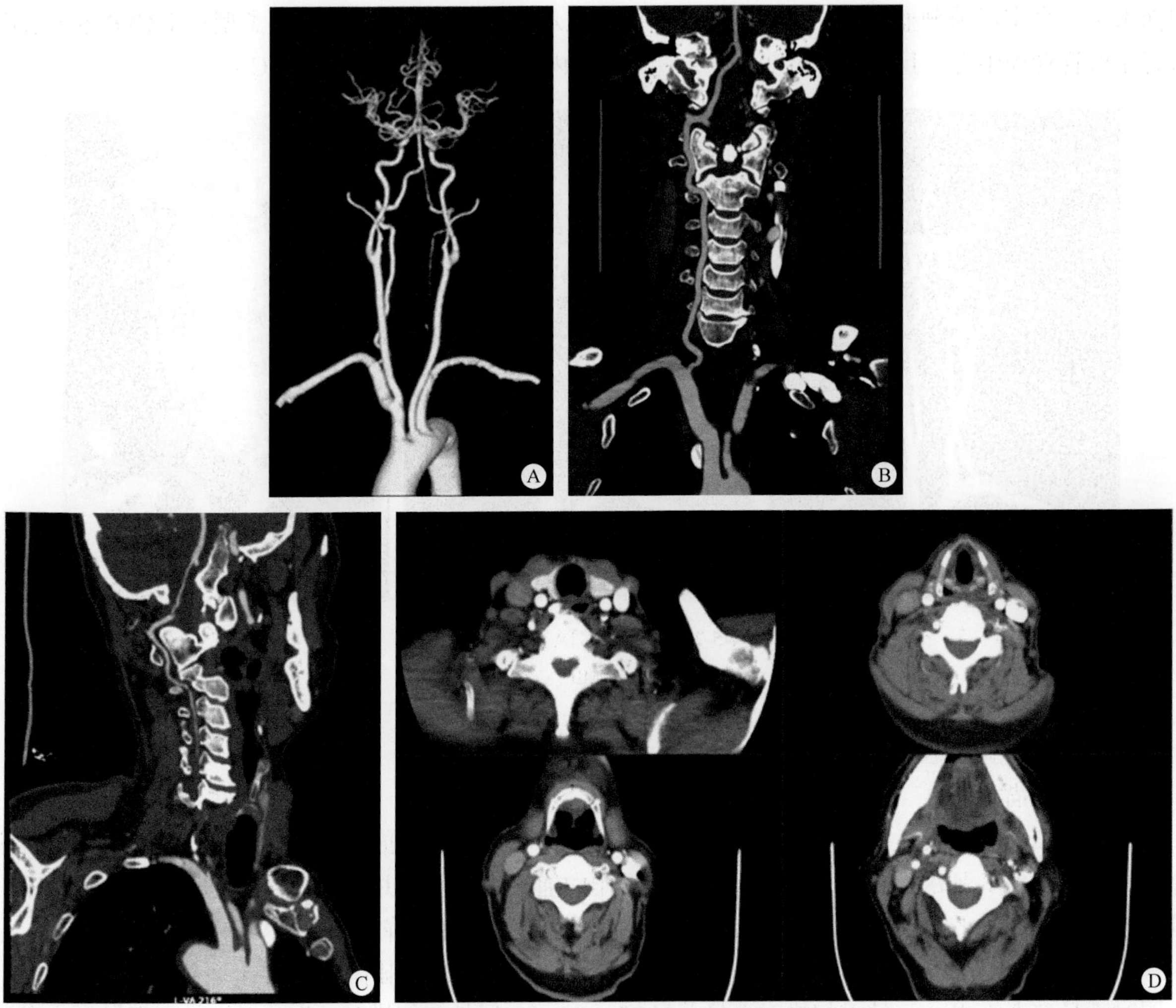

图4-5-3 左侧椎动脉狭窄、闭塞

A. VR；B. 右侧椎动脉CPR；C. 左侧椎动脉CPR；D. 原始横轴位图像

2. 支架植入术后评估 用于评估有无动脉内支架留置的情况，包括支架位置、长度、直径及形态，评估支架内管腔通畅情况，是否出现狭窄或闭塞（图4-5-4、图4-5-5）。

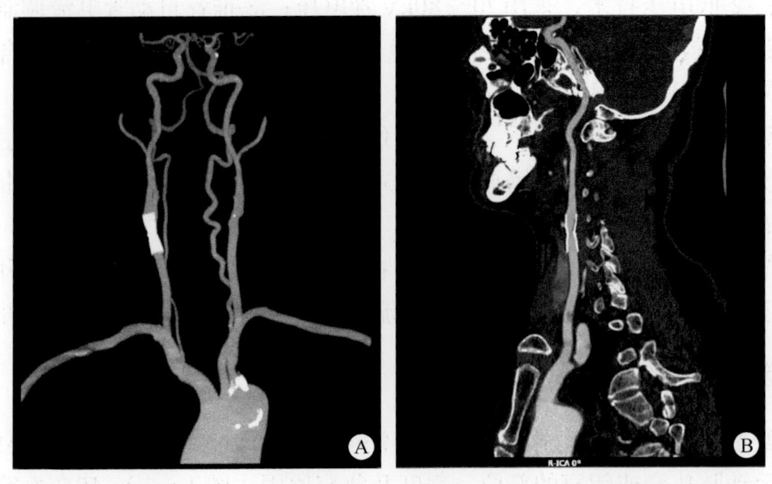

图4-5-4 颈总动脉支架植入术后，支架内血管通畅

A. MIP；B. CPR

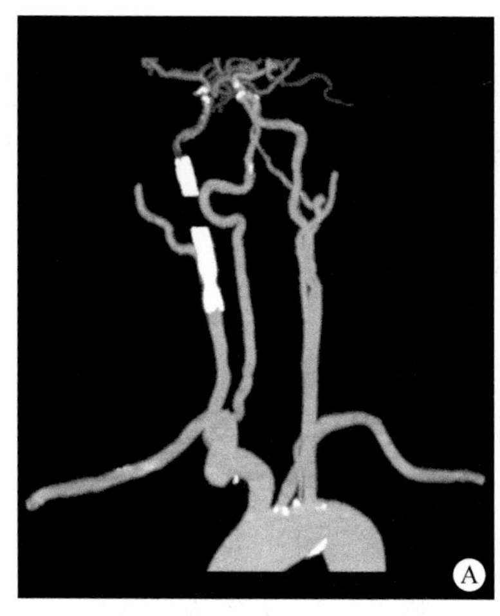
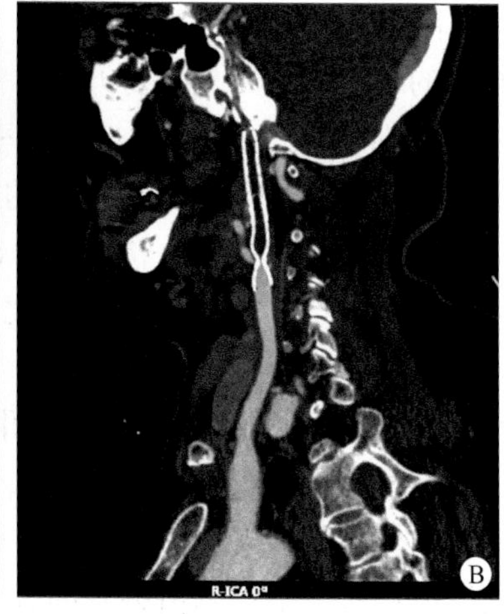

图4-5-5 颈总动脉支架植入术后，支架内血管闭塞

A. MIP；B. CPR

二、胸痛三联征一站式CTA检查技术

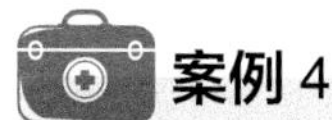

案例 4-6

患者，男，72岁，既往有高血压、高血脂病史20余年。晨起突发持续性胸痛伴呼吸困难，无放射痛，临床拟诊断为肺动脉栓塞，要求进行胸痛三联征一站式CTA检查。

问题： 1. 胸痛三联征一站式CTA检查前需做哪些准备工作？

2. 如何根据设备特点，设计胸痛三联征一站式CTA检查的采集方案？

3. 胸痛三联征一站式CTA检查的优势有哪些？

胸痛三联征（chest pain triple rule out，TRO）是指表现为急性胸痛发作的三种疾病及并发症，包括急性冠脉综合征（acute coronary syndrome，ACS）、肺动脉栓塞和主动脉夹层（dissection of aorta，AD）。其发病凶险，尽早明确病因、进行及时处理是救治的关键。但不同病因导致的胸痛，其症状既相似，又有不同特征，可表现为不同部位、不同性质和不同程度的疼痛，伴随症状亦可不同，仅凭临床症状及实验室检查难以及时确诊。胸部一站式CTA检查在1次注射对比剂后同时评估冠状动脉、肺动脉和胸主动脉，缩短了病因诊断时间，是目前评估急性胸痛患者的首选检查方法。

（一）适应证与相关准备

1. 适应证 主要为急性胸痛患者，临床怀疑ACS、PE和AD者。

2. 检查前准备 同冠状动脉CTA检查。

（二）检查技术

1. 定位像及扫描范围 一般采用正、侧位双定位像，便于扫描时心脏、胸主动脉及肺动脉位于视野的中心。扫描范围必须包括整个胸主动脉及心脏，扫描范围一般从主动脉弓上方1cm处开始至心底部，起始位置通常位于锁骨头的下缘。因为受检者的辐射剂量与扫描长度成正比，所以可不包括高于主动脉弓水平的肺尖。在实际工作中，需根据实际情况确定扫描范围，必要时可包括胸腹甚至盆腔。

2. 对比剂注射方案 对于胸痛三联征CT扫描，合理的增强效果是冠状动脉CT值300～450Hu，肺动脉CT值高于200Hu，主动脉CT值高于250Hu。采用冠状动脉CTA的注射方案会导致肺动脉CT值过低，为了保证肺动脉的强化效果，应适当延长对比剂注射时间，以便在扫描期间维持右心房、右心室中对比剂的浓度。

（1）碘流率选择　同冠状动脉CTA检查。

（2）注射期相技术的选择　①三相注射方案。Ⅰ期：根据受检者体重和对比剂选择流率，可同冠状动脉CTA检查，总注射时长10～14s；Ⅱ期：流率3ml/s，注射30 ml对比剂；Ⅲ期：流率3ml/s，注射30ml生理盐水。②对于可以实现双筒双流功能的高压注射器，可采用以下方案，Ⅰ期：根据受检者体重和对比剂选择流率，同冠状动脉CTA检查，总注射时长10～14s；Ⅱ期：流率3ml/s，50ml对比剂与生理盐水的混合液，对比剂与生理盐水按1∶1比例混合，以降低上腔静脉和右心的对比剂浓度，减少射线硬化束伪影。

3. 扫描延迟时间确定　目前主要采用对比剂团注测试法或团注追踪法来确定触发扫描延迟时间。①团注测试法：注射15～20ml对比剂预注射测试，通过计算获得肺动脉、冠状动脉、主动脉达峰时间，可获得最佳的血管强化图像，但操作较复杂，耗时较长，对比剂使用量较大，对于危重急性患者一般不做推荐。②团注追踪法：采用阈值触发的方式，触发层面选取气管隆嵴下层面，感兴趣区设定在主肺动脉，触发阈值80Hu。CT值达到阈值后即启动肺动脉扫描。在肺动脉扫描后延迟7～9s开始冠状动脉扫描，在冠状动脉扫描完成后以最短的间隔时间进行胸腹主动脉的扫描。

4. 图像采集　根据受检者的身高、体重、心率和心律，以及前瞻性门控和回顾性门控等情况综合考虑。由于各厂家CT设备参数不同，需根据具体情况选择采集模式和扫描参数。

（1）扫描模式　根据设备类型设置不同的扫描方案，包括单次大范围螺旋扫描、两个轴扫的一次成像方案、三次扫描方案。

1）单次大范围螺旋扫描：适用于大多数机型，采用心电门控技术一次大范围螺旋扫描，完成冠状动脉、肺动脉和主动脉CTA的检查。

2）两个轴扫的一次成像方案：适用于宽体探测器CT，选择固定的2次160mm的轴扫拼接或2次不同宽度的轴扫拼接，同时保证其中一次轴扫采用心电门控扫描模式，覆盖全部冠状动脉。

3）三次扫描方案：对设备要求较高，首先进行肺动脉CTA扫描，采用螺旋扫描方式，范围从肺尖到横膈下，而后采用前瞻性门控轴扫方式进行冠状动脉扫描，扫描范围为主动脉弓至心脏膈面，最后由头侧至足侧进行胸腹甚至盆腔的大范围螺旋扫描（图4-5-6）。

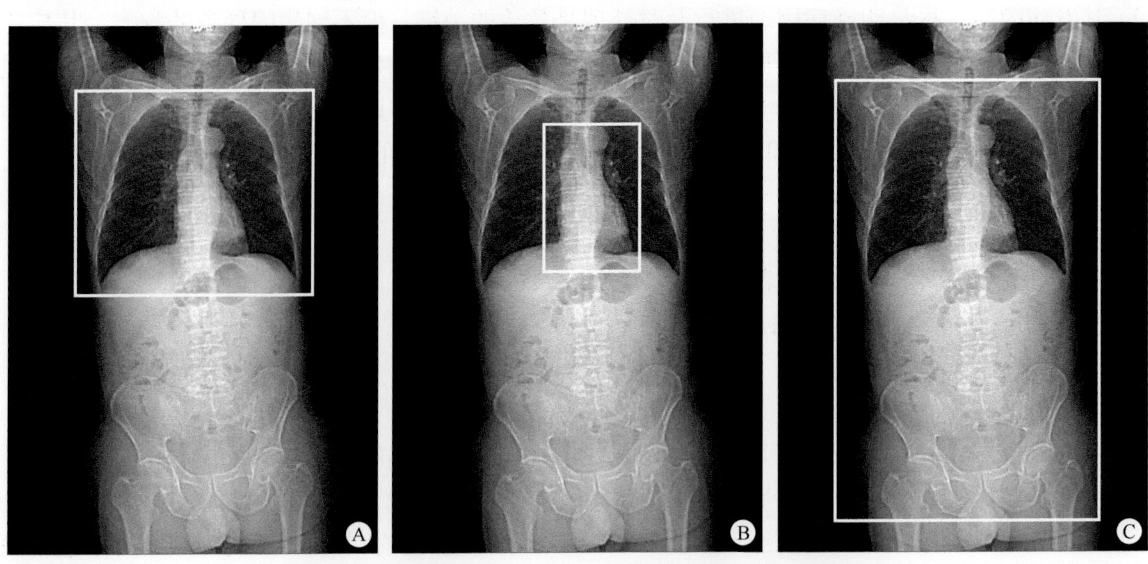

图4-5-6　胸痛三联征一站式CTA检查三次扫描方案模式

A. 肺动脉扫描范围；B. 冠状动脉扫描范围；C. 胸腹盆大范围扫描范围

（2）扫描参数　管电压一般采用100kV。推荐使用具备70kV或80kV管电压输出的CT设备，体重≤60kg的受检者采用该管电压进行扫描。体重≤90kg的受检者，推荐采用100kV或120kV管电压进行扫描。管电流采用自动调节技术，噪声指数设定在24左右。如设备具有迭代重建或DLIR功能，建议采用上述技术以降低图像噪声。迭代权重不宜过大，一般推荐采用迭代权重比例40%～60%。

5. 图像重建 以1.0mm层厚、0.7mm层间距重建轴面图像。三次扫描方案中第一期图像用于肺动脉的处理与显示；第二期进行冠状动脉的处理与显示；第三期进行主动脉的处理与显示。观察血管，常规选择平滑的卷积核重建。观察肺野病变，可选择锐利的卷积核重建高分辨力图像。

（三）图像处理

图像处理措施主要包括MPR、CPR、MIP和VR。MPR主要用于多角度、多方位观察肺动脉、主动脉病变，以了解其与邻近结构的空间位置关系；CPR图像主要用于观察管腔内结构；MIP用于显示血管钙化、手术支架或者明显强化的病灶；VR图像无法观察管腔内结构，不能用于狭窄的评估，主要用于观察肺动脉、胸主动脉和冠状动脉整体结构（图4-5-7）。

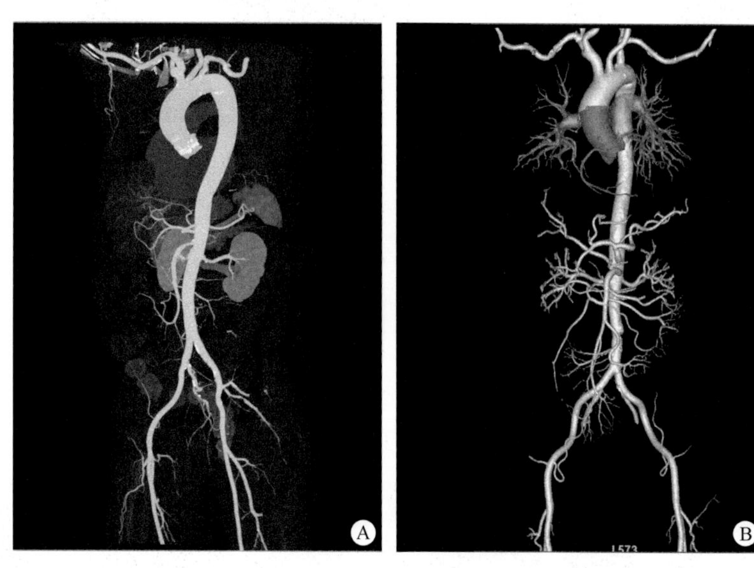

图4-5-7 胸痛三联征一站式CTA检查三维重组

A. MIP；B. VR

（四）图像质量控制

1. 检查注意事项 须在检查过程中最大限度缩短扫描时间，降低检查对受检者屏气、心率的要求。

（1）设备性能要求 胸痛三联征检查要求为64排及以上CT，X线管旋转时间≤0.35s。

（2）心率控制 ①稳定的心率与冠状动脉图像质量和狭窄评估准确性密切相关。临床工作中常使用β受体阻滞剂将受检者的心率控制在70次/分以内，但15%的急诊受检者对β受体阻滞剂有一定的禁忌证。双源CT和宽体256排CT对心率要求较低（＜90次/分），大部分受检者不需要使用β受体阻滞剂。②部分高端设备对包括心房颤动在内的不规则心率的受检者也可进行检查，而大多数64排、128排的CT设备要求窦性心律正常的受检者才能进行胸痛三联征一站式CTA扫描。

2. 图像显示要求 分别对肺动脉、冠状动脉、胸主动脉图像进行显示。

（1）肺动脉CTA图像显示 能够较真实地反映肺动脉各分支血管走行，显示血管内的栓塞及其分布范围。VR可直观、立体地显示肺动脉的解剖、走行，MIP能显示更多的次级血管分支（图4-5-8）。

（2）冠状动脉CTA图像显示 见第4章第4节。

（3）胸主动脉CTA图像显示 可清楚显示主动脉情况（图4-5-9），发现主动脉瘤及其破裂征象；显示主动脉夹层，并显示夹层破口、累及范围，以及真、假腔情况，为主动脉夹层的临床治疗方案选择和远期评估提供参考指标。

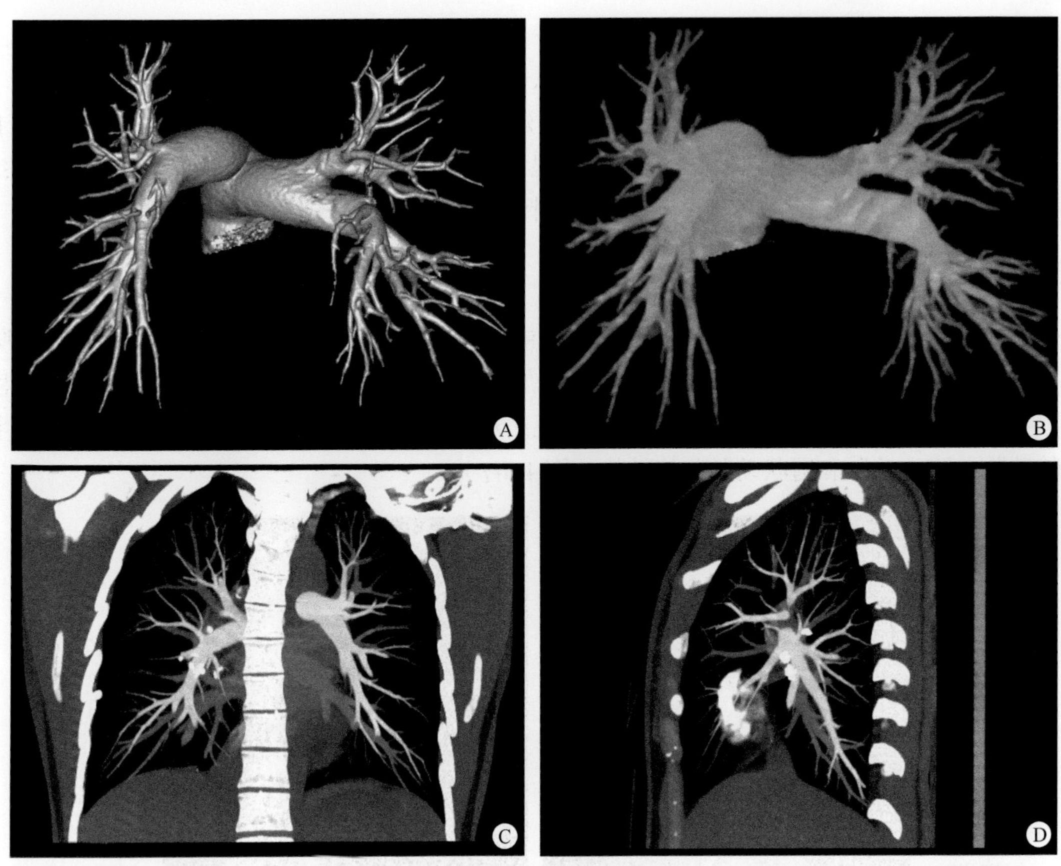

图4-5-8 正常肺动脉CTA

A. VR；B.MIP；C. 冠状位薄层MIP；D. 矢状位薄层MIP

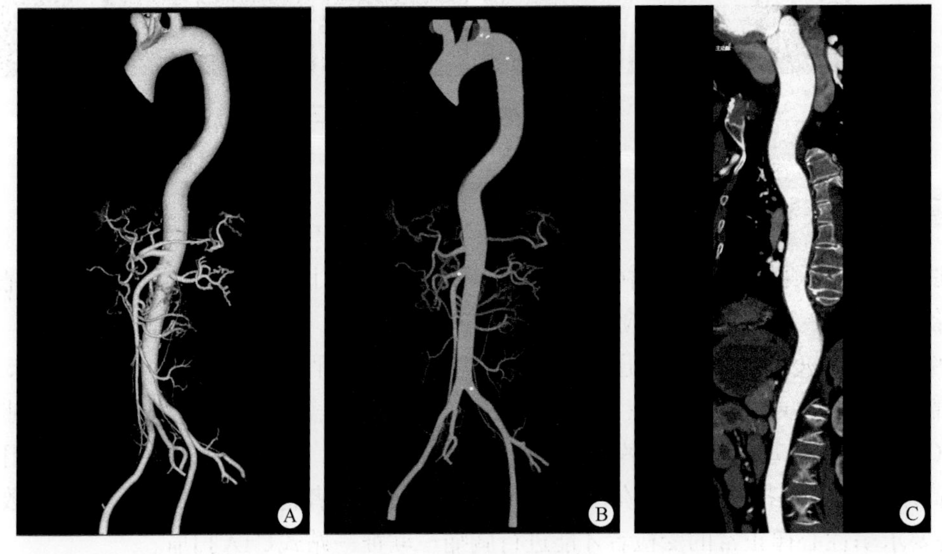

图4-5-9 正常胸主动脉CTA

A. VR；B. MIP；C. CPR

3. 优化扫描方案

（1）部分受检者常合并严重心肺疾病，无法长时间屏气，导致图像出现呼吸移动伪影或者血管强化程度达不到诊断要求，从而检查失败。故需要足头方向逆向扫描，采用大螺距，缩短扫描时间。

（2）心功能差的受检者，可降低对比剂的注射速度。

（3）上腔静脉及锁骨下静脉内高浓度对比剂造成的线束硬化伪影常常影响右肺动脉干、两肺上叶动脉的观察。为降低上腔静脉高浓度对比剂伪影的影响，可将对比剂与生理盐水按7：3比例混合，以4～5ml/s的速率注入外周静脉，再以相同的速率注射30～50ml生理盐水。

4. 控制辐射剂量 胸痛三联征扫描低辐射剂量扫描方案的可操作性，受CT扫描设备及受检者自身的特点所限制，如BMI、软组织分布、心率、心脏节律、屏气时间等限制。

（1）降低管电压 采用≤100kV低管电压可使64层冠状动脉CTA有效剂量降低40%～50%。

（2）采用迭代重建技术或DLIR技术 相对于传统滤波反投影重建技术，迭代重建技术和DLIR技术均可在保持相同图像质量的情况下降低32%～65%的辐射剂量。

（3）应用前瞻性心电门控大螺距模式扫描技术 对于心率＜80次/分且稳定的受检者，前瞻性心电门控胸痛三联征大螺距CT扫描辐射剂量仅为传统回顾性心电门控胸痛三联征CT扫描的10%～20%，而诊断效果相同，且降低受检者辐射剂量可达70%。

（五）图像诊断分析

1. 肺动脉栓塞 肺动脉CTA可直接显示主肺动脉至亚段动脉的管腔内情况，肺动脉栓塞表现为低密度充盈缺损，CPR、MPR等重组技术可准确地确定肺动脉栓塞位置及范围，清楚显示肺动脉腔内血栓的部位、形态、范围、血栓与管壁关系及管腔内壁受损情况（图4-5-10）。

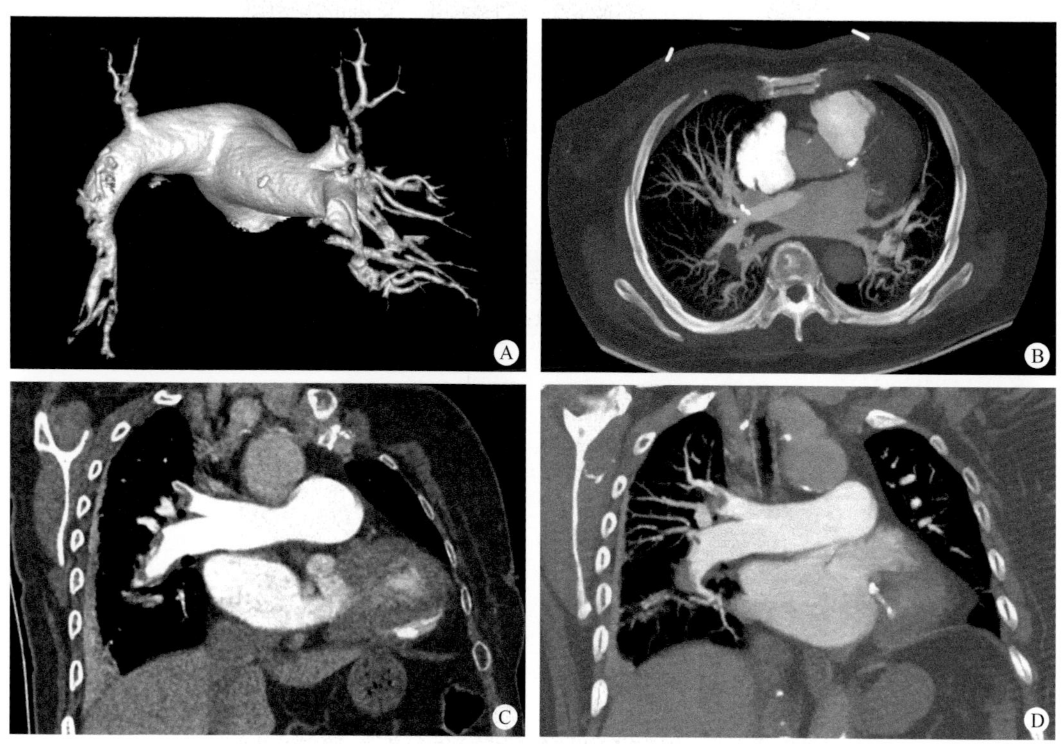

图4-5-10 肺动脉栓塞CTA

A. VR；B. 横轴位薄层MIP；C. MPR；D. 冠状位薄层MIP

VR图像提示肺动脉远端未见对比剂充盈，MIP图像及MPR图像可见右肺动脉各分支内多发充盈缺损

2. 急性冠脉综合征 冠状动脉CTA可以评估冠状动脉的动脉粥样硬化程度，显示左冠状动脉主干、左前降支、左回旋支、右冠状动脉及直径＞2mm主要分支血管的起源、走行、形态及管腔狭窄程度等。

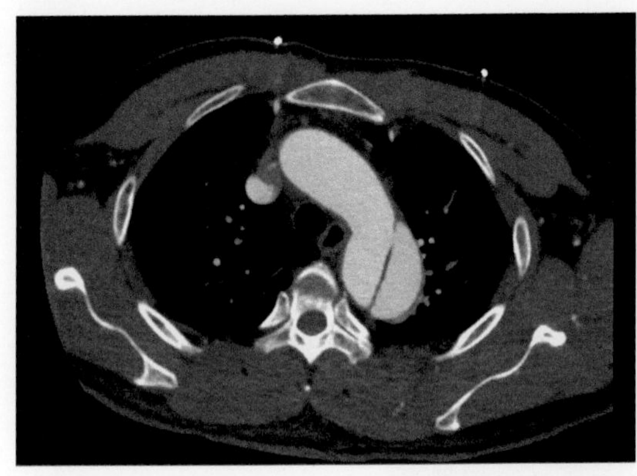

图4-5-11 横轴位显示主动脉夹层破口位置

3. 主动脉夹层 主动脉CTA可在原始轴位图像上寻找破口（图4-5-11），主破口通常位于近心端。MPR可以进行各角度和方向的旋转观察，多个方位显示病变及其破口位置（图4-5-12A），并进行夹层相关数据评估与测量；VR可较好地显示血管的整体结构（图4-5-12B）；MIP对管壁的钙化、术后支架有较好的显示能力，但无法显示病变内部细节（图4-5-13）；CPR能够较好显示被其他组织遮盖的内膜片形态、真假腔大小（图4-5-14）。

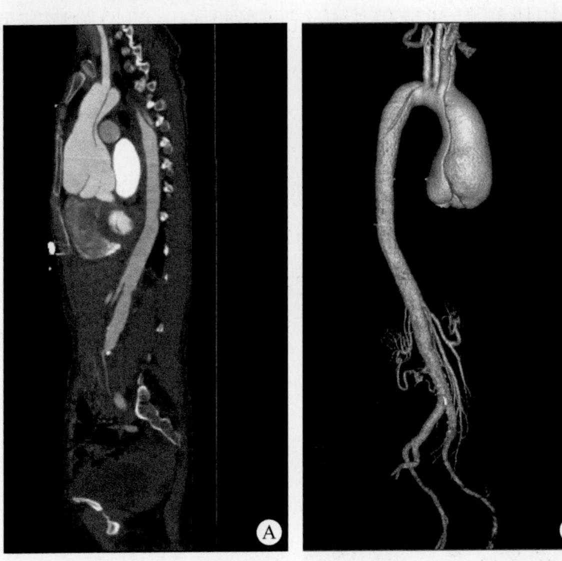

图4-5-12 主动脉夹层CTA（Stanford A型）

A. MPR；B. VR

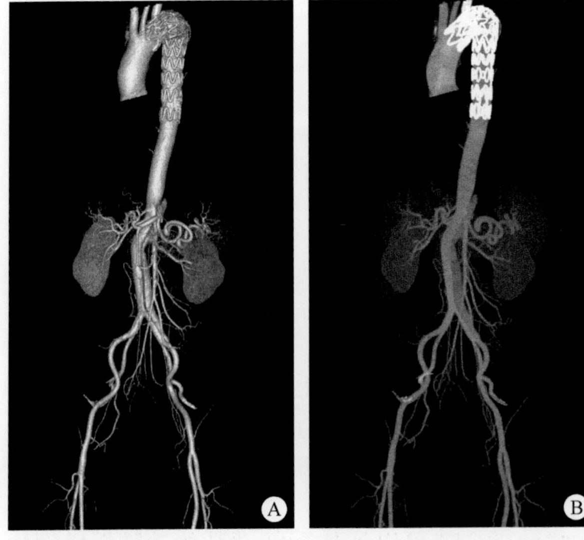

图4-5-13 主动脉支架植入术后CTA

A. VR；B. MIP

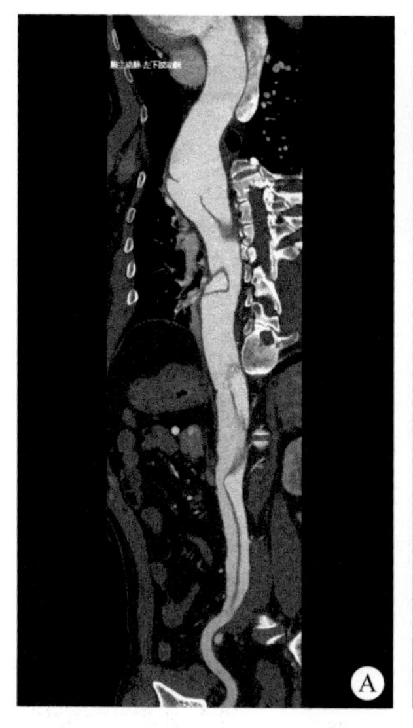
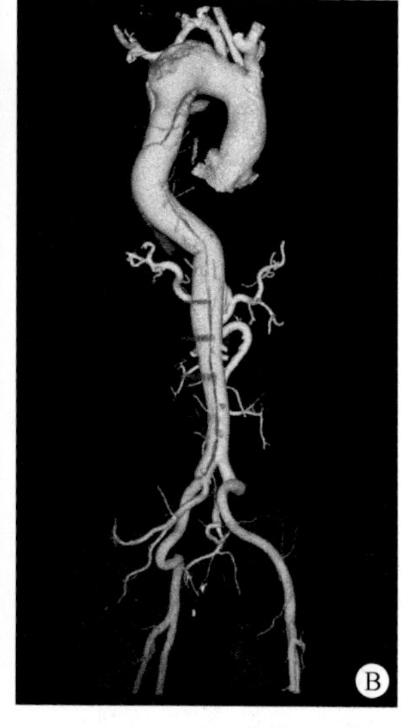

图4-5-14 主动脉夹层CTA（Stanford B型）

A. CPR；B. VR

三、颈、胸、全腹部CT增强检查技术

临床评估恶性肿瘤是否有全身转移或胸腹部大范围创伤时，往往需要做全身多部位检查。使用超高端CT设备，通过一次性注射对比剂，根据血液流动方向设置不同的扫描方案，可获得满足临床诊断需求的影像。

（一）适应证与相关准备

1. 适应证

（1）腹部大范围创伤的诊断，目前已成为急诊闭合性腹盆腔创伤检查的重要手段。

（2）恶性肿瘤，如食管癌、肺癌、直肠癌治疗前的评估和治疗后的随访。

（3）血液系统疾病治疗前后的评估。

2. 检查前准备 去除扫描范围内的高密度异物，嘱咐受检者头颈保持不动，不咳嗽，不吞咽，提前进行呼吸训练，训练受检者根据指令双手上举和放手。其余检查前准备同腹部CT增强检查。对于外伤受检者可直接行CT检查，不必进行检查前腹部胃肠道准备，为抢救赢得时间。

（二）检查技术

1. 定位像及扫描范围 一般采用正位定位像。依据检查部位和病变范围设置扫描范围，颈部、鼻咽癌、喉癌和甲状腺癌的扫描范围从颅底上缘至颈根部，用于了解淋巴结受累情况。胸、全腹部扫描范围从坐骨下缘至肺尖，包含胸部及腹部。

2. 对比剂注射方案 对比剂注射总量450mg/kg，静脉团注给药，注射速率为注射对比剂总量除以30。对于体弱或BMI＜18kg/m^{2}的受检者，可适当减少对比剂使用量。对于长期化疗或心功能差的受检者，可适当降低对比剂注射速率。小儿可采用手工推注或降低流速至1.5ml/s左右。

3. 扫描延迟时间确定 颈、胸、全腹部CT增强检查是一次静脉团注对比剂，实现多个部位各个期相的图像采集。需要采集的期相中包括颈部平衡期（45～50s）、胸部动脉晚期（30s）、腹部动脉早期（25～30s）及全腹平衡期（70～80s）。各扫描时间点紧密衔接，即腹部动脉早期完成之后可以采集胸部动脉晚期，然后采集颈部平衡期，最后采集全腹平衡期。颈、胸、全腹各个部位增强扫描延迟时间见表4-5-1。

表4-5-1　颈、胸、全腹部CT增强检查扫描延迟时间

时相	颈部	胸部	全腹部
动脉早期/s	15～20	15～20	25～30
动脉晚期/s	无	30	45～50
平衡期/s	45～50	无	70～80

4. 图像采集　包括常规平扫和增强扫描。

（1）增强扫描流程　受检者双手上举，团注对比剂后25～30s，启动上腹部动脉早期图像及胸部动脉晚期图像采集，扫描方向由足至头，扫描范围为肝下缘至肺尖，采集完成后嘱受检者双手放置于身体两侧。于对比剂注射后45～50s启动颈部增强图像采集，采集完成后嘱受检者双手上举。于注射对比剂后60～70s启动全腹平衡期图像采集，扫描方向为由头侧至足侧。

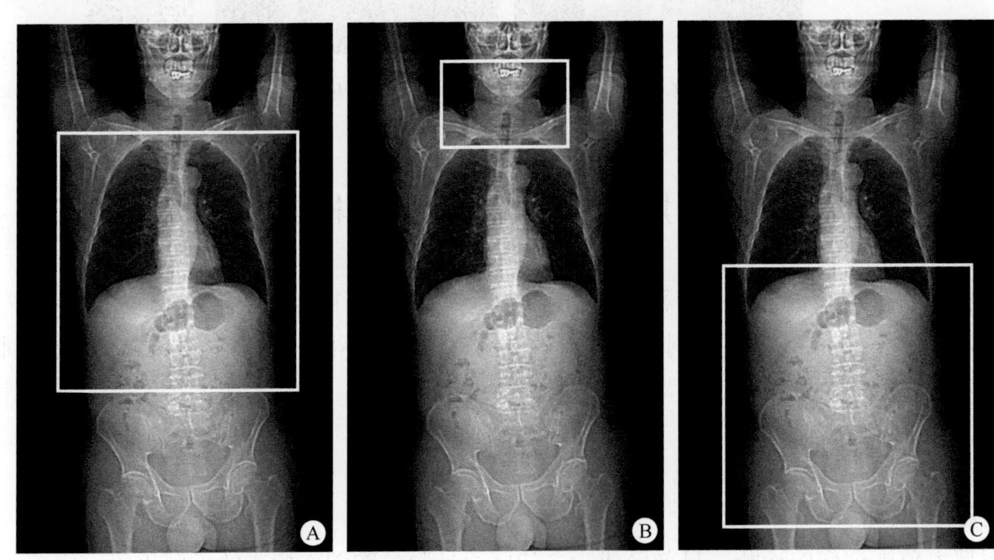

图4-5-15　颈、胸、全腹部CT增强检查扫描流程

A. 上腹部动脉早期和胸部动脉晚期扫描范围；B. 颈部平衡期扫描范围；C. 全腹部平衡期扫描范围

（2）颈、胸及全腹部成像参数　根据BMI进行管电流设定，BMI≤25kg/m²者采用100kV，BMI＞25kg/m²者采用120kV。采用自动管电流调制技术，颈部噪声指数设置6左右，胸部噪声指数设置10左右，腹部噪声指数设置8左右。扫描视野包括全部皮肤。采用螺旋扫描。

5. 图像重建　采用标准或软组织平滑算法重建。重建两组图像：①厚层重建，层厚、层间距均为5mm，用于整体观察；②薄层重建，层厚和层间距依据扫描机型和诊断需要而定，用于细节观察；如临床怀疑肿瘤占位性病变需要定位时，采用较薄的2mm以下层厚重建。

（三）图像处理

1. 窗口技术

（1）颈部、腹部图像显示通常采用软组织窗，并根据脏器和病变情况，适当调节窗宽和窗位。通常设置为：窗宽200～350Hu，窗位35～60Hu。

（2）胸部图像显示通常采用肺窗和纵隔窗，肺窗窗宽1000～1500Hu，窗位－800～－600Hu；纵隔窗宽300～500Hu，窗位30～50Hu。

（3）必要时增加骨窗进行观察，窗宽1000～1500Hu，窗位250～350Hu。

2. 图像重组　根据临床和诊断需要，对原始薄层图像做不同方位的重组，如冠状面、矢状面重组（图4-5-16），对病变部位、形态、范围、程度等进行准确显示。

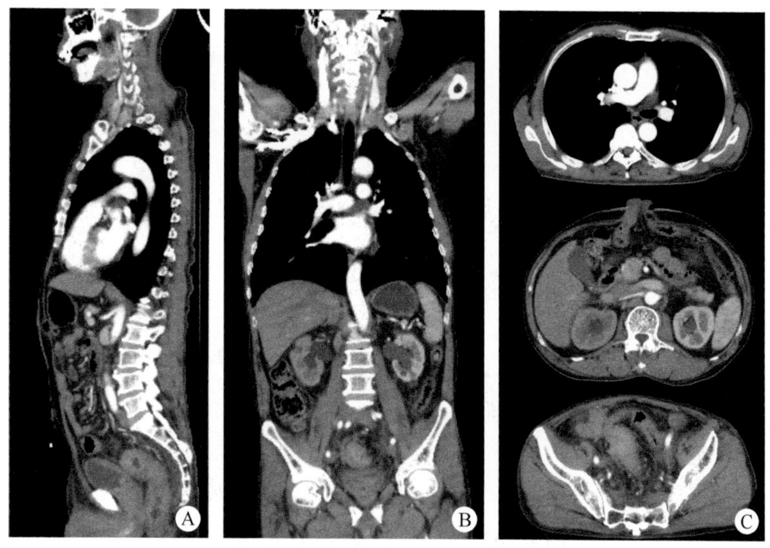

图4-5-16 颈、胸、全腹部CT增强检查图像重组

A. 矢状位重组；B. 冠状位重组；C. 原始横轴位扫描

（四）图像质量控制

1. 检查注意事项

（1）当受检者屏气不一致时可导致不同期相膈肌位置出现偏差，须在检查前进行呼吸训练。

（2）需根据不同扫描部位和扫描期相，指导受检者上举或下放双臂，从而减轻双上臂在肝脏区域引起的射线束硬化伪影。

（3）应特别注意扫描时间及不同部位之间的衔接时间，合理调整扫描参数，如螺距、旋转时间、扫描方向、扫描模式等，设置合适的扫描时间和衔接时间，以获取最佳的血管及脏器的强化。

（4）在完全包括扫描范围的情况下，尽可能缩短曝光时间。

（5）在满足诊断需求的前提下，采用合理的、个体化的对比剂注射方案，有助于降低对比剂不良反应带来的风险，当扫描时间长时，可适当增加对比剂用量，延长对比剂的维持时间，以保证远端血管及实质脏器的强化。

2. 图像显示要求 应根据需要观察脏器情况，进行任意方位重组，并灵活调整窗宽、窗位。

3. 优化扫描方案

（1）对受检者进行安抚，尽量缓解受检者紧张的情绪，对可配合屏气者，进行呼吸训练；无法配合屏气的受检者推荐大螺距扫描，以减少呼吸运动伪影。

（2）胸部CT增强扫描时，高浓度对比剂停留在上腔静脉而产生射线束硬化伪影，严重的伪影可能会使血管周围结构模糊并影响纵隔淋巴结的评估，尤其是上纵隔淋巴结。需在对比剂注射后使用生理盐水冲洗。

4. 控制辐射剂量 颈、胸、全腹部CT增强检查使受检者在短时间内接受的辐射剂量和对比剂用量均较高，应严格掌握适应证，仅在必要时才进行该项检查。为了减少电离辐射和对比剂对受检者的损害，使用合理的低剂量扫描技术，包括自动曝光控制（AEC）、迭代重建算法、深度学习算法、虚拟平扫，一般建议采用低管电压和低碘负荷的双低扫描模式。

（五）图像诊断分析

1. 肿瘤转移 结合病史，从不同角度、不同平面对颈部、胸部、腹部、脊柱进行观察，利用相对层面的方法结合原始轴位图像对可疑病变的部位进行观察，在发现病变的同时进行病灶定位，一般转移瘤好发于肝脏（图4-5-17）、肺脏。

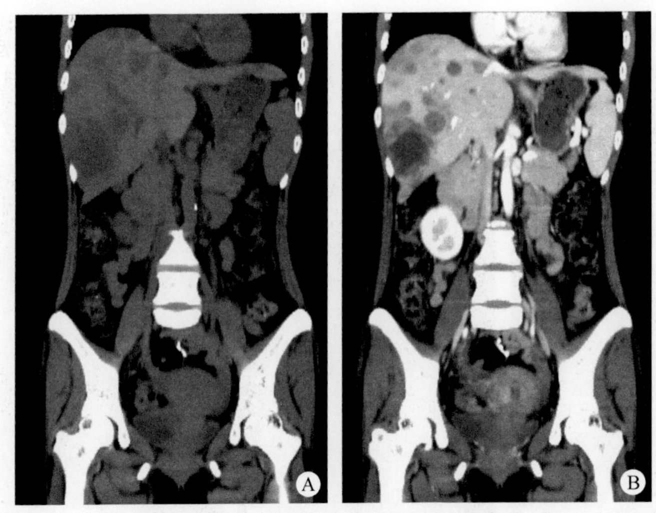

图4-5-17 肝癌多发转移全腹部CT

A. 平扫；B. 增强

2. 血管性病变 主要表现为急腹症，往往以不明原因腹痛就诊，易漏诊误诊。在排查常见疾病后仍无法确定病因时，应当考虑是否存在内脏动脉夹层或血栓可能。针对主动脉各分支进行不同角度观察，一般栓塞性病变表现为血管远端充盈缺损（图4-5-18），需根据血管内碘对比剂浓度不同，调整窗宽、窗位。

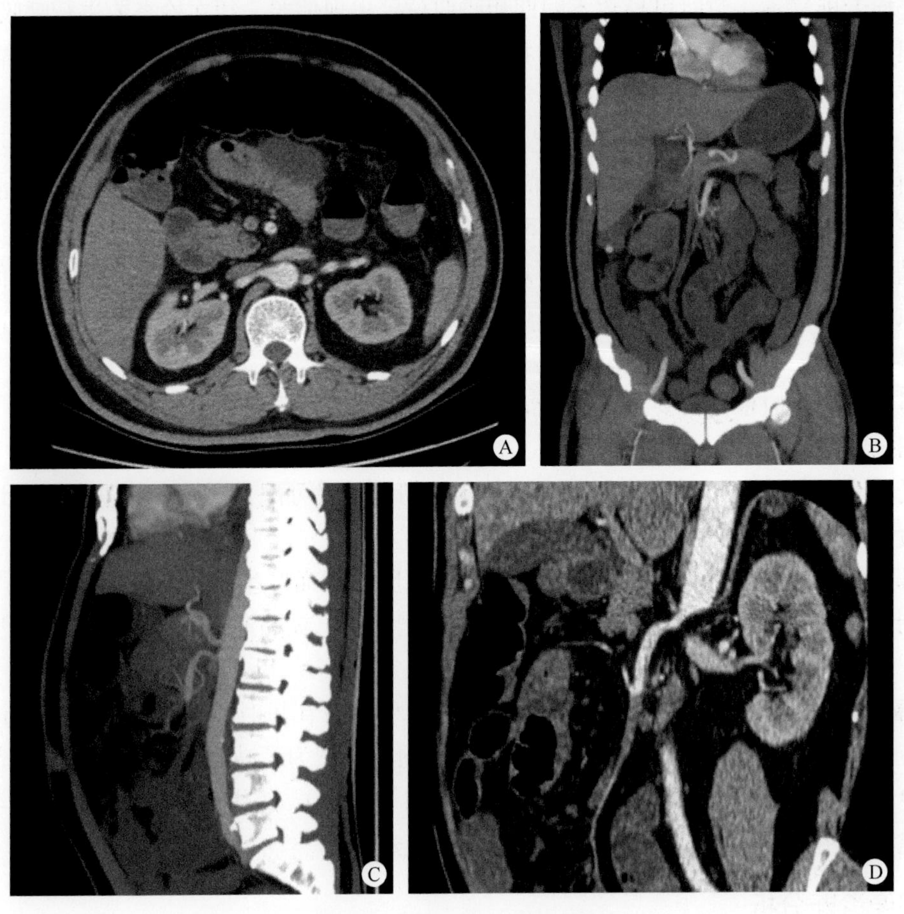

图4-5-18 肠系膜上动脉栓塞

A. 原始横轴位扫描；B. 冠状位MPR；C. 矢状位MPR；D. CPR

（崔军胜　闻彩云）

第5章 腹部及盆腔CT检查技术

学习目标

1. 素质目标　树立护佑生命、关爱健康的医学人文精神；养成爱岗敬业、精益求精的医学影像技术职业素养。

2. 知识目标　掌握腹部与盆腔各部位的CT检查前准备、CT扫描技术、CT图像处理与后处理技术；熟悉腹部与盆腔CT检查的适应证、检查注意事项、CT图像显示要求与图像诊断分析；了解腹部及盆腔CT检查技术的优化扫描方案和辐射剂量控制。

3. 能力目标　能够规范地进行腹部与盆部CT扫描技术操作；能判读腹部与盆腔正常CT解剖及常见病变的影像表现，并运用CT图像评价标准对CT图像质量进行分析评价；具有辐射防护意识，保证图像质量与辐射剂量平衡的最优化。

第1节　腹部CT检查技术

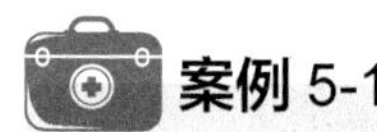

案例 5-1

患者，男，45岁。因体检B超发现肝脏肿块而入院，既往有乙型肝炎病史，入院后生化检查提示AFP升高，申请上腹部CT检查。

问题： 1. 患者需做哪些CT检查前准备？

2. 请为该患者制订合理的CT检查方案。

3. 若需要做CT增强扫描，如何设置增强扫描时相？

腹部包含的器官结构多、疾病谱系广泛，是医学影像检查的重点及难点之一。由于成像速度快、密度分辨力高，CT成为腹部疾病的常用检查方法。

一、适应证与相关准备

（一）适应证

1. 创伤性病变　腹部实质脏器的挫伤、挫裂伤及破裂伤；空腔脏器的穿孔及断裂等。

2. 结石及炎性病变　肝内外胆道系统的结石，如肝内外肝管结石、胆囊结石、肝总管及胆总管结石等；实质脏器的炎症、囊肿、结核及寄生虫感染，如胆囊炎、胰腺炎、肝脓肿、肝结核等。

3. 良、恶性肿瘤　胃肠道间质瘤、腺癌及类癌等；肝脏血管瘤、肝局灶性结节性增生、肝腺瘤及肝转移瘤等；胆道系统的腺肌瘤、胆管癌；胰腺癌、胰腺囊腺瘤及胰岛细胞瘤等；脾脏血管瘤、淋巴瘤及转移性肿瘤等；肾癌、肾血管平滑肌脂肪瘤等。

4. 腹腔及腹膜后病变　腹膜、肠系膜、网膜病变；腹膜后及腹腔肿瘤；脏器周围淋巴结显示等。

5. 腹部大血管病变　腹主动脉瘤、腹主动脉夹层、腹部各脏器分支血管病变；髂动脉及其分支血管的斑块成分分析及管腔狭窄程度；下腔静脉、门静脉栓塞狭窄程度；门静脉系统各属支的显示。

6. 胃肠道急腹症 急性阑尾炎、肠梗阻、肠套叠、胃肠道穿孔等。

7. 先天性变异 腹部实质脏器（肝脏、胰腺、脾脏及肾脏）的缺如、移位、畸形等；先天性肝内外胆管的各种变异。

8. 病变随访 肿瘤性病变随访复查，如肝血管瘤、肝癌、胃癌、胆囊癌、胰腺癌等；感染性病变随访复查，如肝脓肿、胆囊炎、胰腺炎等。

（二）相关准备

1. 受检者准备

（1）去除检查部位的金属物品，如钥匙、硬币和含有金属物质的纽扣等，避免产生伪影。

（2）腹部CT检查前，受检者应充分做好胃肠道准备。①检查前应空腹4～6h，检查前一周不做胃肠钡餐造影（图5-1-1），不服含金属的药物，减少肠道内高密度物质产生的伪影（急诊受检者除外）。②检查前需口服纯净水或对比剂充盈胃肠道（临床怀疑肠梗阻或胃肠穿孔者除外），使之与周围组织结构形成良好对比，同时有利于显示胃肠道及其病变。

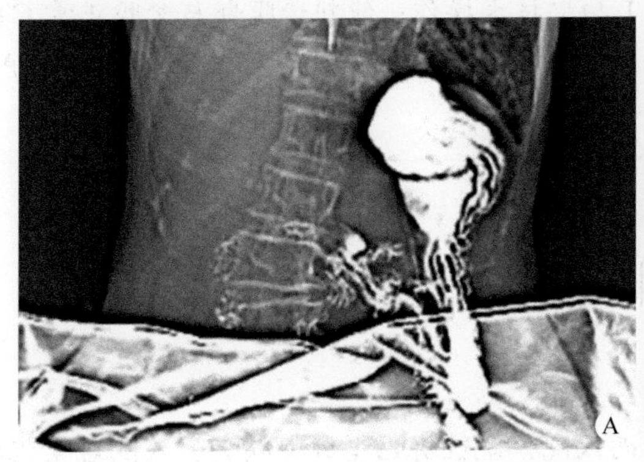

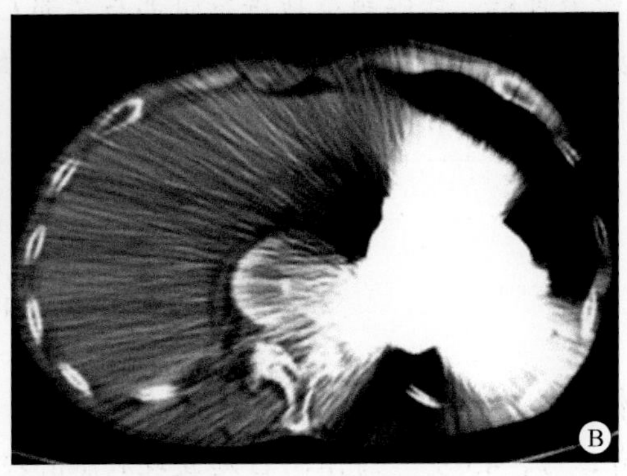

图5-1-1 钡餐后上腹部CT检查伪影

A. CT定位像显示胃充盈大量钡剂；B. 肝脏CT扫描图像伪影非常明显

（3）儿童或不合作的受检者应嘱临床医生给予镇静剂或麻醉后才能检查；危重受检者需临床相关科室的医生陪同检查，对其病情变化进行实时监护和处理。

2. 护理准备

（1）对需要做CT增强的受检者，应详细询问有无碘过敏史，了解受检者肾功能情况，明确有无CT增强禁忌证。无CT增强禁忌者，让受检者或其家属签署CT增强扫描知情同意书。

（2）增强前建立好注射对比剂的静脉通道；增强检查后留观30min，并嘱咐受检者多饮水，以利于排出对比剂及降低对比剂不良反应发生率。

（3）检查中需密切观察受检者，常备抢救药物，若出现过敏反应时应立即停止检查，并按照对比剂过敏反应处理原则积极配合急诊医师和护士进行救治。

3. 技师准备

（1）认真核对CT检查申请单的基本信息，包括姓名、性别、年龄和CT检查号，确保受检者无误。

（2）了解受检者病情，明确检查目的和要求，根据申请单制订合理扫描方案。如发现申请单不明确时，应及时与临床医师沟通后再进行检查。

（3）检查前做好受检者呼吸训练，防止呼吸运动伪影的产生。

（4）耐心向受检者做好检查流程的解释工作，说明检查床移动和扫描室噪声属于正常情况，以消除其紧张情绪并取得受检者配合。

（5）做好受检者检查部位以外敏感器官的辐射防护，如晶状体、甲状腺和性腺用专用防护用品遮盖，尤其应注意对儿童和女性受检者的性腺区保护。

（6）危重患者检查需相关临床科室医师及家属陪同，以保障受检者检查安全，并应做好陪同人员的辐射防护。

二、检查技术

腹部在CT检查中分为三个部位，上腹部、中腹部和下腹部盆腔。上腹部主要包含肝、胆、胰、脾和胃，中腹部主要包括肾脏、肾上腺和相应水平的腹膜后间隙，下腹部盆腔主要包括膀胱和生殖系统。根据临床病史及诊断要求选择相应部位CT扫描，对输尿管、肠道等范围较广的器官检查时，可行全腹部扫描。

（一）肝脏CT检查

1. 检查前准备

（1）肝脏随膈肌运动幅度较大，屏气训练尤为重要，呼吸屏气幅度应尽量保持一致。

（2）检查前10min口服纯净水300～500ml，保持胃及十二指肠处于充盈状态。

（3）对不合作受检者，需镇静处理后才能做扫描检查。婴幼儿可采用口服10%水合氯醛（0.5～0.8ml/kg）镇静，成人则可静脉注射地西泮等药物镇静。

（4）常规平扫加增强，增强常采用三期扫描（动脉期、门静脉期及平衡期），对比剂宜静脉团注，用量取正常值上限。

2. CT平扫

（1）扫描体位

1）受检者取仰卧位，头先进，双上肢自然上举抱头，身体置于检查床中间及扫描野中心（图5-1-2A）。

2）对准扫描机架激光定位线，确认正面纵向定位线对准上腹部体表中心位置，侧面水平定位线对准人体腋中线。

3）对受检者进行呼吸训练，在深吸气后屏气时扫描。

4）对受检者敏感腺体进行防护。

（2）扫描方法

1）定位扫描：根据扫描基线和扫描范围获取正位定位像。

2）扫描范围：自膈肌顶部平面至肝右叶下缘平面（图5-1-2B）。脾脏肿大者，应延长扫描范围至脾下缘。

3）扫描方式：采用螺旋扫描。

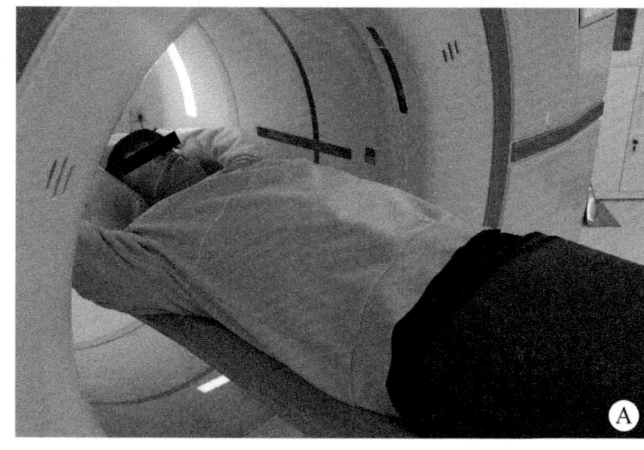

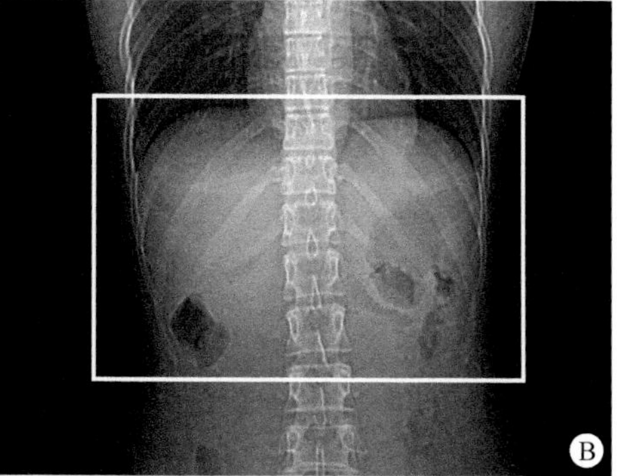

图5-1-2 肝脏CT扫描

A. 体位示意图；B. 扫描范围

（3）扫描参数　见表5-1-1。

表5-1-1　肝脏常规平扫参数

项目	内容
扫描类型	螺旋扫描
扫描范围	膈肌顶部平面至肝右叶下缘
呼吸方式	深吸气后屏气
定位像	正位像
管电压	120～140kV
管电流时间乘积	200～300mA·s
螺距因子	0.986∶1～1.3751∶1
采集矩阵	512×512，1024×1024
显示矩阵	512×512，1024×1024
扫描野	45～50cm
采集层厚	0.625～1.25mm
重建层厚	5～7mm
重建层间距	5～7mm
重建算法	标准算法、软组织算法
窗宽、窗位	窗宽200～250Hu，窗位45～55Hu

3. 增强扫描　腹部组织、器官多为软组织密度，为了提高病变的检出率和病变诊断的准确度，多数腹部病变（尤其是肿瘤性病变）需行平扫加增强扫描。肝脏CT增强扫描的目的：①发现平扫时未发现的肝脏等密度病变；②更清楚地显示病灶大小、形态、密度与边缘；③了解病变的血供特点，以明确病变的性质；④发现肝脏血管病变。

（1）在肝脏CT平扫的基础上，设置增强扫描的扫描范围及扫描参数。

（2）对比剂用法：采用非离子型碘对比剂，浓度为300～370mg/ml，成人用量为70～100ml（1.5～2.0ml/kg），儿童用量为50～70ml（1.0～1.5ml/kg）；通过高压注射器静脉团注给药，注射速率为3.0～3.5ml/s；注入对比剂后再注入生理盐水20～30ml。

（3）扫描时相：肝脏为肝动脉和门静脉双重供血器官，为了观察肝脏病变的血供情况，应常规行CT多期增强扫描。通常采用经验法“三期扫描”，扫描期延迟时间：动脉期为25～30s，门静脉期为50～60s，平衡期为120～180s（图5-1-3）。还应根据病变的需要做不同时期的延迟增强扫描，如怀疑为肝海绵状血管瘤，延迟扫描时间通常为3～5min，甚至更长，以利于病灶的检出和鉴别诊断（肝海绵状血管瘤的多期CT增强扫描，曾称为“两快一长”增强扫描）。

4. CT灌注成像　肝脏CT灌注成像技术主要反映肝脏组织、器官微血管血流动力学状态，属于功能成像范畴。目前主要应用于肝硬化和肝肿瘤的鉴别诊断，恶性肿瘤的分级，了解肝移植和肝癌经导管栓塞治疗后肝脏血流灌注情况等方面。

（1）扫描体位　受检者经腹部增强常规准备后，平卧于检查床，用腹带加压后平静呼吸，采用胸式呼吸以减少腹部运动。扫描体位其他要求同肝脏CT平扫。

（2）扫描方法

1）扫描范围：采用螺旋扫描先行常规肝脏CT平扫，确定灌注扫描层面。

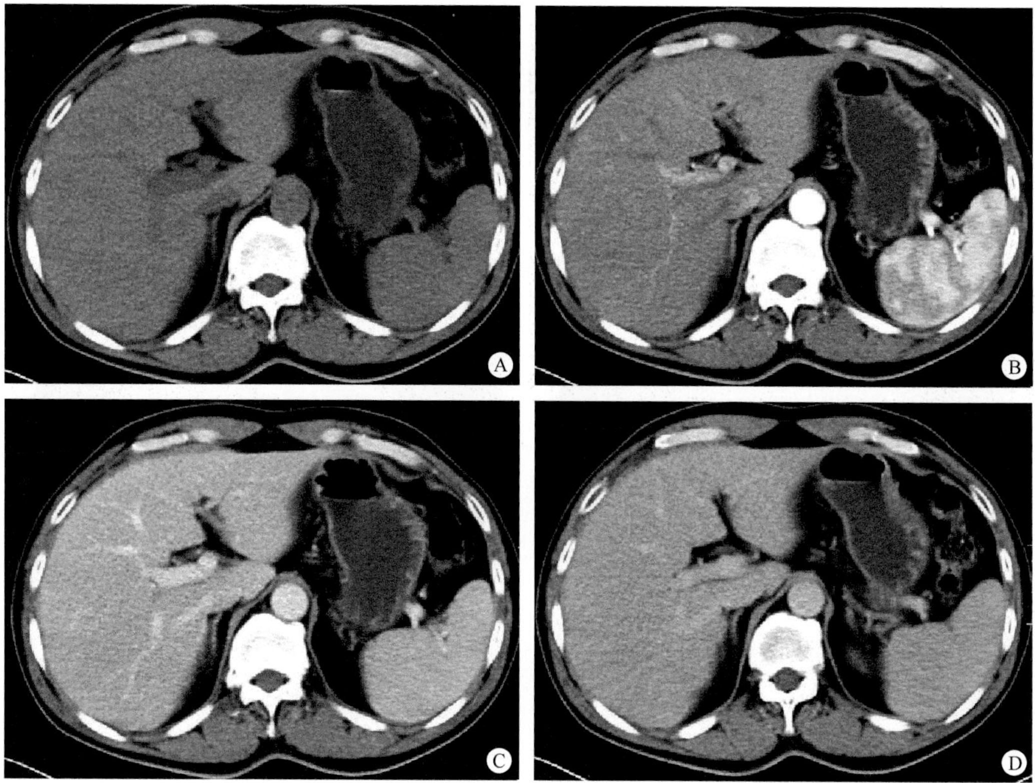

图5-1-3　肝脏CT平扫及三期增强

A. 平扫；B. 动脉期；C. 门静脉期；D. 平衡期

2）对比剂用法：采用非离子型碘对比剂，浓度为370mg/ml，用量50ml；经肘静脉通过高压注射器团注给药，注射速率为5.0～6.0ml/s，随后以相同速率注射生理盐水20～30ml。

3）扫描时相：对比剂注射延时5s开始扫描，间隔时间1s，总扫描时间为25～60s，共获得数百幅薄层灌注图像。

4）利用图像后处理工作站灌注软件对薄层灌注图像进行处理，得到肝脏CT灌注参数及伪彩图。确定组织感兴趣区，分别测量肝脏血流量（blood flow，BF）、血容量（blood volume，BV）、表面通透性（permeability surface，PS）和平均通过时间（mean transit time，MTT）（图5-1-4）。

（3）扫描参数　同肝脏CT平扫。

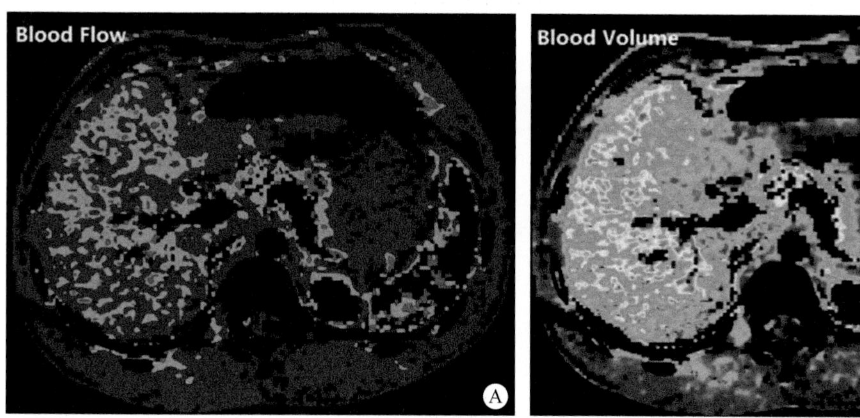

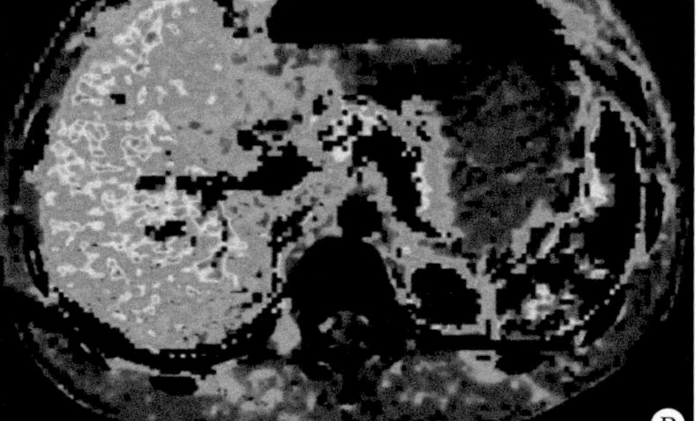

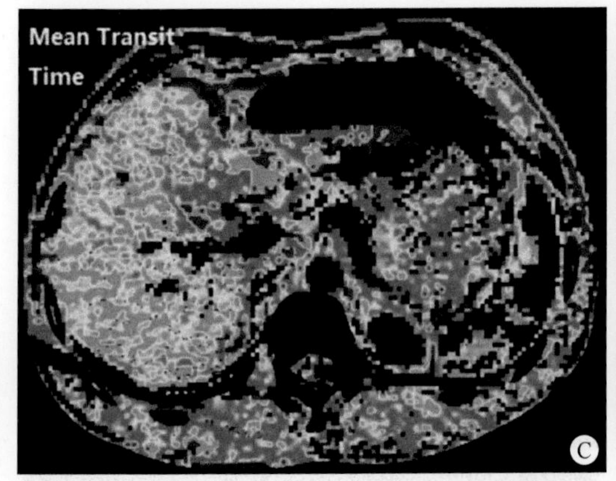

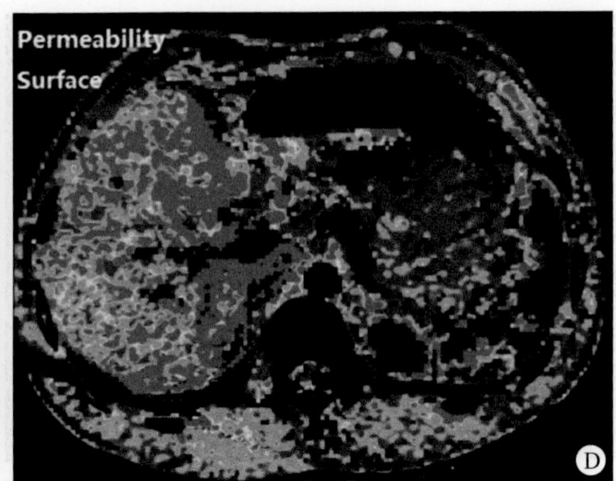

图5-1-4 肝脏CT灌注成像伪彩图

A. 肝脏血流量；B. 血容量；C. 平均通过时间；D. 表面通透性

（二）胰腺CT检查

1. 检查前准备

（1）检查前半小时口服纯净水200～300ml，充盈十二指肠，增加对比以显示胰腺与十二指肠关系。检查时再口服纯净水200～300ml，充盈胃腔，防止伪影干扰胰腺显示。

（2）必要时，于检查前30min肌内注射低张药（山莨菪碱10～20mg），使胃及十二指肠处于低张状态，可更清晰显示胰腺及其毗邻关系。

2. CT平扫

（1）扫描体位

1）受检者取仰卧位，头先进，双上肢自然上举抱头，身体置于检查床中间及扫描野中心（图5-1-5A）。

2）对准扫描机架激光定位线，确认正面纵向定位线对准上腹部体表中心位置，侧面水平定位线对准人体腋中线。

3）对受检者进行呼吸训练，在深吸气后屏气时扫描。

4）对受检者敏感腺体进行防护。

（2）扫描方法

1）定位扫描：根据扫描基线和扫描范围获取正位定位像。

2）扫描范围：自肝门扫描至十二指肠水平段平面（图5-1-5B）。急性胰腺炎患者需扩大扫描范围，上缘包括下胸部，下缘包括肾下极平面，有助于观察有无胸腔积液和腹膜后间隙积液。

3）扫描方式：采用螺旋扫描。

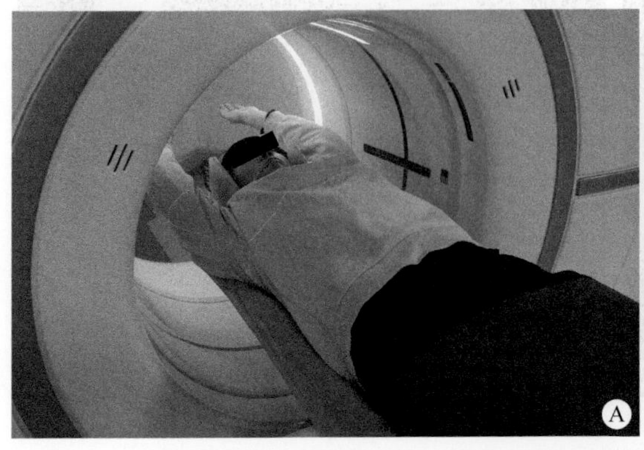

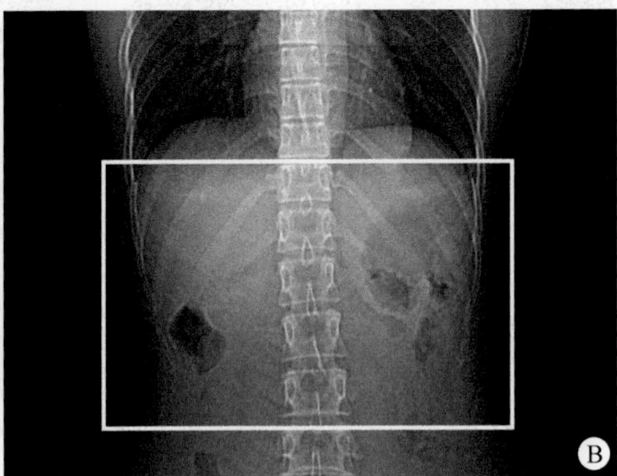

图5-1-5 胰腺CT扫描

A. 体位示意图；B. 扫描范围

（3）扫描参数 见表5-1-2。

表5-1-2 胰腺常规平扫参数

项目	内容
扫描类型	螺旋扫描
扫描范围	肝门至十二指肠水平段平面
呼吸方式	深吸气后屏气
定位像	正位像
管电压	100～120kV
管电流时间乘积	200～300mA·s
螺距因子	0.986：1～1.3751：1
采集矩阵	512×512，1024×1024
显示矩阵	512×512，1024×1024
扫描野	45～50cm
采集层厚	0.625～1.25mm
重建层厚	3～5mm
重建层间距	3～5mm
重建算法	标准算法或软组织算法
窗宽、窗位	窗宽250～280Hu，窗位35～45Hu

3. 增强扫描 胰腺CT增强有利于急性胰腺炎的严重程度分级、胰腺肿瘤的诊断和胰腺毗邻血管的观察。

（1）在胰腺CT平扫的基础上，设置增强扫描的扫描范围及扫描参数。

（2）对比剂用法：采用非离子型碘对比剂，浓度为300～370mg/ml，成人用量为80～100ml，儿童用量为50～70ml；通过高压注射器静脉团注给药，注射速率为3.0～3.5ml/s；注入对比剂后再注入生理盐水20～30ml。

（3）扫描时相：通常采用经验法“双期扫描”。扫描延迟时间：动脉期为35～40s，实质期为65～70s（图5-1-6）。

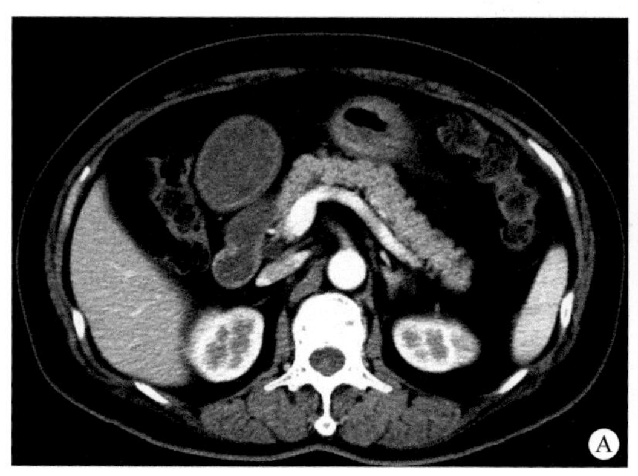

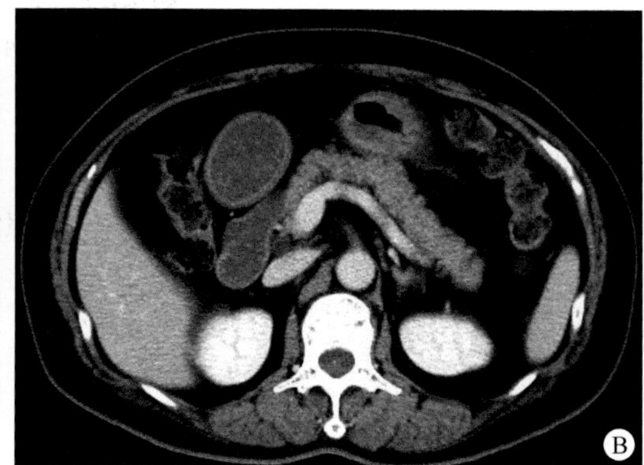

图5-1-6 胰腺CT增强扫描

A. 动脉期；B. 实质期

（三）泌尿系统CT检查

1. 检查前准备

（1）对受检者做常规屏气训练。

（2）肾脏检查前2～3天，禁止做静脉肾盂造影检查，以防止肾集合系统未排出的对比剂误诊为结石。

（3）了解相关生化检查，怀疑有肾功能不全者，应该与临床医生沟通，慎用对比剂。

（4）CT尿路成像（CTU）检查，应保持膀胱中度充盈状态。

2. CT平扫

（1）扫描体位

1）受检者取仰卧位，头先进，双上肢自然上举抱头，身体置于检查床中间及扫描野中心（图5-1-7A）。

2）对准扫描机架激光定位线，确认正面纵向定位线对准上腹部体表中心位置，侧面水平定位线对准人体腋中线。

3）对受检者进行呼吸训练，在深吸气后屏气时扫描。

4）对受检者敏感腺体进行防护。

（2）扫描方法

1）定位像扫描：常以剑突平面为扫描基线，根据扫描范围获取正位定位像。

2）扫描范围：全泌尿系统扫描范围从第12胸椎上缘平面至耻骨联合平面（图5-1-7B）；肾脏扫描范围自肾上腺区至肾下极下缘；肾上腺扫描范围自肾上腺上缘至肾门平面，对临床怀疑嗜铬细胞瘤而肾上腺区扫描未发现异常者，应扩大扫描范围至腹主动脉分叉部；膀胱扫描范围与盆腔CT检查相同。

（3）扫描方式：采用螺旋扫描。

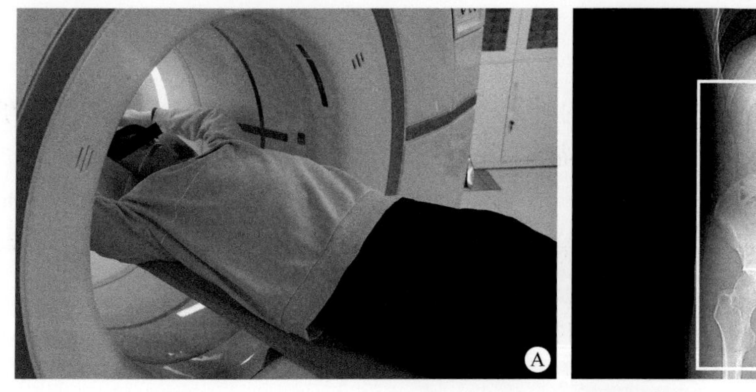

图5-1-7　泌尿系统CT扫描

A. 体位示意图；B. 扫描范围

（4）扫描参数　见表5-1-3。

表5-1-3　泌尿系统常规平扫参数

项目	内容
扫描类型	螺旋扫描
扫描范围	第12胸椎上缘平面至耻骨联合平面
呼吸方式	深吸气后屏气
定位像	正位像
管电压	100～120kV
管电流时间乘积	200～300mA · s
螺距因子	0.986：1～1.3751：1
采集矩阵	512×512，1024×1024
显示矩阵	512×512，1024×1024

续表

项目	内容
扫描野	90～120cm
采集层厚	0.625～1.25mm
重建层厚	5～7mm
重建层间距	5～7mm
重建算法	标准算法、软组织算法
窗宽、窗位	窗宽250～300Hu，窗位30～45Hu

3. 增强扫描 泌尿系统CT增强扫描可以显示一些平扫不能发现的等密度病变；根据病灶的不同强化特点，有利于病变的定性诊断。

（1）在泌尿系统CT平扫的基础上，设置增强扫描的扫描范围及扫描参数。

（2）对比剂用法：采用非离子型碘对比剂，浓度为300～370mg/ml，成人用量为80～100ml，儿童用量为50～70ml；通过高压注射器静脉团注给药，注射速率为3.0～3.5ml/s；注入对比剂后再注入生理盐水20～30ml。

（3）扫描时相：肾脏增强通常采用经验延迟法“三期扫描”，皮质期延迟时间为25～30s，髓质期为90～110s，排泄期为3～5min。排泄期可观察对比剂充盈肾盂、输尿管和膀胱情况（图5-1-8）。

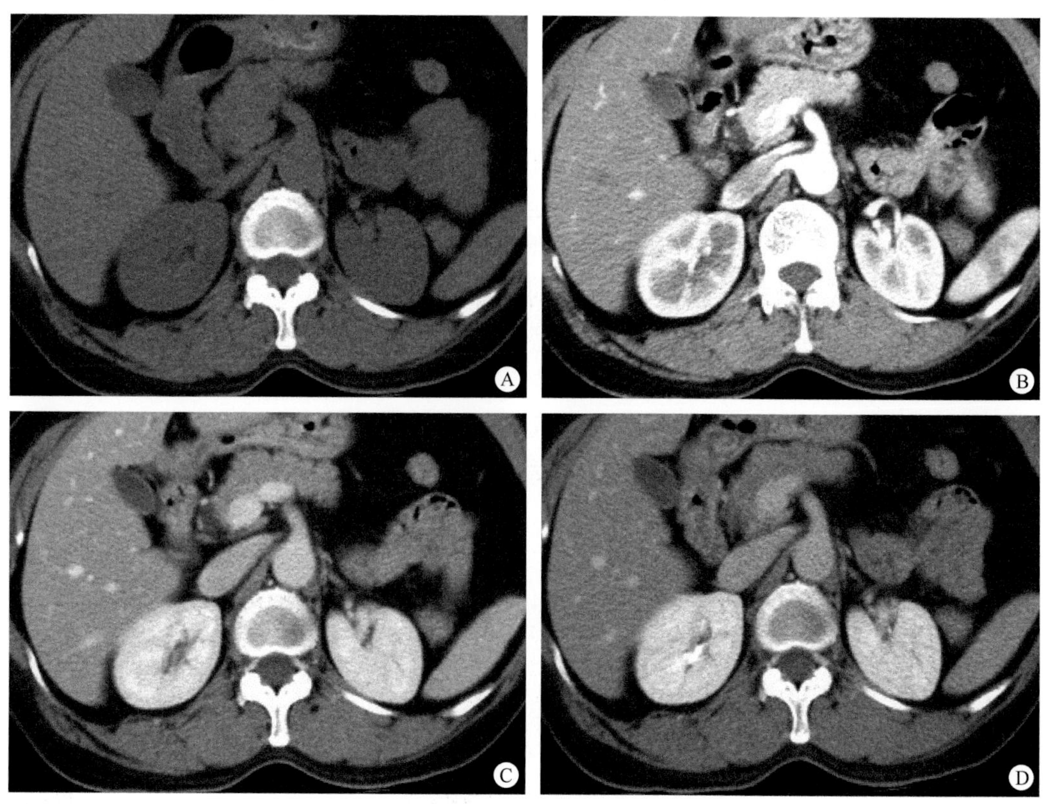

图5-1-8 肾脏平扫及三期增强扫描

A. 平扫；B. 皮质期；C. 髓质期；D. 排泄期

（四）胃部CT检查

1. 检查前准备

（1）禁食4～6h。

（2）检查时口服对比剂适度充盈胃腔。胃腔充盈可用阴性对比剂（口服产气粉6～9g，产气量500～1000ml）、中性对比剂（饮用纯净水500～800ml）、阳性对比剂（口服1%～3%碘水溶液500～600ml）。目前胃腔充盈法首选水充盈（图5-1-9）。

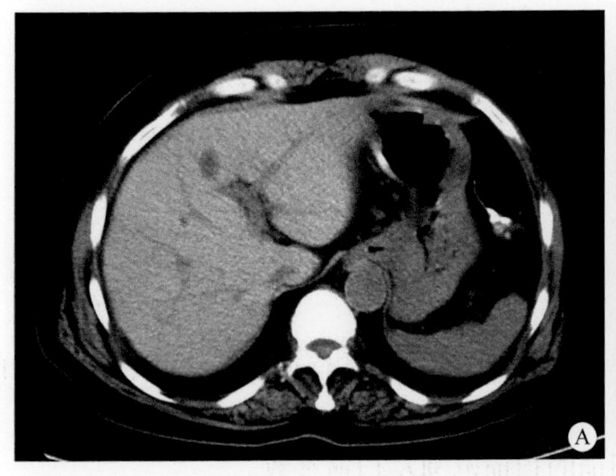
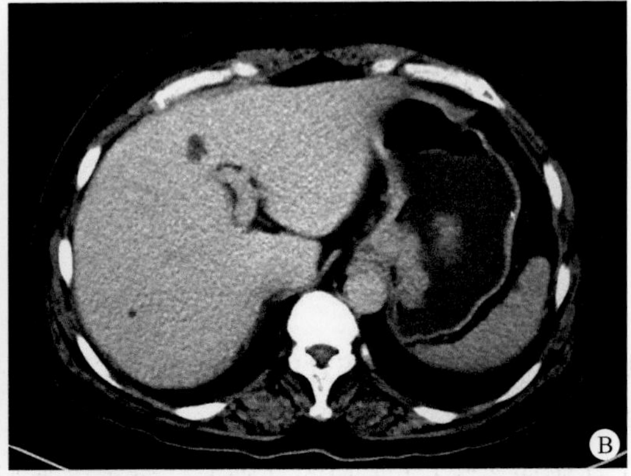

图5-1-9 胃部CT扫描水充盈前后比较

A. 未饮水胃腔较小，未发现病变；B. 饮水后胃腔扩张，贲门胃底部可见肿块

（3）口服胃腔对比剂前30min肌内注射山莨菪碱10～20mg（青光眼、前列腺肥大及排尿困难者禁用），亦可于扫描前3～5min静脉注射胰高血糖素0.5mg，以使胃处于低张状态。

（4）训练呼吸屏气，同时为防止腹式呼吸造成运动伪影，下腹可用腹带加压。

2. CT平扫

（1）扫描体位

1）受检者取仰卧位，头先进，双上肢自然上举抱头，身体置于检查床中间及扫描野中心（图5-1-10A）。因胃的活动度较大，有时需采取俯卧位、侧卧位或斜卧位扫描，有利于明确病灶位置及形态。

2）对准扫描机架激光定位线，确认正面纵向定位线对准上腹部体表中心位置，侧面水平定位线对准人体腋中线。

3）对受检者进行呼吸训练，在深吸气后屏气时扫描。

4）对受检者敏感腺体进行防护。

（2）扫描方法

1）定位扫描：根据扫描基线和扫描范围获取正位定位像。

2）扫描范围：从剑突平面至髂嵴平面。包括膈上食管下段至胃大弯下缘（图5-1-10B）。如需了解肿瘤转移及并发症，应适当扩大扫描范围。

3）扫描方式：采用螺旋扫描。

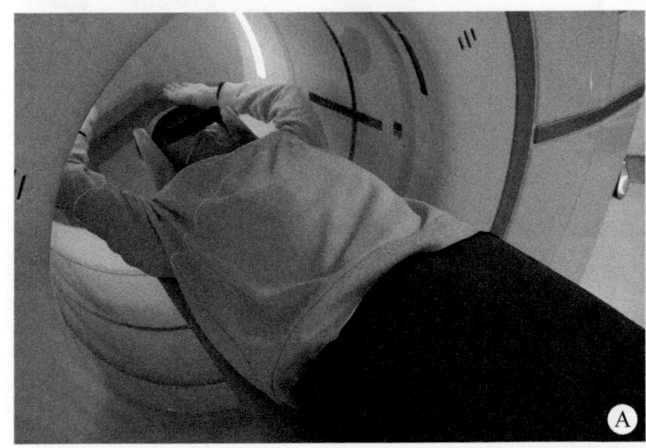
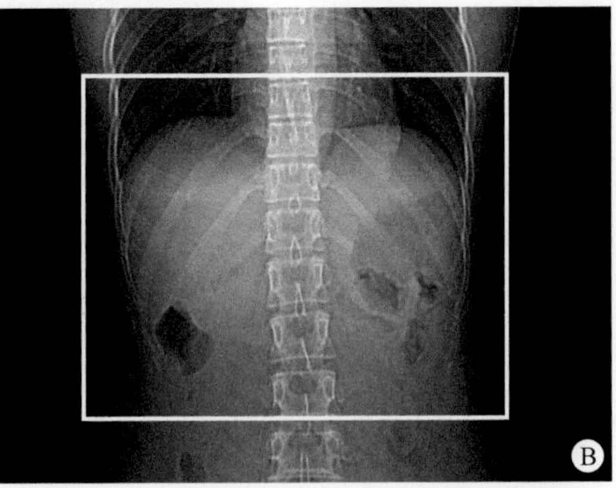

图5-1-10 胃部CT扫描

A. 体位示意图；B. 扫描范围

（3）扫描参数 见表5-1-4。

表5-1-4 胃常规平扫参数

项目	内容
扫描类型	螺旋扫描
扫描范围	剑突平面至髂嵴平面
呼吸方式	深吸气后屏气
定位像	正位像
管电压	120～140kV
管电流时间乘积	200～300mA・s
螺距因子	0.986：1～1.3751：1
采集矩阵	512×512，1024×1024
显示矩阵	512×512，1024×1024
扫描野	45～50cm
采集层厚	0.625～1.25mm
重建层厚	5～7mm
重建层间距	5～7mm
重建算法	标准算法、软组织算法
窗宽、窗位	窗宽300～350Hu，窗位35～45Hu

3. 增强扫描 临床怀疑胃恶性肿瘤时，通常需做CT增强扫描，可观察恶性胃肿瘤对周围脏器侵犯及转移情况，有利于肿瘤的分期诊断及治疗方案的制订。

（1）在胃部CT平扫的基础上，设置增强扫描的扫描范围及扫描参数。

（2）对比剂用法：采用非离子型碘对比剂，浓度为300～370mg/ml，成人用量为80～100ml，儿童用量为50～70ml；通过高压注射器静脉团注给药，注射速率为3.0～3.5ml/s；注入对比剂后再注入生理盐水20～30ml。

（3）扫描时相：胃部增强扫描通常采用“双期扫描”，扫描延迟时间动脉期为30～35s，静脉期为70～80s。

（五）小肠及结肠CT检查

1. 检查前准备

（1）小肠

1）检查前1～3天以低纤维食物为主，便秘者可口服硫酸镁或酚酞等缓泻药，以清洁肠道。

2）检查当日禁食，并于检查前3～4h口服纯净水300～500ml，检查前1～2h再口服200～300ml，以保持空肠、回肠处于适度充盈状态；亦可每次间隔20min，分3次共口服2.5%甘露醇等渗溶液1500～2000ml，从而达到小肠充分充盈。

3）为减少小肠蠕动导致的运动伪影，检查前15～30min可肌内注射山莨菪碱10～20mg或检查前3～5min静脉注射胰高血糖素0.5mg。

（2）结肠

1）清除结肠内容物。清洁肠道方法：①检查前8h口服硫酸镁或酚酞等缓泻药，并待排清粪便后再检查；②检查前1h用生理盐水清洁灌肠。

2）根据结肠的检查目的和要求，选用阴性、中性或阳性对比剂，通过肛门注入结肠并使其充分扩张。阴性对比剂适用于结肠息肉、肿瘤性病变检查，有利于结肠仿真内镜成像和透明法成像；中性对比剂适用于结肠炎症、血管成像及增强扫描等检查；阳性对比剂则适用于结肠肿瘤、穿孔及肠瘘等检查。

3）检查前1～3天以低纤维食物为主，禁服原子序数高或含重金属成分的药物，禁做消化道钡餐检查。

4）为降低结肠蠕动伪影，检查前15～30min可肌内注射山莨菪碱10～20mg或检查前3～5min静脉注射胰高血糖素0.5mg。

2. CT平扫

（1）扫描体位

1）受检者取仰卧位，头先进，双上肢自然上举抱头，身体置于检查床中间及扫描野中心（图5-1-11A）。因小肠和大肠的活动度较大，有时需采取俯卧位、侧卧位或斜卧位扫描，有利于明确病灶位置及形态。

2）对准扫描机架激光定位线，确认正面纵向定位线对准上腹部体表中心位置，侧面水平定位线对准人体腋中线。

3）对受检者进行呼吸训练，在深吸气后屏气时扫描。

4）对受检者敏感腺体进行防护。

（2）扫描方法

1）定位扫描：根据扫描基线和扫描范围获取正位定位像。

2）扫描范围：自膈下平面至耻骨联合平面（图5-1-11B）。若病变部位明确时，可行病变局部扫描，原则是扫描范围包括全部病变。

3）扫描方式：采用螺旋扫描。

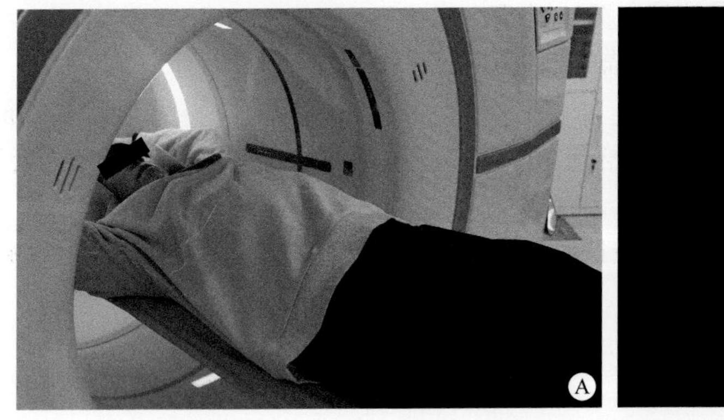

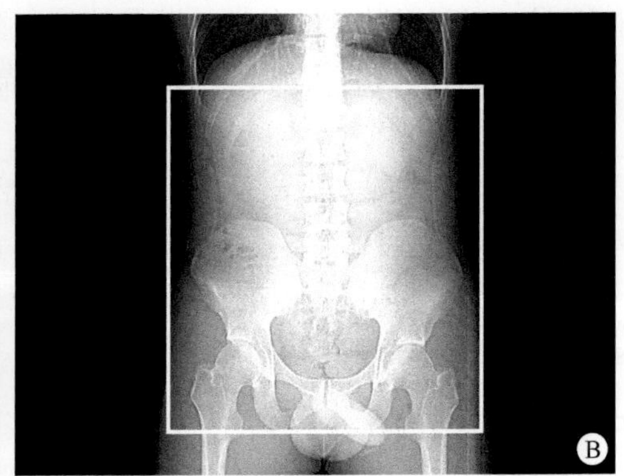

图5-1-11 小肠及结肠CT扫描

A. 体位示意图；B. 扫描范围

（3）扫描参数 见表5-1-5。

表5-1-5 小肠及结肠常规平扫参数

项目	内容
扫描类型	螺旋扫描
扫描范围	膈下平面至耻骨联合平面
呼吸方式	深吸气后屏气
定位像	正位像
管电压	100～120kV
管电流时间乘积	200～300mA·s

续表

项目	内容
螺距因子	0.986：1～1.3751：1
采集矩阵	512×512，1024×1024
显示矩阵	512×512，1024×1024
扫描野	90～120cm
采集层厚	0.625～1.25mm
重建层厚	3～5mm
重建层间距	3～5mm
重建算法	标准算法、软组织算法
窗宽、窗位	窗宽300～450Hu，窗位35～45Hu

3. 增强扫描 CT增强扫描主要用于肠道炎症、肿瘤、血管性疾病的定性诊断。

（1）在小肠及结肠CT平扫的基础上，设置增强扫描的扫描范围及扫描参数。

（2）对比剂用法：采用非离子型碘对比剂，浓度为300～370mg/ml，成人用量为80～100ml，儿童用量为50～70ml；通过高压注射器静脉团注给药，注射速率为3.0～4.5ml/s；注入对比剂后再注入生理盐水20～30ml。

（3）扫描时相：小肠及结肠增强通常采用“三期扫描”，扫描延迟时间动脉期为30～35s，静脉期为70～80s，延迟期为120～150s。

（六）腹部血管CT检查技术

1. 检查前准备

（1）熟悉检查目的和意义，确定检查方法，确保辐射检查的正当性。

（2）禁食4～6h。

（3）了解受检者有无其他药物过敏史，有无对比剂禁忌证，肾毒性药物用药情况等。

（4）危重患者、年老体弱及婴幼儿受检者应有家属陪同，并注意辐射防护。

（5）为消除受检者紧张心理，应提前告知受检者检查程序及注射对比剂后可能出现的状况，训练呼吸及屏气。

（6）不能配合的受检者，应选择基础麻醉或口服10%水合氯醛（0.5～0.8ml/kg）或静脉注射地西泮等药物。

（7）建立外周静脉通道，并与高压注射器连接。

2. CT平扫

（1）扫描体位

1）受检者取仰卧位，头先进或足先进，双上肢自然上举抱头，身体置于检查床中间及扫描野中心（图5-1-12A）。

2）对准扫描机架激光定位线，确认正面纵向定位线对准上腹部体表中心位置，侧面水平定位线对准人体腋中线。

3）对受检者进行呼吸训练，在深吸气后屏气时扫描。

4）对受检者敏感腺体进行防护。

（2）扫描方法

1）定位扫描：根据扫描基线和扫描范围获取正位定位像。

2）扫描范围：第11胸椎上缘平面至髂内外动脉分叉以下水平；如怀疑腹主动脉瘤拟行介入支架者下延至股动脉上段，肾动脉CTA从肾上极到肾下极，肠系膜上动脉从第11胸椎上缘平面至髂前上棘平面（图5-1-12B）。

3）扫描方式：采用螺旋扫描。

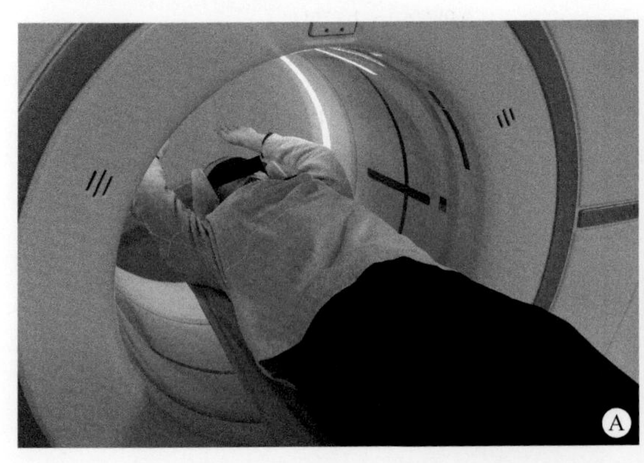
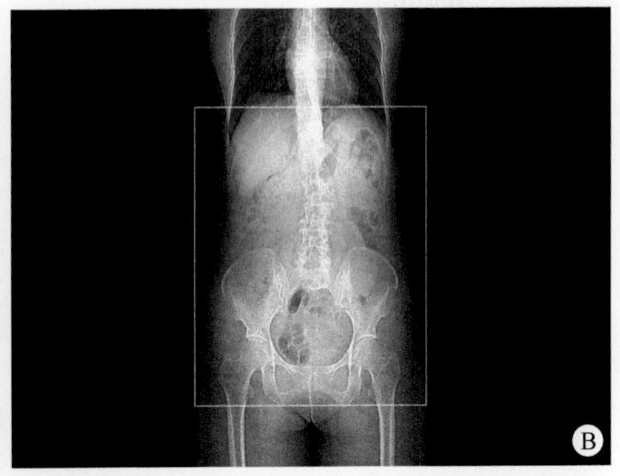

图5-1-12　腹部血管CT扫描

A. 体位示意图；B. 扫描范围

（3）扫描参数　见表5-1-6。

表5-1-6　腹部血管常规平扫参数

项目	内容
扫描类型	螺旋扫描
扫描范围	膈肌顶部平面至股动脉（腹股沟处）
呼吸方式	深吸气后屏气
定位像	正位像
管电压	100～120kV
管电流时间乘积	200～300mA·s
螺距因子	0.986：1～1.375：1
采集矩阵	512×512，1024×1024
显示矩阵	512×512，1024×1024
扫描野	45cm
采集层厚	0.625～1mm
重建层厚	5mm
重建层间距	5mm
重建算法	标准算法、软组织算法
窗宽、窗位	窗宽300～450Hu，窗位35～45Hu

3. 腹部CTA　可显示腹主动脉及其各大分支血管的空间解剖结构与管腔通畅情况，常用于诊断腹主动脉夹层、腹主动脉瘤、肝血管异常及肾动脉狭窄等。

（1）在腹部血管CT平扫的基础上，设置增强扫描的扫描范围及扫描参数。

（2）对比剂用法：采用非离子型碘对比剂，一般选用浓度为370mg/ml，用量为（扫描时间+3～5s×团注速度），最多不超过2.0～2.5ml/kg（婴幼儿用量不超过1.5～2.0ml/kg）；通过高压注射器静脉团注给药，注射速率为4.0～5.0ml/s；注入对比剂后再注入生理盐水20～30ml。静脉留置针选用18G或20G。

（3）扫描时相：动脉期可采用对比剂智能追踪法、小剂量对比剂团注测试法或经验延迟法。①对比剂智能追踪法：监测平面为腹主动脉内，ROI为40～55mm^2，阈值设置为100～120Hu，自动触发扫描。②小剂量对比剂团注测试法：注射小剂量对比剂，同层动态扫描多个时相，用专用软件测量目标血管内时间-密度曲线，计算对比剂到达目标血管峰值时间的方法。③经验延迟法：腹部动脉期扫描延迟时间为30～35s，静脉期为70～80s。目前，通常采用对比剂智能追踪法，该方法通常对于腹主动脉、肾动脉、肠系膜上动脉、脾动脉的显示效果较好（图5-1-13）。

（4）设置螺距参数小于1，管电压120～140kV，管电流时间乘积250～350mA·s。其他扫描参数同CT平扫。

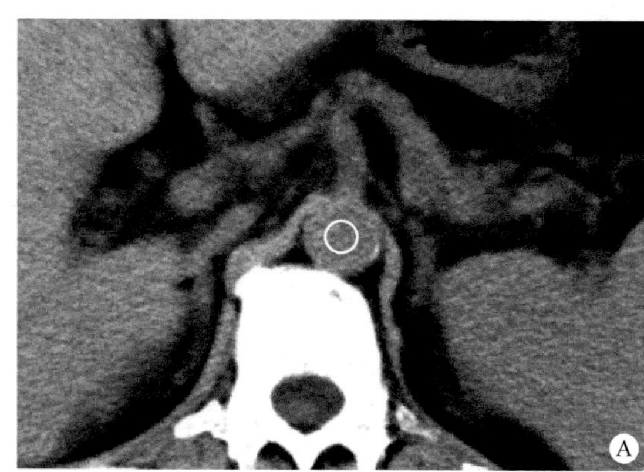

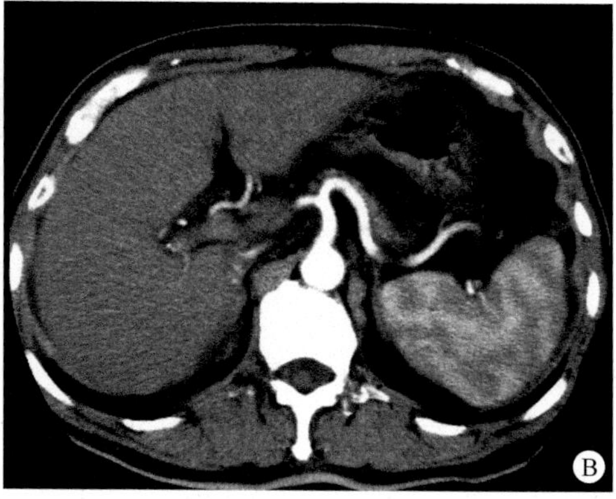

图5-1-13 对比剂智能追踪法CT增强

A. 腹主动脉设置自动触发扫描ROI；B. 显示腹主动脉及腹腔干分支

三、图像处理

（一）肝脏

1. 窗口技术 图像显示以软组织窗为主，平扫图像设置窗宽为200～250Hu，窗位为45～55Hu；增强图像设置窗宽为250～300Hu，窗位为55～70Hu。当病变组织与肝组织密度相近时，可适当调窄窗宽；反之应调大窗宽。增强扫描后肝组织密度明显升高，观察增强图像的窗位要增加20～30Hu。

2. 图像重组 肝脏CT检查常规重组冠状位及矢状位MPR图像，必要时增加CPR、MIP及VR等图像后处理技术。

（1）多平面重组（MPR） 肝脏冠状面、矢状面MPR图像重组层厚以2～3mm为宜。肝脏CT增强扫描时，一般使用门静脉期图像重组，此期为肝实质最高密度时相，与病变对比明显，有利于多方位观察病变的位置、大小、形态及毗邻关系。

（2）曲面重组（CRP） 当胆管扩张时，使用门静脉期图像沿胆管行走路径做CPR，可准确显示胆管扩张程度、梗阻部位及病灶形态，有利于梗阻原因的判断。

（3）最大密度投影（MIP） 常用于肝脏血管成像。使用动脉期图像重组，可显示肝动脉与病灶关系或肝动脉变异情况，尤其是小血管（图5-1-14）；使用门静脉期图像重组，可显示门静脉、肝静脉、下腔静脉与病灶关系，有利于观察是否存在静脉侵犯、血管栓塞等情况。

（4）容积再现（VR） 使用门静脉期图像行VR，可准确获取肝脏三维容积数据，进行肝脏体积测量，常用于测量虚拟切除后剩余肝脏体积或肝脏各叶、肝段的体积。使用动脉期、门静脉期图像行VR，也有利于分析肝血管（肝动脉、门静脉和肝静脉）结构的空间关系。

（二）胰腺

1. 窗口技术 图像显示以软组织窗为主，平扫图像设置窗宽为250～280Hu，窗位为35～45Hu；增强图像设置窗宽为250～300Hu，窗位为45～60Hu。若观察胰腺周围组织结构，可适当调大窗宽。

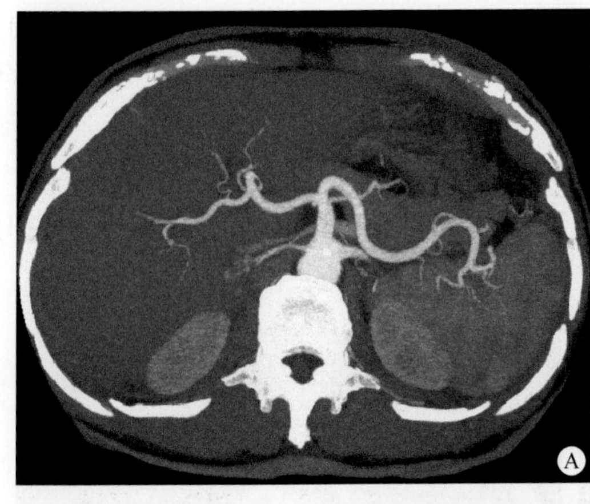
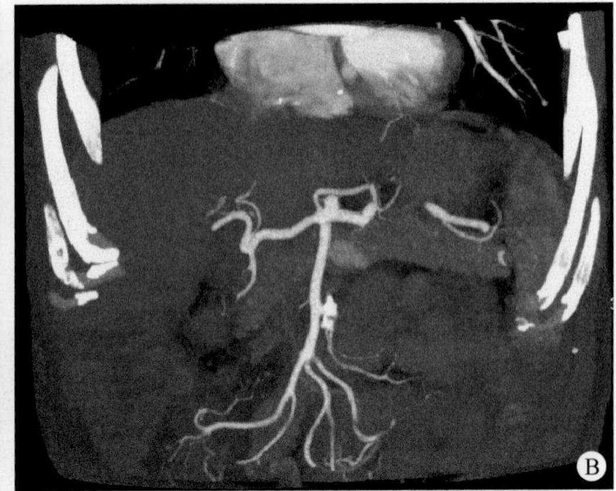

图5-1-14 肝动脉最大密度投影

A. 横轴面；B. 冠状面

2. 图像重组 胰腺CT检查通常进行MPR、MIP及VR等图像后处理技术。

（1）多平面重组（MPR） 胰腺常规重组冠状位及矢状位MPR图像，对区分胰腺分部较理想，常用于胰腺肿瘤、急性胰腺炎等病变的CT图像后处理，可更直观显示病灶的位置、大小、形态及毗邻关系，尤其可准确观察急性胰腺炎在腹腔和腹膜后间隙的渗出范围。

（2）最大密度投影（MIP） 常用于胰腺周围血管成像。使用动脉期图像重组可显示脾动脉、肠系膜上动脉，使用实质期图像重组可显示门静脉、脾静脉和肠系膜动脉静脉，有利于观察病变与血管的关系，对胰腺肿瘤的诊断与术前评估具有十分重要的价值。

（3）容积再现（VR） 可以多方位立体显示胰周重要血管的空间结构，VR通常与MIP联合使用，对胰周重要血管的评价效果更佳。

（三）泌尿系统

1. 窗口技术 图像显示以软组织窗为主，平扫图像设置窗宽为250～300Hu，窗位为30～45Hu；增强图像设置窗宽为300～350Hu，窗位为50～70Hu。

2. 图像重组 泌尿系统CT检查常用MPR、CPR、MIP、VR等图像后处理技术。

（1）多平面重组（MPR） 观察肾脏病变常采用平行于肾长轴的斜冠状面和矢状面MPR。肾脏CT增强时，一般使用髓质期图像重组，此期为肾实质最高密度时相，与病灶对比明显，可直观显示病灶的位置、大小、形态及毗邻关系。

（2）曲面重组（CPR） 当输尿管梗阻时，沿输尿管走行路径做CPR，显示输尿管全程，可准确显示输尿管扩张程度、梗阻部位及病灶形态，有利于梗阻性质的判断。

（3）最大密度投影（MIP） 常用于肾脏血管成像和尿路成像。肾皮质期MIP图像可以清晰显示肾动脉，有利于观察肾血管变异或病变、肾肿瘤与血管的关系，为肾肿瘤或肾移植术前评估发挥重要作用。排泄期行MIP可获得类似于静脉肾盂造影（IVP）的图像效果，称CT尿路成像（CTU）（图5-1-15）。CTU能全方位地显示肾盂、输尿管及膀胱充盈和梗阻情况，诊断价值类似于IVP检查，并有替代IVP检查的趋势。

（4）容积再现（VR） 可观察强化的肾血管和排泌期的尿路成像。VR通常与MIP联合应用。

（四）胃部

1. 窗口技术 图像显示以软组织窗为主，平扫图像设置窗宽为300～350Hu，窗位为35～45Hu；增强图像设置窗宽为300～350Hu，窗位为50～60Hu。

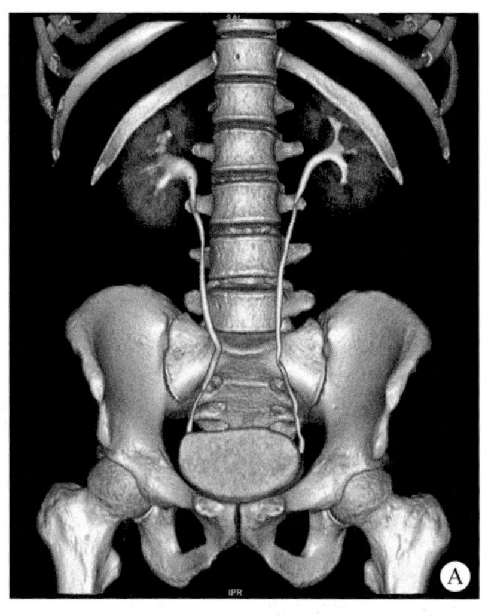

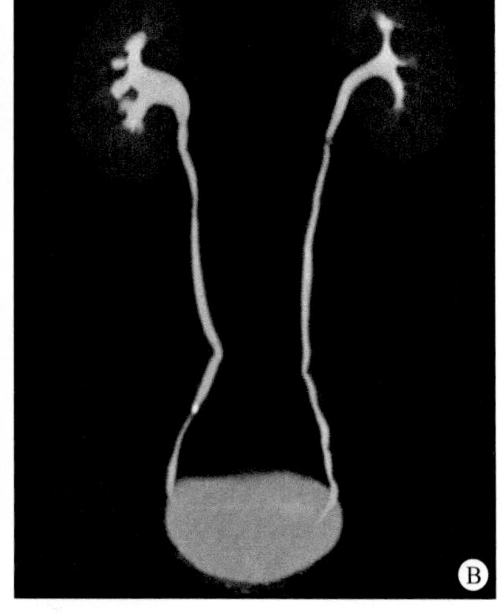

图5-1-15 CT尿路成像

A. VR；B. MIP

2. 图像重组 胃部CT检查常用MPR、MIP及CTVE等图像后处理技术。

（1）多平面重组（MPR） 观察胃病变常采用平行于胃长轴的斜冠状面和矢状面MPR（图5-1-16），能同时显示胃底、胃体和胃窦形态，可直观观察病灶的位置、大小、形态。使用动脉期图像重组，可显示胃癌的浸润深度和范围；使用静脉期图像重组，可观察胃肿瘤与邻近结构的关系，如肿瘤是否浸润周围脂肪间隙，肿瘤是否侵犯肝脏、胰腺、脾脏、横结肠、十二指肠和食管下段等。

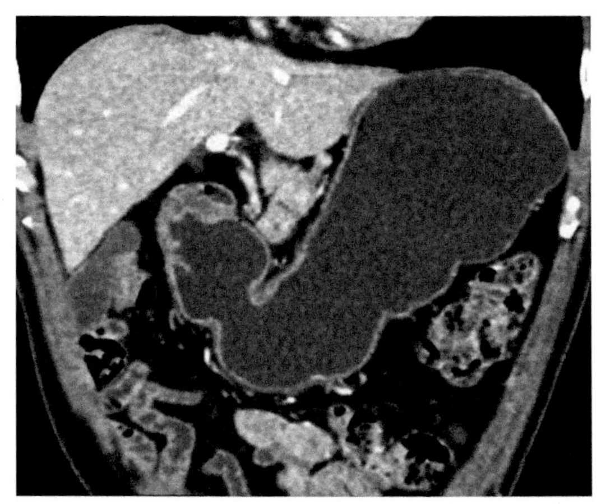

图5-1-16 胃部斜冠状面MPR

（2）最大密度投影（MIP） 使用动脉期和静脉期图像重组，可分别显示胃周动脉、胃周静脉，也可观察肿瘤与血管的关系。

（3）CT仿真内镜（CTVE） 使用平扫或增强扫描胃充气后图像，使用Navigator（VR/SSD/透明法）软件重组图像，可显示胃黏膜表面情况、胃肿瘤表面情况和胃内腔轮廓；结肠充气透明法成像可获得类似胃低张双重对比造影的效果。

（五）小肠及结肠

1. 窗口技术 图像显示以软组织窗为主，平扫图像设置窗宽为300～450Hu，窗位为35～45Hu；增强图像设置窗宽为300～450Hu，窗位为45～55Hu。若观察小肠及结肠网膜、系膜及韧带血管，窗宽可进一步加大，窗位不变。

2. 图像重组 小肠及结肠CT检查常用MPR、MIP及CTVE等图像后处理技术。

（1）多平面重组（MPR） 小肠及结肠常规重组冠状面及矢状面MPR图像（图5-1-17）。使用动脉期和静脉期图像重组，清晰显示肠壁和肠腔，可观察肠壁病变范围、病变及邻近结构的关系。

（2）最大密度投影（MIP） 使用动脉期和静脉期图像重组，可分别显示肠系膜动脉及分支、肠系膜静脉及属支；也可观察肿瘤与血管的关系。

（3）CT仿真内镜（CTVE） 使用平扫或增强扫描结肠充气后图像，使用Navigator（VR/SSD/透明法）软件重组，可显示结肠黏膜表面情况、结肠肿瘤表面情况和结肠内腔轮廓。结肠充气透明法成像可获得类似结肠双重对比造影的效果（图5-1-18）。

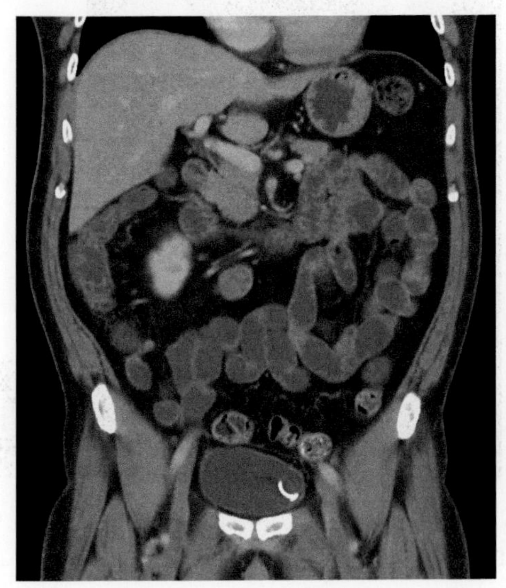

图5-1-17 小肠冠状面MPR

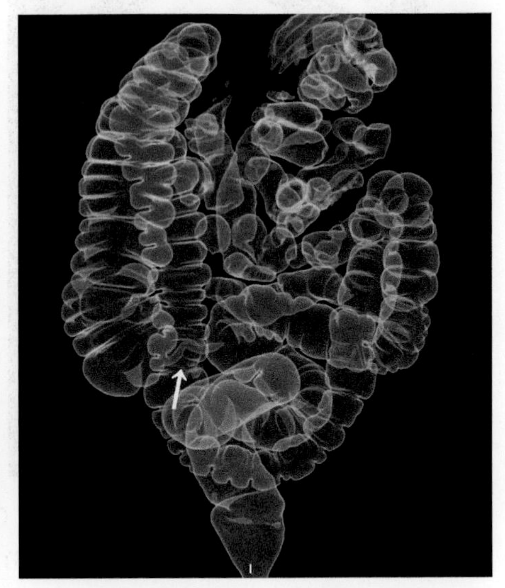

图5-1-18 结肠充气透明法成像

（六）腹部血管

1. 窗口技术 图像显示以软组织窗为主，平扫图像设置窗宽为300～450Hu，窗位为35～45Hu；增强图像设置窗宽为300～450Hu，窗位为45～55Hu。

2. 图像重组 腹部CTA图像重组以MPR、CPR、MIP及VR为主。

（1）多平面重组（MPR） 可清晰地反映腹部血管及其分支中某一段血管不同截面的管壁及管腔情况。

（2）曲面重组（CPR） 可以将迂曲的血管伸展拉直，显示在同一平面上，适用于观察走行复杂的腹部血管或血管病变，如可直观显示动脉夹层的剥脱内膜片和动脉瘤内附壁血栓的形态。

（3）最大密度投影（MIP） 通过调整窗宽、窗位有利于增强血管的密度差的显示，尤其是小血管及管壁的钙化。

（4）容积再现（VR） 从多方位立体显示腹部血管的空间结构，可直观显示腹主动脉及其主要分支的形态，以及其与周围组织器官的解剖关系。

（5）CT仿真内镜（CTVE） 可获得类似纤维内镜观察的仿真图像，具有图像清晰、三维空间明确、多角度显示血管腔内情况等优势，常用于观察动脉腔内或血管支架内表面的形态。

四、图像质量控制

（一）检查注意事项

1. 调节恰当的窗宽、窗位显示腹部不同的结构与病变 对密度差异小的病灶观察，如肝脾挫伤出血等病变，应适当缩窄窗宽，以增加图像对比度；对腹腔、胃肠道、肠系膜等病变观察，如肠梗阻、肠系膜炎症等病变，应适当增大窗宽、降低窗位，以增加图像的结构层次，便于病变显示。观察增强图像时，由于对比剂的强化作用，窗位要增加10～30Hu。

2. 图像测量与标注 腹部占位性病变应对其进行大小、密度等测量，且需标注病变相关数值。病变有平扫与增强对比时，必须测量增强前及增强后病灶的CT值，原则上在同一层面、同一位置上测量，以便对照分析。

3. CT图像排版与打印 腹部CT常规采用软组织窗图像，对于较小器官或病灶可进行局部放大处理。排版打印以横断面图像为主，还需辅以冠状面、矢状面重组或其他重组图像。必要时在图像上添加标注。根据图像总数计算胶片分格（行×列），先将定位像输入打印窗格，然后依次输入平扫图像、增强图像和（或）后处理图像。

4. 腹部的数据采集 必须在一次容积采集范围内，以利于腹部CT图像后处理。

（二）图像显示要求

1. 肝脏

（1）能够清晰显示肝、脾与胆囊形态和边界，并与周围脂肪组织有清晰分界。

（2）平扫图像：正常肝内血管结构（包括门静脉及肝静脉主干和主支）可明确分辨。

（3）增强图像：肝动脉期、门静脉期和实质期图像均可准确、清晰显示肝内血管和结构，以及脾脏的各期相强化特征（表5-1-7、图5-1-19）。

表5-1-7 肝脏常规CT动态增强时相判断标准

器官结构	动脉期	门静脉期	实质期
肝实质	轻度强化	强化达峰值	强化减弱
胰实质	明显强化	强化减弱	强化进一步减弱
脾实质	花斑状明显强化	均匀强化	强化减弱
肾实质	皮质明显强化	皮质略高于髓质	髓质略高于皮质
动脉	显著强化	强化减弱	强化进一步减弱
门静脉	中度强化	明显强化	强化减弱，高于肝
肝静脉	无强化	明显强化	强化减弱，高于肝
下腔静脉	不均匀性强化	强化逐渐均匀	均匀，强化减弱

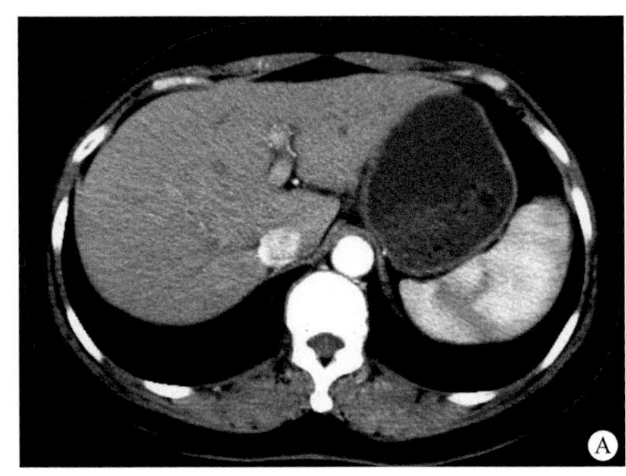

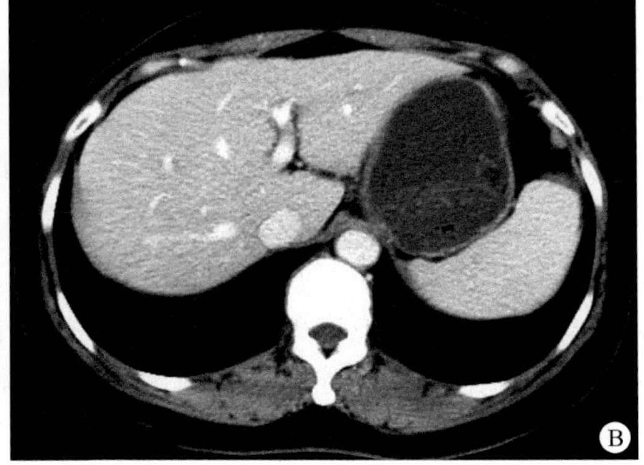

图5-1-19 肝脏CT增强

A. 动脉期；B. 门静脉期

2. 胰腺

（1）能够清晰显示正常胰腺的形态、密度和周围脂肪界面及其异常改变。

（2）增强图像：可清楚显示各期相中胰腺实质和胰周重要血管的强化特征，且正常主胰管多可分辨；还可评估病变的血供程度。

3. 泌尿系统

（1）图像清晰显示双侧肾脏的形态、边缘和结构，肾脏与肾周间隙脂肪组织有明显对比；可清楚辨别肾脏与邻近结构的关系。

（2）增强图像：增强各期图像可清楚显示正常肾皮质、肾髓质、肾盏、肾盂及肾血管于不同期相强化的特征。动脉期显示肾皮质显著强化；实质期显示肾实质完全强化；延迟期显示肾盂内、膀胱内有均匀的对比剂充盈（图5-1-19）。

（3）CTU：肾盏、肾盂、输尿管及膀胱内有足够浓度的对比剂，与周围组织结构形成鲜明对比，能够反映肾盏、肾盂、输尿管及膀胱轮廓、边缘、大小、充盈缺损等形态学表现及其异常改变（图5-1-15）。

4. 胃肠道

（1）图像能清晰显示消化道感兴趣部位（胃、小肠或结肠）充分扩张，可显示其形态、边缘、管腔和管壁厚度，并与邻近系膜脂肪组织有明显对比（图5-1-17）。

（2）可清楚辨别感兴趣胃肠道部分与邻近结构的关系。

（3）增强期图像可清楚显示胃肠道黏膜、肠系膜血管于不同期相强化的特征。

5. 腹部血管

（1）图像包含完整的腹主动脉，即从主动脉膈肌裂孔向下直至双侧髂内、外动脉。

（2）轴位图像上，腹主动脉及其主要分支结构显示清晰，强化明显，与图像背景有良好的对比；静脉结构应尽可能少显示。

（3）MIP、VR、MPR或CPR等重组图像也能清晰显示腹主动脉及其主支的形态、密度和异常改变（图5-1-14）。

（三）优化扫描方案

1. 优化扫描参数 如呼吸困难不能屏气者或婴幼儿，扫描中应适当加大管电流，增加螺距，缩短扫描时间，以减少运动伪影；必要时可增加呼吸门控技术扫描。

2. 优化增强扫描方案 根据受检者病理、生理情况，了解受检者的血流动力学改变，调整增强扫描方案，如肝硬化影响肝门静脉循环，应适当延长肝门静脉期采集时间；如心功能不良影响动脉增强的达峰时间，应适当延长动脉期扫描时间。CT血管增强时，力求在靶血管对比剂浓度达峰时间进行扫描采集，以获得血管的最佳显示效果。

（四）控制辐射剂量

腹部脏器多且结构复杂，常需要多期重复扫描，受检者接受射线的剂量会增加，且下腹部扫描难免会扫到性腺。此外，腹部各实质脏器软组织之间的密度差异很小，密度分辨力更容易受到噪声的影响。因此，可以从以下几个方面控制腹部CT辐射剂量。

1. 避免重复扫描 检查中尽可能取得受检者的合作，减少不必要的重复扫描。

2. 缩小扫描范围 腹部常规扫描范围包括从膈肌顶部到耻骨联合下缘。在获得足够诊断信息的前提下，尽量缩小扫描范围，有利于减少受检者辐射剂量。

3. 减少扫描期相 要充分了解检查的目的，如主要观察肝脏、脾脏及肾脏病变采用“三期”扫描，而其他器官则采用“双期”扫描。当前，光谱CT应用增强扫描获得的虚拟平扫技术有部分替代真实平扫的可能，能够有效减少受检者接受的辐射剂量。

4. 设定个性化扫描参数 受检者体型胖瘦是影响腹部CT辐射剂量和影像质量的重要因素。不同体型的受检者需要应用不同的管电流和管电压来保证影像质量，如使用自动管电流、管电压调节技术。

五、图像诊断分析

（一）肝癌

原发性肝癌是指源于肝细胞或肝内胆管上皮细胞的恶性肿瘤，其中80%以上为肝细胞癌。肝癌的发病与肝硬化密切相关，男性多见。肝癌早期多无明显症状和体征；中晚期可有肝区疼痛、消瘦乏力、黄疸等，多数伴有血甲胎蛋白升高。

肝细胞癌的直接CT征象为肝内单发或多发低密度肿块，肿块较大者内含低密度坏死；弥漫型表现为肝实质内境界不清多发低密度小结节。增强后因肿瘤主要由肝动脉供血，早期出现明显强化，部分肿瘤内可见肿瘤血管，门静脉期正常肝实质强化，肿瘤呈相对低密度，静脉期肿瘤密度持续减低，肿瘤整体强化过程呈“快进快出”表现（图5-1-20）。肿瘤多呈膨胀性生长，边缘假包膜形成，假包膜呈延迟性强化。间接征象包括门静脉内癌栓、淋巴结转移、周围胆管侵犯及其他器官转移征象。

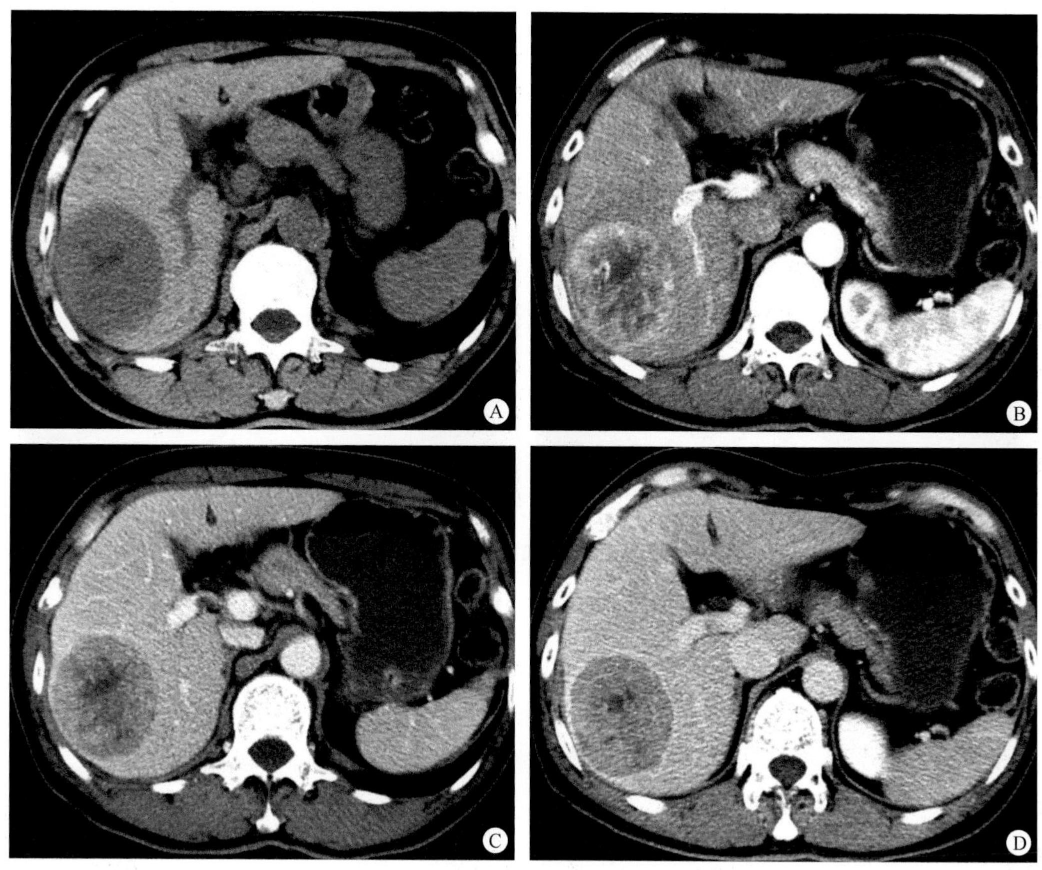

图5-1-20 肝癌平扫及增强

A. 平扫；B. 动脉期；C. 门静脉期；D. 平衡期

（二）肝海绵状血管瘤

肝海绵状血管瘤是肝脏常见的良性肿瘤，好发于女性。临床上多无症状，体检中发现；肿瘤巨大可出现上腹部胀痛，肿瘤破裂可致腹腔出血。

CT平扫表现为肝内边界清楚的低密度肿块，形态多不规整。CT增强是诊断血管瘤的关键，动脉期肿瘤从周边开始呈结节状或斑片状强化，强化程度与主动脉相仿；门脉期强化向肿瘤中心扩展；延迟期肿瘤强化持续向中央填充，强化程度减低但仍高于正常肝实质，最终呈均匀强化（图5-1-21）；整个过程呈“快进慢出”强化方式。因此，肝海绵状血管瘤的检查需要CT“两快一长”的增强扫描方式。

（三）肝挫伤

肝挫伤主要是指腹部受到外在力量的撞击而产生的闭合性损伤，是常见的腹部严重创伤，多由高处坠落、交通意外等引起。受检者可有患部疼痛，严重者多以失血性休克、腹部膨隆为首发症状。

CT能确定其存在及范围。肝包膜下血肿表现为新月形的稍高密度或等密度区，相应的肝表面边缘受压而变平。肝内血肿则显示为肝实质内圆形、卵圆形的稍高密度或等低密度肿块影，边缘有低密度

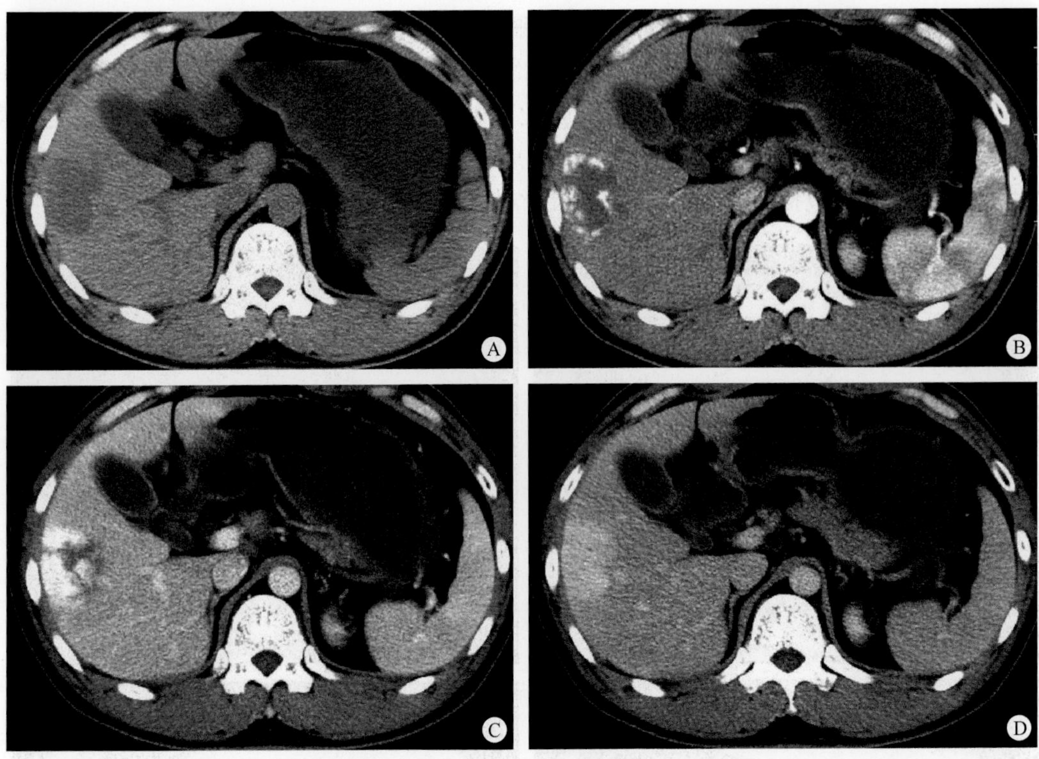

图5-1-21 肝海绵状血管瘤平扫及增强扫描

A. 平扫；B. 动脉期；C. 门静脉期；D. 平衡期

水肿带环绕（图5-1-22）。肝撕裂伤表现为肝实质内线样、树枝状、星状或不规则状低密度影，边缘模糊（图5-1-23）。CT检查诊断肝脏损伤具有很高的敏感性和特异性，但新鲜血肿密度有时与肝实质接近，当CT平扫表现不明显时，应行CT增强检查。

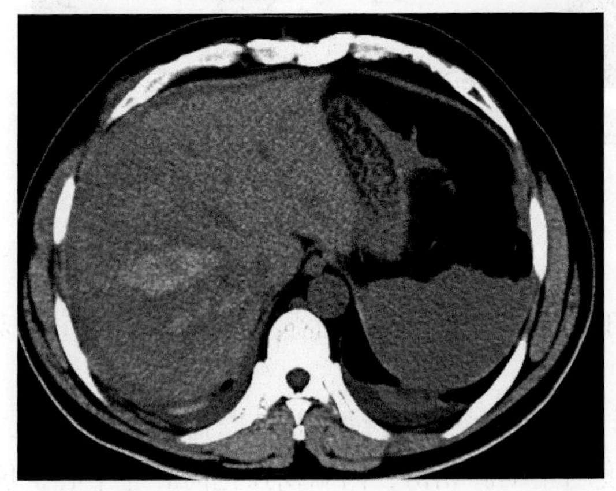

图5-1-22 肝右叶内血肿CT平扫

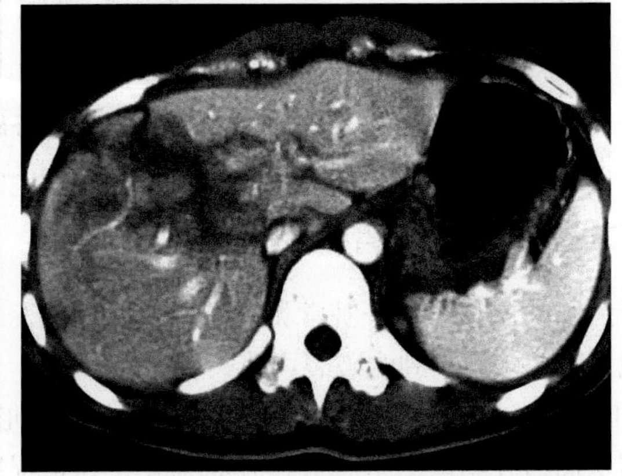

图5-1-23 肝撕裂伤CT增强

（四）胰腺癌

胰腺癌占胰腺原发恶性肿瘤的90%，多为导管上皮癌。胰腺头部最多见，早期无特异性症状，中晚期产生进行性无痛性梗阻性黄疸；体尾部肿瘤可出现左侧腰背部疼痛。血清糖类抗原CA19-9升高。

CT平扫肿瘤密度与正常胰腺实质相似，较小者不易发现，较大者表现为胰腺局部增大；增强肿瘤强化不明显，呈相对低密度（图5-1-24）。胰头癌多同时伴有胰管和胆管扩张，称为双管征，并伴有胰腺体尾部萎缩；肿瘤向外侵犯可见胰腺周围脂肪间隙模糊，胰周血管侵犯；胰周、肝门及腹膜后淋巴结转移也常见。

（五）急性胰腺炎

急性胰腺炎是胰液外漏所致的胰腺及周围组织的化学性炎症，病因多为胆道疾病、酗酒、暴饮暴食等，是常见的急腹症。临床表现为突发上腹部剧痛向腰背部放射，并有恶心、呕吐、发热等。可分为急性水肿性和出血坏死性两种。实验室检查血尿淀粉酶升高。

急性水肿性胰腺炎CT可见胰腺局部或弥漫肿大，前缘模糊，胰周脂肪密度增高，肾前筋膜增厚，增强胰腺实质强化尚均匀；急性出血坏死性胰腺炎还可见胰腺密度不均匀，内可见低密度坏死灶及高密度出血成分，增强强化不均匀，胰周渗出更明显（图5-1-25）；部分可伴发胰周脓肿和假性囊肿。

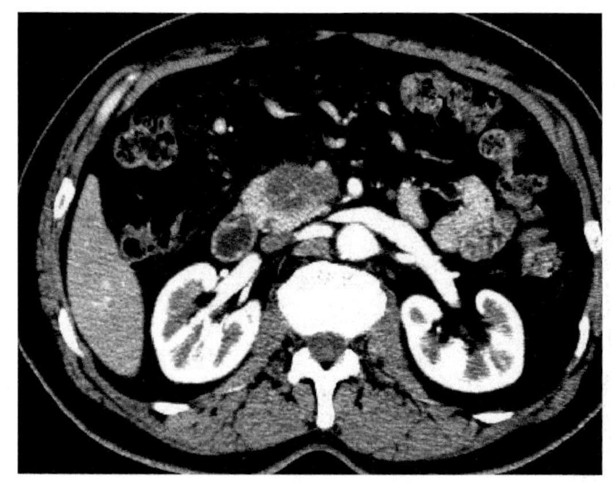

图5-1-24 胰头癌CT增强动脉期

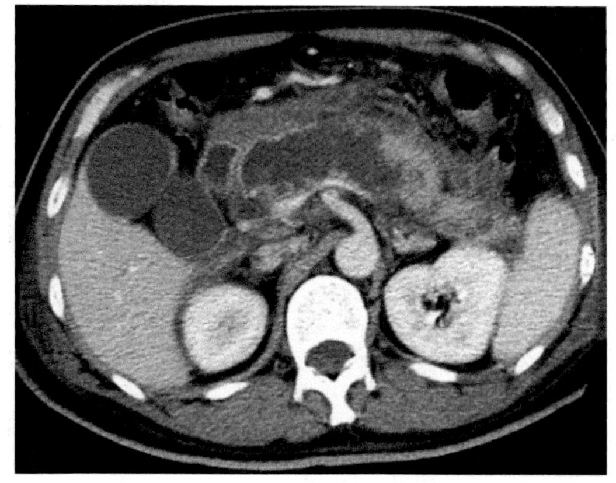

图5-1-25 急性出血坏死性胰腺炎

（六）尿路结石

尿路结石可发生于尿路任何部位。常含有多种成分，如草酸钙、尿酸盐、磷酸钙、胱氨酸盐等。能谱CT物质分离成像可鉴别结石成分，从而指导临床选择合适的治疗方法。

阳性及阴性尿路结石在CT上均呈高密度，CT值在100Hu以上。CT可准确显示结石的位置、数目、形态及大小；结石可引起肾盏、肾盂及输尿管扩张（图5-1-26）；肾脏及输尿管周围炎症与渗出等。MPR、CPR可以显示肾盂肾盏及输尿管全程，有利于发现容易遗漏的小结石。

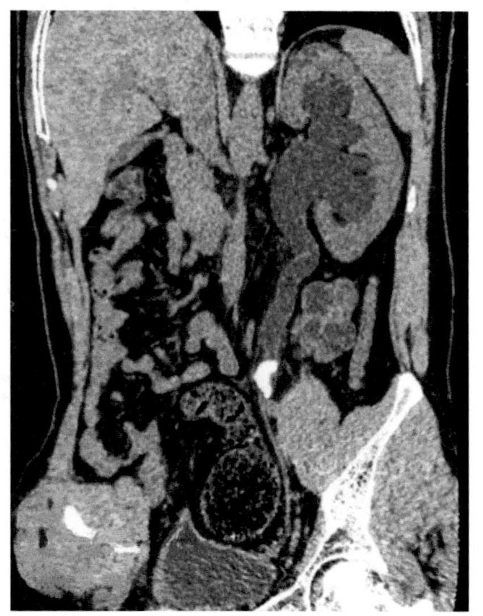

图5-1-26 左侧输尿管结石CPR

（七）肾血管平滑肌脂肪瘤

肾血管平滑肌脂肪瘤又称肾错构瘤，为良性肿瘤，内含不同比例的脂肪、血管及平滑肌。临床早期无明显症状，偶尔查体发现；较大者可触及肿块，偶见血尿。

典型肾血管平滑肌脂肪瘤CT表现为肾实质内或突出肾轮廓外的等（血管、平滑肌）、低（脂肪密度）混杂密度肿块，边缘清楚，轮廓光整（图5-1-27）。增强扫描，病变内血管结构及平滑肌成分明显强化，脂肪组织无强化。肿瘤内发现脂肪密度是诊断该病的重要征象。合并出血时，其内可见不规则形高密度影；若肿瘤破裂，出血可延伸至肾外，轮廓不清楚。

（八）肾癌

肾癌是肾脏最常见的恶性肿瘤，其中以肾透明细胞癌最常见。临床上主要表现为无痛性血尿、腰背部疼痛和腹部包块。CT平扫表现为肾实质内呈类圆形或分叶状肿块，局部肾轮廓突出，较大肿块可

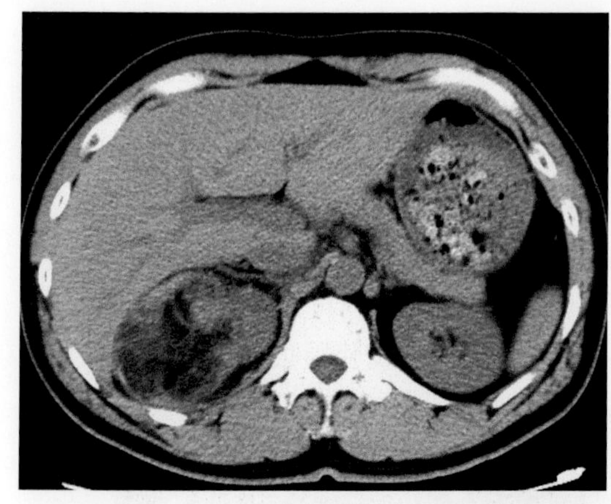

图5-1-27　右肾血管平滑肌脂肪瘤CT平扫

见出血或坏死密度区。透明细胞癌血供丰富，增强扫描呈“速升速降”型强化，即表现为皮质期肿块实质部分明显强化，强化程度类似肾皮质；而髓质期肿块强化程度明显降低，强化程度低于肾实质（图5-1-28）。

（九）胃癌

胃癌是胃肠道最常见恶性肿瘤。肿瘤生长方式大体可分为：①蕈伞型：肿瘤向腔内生长，如菜花状；②溃疡型：肿瘤深达肌层，形成盘状溃疡，边缘有堤状隆起；③浸润型：肿瘤沿胃壁浸润生长，使胃壁增厚、变硬；④溃疡浸润型：既有溃疡又沿胃壁浸润。

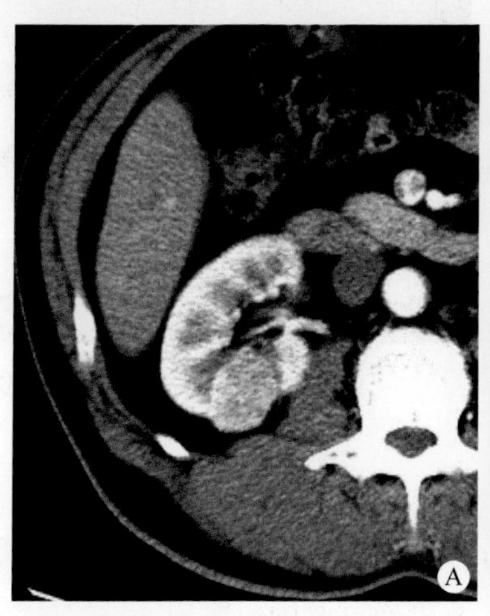

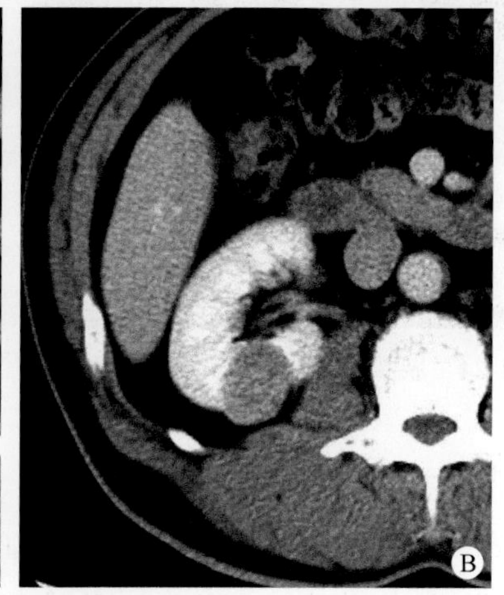

图5-1-28　右肾透明细胞癌CT增强

A. 皮质期；B. 髓质期

CT能直接显示肿瘤的大体形状、肿块或胃壁增厚；增强扫描可见强化，浸润型部分可见分层状强化，黏膜面强化明显（图5-1-29、图5-1-30）。CT的重要价值在于显示肿瘤侵犯胃壁深度，还能观察周围浸润和评估淋巴结转移、肝转移情况，对肿瘤的分期有较大价值。

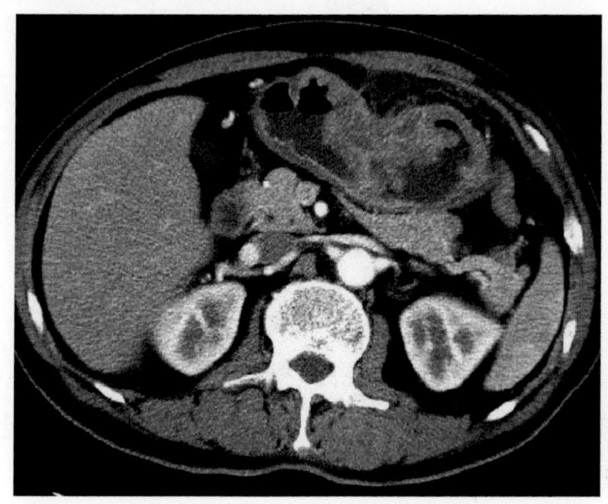

图5-1-29　胃窦部蕈伞型胃癌

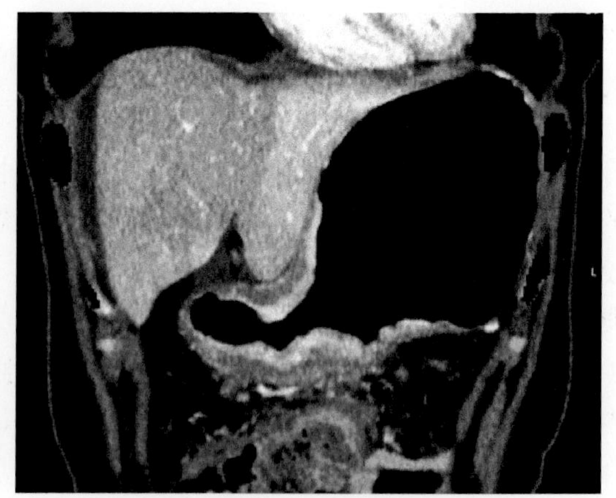

图5-1-30　胃体、胃窦部浸润型胃癌

（十）肠梗阻

肠梗阻是指肠内容物不能正常运行或通过发生障碍。临床上均有腹痛、腹胀、呕吐及停止排气排便等共同症状。发病原因很多，如肠粘连、肠肿瘤、嵌顿疝、肠扭转和肠套叠等，CT检查诊断肠梗阻的性质和原因有较高价值。

机械性肠梗阻是临床上最常见的类型，CT表现为梗阻近侧肠管积气、积液及扩张。若肠管互相融合靠拢或与腹壁相连，提示为粘连性梗阻；若肠道内或腹腔内见到肿块，提示肠梗阻为肿瘤或异物所致（图5-1-31）；若发现肠系膜血管扭曲呈漩涡征、肠系膜血管水肿呈缆绳征等，则有利于肠扭转或腹内疝的绞窄性肠梗阻诊断。

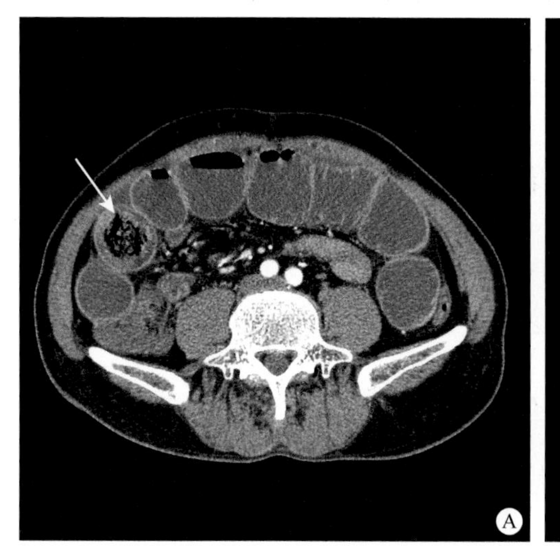

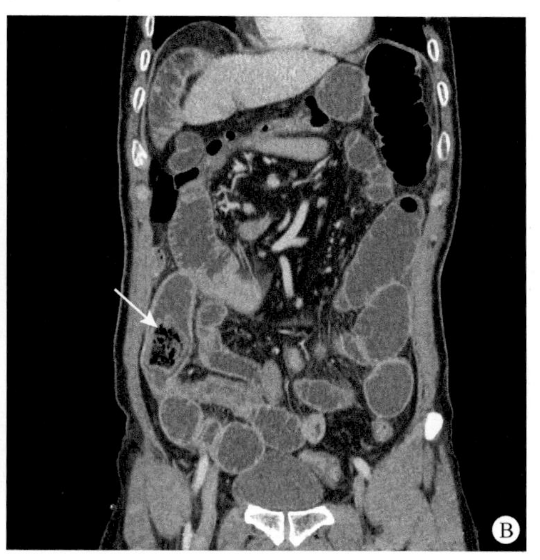

图5-1-31　小肠机械性梗阻（回肠粪石所致）

A. CT横断面；B. 腹部MPR

第2节　盆腔CT检查技术

案例 5-2

患者，女，47岁。近一年来，自觉下腹部逐渐增大，无其他不适。查体：腹部稍膨隆，囊性感，无压痛，无腹壁静脉曲张，无腹水。实验室检查：血人绒毛膜促性腺激素（HCG）、CA-125、黄体生成素、尿促卵泡素、催乳素均在正常值范围。

问题： 1. 患者需做哪些CT检查前准备？

2. 请为该患者设置合理的CT检查方案与检查步骤。

一、适应证与相关准备

（一）适应证

1. 男性生殖系统病变　急性或慢性前列腺炎、前列腺增生、前列腺癌、睾丸附睾炎、睾丸良恶性肿瘤等。

2. 女性生殖系统病变　急性或慢性盆腔炎、子宫肌瘤、子宫内膜癌、宫颈癌、卵巢良恶性肿瘤及畸胎瘤等。

3. 膀胱病变　膀胱结石、膀胱炎、膀胱良恶性肿瘤等。

4. 盆腔血管病变　髂动脉及其分支的动脉瘤、动脉夹层、动静脉畸形，动脉粥样硬化等。

5. 骨盆病变　骨盆骨折、骨盆良恶性骨肿瘤等。

6. 其他　直肠肿瘤病变等。

（二）相关准备

1. 阅读CT检查申请单，了解检查目的及要求，初步确定扫描部位及扫描方式。

2. 检查前1周内禁服原子序数高或含重金属成分的药物，禁做消化道钡餐检查。

3. 禁食3～4h，检查前大量饮水，以保持膀胱处于充盈状态，目的在于辨别膀胱与其他器官或病灶，减少小肠肠袢与盆腔脏器的重叠。

4. 已婚女性受检者可在妇科门诊放置阴道气囊或堵塞含碘的纱块（未婚、急症受检者、阴道出血及阴道肿瘤患者等除外），以利于显示阴道和子宫颈的位置。

5. 临床疑有直肠病变，先行直肠清洁灌肠术，而后注入300～500ml中性对比剂（水）或阴性对比剂（空气）保留灌肠，使直肠充盈显影。

6. 告知受检者检查全过程，缓解受检者紧张情绪，训练呼吸，取得受检者合作。

7. 对不合作的受检者，采用口服10%水合氯醛（0.5～0.8ml/kg）或静脉注射地西泮等药物镇静。

8. 增强扫描前，向受检者讲解注入碘对比剂的正常机体反应，如发热、恶心感觉，减少其紧张情绪；告知增强检查存在的风险性，并让受检者或其家属签署CT增强扫描知情同意书。

二、检查技术

（一）CT平扫

1. 扫描体位

（1）受检者取仰卧位，头先进，双上肢自然上举抱头，盆腔置于检查床中间及扫描野中心（图5-2-1A）。有时为了鉴别膀胱肿瘤与结石和血块，可加做俯卧位扫描。

（2）对准扫描机架激光定位线，确认正面纵向定位线对准盆腔体表中心位置，侧面水平定位线对准盆腔冠状面中线。

（3）对受检者进行呼吸训练，采取平静呼吸时扫描。

（4）对受检者敏感腺体进行防护。

2. 扫描方法

（1）定位扫描　常规获取盆腔正位像。

（2）扫描范围　自髂嵴上缘至耻骨联合下缘（图5-2-1B）。如果病变较大或盆腔内淋巴结肿大，可扩大扫描范围至包含全部病变。

（3）扫描方式　采用螺旋扫描。

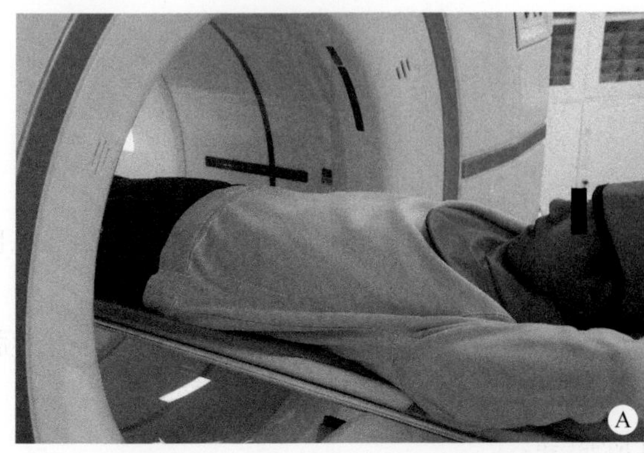

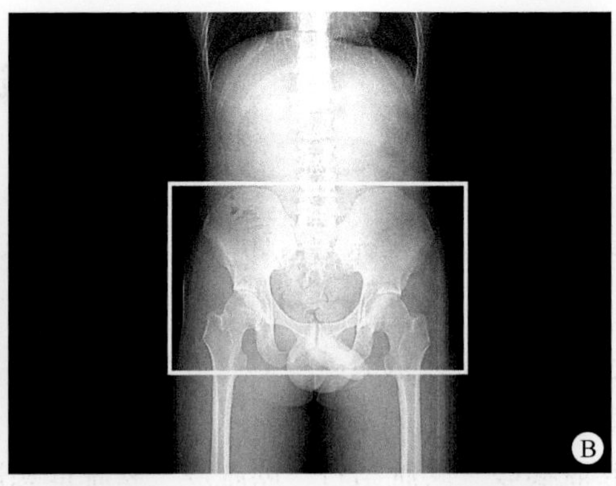

图5-2-1　盆腔CT扫描

A. 体位示意图；B. 扫描范围

3. 扫描参数 见表5-2-1。

表5-2-1 盆腔常规平扫参数

项目	内容
扫描类型	螺旋扫描
扫描范围	髂嵴上缘至耻骨联合下缘
呼吸方式	平静呼吸
定位像	正位像
管电压	120～140kV
管电流时间乘积	200～300mA·s
螺距因子	0.986：1～1.3751：1
采集矩阵	512×512，1024×1024
显示矩阵	512×512，1024×1024
扫描野	45～50cm
采集层厚	0.625～1.25mm
重建层厚	5mm
重建层间距	5mm
重建算法	标准算法、软组织算法
窗宽、窗位	窗宽250～300Hu，窗位35～45Hu

（二）CT增强扫描

CT增强扫描主要用于盆腔占位性病变的定性诊断，并确定其位置、大小、范围、邻近组织器官侵犯及盆腔淋巴结转移情况，有利于肿瘤的分期诊断及治疗方案的制订。

1. 扫描范围及扫描参数 在盆腔CT平扫的基础上，设置增强扫描的扫描范围及扫描参数。

2. 对比剂用法 采用非离子型碘对比剂，浓度为300～370mg/ml，成人用量为80～100ml，儿童用量为50～70ml；通过高压注射器静脉团注给药，注射速率为2.5～3.0ml/s；注入对比剂后再注入生理盐水20～30ml。

3. 扫描时相 盆腔增强通常采用经验延迟法“双期扫描”。扫描延迟时间：动脉期为30～35s，静脉期为60～75s。必要时增加膀胱期延迟3～5min扫描，延迟期可观察对比剂充盈膀胱情况。

三、图像处理

（一）窗口技术

1. 软组织窗 图像显示以软组织窗为主，子宫或前列腺平扫图像设置窗宽为250～300Hu，窗位为35～45Hu，增强图像设置窗宽为250～300Hu，窗位为45～55Hu；观察乙状结肠或直肠，设置窗宽为350～450Hu，窗位为40～55Hu。

2. 骨窗 若有盆骨外伤、盆骨本身病变、盆腔病变紧邻盆骨等情形，应调整为骨窗，其窗宽为1200～1500Hu，窗位为500～700Hu。

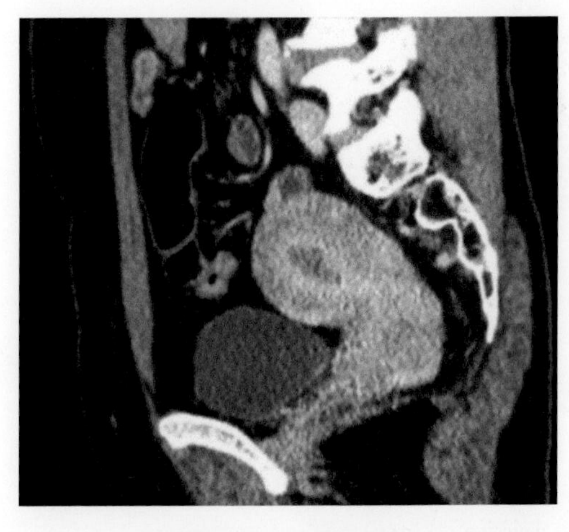

图5-2-2 盆腔MPR

（二）图像重组

盆腔CT检查常用MPR、MIP及VR等图像后处理技术。

1. 多平面重组（MPR） 是盆腔疾病中最常用的图像后处理技术，对盆腔内肿块性病变的定位及定性诊断有很好的诊断价值；可较好地显示肠管、子宫或前列腺、膀胱与肿瘤、炎性病变及血肿的解剖结构及毗邻关系（图5-2-2）。

2. 最大密度投影（MIP） 可以很好地显示髂血管及子宫动脉等；MIP对骨盆正常解剖结构显示十分清晰，对骨折、骨肿瘤、骨质疏松等病变造成的骨质密度改变也很敏感。

3. 容积再现（VR） 可对尿路、髂血管和骨盆进行三维影像显示，并可进行旋转观察。VR可显示盆腔动脉血管及其分支的三维图像，并可利用骨透明技术减少骨骼影像的干扰。VR对盆腔及髋关节骨折线的位置、走行及骨折移位情况显示得十分清楚。

4. CT仿真内镜（CTVE） 可很好地显示膀胱、结直肠及血管的内壁病变，对膀胱内肿瘤病变和结直肠内肿瘤、息肉及溃疡病变显示较清楚。

四、图像质量控制

（一）检查注意事项

1. 调节恰当的窗宽、窗位显示盆腔不同的结构与病变 对密度差异小的病变，应适当缩小窗宽，并增加图像对比度；对密度差异大的病变，应适当增大窗宽、降低窗位，以增加图像的结构层次，便于病变显示。观察盆腔增强图像时，由于对比剂的强化作用，窗位要增加10～20Hu。

2. 图像测量与标注 盆腔占位性病变应对其大小、密度等进行测量，且需标注病变相关数值。病变有平扫与增强对比时，必须测量增强前及增强后病灶的CT值，原则上在同一层面、同一位置上测量，以便对照分析。

3. CT图像排版与打印 盆腔CT常规采用软组织窗图像，对于较小器官或病灶可进行局部放大处理。排版打印以横断面图像为主，还需辅以冠状面、矢状面重组或其他重组图像。必要时在图像上添加标注。根据图像总数计算胶片分格（行×列），先将定位像输入打印窗格，然后依次输入平扫图像、增强图像和（或）后处理图像。

4. 规范化的肠道准备 扫描前需肠道准备且保持膀胱处于充盈状态。

5. 盆腔的数据采集 必须在一次容积采集范围内，以利于盆腔CT图像后处理。

（二）图像显示要求

1. 图像可清晰显示盆腔各结构（膀胱、肠道，男性的前列腺和精囊，女性的子宫）及大血管的形态、边缘和密度，这些结构与周围脂肪组织有明显对比；盆壁各组肌肉可明确识别。

2. 增强图像：增强各期图像均可清楚显示盆腔各结构的强化，尤其是盆腔内大血管于不同期相的强化特征（图5-2-3）。

3. 图像能清晰显示双侧骶髂关节面，包括邻近关节面软骨下骨皮质、骨小梁及关节间隙改变和伴发的软组织异常。

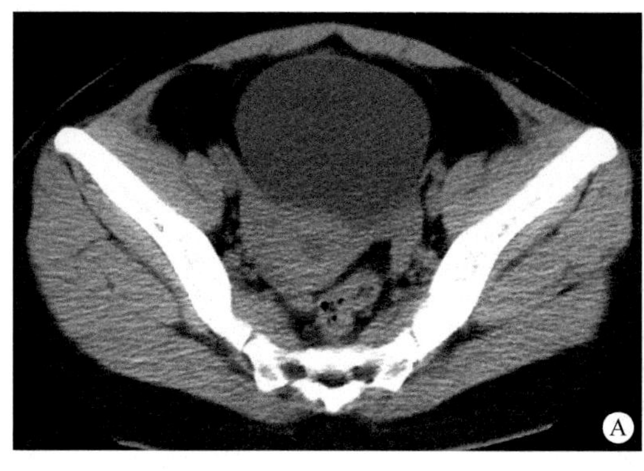

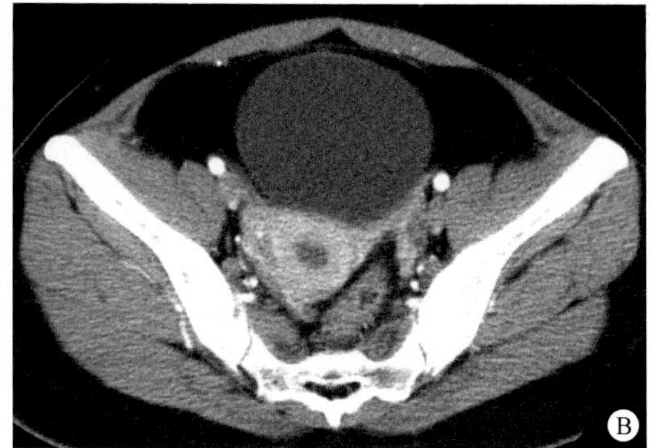

图5-2-3 盆腔CT检查

A. 平扫；B. 增强动脉期

（三）优化扫描方案

1. 盆腔特殊扫描 ①需要鉴别膀胱内结石、肿瘤或凝血块时，可改变扫描体位，如侧卧位或俯卧位，结石可随体位改变而改变位置。②对怀疑隐睾受检者，如在耻骨联合至髂前上棘水平未发现，则应加大扫描范围向上扫至肾下极为止。

2. 优化组织重建算法 根据病变情况，增加对病变部位进行冠状面、矢状面扫描；进行骨盆骨折、骨肿瘤或盆骨转移的诊断时，增加骨组织重建算法。

3. 设定个性化扫描参数 ①受检者体型、胖瘦是影响腹部CT辐射剂量和影像质量的重要因素。不同体型的受检者需要不同的管电流和管电压来保证影像质量。②呼吸困难不能屏气者或婴幼儿，扫描中应适当加大管电流，增加螺距，缩短扫描时间，以减少运动伪影。

（四）控制辐射剂量

1. 避免重复扫描 检查中尽可能取得受检者的合作，减少不必要的重复扫描。

2. 缩小扫描范围 盆腔扫描难免会扫到性腺，在获得足够诊断信息的前提下，尽量缩小扫描范围，有利于减少受检者辐射剂量。

3. 调节扫描参数 根据受检者体型大小、胖瘦不同，设置不同的管电流和管电压扫描，保证CT辐射剂量和影像质量的最优化。①增大螺距：相同扫描时间，扫描覆盖范围增加，降低辐射剂量，这也是宽体探测器所带来的益处。②降低管电流及电压：有效降低辐射剂量，但降低的程度要与图像噪声达到平衡。临床常用的有降低固定管电流和自动管电流调制技术。

五、图像诊断分析

（一）前列腺癌

前列腺癌是老年男性的常见恶性肿瘤，与前列腺增生有相似的临床症状，如尿频、尿急、尿失禁等。晚期可有膀胱和会阴部疼痛及前列腺癌骨转移引起的骨痛。血清前列腺特异性抗原水平增高。前列腺癌多为腺癌，70%发生于周围带。

CT对早期前列腺癌不敏感，进展期前列腺癌可表现为前列腺不规则增大和分叶状软组织肿块，周围脂肪密度改变和邻近结构侵犯（图5-2-4）；增强检查可显示前列腺癌有早期强化的特点。

（二）子宫肌瘤

子宫肌瘤是子宫最常见的良性肿瘤，临床上主要表现为月经量改变，较大者可引起邻近器官受压、疼痛、不孕和盆腔肿块。子宫肌瘤是由平滑肌细胞和纤维结缔组织所构成。肌瘤较大、血供不足时，

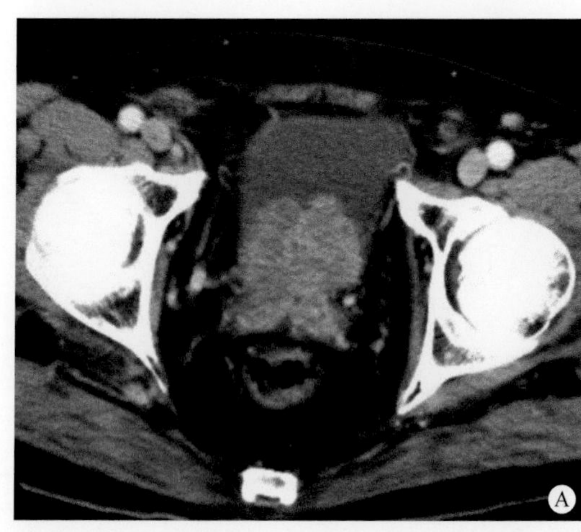
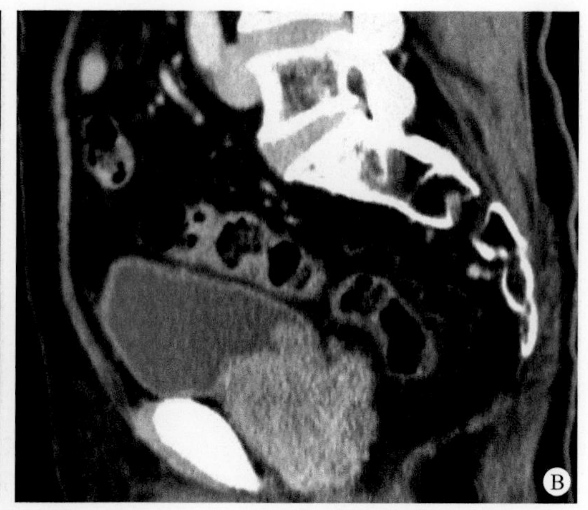

图5-2-4 前列腺癌CT增强

A. 横断面示前列腺呈分叶状肿块；B. 矢状面MPR示前列腺肿块侵犯膀胱底部

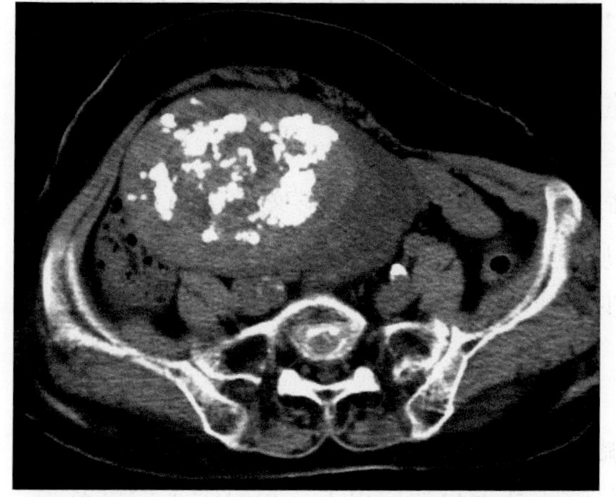

图5-2-5 子宫肌瘤CT平扫（瘤内钙化）

可发生变性及钙化。根据肿瘤的位置，子宫肌瘤可分为浆膜下、壁内和黏膜下三种类型。CT可显示子宫增大，呈分叶状改变；部分肌瘤的密度与正常子宫肌肉接近而不易识别，肌瘤发生变性时呈较低密度（图5-2-5）。增强后子宫肌瘤强化程度略低于正常子宫肌的强化。

（三）卵巢囊腺肿瘤

卵巢囊腺肿瘤包括良性的卵巢囊腺瘤和恶性的卵巢囊腺癌，均可分为浆液性和黏液性两种类型。CT表现上黏液性囊腺瘤通常较大，壁较厚，通常为多房性；浆液性者壁薄而均一，可为单房或多房性（图5-2-6）。囊腺癌同时具有囊性成分和实性成分，边缘不规则，实性成分增强可见明显强化（图5-2-7）。此外，囊腺癌易发生腹膜转移，表现为腹水及大网膜增厚形成的网膜饼，有时还可见腹膜和肠系膜多发结节状肿块，从而确定肿瘤转移情况，有助于临床分期。

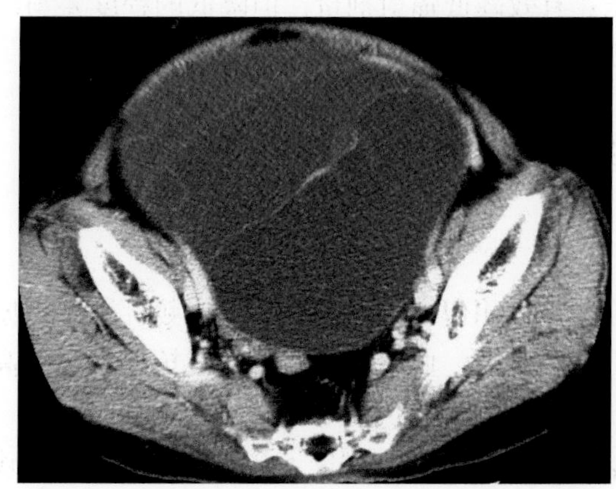

图5-2-6 卵巢囊腺瘤CT增强

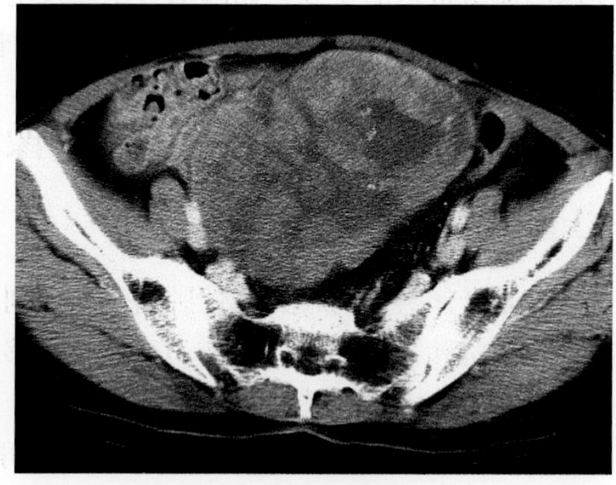

图5-2-7 卵巢囊腺癌CT增强

（廖伟雄）

第6章 脊柱与四肢骨关节检查技术

学习目标

1. 素质目标　检查前与受检者及家属做好解释和沟通工作，关爱受检者和陪检家属，落实好受检者和陪检家属的辐射防护措施，检查全程严密观察受检者的状态和反应（尤其是施行CT血管造影术的受检者）。

2. 知识目标　掌握脊柱、四肢骨关节及软组织CT检查的基本操作过程，CT检查所涉及的影像后处理方法及图像重组技术，上述CT检查的图像质量控制，以及检查部位的常见病、多发病的图像诊断、观察要点、重点。

3. 能力目标　能够正确选择下肢CT血管造影术（CTA、CTV）的适应证，扫描前的技术准备，碘对比剂的安全用药，以及熟练掌握受检者一旦出现对比剂不良反应的判断、应对能力。

第1节　脊柱CT检查技术

案例6-1

患者，男，32岁，高空作业时不慎坠落。查体：背部轻度成角后凸，局部压痛明显，双下肢活动障碍。来诊后申请做CT检查。

问题： 1. 该患者由转运车搬到CT检查床上应注意什么？

2. 因外伤原因患者不能取仰卧位，据此情况应采取什么体位？

3. 临床疑似胸椎骨折，扫描应取多大范围？

4. 扫描后的影像数据应采用哪些影像重组技术显示？

一、适应证与相关准备

（一）适应证

1. 颈椎

（1）各种原因引起的椎管狭窄；椎间盘突出、脊柱节段不稳、骨赘形成；椎管内占位性病变。

（2）椎骨外伤和外伤后改变，观察附件骨折、脱位、碎骨片的位置和椎管及脊髓的关系。

（3）椎骨骨病，如结核，良、恶性肿瘤侵及椎骨者。

（4）脊柱感染性疾病，包括特异性及非特异性感染。

（5）脊柱发育变异，脊柱有无弯曲，如先天性侧弯畸形、后凸畸形等。

（6）CT介入治疗和放射治疗定位。

2. 胸椎

（1）椎骨外伤和外伤后改变，观察附件骨折、脱位、碎骨片的位置和椎管及脊髓的关系。

（2）椎骨病变，如结核，良、恶性肿瘤侵及椎骨者。

（3）脊柱感染性疾病，包括特异性及非特异性感染。

（4）脊柱发育变异，脊柱有无弯曲，如先天性侧弯畸形等。

（5）介入治疗和放射治疗定位。

（6）引导下活检穿刺或抽吸定位，确定进针位置和方向。

3. 腰椎

（1）各种原因引起的椎管狭窄，椎间盘突出、脊柱节段不稳、骨赘形成；椎管内占位性病变。

（2）椎骨外伤和外伤后改变，观察附件骨折、脱位、碎骨片的位置和椎管及脊髓的关系。

（3）椎骨骨病，如结核，良、恶性肿瘤侵及椎骨者。

（4）脊柱感染性疾病，包括特异性及非特异性感染。

（5）脊柱发育变异，脊柱有无弯曲，如先天性侧弯畸形等。

（6）介入治疗和放射治疗定位。

（7）CT引导下活检穿刺或抽吸定位，确定进针位置和方向。

4. 骶尾椎

（1）椎骨外伤和外伤后改变，观察附件骨折、脱位、碎骨片的位置和椎管及脊髓的关系。

（2）各种原因引起的椎管狭窄及椎管内占位性病变。

（3）脊柱感染性疾病，包括特异性及非特异性感染。

（4）脊柱发育变异，脊柱有无弯曲，如先天性侧弯畸形等。

（二）相关准备

1. 解释检查全过程，消除受检者的紧张情绪。

2. 熟悉检查目的和意义，确定检查部位及扫描方式。

3. 去除影响X线吸收的物质，如衣物、膏药及金属饰物等。

4. 借助辅助棉垫、绷带及器材等固定体位，颈椎扫描避免吞咽动作，腰椎扫描双足屈曲。对于不配合的受检者，可给予相应的镇静药物。

5. 如需进行增强检查的受检者，应详细询问病史，确定有无对比剂过敏史及禁忌证。

6. 做好受检者及陪护人员的辐射防护。

二、检查技术

（一）CT平扫

1. 扫描体位

（1）颈椎　使头部略垫高，椎体尽可能与床面平行，双臂置于身体两侧，双肩尽量向下（图6-1-1A）。

（2）胸椎　受检者双臂上举以减少肩部组织及上肢产生的线束硬化伪影，身体位于检查床中间，使椎体尽可能与床面平行（图6-1-2A）。

（3）腰椎　受检者双手上举，如两臂受限，可改成交叉抱胸，达到避开两臂与腰椎重合的目的，将受检者的双腿抬高，使腰椎的生理弧度尽可能与床面平行（图6-1-3A）。

（4）骶尾椎　受检者双手上举或交叉抱胸均可，腰臀部自然放松躺平，身体放置于检查床中间，使椎体尽可能与床面平行（图6-1-4A）。

2. 扫描方法

（1）定位像　颈椎和腰椎常规扫描选择侧位定位像，便于设计扫描角度。胸椎扫描选择正位或侧位定位像均可。胸椎要包括第7颈椎或第1腰椎，腰椎要包括第12胸椎或骶骨上缘，以便于计数椎体。

（2）扫描基线　若以观察椎体和椎旁组织为主，则扫描基线应平行椎体；若以观察椎间盘为主，则扫描基线应平行相应的椎间盘。

（3）扫描范围　颈椎椎体扫描时应包括全部颈椎，颈椎椎间盘扫描则需要包括所有颈椎椎间盘（图6-1-1B）。胸椎扫描时应包括全部椎体及椎间盘（图6-1-2B）。腰椎和骶椎、尾椎应包含所有椎体（图6-1-3B、图6-1-4B），腰椎间盘常规包括第2～第3腰椎、第3～第4腰椎、第4～第5腰椎、第5腰椎～第1骶椎共4个椎间盘。图像要局部放大，选择较小的扫描视野（scan field of view，SFOV），达到图像局部放大的目的，但注意扫描野应包含一定范围的椎旁组织。

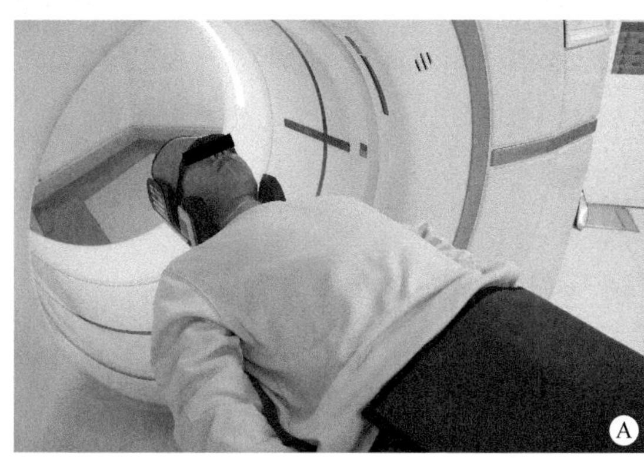
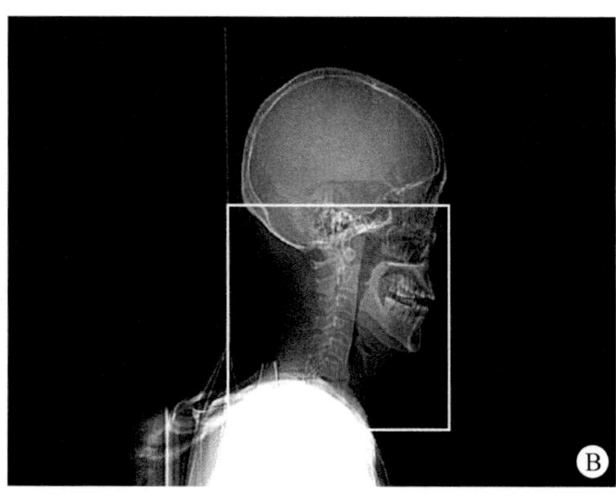

图6-1-1　颈椎CT扫描

A. 体位示意图；B. 扫描范围

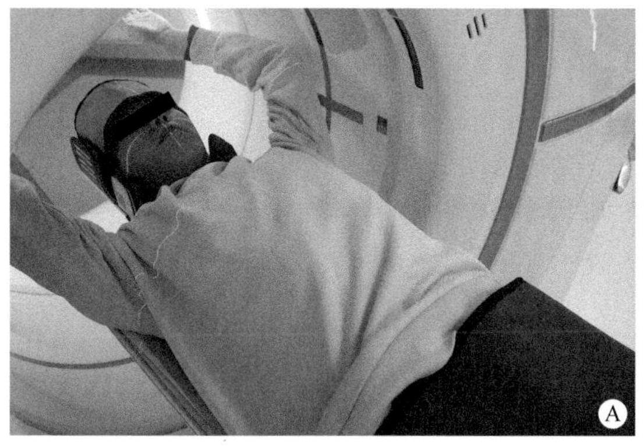
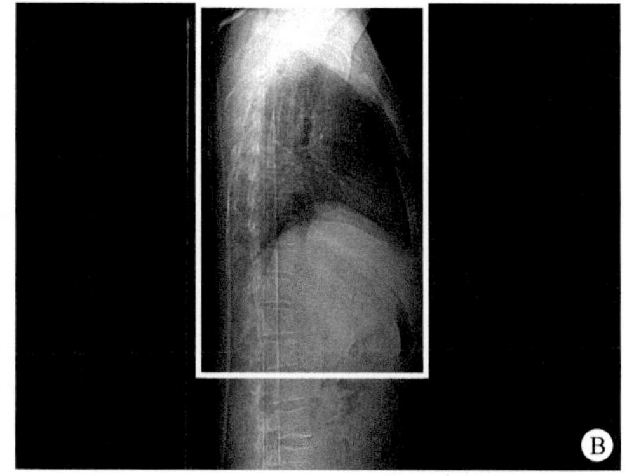

图6-1-2　胸椎CT扫描

A. 体位示意图；B. 扫描范围

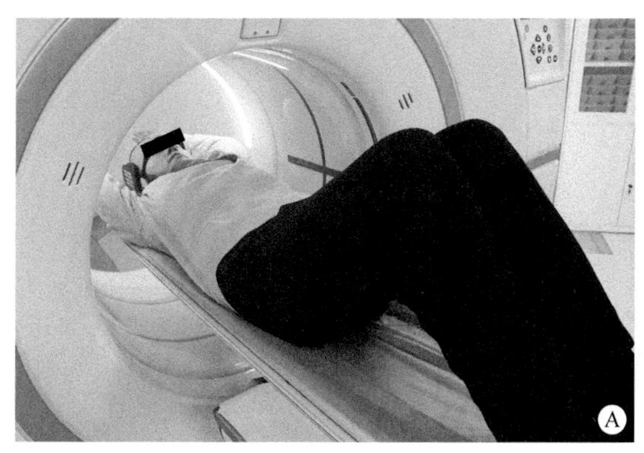
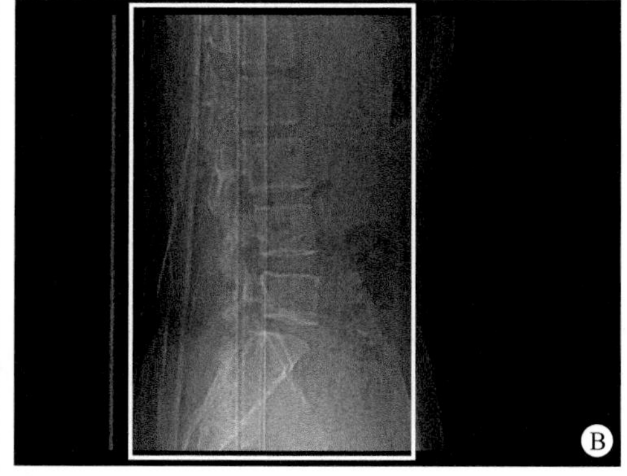

图6-1-3　腰椎CT扫描

A. 体位示意图；B. 扫描范围

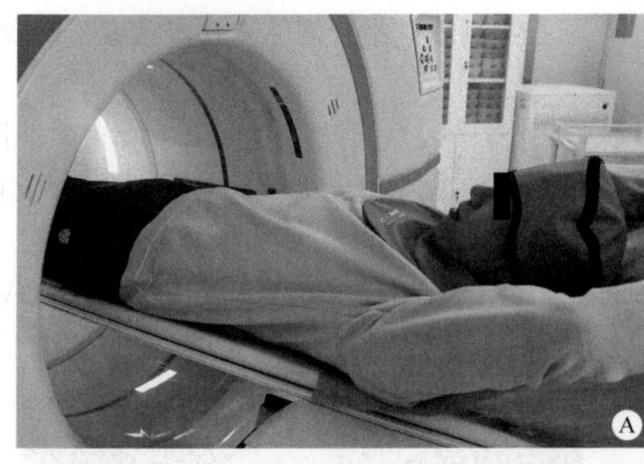
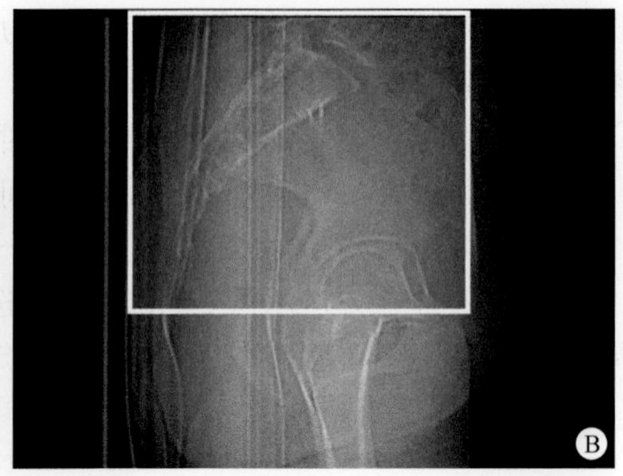

图6-1-4 骶尾椎CT扫描

A. 体位示意图；B. 扫描范围

3. 扫描参数 见表6-1-1。

表6-1-1 脊柱常规平扫参数

项目	内容
扫描类型	椎体选用螺旋扫描模式，椎间盘可选螺旋或非螺旋扫描模式
管电压	120～140kV
管电流时间乘积	200～300mA · s
螺旋因子	0.986：1～1.375：1
旋转时间	0.5～1.0s/Rot
采集矩阵	512×512
扫描野	120～150cm
扫描层厚	0.625～1.0mm
重建层厚	椎体及附件选3～5mm；椎间盘选2mm
重建间隔	椎体及附件选3～5mm；椎间盘选2mm
显示矩阵	512×512
滤波函数	椎体及附件选骨重建算法和软组织算法；椎间盘选软组织算法

（二）CT增强扫描

脊柱常规不进行增强扫描。若平扫发现占位性病变，可行增强扫描以确定病变的性质、范围、大小及与周围结构的关系和血供情况。

1. 禁忌证

（1）对比剂过敏者。

（2）严重肝、肾功能损害。

（3）重症甲状腺疾病（甲亢）。

2. 高危因素

（1）肾功能不全。

（2）糖尿病、多发性骨髓瘤、失水状态、重度脑动脉硬化及脑血管痉挛、急性血栓性静脉炎、严重的恶病质及其他严重病变。

（3）哮喘、花粉症、荨麻疹、湿疹及其他过敏性病变。

（4）心脏病变，如充血性心力衰竭、冠心病、心律失常等。

（5）既往有碘过敏及其他药物过敏的患者。

（6）1岁以下的小儿及60岁以上老人。

3. 扫描方法与扫描参数

（1）增强扫描均采用螺旋扫描模式。

（2）对比剂用量：80～100ml离子或非离子型含碘对比剂。

（3）注射方式：压力注射器静脉内团注或加压快速手推团注，注射速率为2～3ml/s。

（4）扫描开始时间：注射60～80ml后开始连续扫描（8～10s扫描周期）。

（5）必要时在注射含碘对比剂后5～30min做延迟扫描。

（6）其他扫描程序和扫描参数与平扫相同。

三、图像处理

（一）窗口技术

因为椎体的骨质与椎间盘的密度差异较大，常规脊柱扫描显示如下。

1. 软组织窗 窗宽200～400Hu，窗位20～50Hu。

2. 骨窗 窗宽800～1200Hu，窗位200～400Hu。

（二）图像重组

根据临床的需要旋转不同角度观察骨骼形态及其比邻关系，并可显示不同位置髓腔内三维形态，利用软件在三维图像上可测量骨骼的长度、角度、弧度、面积和容积等，设置不同尺寸模拟置入假体在三维图像上进行匹配，从中选择最适宜的。

1. 多平面重组（MPR）或曲面重组（CPR） MPR和CPR是骨骼系统疾病影像重组中常用方法之一。它对原始二维图像是一个很好的补充，同时也能在SSD和VR影像生成之前了解病变的大体情况，其最大的优点在于通过调节窗宽和窗位很容易地在软组织窗和骨窗之间相互切换，除能显示骨质病变情况，还能够清晰显示病变周围软组织受损害情况，特别适用于脊柱病变，以及同时伴有骨、软组织病变类的疾病（图6-1-5）。

对于容积数据采集的检查需要重组椎间盘图像，可使用多平面重组法，重组层面平行椎间隙。矢状面、冠状面或曲面MPR，重建层厚和层间距均为2～3mm。

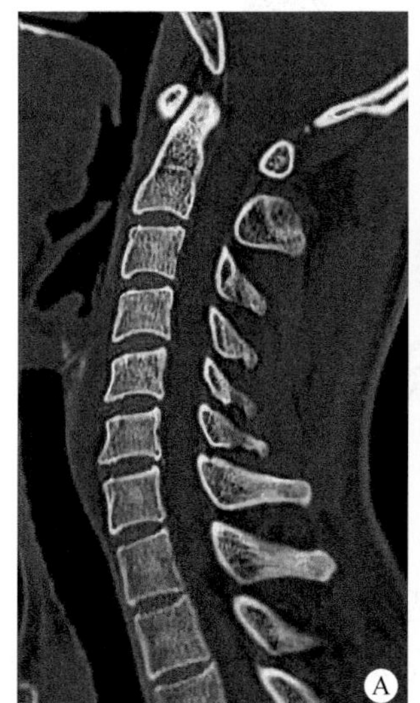

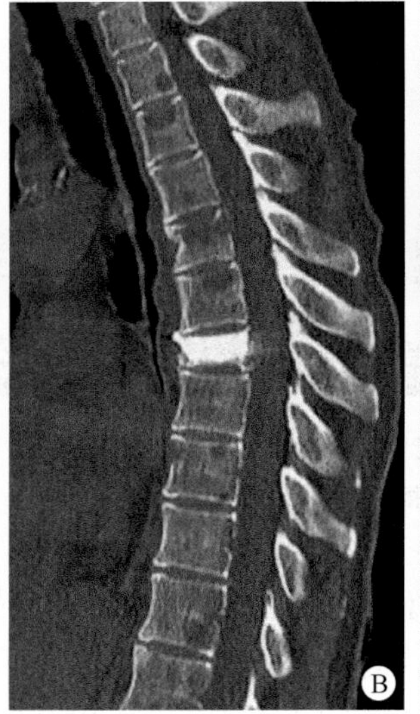

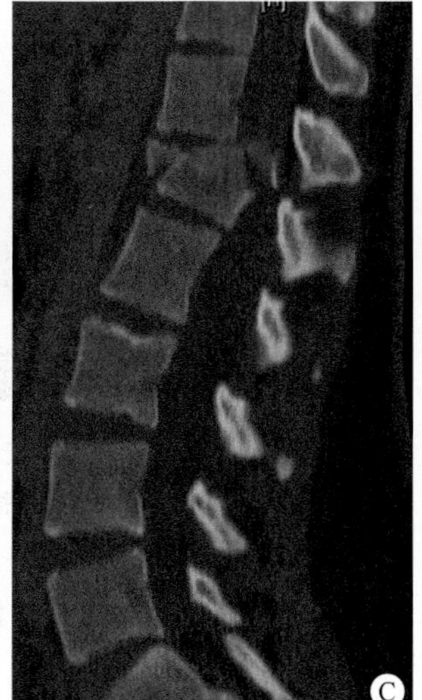

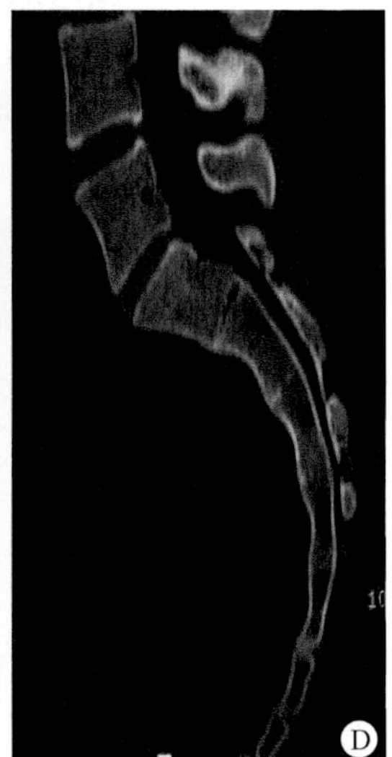

图6-1-5 脊柱CT重建MPR

A. 颈椎；B. 胸椎；C. 腰椎；D. 骶尾椎

2. 表面阴影显示（SSD） 选择合适的CT阈值，在SSD重建过程中尤为重要，阈值选择过高，骨质较薄处信息丢失，会造成“假孔征”，阈值选择过低，则成像时，拟观察组织会出现结构层次不清。应根据具体情况，以清晰显示拟观察组织而又不形成明显的“假孔”为原则，根据实际经验选择正确的CT阈值范围；运用切割功能将影响观察视野的组织去除；在进行三维重建之前在二维图像上进行赋色标记，这样三维成像后有利于识别某些特殊部位，也有利于进一步进行关节解体（分离）处理，如髋关节三维重建中股骨头与髋臼的解体处理。适当调节SSD的亮度、对比度、梯度，这些都有助于提高影像质量。

SSD的优点是重建的图像立体感强，解剖关系清晰。由于是表面成像技术，容积数据丢失较多，其缺点是细节不够，移位不明显的线样骨折不易显示（图6-1-6）。

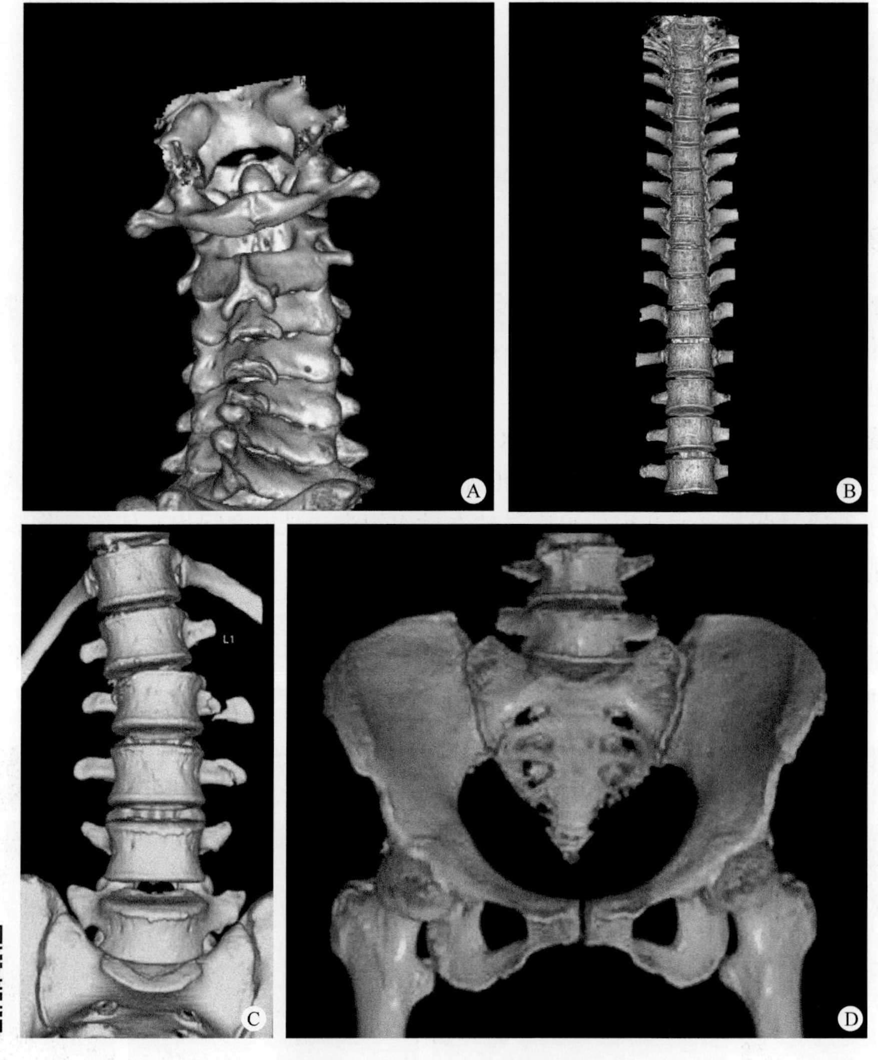

图6-1-6 脊柱CT三维重建SSD

A. 颈椎；B. 胸椎；C. 腰椎；D. 骨盆（含骶尾椎）

3. 容积再现（VR） 在显示细小骨折方面优于SSD，但其存在一定的透明度，造成重叠影像，空间立体感不如SSD。能选择显示四种不同组织密度的解剖结构，是目前最高级的三维显示方法，图像是半透明形式，边缘柔和。颈椎、胸椎、腰椎可以重组成三维立体骨结构图像。

四、图像质量控制

（一）检查注意事项

1. 较小的病灶应在体表放置定位标记。

2. 应注意扫描检查以外部位的防护屏蔽。

3. 外伤脊柱检查务必了解外伤经过及病情状况，小心移动摆位，防止检查过程的二次伤害及截瘫风险，特别是颈椎、胸椎及腰椎上段的检查。

4. 对于脊柱侧弯及后凸畸形的受检者，位置不易固定，为避免运动伪影，应尽量采用辅助设备让受检者处于舒适、固定体位，必要时可采用侧卧位及俯卧位扫描体位。

5. 增强扫描后，患者应留观15min左右，以观察有无迟发型过敏反应。

6. 碘对比剂使用时，应严格执行中华医学会放射学分会、中国医师协会放射医师分会发布的《对比剂使用指南（第1版）》中对比剂的使用规范和注意事项，对CT增强扫描的禁忌证及高危因素认真评估，并备好预防和应对的抢救措施。

7. 由扫描技师认真填写检查申请单的相关项目，并签名。

8. 无法调整扫描架倾角（64排以上多排CT机或双源CT机扫描架无倾角功能），椎间盘扫描只能采用螺旋扫描模式影像后重建的方法，为降低噪声，增加密度分辨力，在受检者“成年患者常见脊柱CT检查的辐射剂量和诊断参考水平（颈部、胸部、腰椎）”（表6-1-2）范围内，在螺旋扫描时可适度增加管电流或扫描时间或减小螺距等。

表6-1-2　成年患者常见脊柱CT检查的辐射剂量和诊断参考水平（颈部、胸部、腰椎）

检查项目	25%位数		50%位数		75%位数	
	CTDVOL（mGy）	DLP（mGy·cm）	CTDVOL（mGy）	DLP（mGy·cm）	CTDVOL（mGy）	DLP（mGy·cm）
颈部	10	260	15	370	25	590
胸部	6	200	8	300	15	470
腰椎（逐层）	15	70	25	130	35	200
腰椎（螺旋）	12	290	15	410	25	580

注：调查数据的25%位数，即异常低剂量的提示水平；调查数据的50%位数，即可能达到水平；调查数据的75%位数，即诊断参考水平。

（二）图像显示要求

1. 图像显示　脊柱的显示和摄影需同时采用椎体窗和骨窗。

2. 三维后处理显示

（1）椎间盘图像重组　对于容积数据采集的检查，需要重组椎间盘图像，使用MPR，层面平行椎间隙。

（2）VR图像三维重组　颈椎、胸椎、腰椎可以重组三维立体骨结构图像。

（3）MPR　矢状面MPR，重建层厚和层间距均为2～3mm。

（三）优化扫描方案

优化脊柱CT的扫描方案需要根据具体情况和临床需求综合考虑，权衡辐射剂量、图像质量和诊断准确性等方面的因素，以达到最佳的诊疗目的。

1. 扫描范围　根据受检者的具体情况和临床需求，选择合适的扫描范围，避免不必要的曝光和辐射剂量。

2. 扫描参数 根据不同的扫描部位和目的，选择合适的管电压、管电流和扫描层厚等参数，以最大程度地减少辐射剂量。

3. 扫描方式 采用低剂量扫描技术和智能曝光控制技术，如自动曝光控制技术，可以根据不同的部位和体位自动调整曝光参数，降低辐射剂量。

4. 重建算法 选择合适的重建算法，以提高图像质量和降低辐射剂量。例如，采用迭代重建算法可以有效地降低图像噪声和伪影，提高图像质量。

5. 图像后处理 根据临床需求，选择合适的图像后处理技术，如MPR、CPR、MinIP等，以提高图像质量和诊断准确性。

（四）控制辐射剂量

控制脊柱CT扫描的辐射剂量需要从多方面入手，包括调整扫描参数、采用智能曝光控制技术、优化扫描方案、使用防护用品、定期维护和校准设备、建立辐射监测体系及加强工作人员的培训和教育等。

1. 调整扫描参数 降低管电流和管电压可以降低辐射剂量，但可能会影响图像质量。因此，需要在保证图像质量的前提下，尽可能地降低管电流和管电压。

2. 采用智能曝光控制技术 采用自动曝光控制技术，根据不同的部位和体位自动调整曝光参数，可以降低辐射剂量。

3. 优化扫描方案 根据受检者的具体情况和临床需求，选择合适的扫描方案，避免不必要的曝光和辐射剂量。

4. 使用防护用品 在扫描过程中，可以使用铅围裙、铅帽等防护用品，降低辐射剂量。

5. 定期维护和校准设备 定期进行设备的维护和校准，确保设备的性能和准确性，可以降低辐射剂量。

6. 建立辐射监测体系 建立完善的辐射监测体系，对工作人员和受检者进行辐射监测和管理，可以及时发现并处理辐射问题。

7. 加强工作人员的培训和教育 加强工作人员的培训和教育，增强其专业水平和安全意识，可以更好地控制辐射剂量。

五、图像诊断分析

（一）椎间盘膨出

CT检查椎间盘的密度低于椎体但高于脊膜囊。椎间盘膨出的CT表现为椎间盘的边缘均匀地超出相邻椎体终板的边缘，椎间盘后缘与相邻椎体终板后缘形态一致即向前微凹，也可呈平直或对称性均匀一致的轻度弧形（图6-1-7），也可伴有右后突出（图6-1-8）。轻度膨出时表现为椎间盘后缘正常肾形凹陷消失，圆隆饱满。重度时弥漫膨出的间盘边缘明显向四周均匀一致增宽，超出上下椎体边缘，但椎间盘仍然对称，没有局部突出，外形保持椭圆形，可伴真空变性。严重时可造成硬膜囊受压狭窄，马尾神经受压。

（二）椎间盘突出

椎间盘突出直接征象是突出于椎体后缘的局限性弧形软组织密度影（图6-1-9），其内可出现钙化；间接征象是硬膜外脂肪层受压、变形甚至消失。硬膜囊受压和一侧神经根鞘受压。CT显示颈椎间盘突出要比腰椎显示困难，主要是由于颈椎间盘较薄，颈段硬脊膜外脂肪少，对比差的缘故。

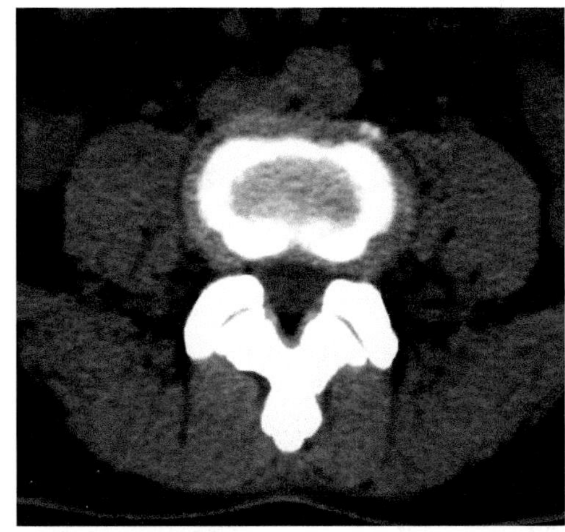

图6-1-7 椎间盘膨出

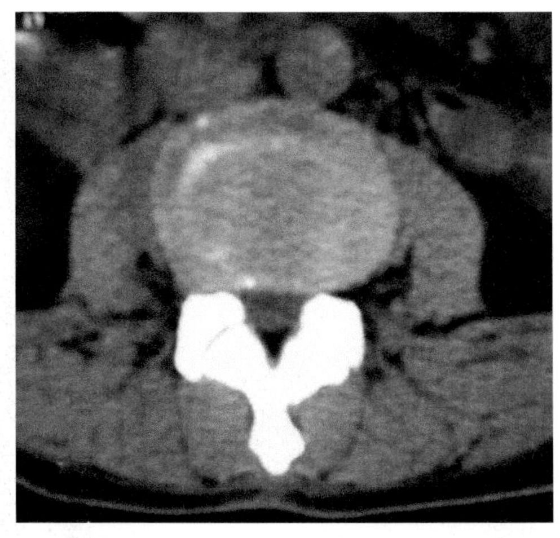

图6-1-8 椎间盘膨出伴右后突出

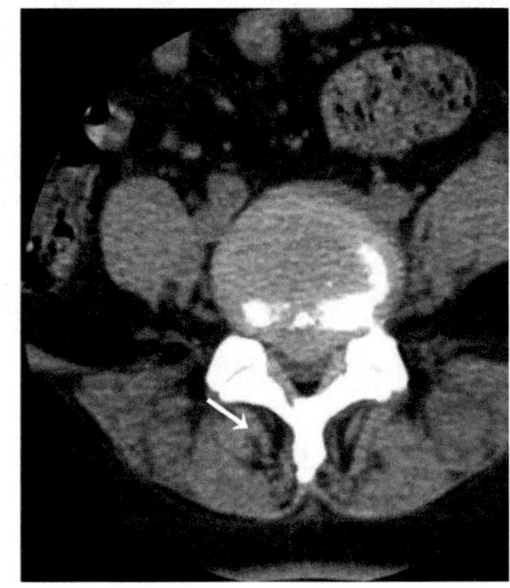

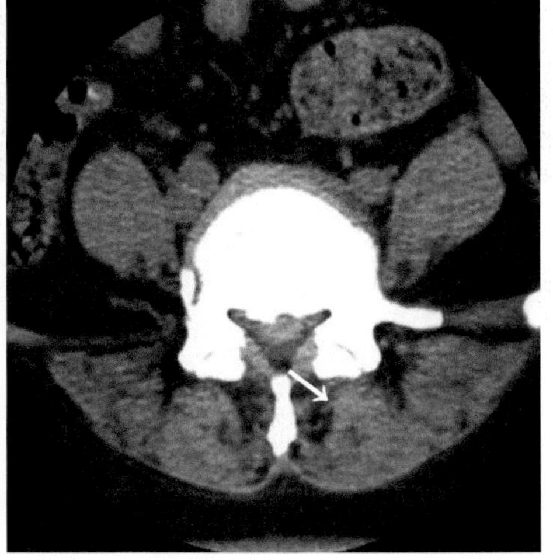

图6-1-9 椎间盘突出（第4～第5腰椎椎间盘）

（三）脊柱退行性改变

椎间盘向四周均匀膨出于椎体边缘，其后缘正中仍保持前凹的形态。硬膜囊前缘及椎间孔可受压。膨出的椎间盘外周可有弧形钙化（图6-1-10），有时可显示椎间盘“真空”征和髓核钙化。骨结构改变多表现为椎体边缘唇样骨增生、硬化。黄韧带肥厚、钙化表现为椎板内侧高密度影，硬膜囊侧后缘受压、移位。后纵韧带肥厚钙化或骨化表现为椎体后缘的圆形或椭圆形高密度影，边缘清楚。

（四）脊椎外伤

受检者多有自高处跌下，足或臀部着地，或由重物落下冲击头肩部的外伤史。由于受到突然的纵轴性暴力冲击，脊柱骤然过度前屈，发生脊椎应力性骨折。常见于活动范围大的脊椎，如第5、6颈椎，第11、12胸椎，第1、2腰椎等部位，以单个椎体多见。

CT检查可以充分显示脊椎骨折、骨折类型、骨折片移位程度、椎管变形和狭窄，以及椎管内骨碎片或椎管内血肿等。CT还可以对某些脊髓外伤情况作出判断。

椎体骨折可分为爆裂骨折和单纯压缩骨折。前者表现为椎体垂直方向上的粉碎性骨折，正常的外形与结构丧失，骨折片向左、右、前、后各个方向移位及椎体的楔形改变（图6-1-11、图6-1-12）。后者仅表现为椎体密度增高而见不到骨折线，在矢状重建像上见椎体变扁呈楔形（图6-1-13）。CT较容易发现各种附件骨折和椎间小关节脱位，如椎弓骨折、椎板骨折和横突骨折等。CT检查的重点是观察骨折对脊髓和神经根的影响，了解有无骨折片突入椎管及骨折移位对脊髓的压迫情况。

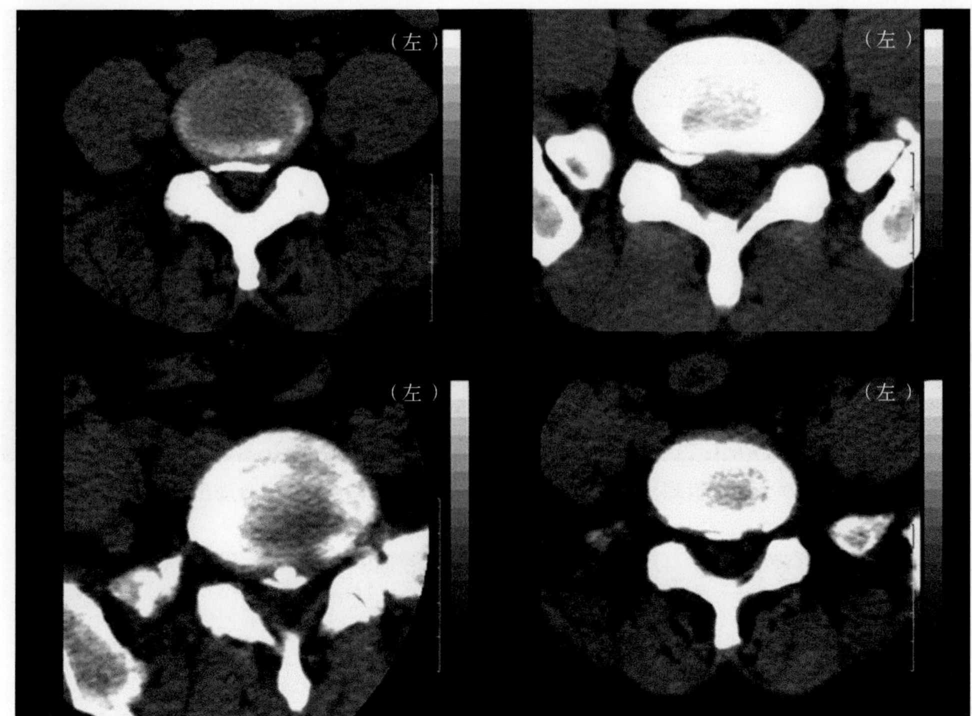

图6-1-10 脊柱退行性改变

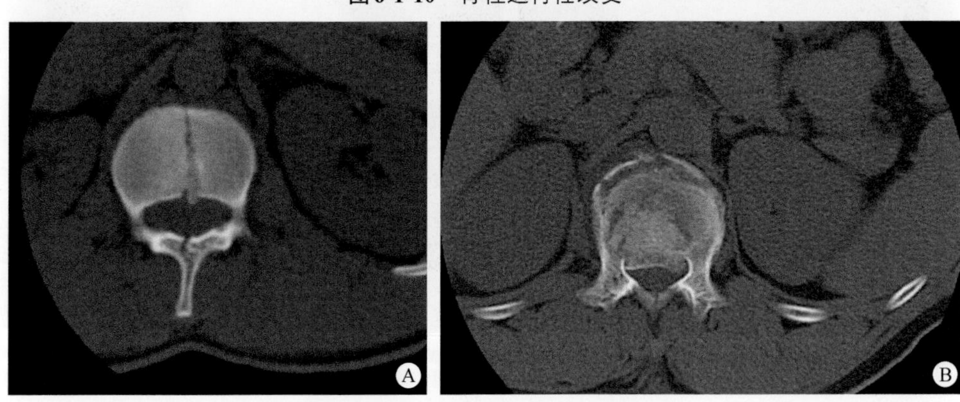

图6-1-11 椎体骨折CT（横断面）

A. 显示单个骨折线；B. 显示多个骨折线

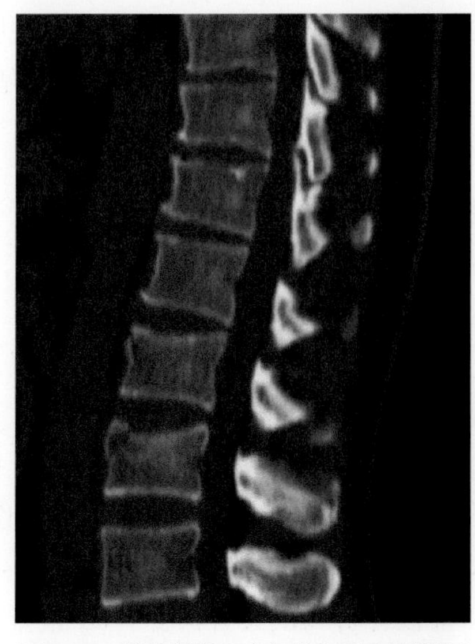

图6-1-12 椎体骨折CT（矢状位显示骨折线）

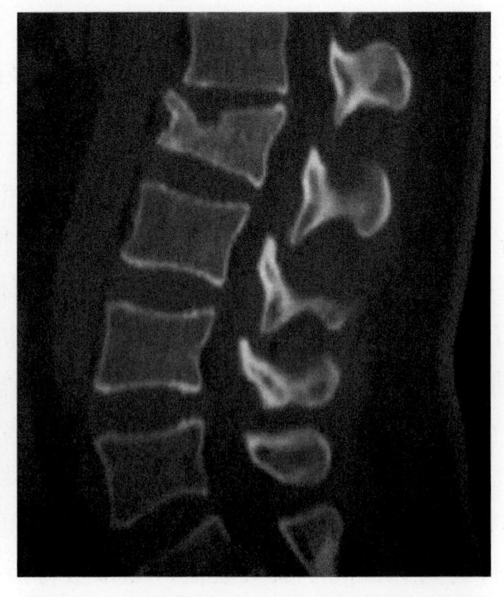

图6-1-13 椎体骨折CT（矢状位显示楔形改变）

（五）转移性骨肿瘤

CT显示骨转移瘤远较X线平片敏感，还能清楚显示骨外局部软组织肿块的范围、大小及与邻近脏器的关系。溶骨型转移表现为松质骨或皮质骨的低密度缺损区，边缘较清楚，无硬化，常伴有不太大的软组织肿块（图6-1-14）。成骨型转移为松质骨内斑点状、片状、棉团状或结节状边缘模糊的高密度灶，一般无软组织肿块，少有骨膜反应。混合型转移则兼有上述两型表现。

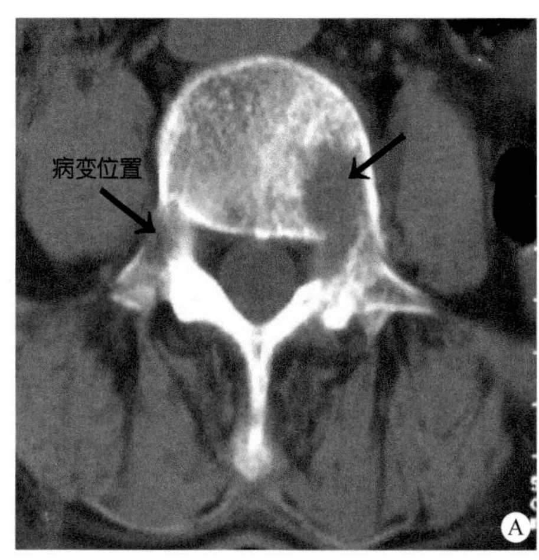

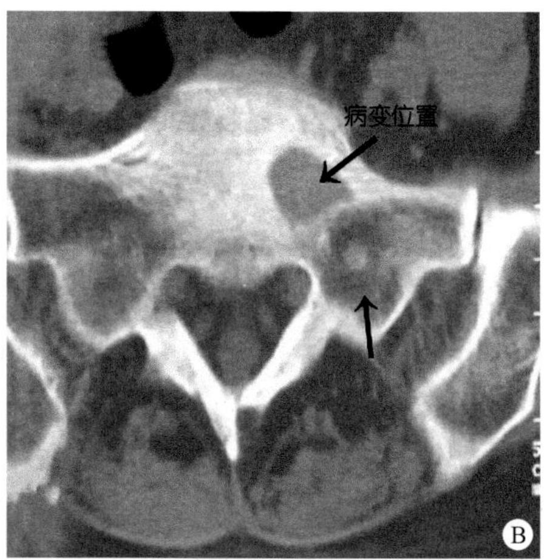

图6-1-14　腰椎、骶椎多发性溶骨性破坏

A. 腰椎；B. 骶椎

第2节　四肢骨关节及软组织检查技术

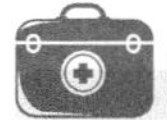

案例 6-2

患者，女，19岁，左膝部无明显诱因出现局部胀痛感并逐渐加重来诊。查体：左股骨远端近膝关节外侧部触痛感阳性，局部略有肿胀。申请CT检查。

问题： 1. 扫描该部位应取“头先进”还是“足先进”体位？

2. 结合病史，该患者是否需要做CT增强扫描？

3. 为诊断该部位病变，应采取何种窗口技术选择？

4. 哪些图像重组技术适于显示该部位病变？

一、适应证与相关准备

（一）适应证

1. 四肢骨折　可显示骨折碎片、移位、出血、血肿、异物及相邻组织等。

2. 四肢骨肿瘤　CT平扫及增强扫描观察和显示肿瘤部位、形态、大小、范围及血供等情况，有助于对肿瘤进行定性诊断。

3. 其他骨病　如骨髓炎、骨结核、骨缺血性坏死等，CT可显示骨皮质和骨髓质形态与密度改变，同时可观察病变与周围组织的关系。

4. 各种软组织疾病 可利用CT密度分辨力高的优势来确定软组织病变的部位、大小、形态及与周围组织结构的关系。

5. 四肢骨关节及软组织疾病 针对X线检查阴性者，CT扫描可进一步检查。

6. 其他 行CT穿刺定位及活检。

（二）相关准备

1. 平扫准备

（1）对受检者做好扫描前解释工作，使受检者了解检查过程可能发生的不适，避免检查时情绪紧张。

（2）检查前受检者需取下身上的金属、手机等物品。

（3）嘱受检者在扫描过程中保持不动，婴幼儿骨关节扫描最好在自然睡眠后口服10%水合氯醛3～4ml，待患儿睡着后再进行CT扫描。

（4）严重外伤受检者应经急诊初步处理后再行CT检查；危重及行动不便受检者，需由家属陪伴。

（5）对非检查部位进行必要的防护。

2. 增强准备

（1）部分受检者可能需要进行增强检查，检查前需签署检查知情同意书。

（2）做好对比剂注入前的准备工作。

（3）其他同常规平扫。

二、检查技术

（一）CT平扫

1. 扫描体位

（1）肩关节、胸锁关节、锁骨

单侧：受检者取仰卧位，头先进，对侧上肢尽力上举、抱头，以便尽量使扫描侧前臂向床面正中靠拢。

双侧：仰卧位，头先进，双上臂自然平伸置于身体两侧，双手手心向上，身体置于床面正中，两肩部对称并处于相同水平（图6-2-1A、图6-2-2A）。

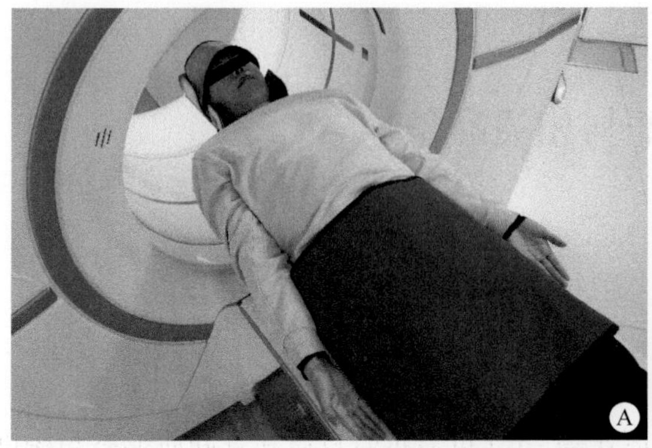

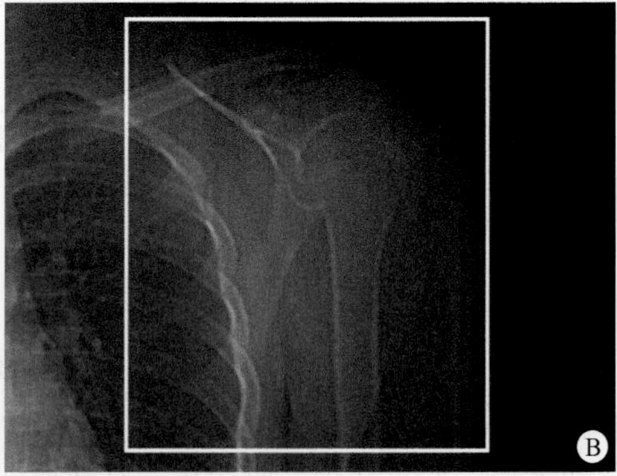

图6-2-1 肩关节CT扫描

A. 体位示意图；B. 扫描范围

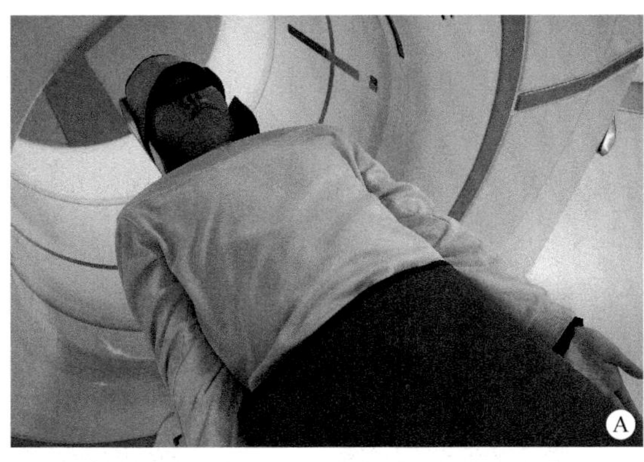
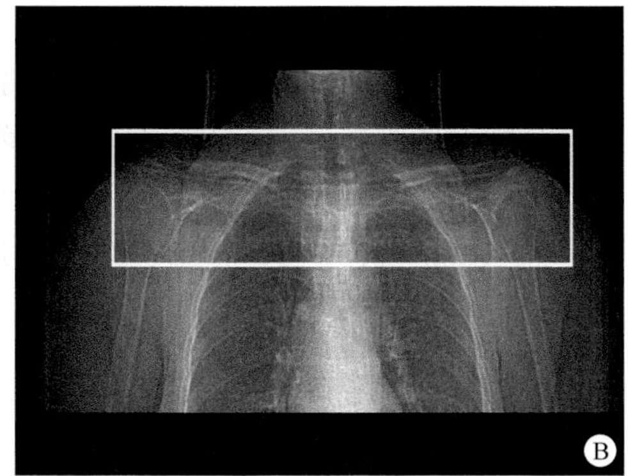

图6-2-2　胸锁关节及锁骨CT扫描
A. 体位示意图；B. 扫描范围

（2）肘关节、肱骨

肘关节及前臂体位：单侧肘关节可采用头先进，仰卧位，患侧上臂上举，手心向上或俯卧位手心向下，上臂尽量向床面正中靠拢（图6-2-3A）。

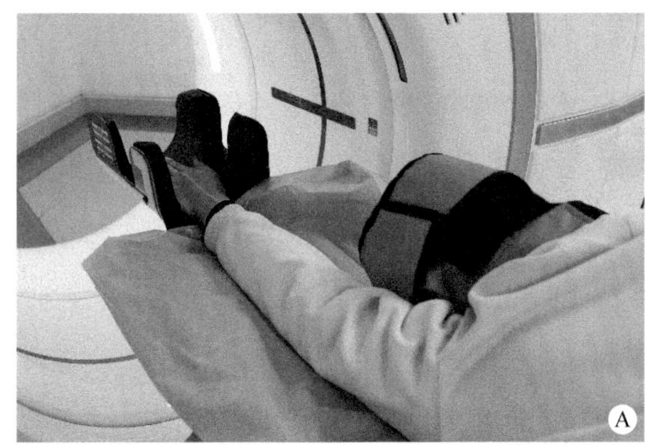
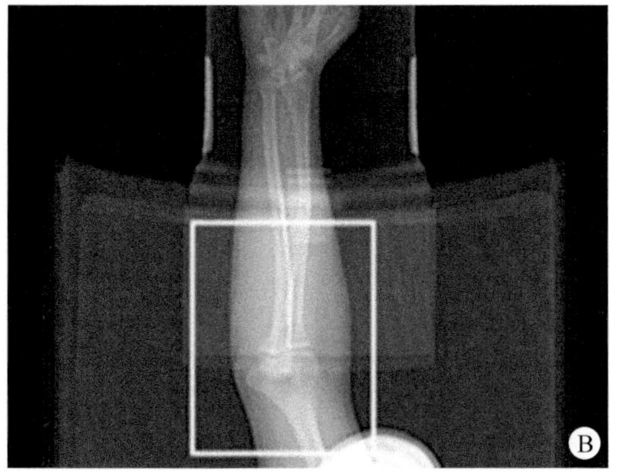

图6-2-3　肘关节CT扫描
A. 体位示意图；B. 扫描范围

各种原因所致的上肢无法上举的受检者可取仰卧位，扫描侧上肢垂直于人体长轴置于身体的一侧，尽量使扫描侧前臂向床面正中靠拢。该体位因上肢与胸腹部共在同一扫描区域，而不可避免地会出现肢体干扰伪影，非万不得已尽量不要选择此类体位。

肱骨体位：受检者取仰卧位，头先进，尽量使扫描侧前臂向床面正中靠拢（图6-2-4A）。

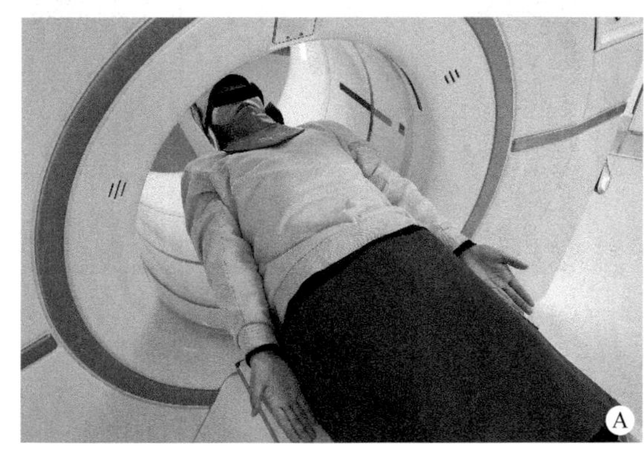
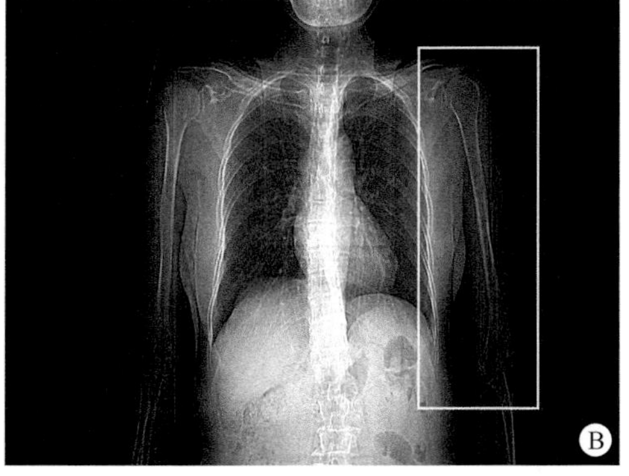

图6-2-4　肱骨CT扫描
A. 体位示意图；B. 扫描范围

（3）尺桡骨、腕关节及双手体位　俯卧位，头先进，双臂上举平伸，双手间隔2cm，手指并拢，手心向下，两中指末端连线与检查床中轴线垂直，保持双手处于同一对称水平，常规双侧同时扫描，这样获得的CT影像可准确地反映该扫描层面的解剖结构并便于双侧对照。

扫描单侧尺桡骨腕关节及手的摆放体位可根据受检者的身体状况，取俯卧位（图6-2-5A、图6-2-6A、图6-2-7A），也可选择仰卧位，所得影像效果基本一致。

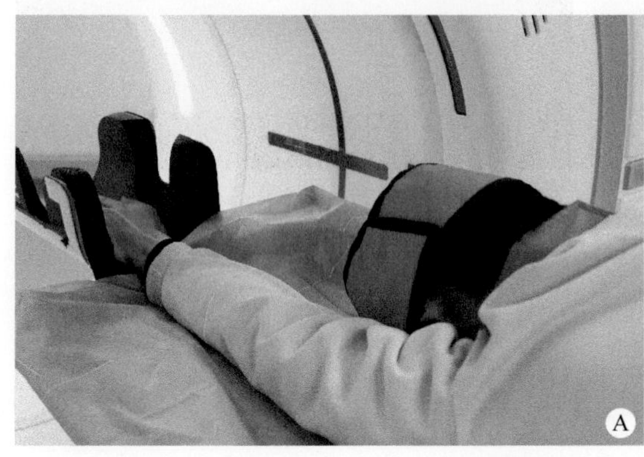
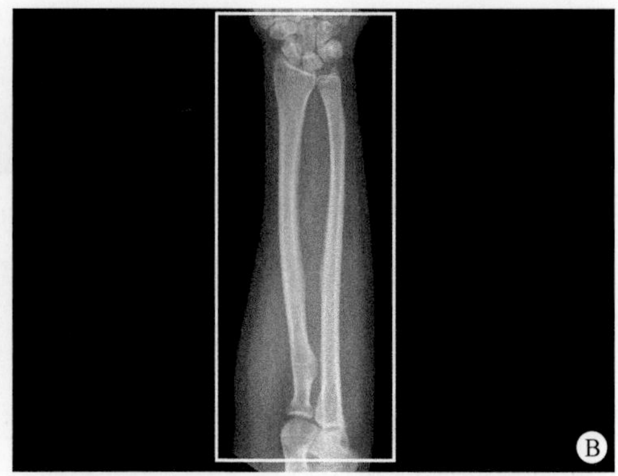

图6-2-5　尺桡骨CT扫描

A. 体位示意图；B. 扫描范围

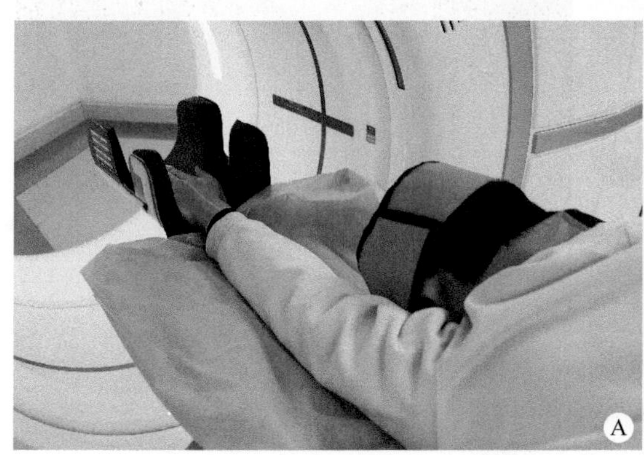
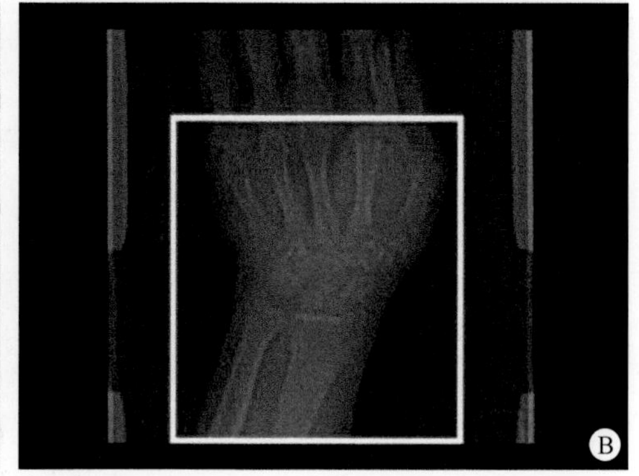

图6-2-6　腕关节CT扫描

A. 体位示意图；B. 扫描范围

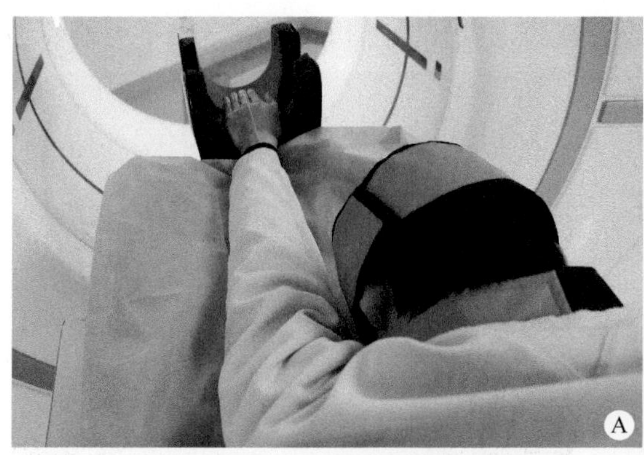
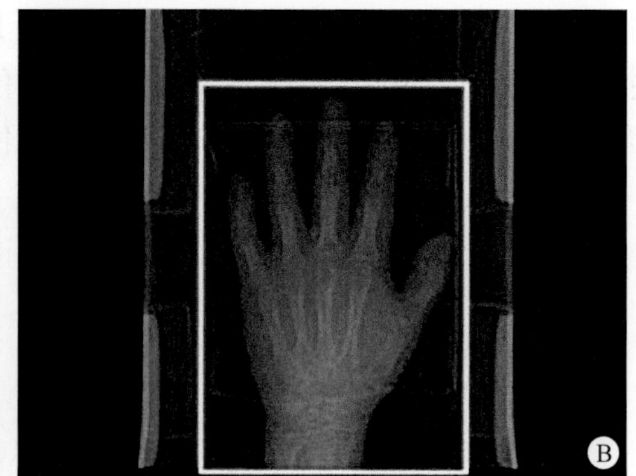

图6-2-7　手部CT扫描

A. 体位示意图；B. 扫描范围

（4）骨盆、骶髂关节、髋关节、股骨　根据体长状况，可选仰卧位，（体短者）头先进或（体长者）足先进，双足尖向内侧旋转并拢，双上臂上举，身体平直（图6-2-8A、图6-2-9A、图6-2-10A、图6-2-11A）。

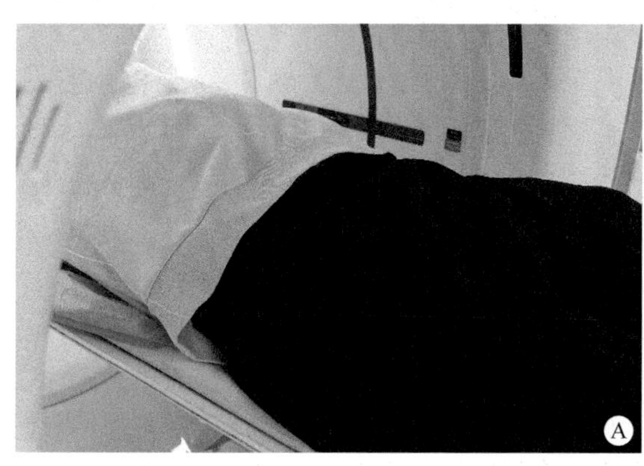
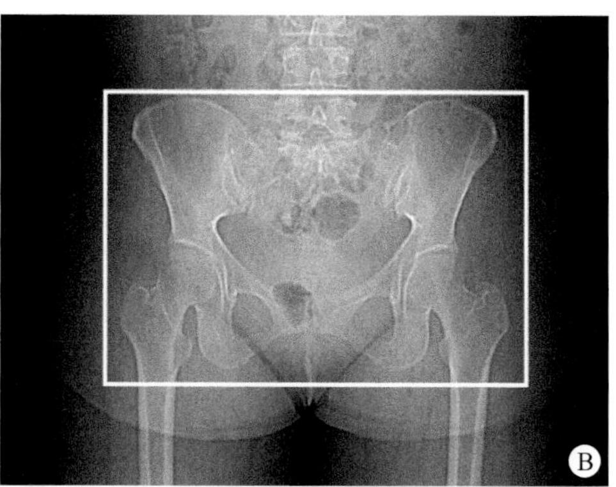

图6-2-8　骨盆CT扫描

A. 体位示意图；B. 扫描范围

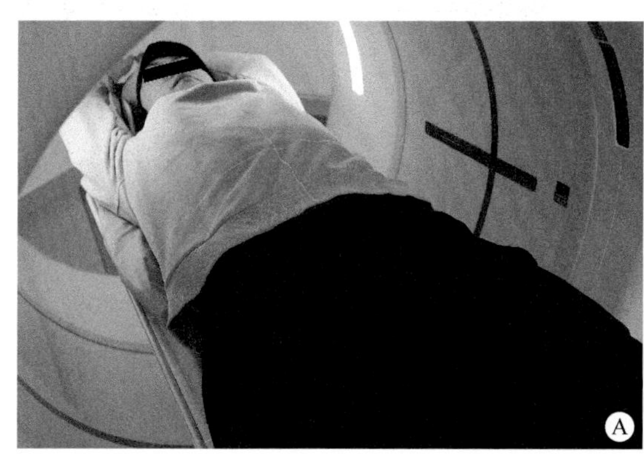
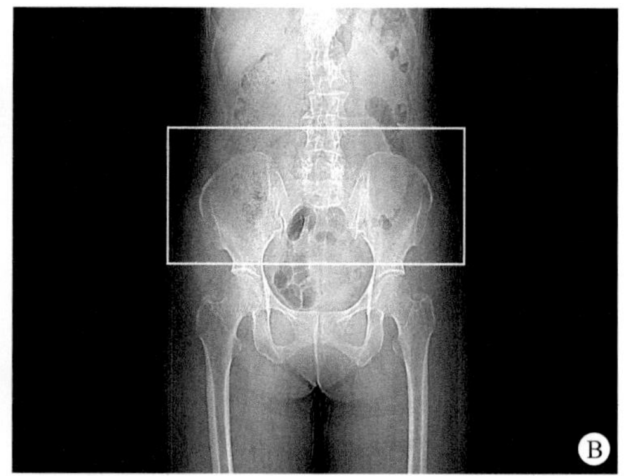

图6-2-9　骶髂关节CT扫描

A. 体位示意图；B. 扫描范围

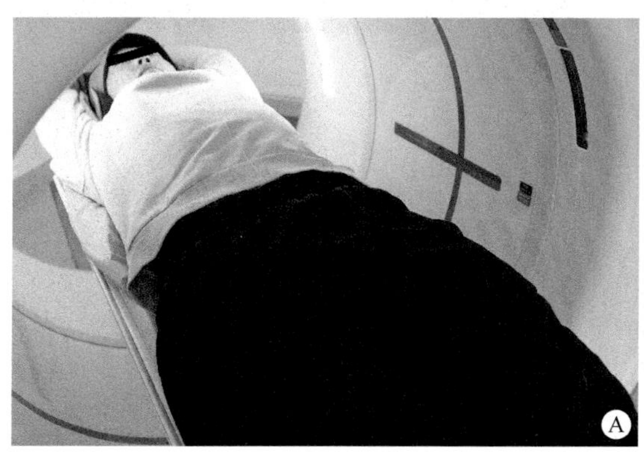
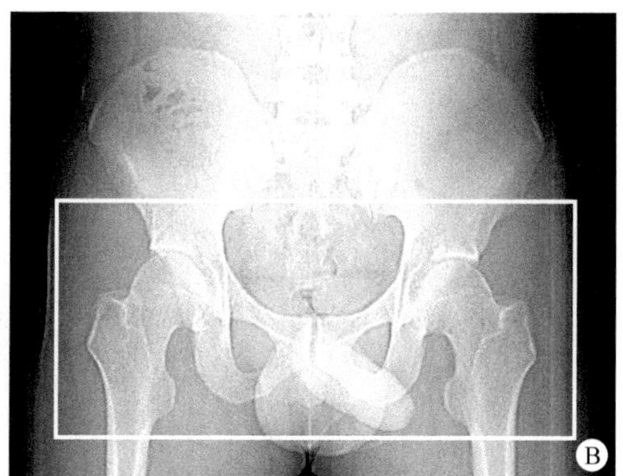

图6-2-10　髋关节CT扫描

A. 体位示意图；B. 扫描范围

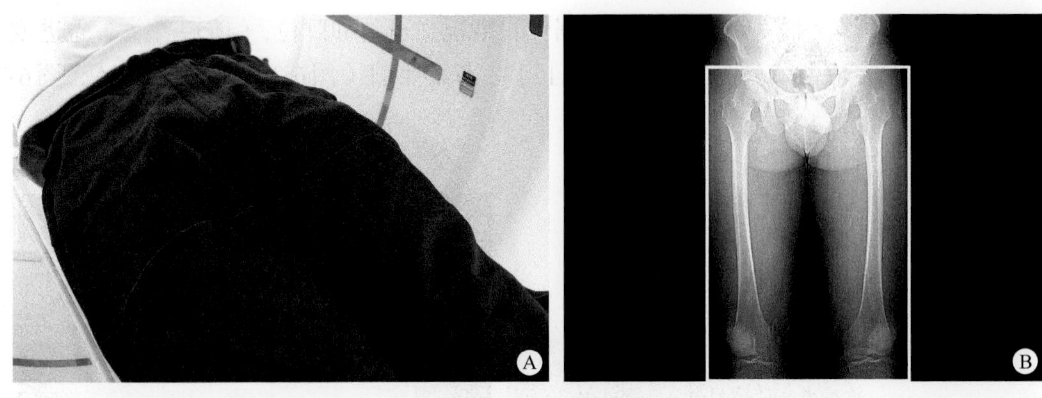

图6-2-11 股骨CT扫描

A. 体位示意图；B. 扫描范围

（5）膝关节、胫腓骨、踝关节 仰卧位，足先进，双下肢伸直并拢，足尖向上，双足跟连线与检查床中轴线垂直，双上肢抱胸或放于腹前，以防手部与膝部遮挡而出现伪影（图6-2-12A、图6-2-13A、图6-2-14A）。

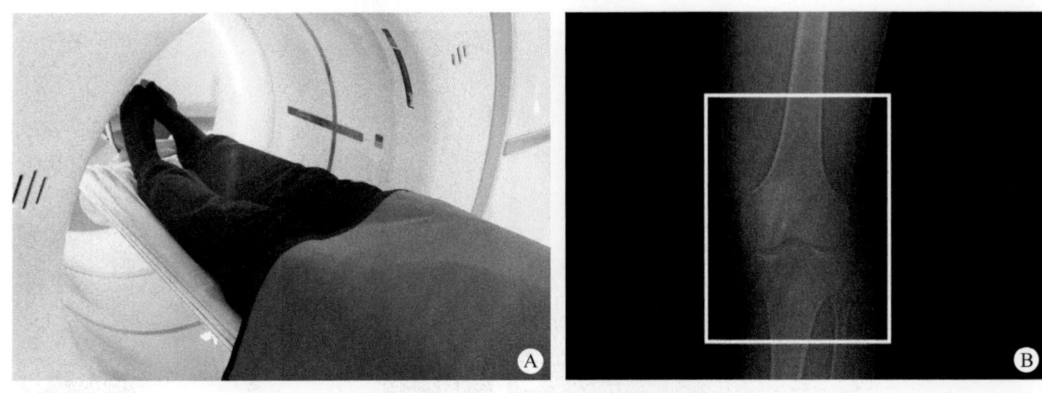

图6-2-12 膝关节CT扫描

A. 体位示意图；B. 扫描范围

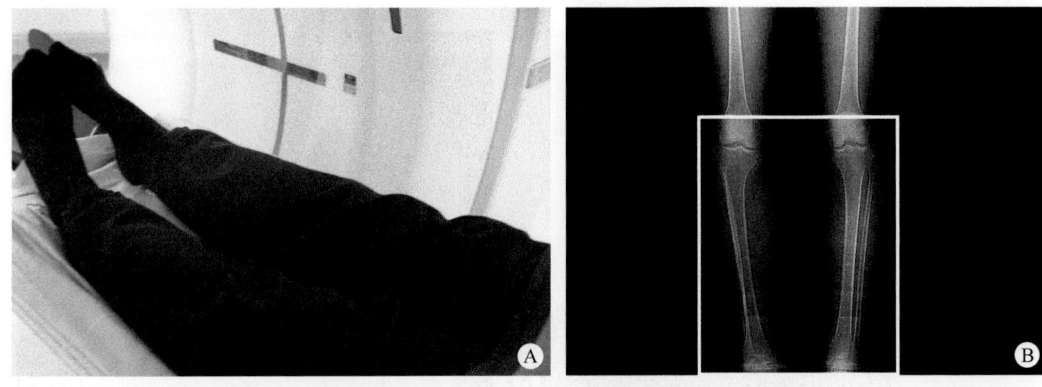

图6-2-13 胫腓骨CT扫描

A. 体位示意图；B. 扫描范围

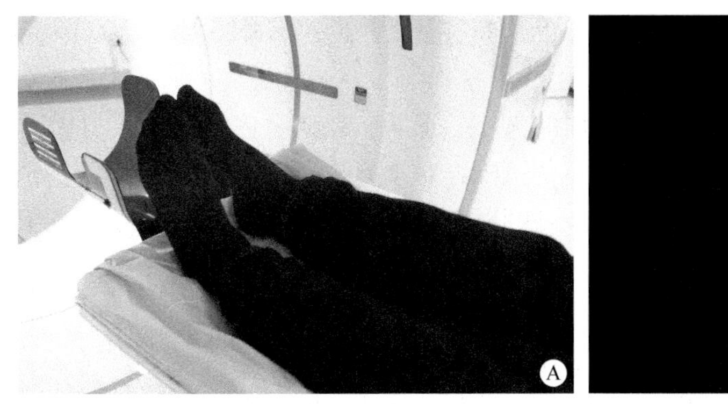
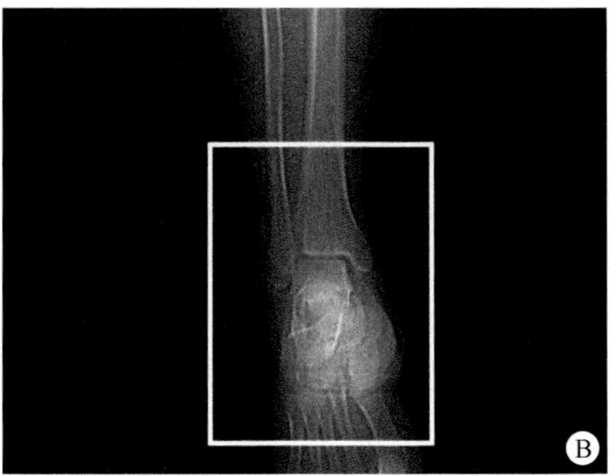

图6-2-14 踝关节CT扫描

A. 体位示意图；B. 扫描范围

（6）双足 仰卧位，足先进，双下肢弯曲，双足平踏于检查床面，双足纵轴相互平行，且均平行于检查床纵轴，双足间隔2cm，双足跟连线垂直于检查床中轴线，保持双足处于同一对称水平，常规双侧同时扫描（图6-2-15A）。

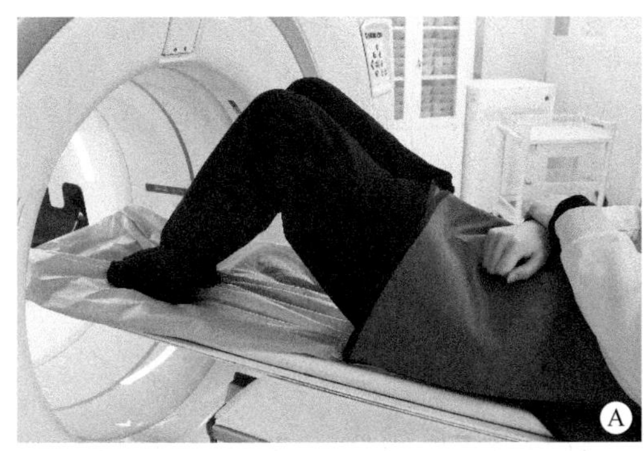
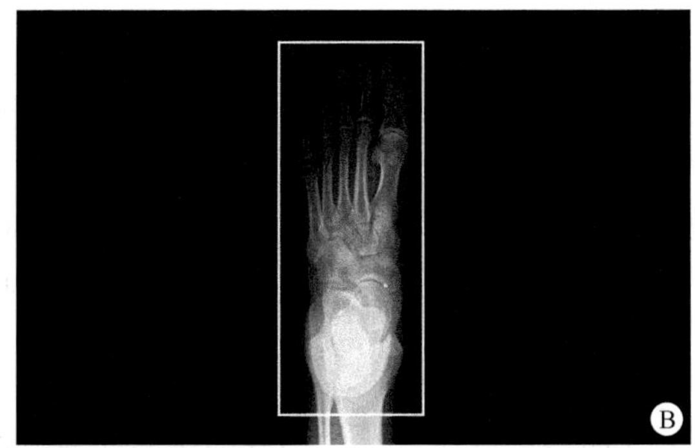

图6-2-15 足部CT扫描

A. 体位示意图；B. 扫描范围

2. 扫描方法

（1）定位像 上肢和下肢的CT扫描的定位像以正位像为主，为了准确定位可以增加侧位定位像。定位像应包含一侧关节及相邻长骨关节及长骨。

（2）扫描基线 上肢和下肢的CT扫描的起、止方向对影像质量无确切影响，因此扫描基线设置在从上肢的近端或远端起、止均可。

（3）扫描范围 在定位像上设定扫描范围。关节的扫描应包含相邻长骨的一部位，并包含相邻的关节。长骨的扫描应包括长骨全长范围。两者都应包括周围的软组织。

3. 扫描参数 双手及腕关节的扫描常规采用2～3mm层厚，2～3mm层间距；肘关节扫描采用2～3mm层厚，2～3mm层间距；肩关节及髋关节采用5mm层厚，5mm层间距；踝关节及双足为2mm层厚，2mm层间距。以上关节常规为螺旋扫描方式，标准算法。若为观察骨骼的详细结构，可采用高分辨力算法。如需做三维重建，则可采用1～2mm层厚，1～2mm层间距。

（二）CT增强扫描

四肢CT增强扫描是一种利用CT设备对受检者的四肢进行影像检查的方法，通过向受检者注射对比剂来提高成像的对比度。

1. 适应证

（1）骨关节疾病 CT增强扫描可以清晰地显示四肢骨关节及相邻组织的结构和形态，对于病变部位与血运相关的疾病如出血、肿瘤及软组织病变等的诊断有较大帮助。另外，对于骨关节感染性病变，CT增强扫描也能提供准确的诊断依据。

（2）骨肿瘤　CT增强扫描能清晰地显示肿瘤的大小、形状、轮廓、内部结构、与周围组织的关系，以及肿瘤在骨髓腔内浸润及向骨外软组织侵犯的范围，对于骨肿瘤的诊断和治疗具有重要意义。

（3）软组织疾病　CT增强扫描能够清晰地显示四肢肌肉分隔及大血管结构，对于软组织疾病的诊断和评估具有较大价值。

2. 扫描方法

（1）对比剂　选取80～100ml非离子型含碘对比剂。

（2）注射方式　压力注射器静脉内团注、分次团注或加压快速手推团注、分次团注，2～3ml/s。

（3）扫描时间　注射60～80ml对比剂后采用螺旋扫描模式开始扫描，必要时在注射对比剂后3～5min做延迟扫描。

3. 扫描参数　为便于CT平扫与CT增强扫描影像的对比观察，扫描范围与CT平扫相同。

三、图像处理

（一）窗口技术

四肢骨关节的显示和摄影须同时采用软组织窗和骨窗。根据扫描的部位不同和病变的情况选择合适的窗宽和窗位。

1. 软组织窗　窗宽200～400Hu；窗位40～50Hu。

2. 骨窗　窗宽1000～1500Hu；窗位300～400Hu。

（二）图像重组

四肢CT图像重组是一种基于CT图像的处理技术，通过对原始的CT图像进行后处理，生成不同角度、不同层面的重组图像，以更好地显示病变的位置、形态和与周围组织的关系。以下是四肢CT图像重组的几种主要方法。

1. 多平面重组（MPR）　可将原始的CT图像从任意角度重组为多个层面的图像，从而可以从多个角度观察病变的位置和形态，有助于医生更准确地判断病变的性质和程度（图6-2-16）。

2. 容积再现（VR）　是将每个层面的容积资料中的所有体积元加以利用，从而获得真实的三维显示图像（图6-2-17～图6-2-22）。

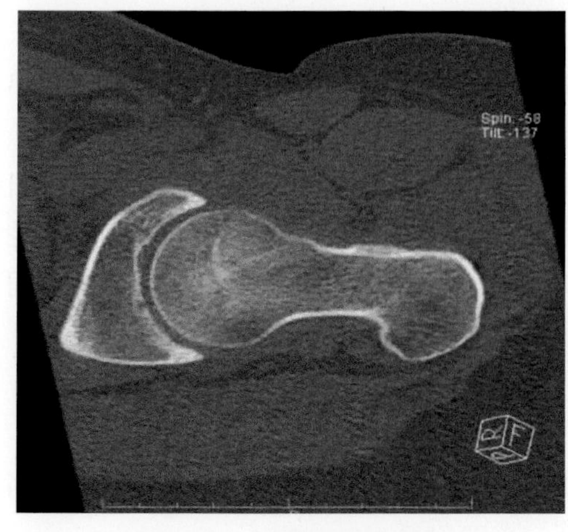

图6-2-16　股骨颈长径MPR

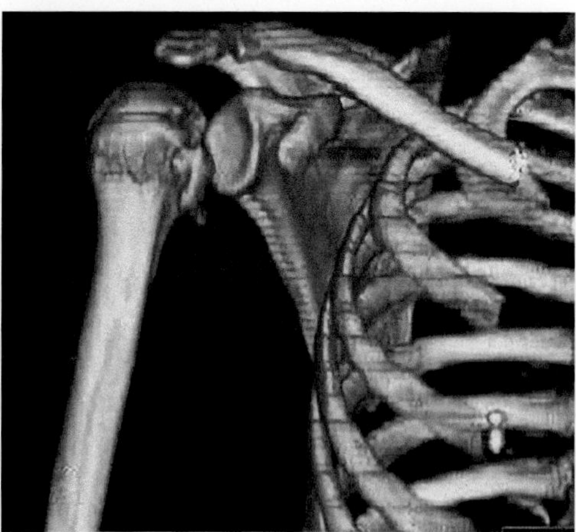

图6-2-17　肩关节VR

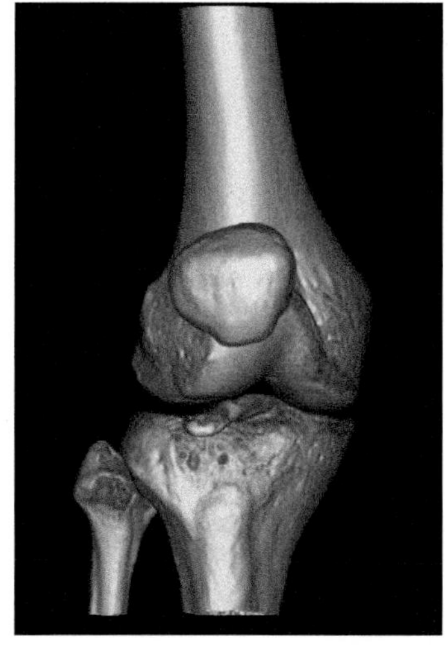

图6-2-18 膝关节VR

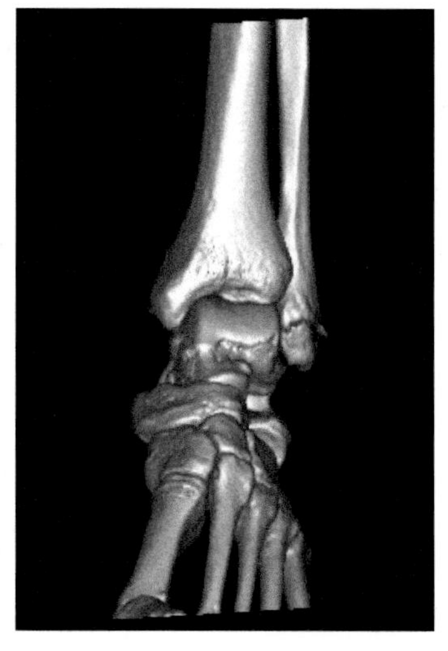

图6-2-19 踝关节VR

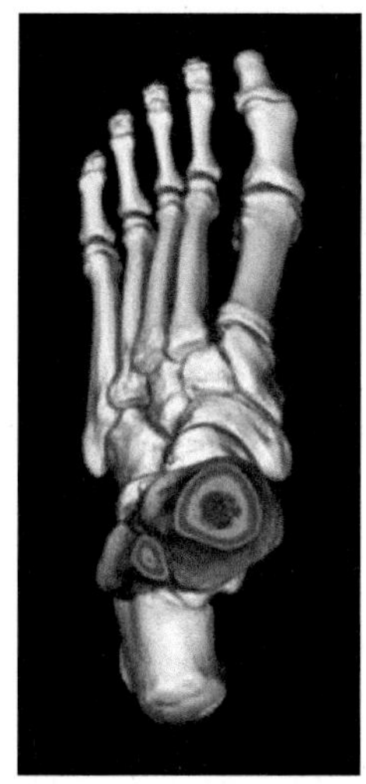

图6-2-20 足VR

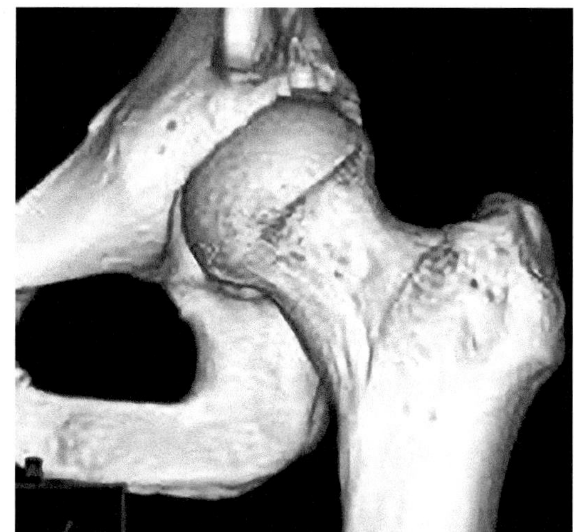

图6-2-21 髋关节VR

3. 表面阴影显示（SSD） 通过使用CT扫描和三维重建软件，生成四肢的立体图像。这种技术可以帮助医生更准确地了解受检者的骨骼、肌肉和软组织情况，从而更好地诊断和治疗四肢的疾病（图6-2-23）。

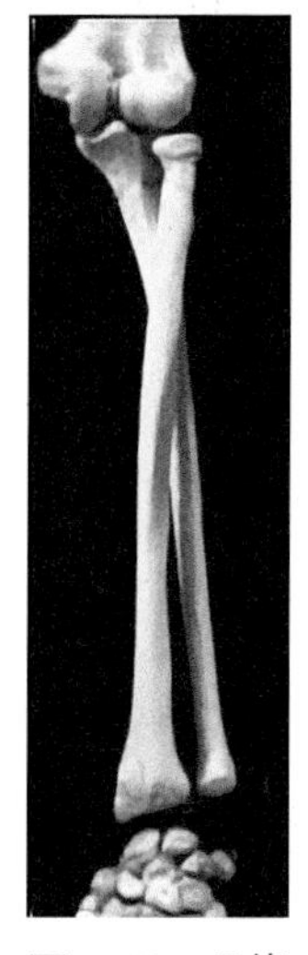

图6-2-22 尺桡骨VR

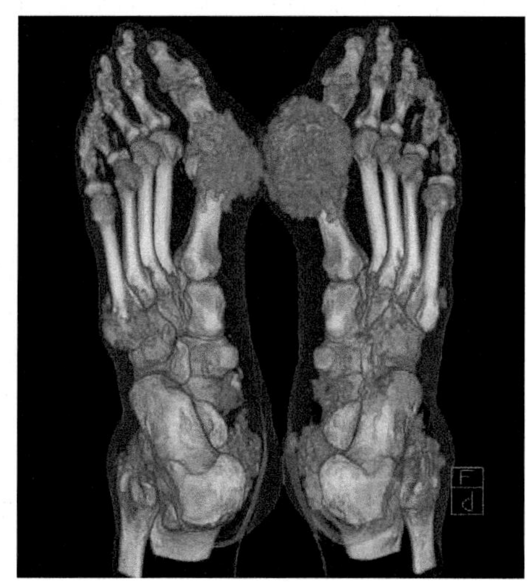

图6-2-23 双能量双足SSD

四、图像质量控制

（一）检查注意事项

1. 四肢骨关节及软组织的影像显示和拍摄需同时采用骨窗和软组织窗。

2. 四肢部位的扫描宜取双侧同时扫描模式，以便于影像对比。

3. 根据实际情况，适度采用靶扫描或影像放大的扫描模式，并配以二维或三维重组影像显示和观察。

4. 靠近人体表面且较小的病灶应在体表放置定位标记，以便扫描结束后确定扫描层的准确度。

5. 应注意扫描检查部位以外区域（尤其是辐射敏感区）的防护屏蔽。

6. 增强扫描后，患者应留观30min左右，以观察有无迟发型过敏反应。

（二）图像显示要求

1. 分辨力 图像的分辨力要足够高，能够清晰地显示四肢的细小结构和病变。

2. 对比度 图像的对比度要合适，能够区分不同组织之间的密度差异，以便医生更好地观察病变。

3. 窗宽和窗位 需要根据检查部位和病变情况调整到合适的值，以便更好地显示病变。

4. 色彩和灰度 图像的色彩和灰度要真实、自然，能够反映组织器官的真实颜色和密度差异。

5. 图像层次感 图像的层次感要丰富，能够区分不同组织之间的层次关系，以便医生更好地了解病变的位置和深度。

6. 高信噪比和无伪影 图像要保持高信噪比并尽量保持不出现伪影，以免干扰医生的诊断。

7. 测量工具 图像中需要配备各种测量工具，以便医生能够测量病变的CT值、大小、范围和与邻近组织的关系等参数。

（三）优化扫描方案

四肢及软组织CT优化扫描方案需要综合考虑受检者的具体情况、医生的建议和扫描设备的性能等因素，通过合理的定位扫描、参数设置、窗口技术、扫描方式、图像后处理和诊断报告等方面的优化，提高扫描质量和诊断准确性。

1. 定位扫描 在进行四肢及软组织CT扫描之前，需要进行定位扫描，以确定扫描范围和扫描的起、止线。定位像扫描可以帮助技师确定扫描范围和扫描层数，提高扫描质量和诊断准确性。

2. 扫描参数设置 在四肢及软组织CT扫描中，应合理设置扫描参数，以获得高质量的图像。具体包括扫描层厚、层间距、扫描矩阵、窗宽和窗位等参数的设置。应根据受检者的具体情况和医生的建议进行参数调整，以获得最佳的图像效果。

3. 窗口技术 在四肢及软组织CT扫描中，窗口技术的选择和应用对于图像质量的提高非常重要。应根据不同的组织类型和医生的要求，选择适当的窗宽和窗位，以获得最佳的图像对比度。

4. 扫描方式 在四肢及软组织CT扫描中，可以根据不同的需求选择不同的扫描方式，如平扫、增强扫描、动态扫描等。选择适当的扫描方式可以提高图像质量，为医生的诊断提供更多信息。

5. 图像后处理 在四肢及软组织CT扫描后，需要进行图像后处理，以获得更清晰的图像。具体包括图像重建、图像分割、测量和标注等技术。应根据受检者的具体情况和医生的建议进行选择和应用。

6. 诊断报告 在完成四肢及软组织CT扫描后，医生应根据受检者的具体情况和扫描结果，撰写详细的诊断报告。报告中应包括受检者的基本信息、临床病史、症状和体征、影像学表现、诊断结论和治疗建议等内容。

（四）控制辐射剂量

控制四肢CT检查中的辐射剂量需要医生、技师和受检者的共同努力。通过优化扫描参数、使用低剂量扫描技术、限制扫描范围、使用滤过器、定期维护和校准及受检者教育等方式来实现。

1. 优化扫描参数 通过调整扫描参数，如管电流、管电压、曝光时间等，可以控制辐射剂量。在保证图像质量的前提下，适当降低这些参数的值可以有效降低辐射剂量。

2. 使用低剂量扫描技术 一些新的CT扫描技术，如自动管电流调制技术、自动曝光控制技术等，可以根据受检者的体型和病变情况自动调整扫描参数，从而降低辐射剂量。

3. 限制扫描范围 根据受检者的病情和检查目的，合理选择扫描范围和层厚，可以减少不必要的辐射剂量。例如，在四肢CT检查中，仅扫描病变部位而非全身扫描。

4. 使用滤过器 滤过器可以减少软射线的辐射，可在降低辐射剂量的同时提高图像质量。

5. 定期维护和校准 确保CT机处于良好的工作状态，定期进行维护和校准，可以保证图像质量和降低辐射剂量。

6. 受检者教育 对受检者进行CT安全检查的告知教育，告知他们在接受CT检查时应遵循的注意事项，如避免穿戴金属物品、禁食等，可以减少误操作和不必要的辐射剂量。

链接 自动曝光控制技术

CT自动曝光控制技术是一种在计算机断层扫描中使用的高级技术。这种技术的目的是在扫描过程中自动调整曝光参数，以获得高质量的图像。而CT自动曝光控制技术可以自动识别被扫描物体的特性，如尺寸、密度等，并据此调整曝光参数，以获得最佳的图像效果。此外，CT自动曝光控制技术还可以通过实时监测扫描数据，自动调整曝光参数，以确保图像的均匀性和清晰度，这有助于减少人为操作失误的可能性，提高扫描的效率和准确性。

五、图像诊断分析

（一）骨折及软组织创伤

1. 骨折 骨折线是骨折的直接征象，骨折的断端多表现为边缘锐利而不规则的透亮裂隙，CT表现为线状低密度影（图6-2-24）。嵌入性骨折表现为骨折断端相互嵌入，引起骨质变形（图6-2-25）；压缩性骨折断端多呈高密度致密带；儿童青枝骨折表现为骨小梁扭曲或骨皮质部分断裂；骨骺分离表现为骺线增宽，骨骺与干骺端对位异常。CT发现骨质破坏较X线平片敏感。

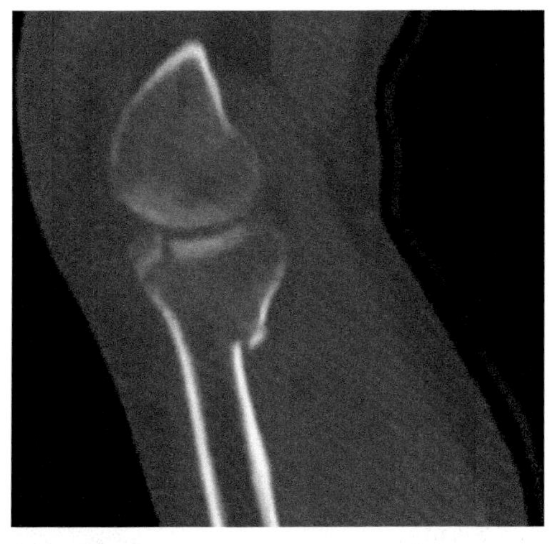

图6-2-24 胫骨骨折CT

2. 软组织创伤 CT检查软组织病变较X线平片清楚，多表现为软组织肿胀影，其内如积气，则表现为低密度影。

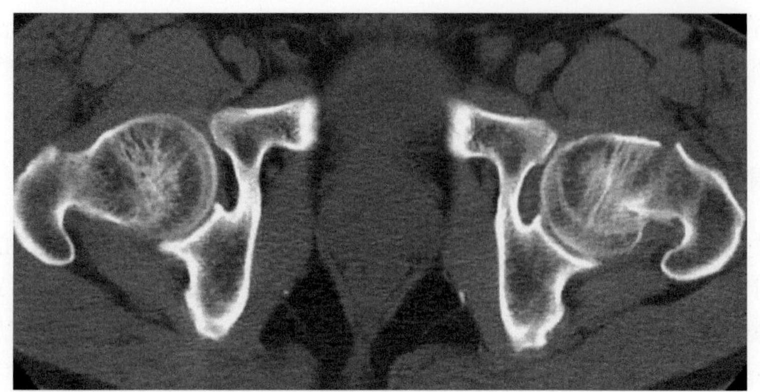

图6-2-25 左侧股骨颈嵌入性骨折CT

（二）骨巨细胞瘤

骨巨细胞瘤CT平扫表现为位于骨端膨胀性骨破坏区，骨壳基本完整，局部可有小范围的间断，包壳外无软组织肿块影（图6-2-26）。骨壳内缘可呈波浪状，骨破坏区为软组织密度，无钙化和骨化影，有时可出现低密度坏死液化区。生长活跃和恶性骨巨细胞瘤的骨壳往往不完整并常可见骨壳外的软组织肿块影。增强扫描肿瘤组织明显强化，坏死囊变区无强化。

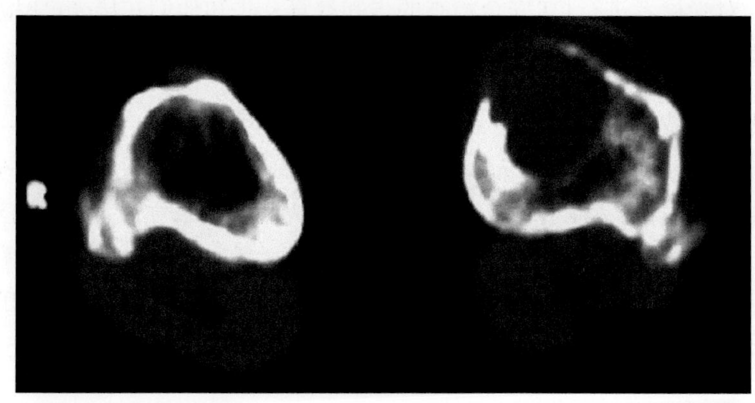

图6-2-26 骨巨细胞瘤CT轴位

（三）骨肉瘤

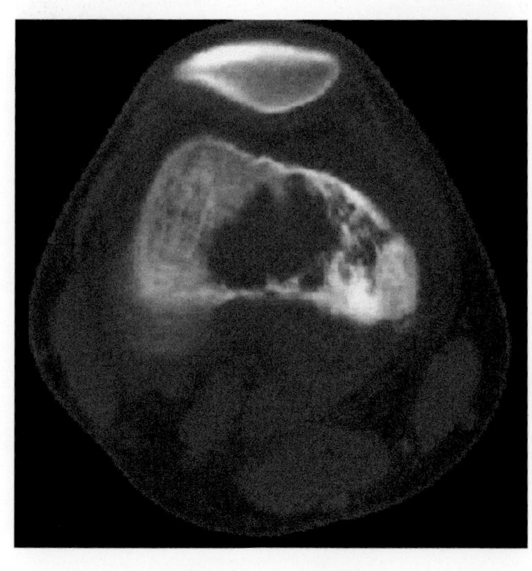

图6-2-27 骨肉瘤

骨肉瘤CT基本特征表现为骨质破坏、肿瘤骨、骨膜增生破坏和软组织肿块。骨质破坏表现为松质骨的斑片状缺损，骨皮质内表面的侵蚀或骨皮质全层的虫蚀状、斑片状破坏甚至大片的缺损（图6-2-27）。肿瘤骨表现为云絮状、斑块状或针状高密度影，其内无成熟骨小梁结构。骨膜增生表现为松质骨内不规则斑片状高密度影和骨皮质增厚。软组织肿块为肿瘤突破骨皮质，侵及周围软组织，形成软组织肿块，呈类圆形或不规则形，边界不清或清楚，肿块内可见肿瘤骨。

CT发现肿瘤骨较X线平片敏感，瘤骨分布在骨破坏区和软组织肿块内，形态与平片所见相似，密度差别较大，从几十至数百Hu或更高。CT能很好地显示肿瘤与邻近结构的关系，血管神经等结构受侵犯表现为肿瘤组织直接与这些结构相贴或包绕它们，两者之间无脂肪层相隔。CT能较好地显示肿瘤在髓腔的蔓延范围，表现为低密度含脂肪的骨髓为软组织密度的肿瘤所取代。增强扫描肿瘤的实质部分（非骨化的部分）可有较明显的强化，使肿瘤与周围组织的区分变得较为清楚。与骨巨细胞瘤鉴别，详见表6-2-1。

表6-2-1 良、恶性骨肿瘤的鉴别

	良性	恶性
生长情况	生长缓慢，不侵及邻近组织，但可引起邻近组织压迫移位；无转移	生长迅速，易侵及邻近组织、器官；可有转移
局部骨质变	呈膨胀性骨质破坏，与正常骨界线清晰，边缘锐利，膨胀，保持其连续性	呈浸润性骨质破坏，病变区与正常骨界线模糊，边缘不整
骨膜增生	一般无骨膜增生，病理骨折后可有少量骨膜增生，骨膜新生骨不被破坏	可出现不同形式的骨膜增生且多不成熟，并可被肿瘤侵犯破坏
周围软组织	多无肿胀或肿块影，如有肿块，其边缘清楚	长入软组织形成肿块，与周围组织分界不清，其内可见钙化或瘤骨

第3节 下肢动脉和静脉CT检查技术

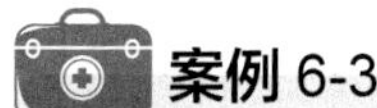
案例 6-3

患者，男，64岁，突发右下肢疼痛、跌行来诊。既往有高血压、动脉硬化病史。查体：右侧腹股沟部股动脉触及搏动微弱，足背动脉的搏动未能触及。申请股动脉CTA检查。

问题： 1. 选择下肢动脉CTA检查的扫描起始部应设在哪？

2. 扫描方向是从头到足还是从足到头？

3. 碘对比剂的注射剂量应选多少毫升？

4. 扫描的延迟时间应选多少秒？

一、适应证与相关准备

（一）适应证

1. 下肢动脉CTA

（1）下肢动脉瘤的诊断、定位、定性及术前方案制订。

（2）下肢动脉夹层及夹层变异的诊断、定位、范围确定、并发症检出及术前方案制订。

（3）下肢动脉闭塞性疾病的诊断、定位、定性、治疗方案确定。

（4）外伤的定位及血管受累情况的评价。

（5）血栓性疾病的定位、定性及指导腔内治疗。

（6）肿瘤性疾病中肿瘤与周围血管解剖关系的确定、腔内治疗或手术治疗方案的选择及对预后的预测。

（7）血管畸形的定位、定性及治疗方案的确定。

（8）解剖定位，展示下肢动脉的正常解剖结构及变异，辅助器官移植、骨骼肌肉或乳腺重建自体移植术前方案的制订。

（9）诊断以动脉壁为主要受累部位的临床疾病，如动脉炎、感染及退行性疾病。

（10）用于手术或腔内治疗进行动脉重建、搭桥术后的评价，包括桥血管或动脉支架的位置、通畅性和完整性。

2. 下肢静脉CTV

（1）下肢静脉血栓排查。

（2）术前评估：下肢静脉曲张术前评价深浅静脉组的沟通情况。

（3）狭窄判断：判断为腔内阻塞或腔外压迫。

（4）出血部位查找：判断为医源性损伤及非医源性损伤造成的出血。

（二）相关准备

1. 推荐使用64层及以上的CT设备进行下肢CTA检查。

2. 保证CT设备稳定性检测和状态检测达标，定期做好预防性维护，按照设备说明书进行空气校正和X线管预热。

3. 确保高压注射器处于完好待用状态，碘对比剂、一次性高压注射针筒、连接管等物品齐备。

4. 配备常规急救器械和药品。

5. 检查前，检查者应认真核对受检者身份信息，仔细阅读CT检查申请单，明确检查目的和要求。

6. 向受检者做好解释宣教工作，消除其紧张情绪并取得配合。

7. 排查碘对比剂过敏史、甲状腺功能亢进、严重肾功能不全等使用碘对比剂高危受检者，签署碘对比剂使用知情同意书。

8. 去除上下腹部及双下肢区域的金属物品，常规进行晶状体、甲状腺及女性乳腺的放射防护。

9. 必要时用绷带固定双下肢，对不能合作的受检者给予镇静或催眠。

二、检查技术

（一）扫描体位

1. 下肢动脉CTA 仰卧位，足先进，上臂上举或自然交叉放在胸前，身体置于床面正中。

2. 下肢静脉CTV 仰卧位，足先进，双腿稍内旋，膝部并拢，用绑带固定，双上肢上举。直接法采用足头方向，间接法采用头足方向。

（1）直接法：对比剂经足背静脉直接注入，沿静脉血流方向应采用足头扫描方向。

（2）间接法：对比剂经上肢静脉注入，经血液循环到达下肢静脉，扫描方向为头足方向。

（二）扫描方法

1. 扫描范围

（1）下肢动脉CTA 从肾门部起始扫描到足尖部止。

（2）下肢静脉CTV 从髂总静脉扫描至足背静脉。

2. 对比剂注射方案

（1）下肢动脉CTA 选择肘正中静脉团注对比剂，对比剂碘浓度300～370mg/ml，总量80～100ml。采用双筒高压注射器以双流率方案注射，先注射20ml生理盐水作为试注射，然后以3～4ml/s流率注射对比剂60ml，再以2～3ml/s流率注射对比剂30～40ml。扫描延迟时间为35～45s。对比剂智能跟踪技术，选择腹主动脉分叉以上层面，ROI预置于腹主动脉，阈值为100～150Hu，扫描延迟时间为7s。小剂量同层扫描时间曲线测定法，自肘静脉注射20ml对比剂，在腘动脉水平进行同层动态扫描，测量腘动脉的时间密度曲线。

（2）下肢静脉CTV 直接法是选取双侧足背静脉，以3ml/s流率注射200ml混合液（生理盐水与对比剂按体积比1∶4配制，混合均匀），对比剂含碘300mg/ml，注射对比剂后注射30ml 生理盐水冲管，延迟时间为40s。用橡胶带绑扎双侧踝部阻断浅静脉直接回流，需在盆腔段行延迟扫描。

间接法是选取单侧上肢前臂静脉，以3.5～4.0ml/s流率注射对比剂120～150ml，对比剂浓度350～370mg/ml，注射对比剂后注射30ml生理盐水冲管，延迟时间为150～180s。

（三）扫描参数

1. 下肢动脉CTA 采用螺旋扫描模式，标准算法重建。重建层厚1.0～1.5mm，层间距0.7～1.2mm。通过设置X线管的旋转时间和扫描螺距将曝光时间控制在25s以上（根据下肢的长度和血液循环的速度酌情而定）。

2. 下肢静脉CTV 扫描矩阵为512×512。软组织或标准算法重建，重建层厚1.250mm，层间距0.625mm，螺距0.984，管电压120kV，自动管电流。

三、图像处理

（一）窗口技术

根据扫描部位和病变的情况选择合适的窗宽、窗位。

1. 软组织窗 窗宽为200～400Hu，窗位为40～50Hu。

2. 骨窗 窗宽为1000～1500Hu，窗位为300～400Hu。

（二）图像重组

下肢CTA或CTV检查需进行VR、MIP、CPR等图像的后处理。

1. 容积再现（VR） 能清晰地显示下肢血管，临床一般分为去骨容积再现和带骨容积再现，具有较强的三维空间感，特别是带骨容积再现有助于评估下肢血管狭窄程度和介入或外科治疗定位。注意实际临床中应用容积再现评估下肢血管狭窄程度时，受阈值影响易高估狭窄程度（图6-3-1）。

2. 最大密度投影（MIP） 即血管加软组织，能够真实反映组织密度的差异，可显示动脉管壁的钙化及斑块。注意实际临床应用中，管壁钙化会影响血管狭窄程度的评估（图6-3-2）。

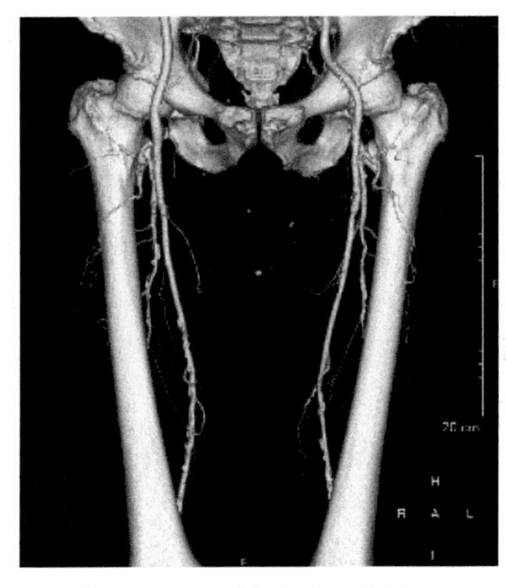

图6-3-1 带骨容积再现CTA

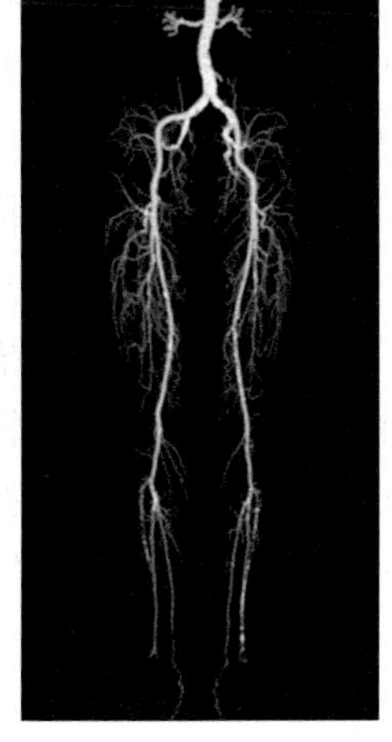

图6-3-2 最大密度投影CTA

3. 曲面重组（CPR） 能够更加清晰地显示下肢血管全程，不受周围解剖结构的干扰，尤其对重点感兴趣部位能更加准确地评估血管壁钙化、斑块或支架置入后的通畅性及是否再狭窄等（图6-3-3）。

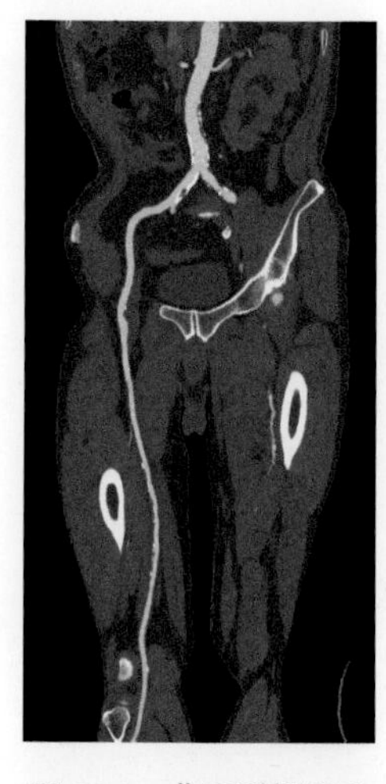

图6-3-3 曲面重组CTA

四、图像质量控制

（一）检查注意事项

1. 在做碘对比剂用药检查前，技师首先应了解受检者是否有药物过敏史、碘过敏史，是否有肝、肾功能严重障碍等易引发不良反应的高危因素或禁忌证。

2. 受检者在检查前48h应该停止使用有肾毒性的药物。

3. 在检查前一天受检者要严格禁止饮酒和咖啡，而且需要在检查前空腹4～6h。

4. 要准备好相关检查结果，如心电图、血压、脉搏及呼吸频率等。

5. 以上情况执行完之后要签署知情同意书。

（二）图像显示要求

1. 保证图像清晰度和分辨力，能够清晰地显示出血管的形态和结构。
2. 对血管进行全面扫描，避免遗漏重要血管。
3. 对血管内的血流情况进行监测，观察血管内是否存在血流异常或阻塞。
4. 对血管壁进行观察，了解血管壁的厚度、钙化斑块等情况。
5. 对于手术后的受检者，需要对手术部位进行重点观察，评估手术效果和预后情况。

（三）优化扫描方案

下肢CTA和CTV优化扫描方案需要综合考虑受检者的具体情况、医生的建议和扫描设备的性能等因素，通过合理的准备工作、参数设置、对比剂注射、图像后处理和诊断报告等方面的优化，提高扫描质量和诊断准确性等。

1. 扫描前的准备 在下肢CTA和CTV扫描前，需要进行适当的准备工作。受检者应保持静止不动，不要移动，以减少图像模糊。此外，对于某些需要进行特殊准备的受检者，如需要禁食或停用某些药物的，应提前告知医生。

2. 扫描参数设置 在下肢CTA和CTV扫描中，应合理设置扫描参数，以获得高质量的图像。具体包括扫描范围、层厚、层间距、管电压和管电流等参数的设置。应根据受检者的具体情况和医生的建议进行参数调整，以获得最佳的图像效果。

3. 对比剂注射 在下肢CTA和CTV扫描中，需要使用对比剂来增强血管和血流的显示效果。应选择适当的对比剂类型和剂量，并进行适当的注射速度和时间控制，以获得最佳的血管增强效果。

4. 图像后处理 在下肢CTA和CTV扫描后，需要进行图像后处理，以获得更清晰的血管和血流图像。具体包括CPR、MIP、VR等技术，应根据受检者的具体情况和医生的建议进行选择和应用。

5. 诊断报告 在完成下肢CTA和CTV扫描后，医生应根据受检者的具体情况和扫描结果，撰写详细的诊断报告。报告中应包括受检者的基本信息、临床病史、症状和体征、影像学表现、诊断结论和治疗建议等内容。

（四）控制辐射剂量

控制下肢CTA和CTV的辐射剂量需要根据具体情况选择合适的扫描参数和技术，同时需要加强受检者防护措施，最大程度地减少辐射剂量对受检者的危害。

1. 优化扫描参数 降低管电压和管电流是最常用的降低辐射剂量的方法。管电压的降低可以显著地降低辐射剂量，但是低管电压会使X线的穿透力下降，图像的噪声会增加，影响图像质量。因此，需要权衡辐射剂量和图像质量的关系，选择合适的管电压。

2. 增加螺距 螺距的增加可以减少扫描次数，从而降低辐射剂量。但螺距的增加会导致图像的分辨力降低，因此需要在保证图像质量的前提下选择合适的螺距。

3. 智能曝光控制 智能曝光控制技术可以根据受检者的体型、体重等因素自动调整曝光参数，从而在保证图像质量的同时降低辐射剂量。

4. 限制不必要的重复扫描 在检查过程中，尽量避免不必要的重复扫描，以减少辐射剂量。

5. 使用低剂量模式 部分CT设备具有低剂量模式，可以在保证图像质量的前提下降低辐射剂量。

五、图像诊断分析

（一）下肢动脉硬化闭塞症

下肢动脉管壁多发钙化和斑块，管腔凹凸不平、粗细不均，呈锯齿样或串珠样；当动脉完全闭塞时表现为截断状、杯口状或鼠尾状，周围有较多侧支代偿形成（图6-3-4）。

分度：轻度狭窄为缩小至正常管径的50%；中度狭窄为正常管径的50%～74%；重度狭窄为正常管径的75%～99%；完全闭塞为100%。

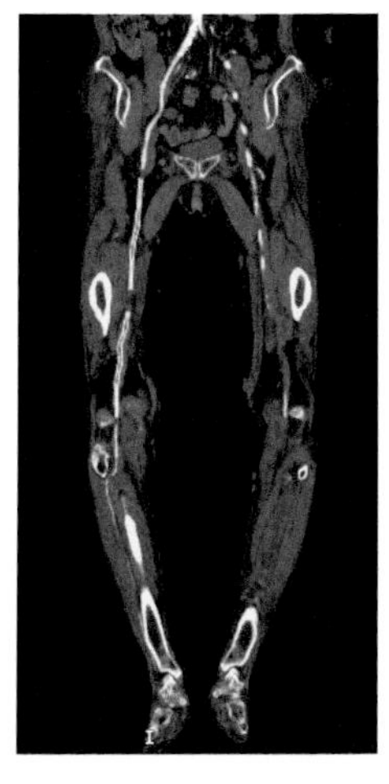

图6-3-4 下肢动脉硬化闭塞症

（二）下肢动脉瘤

1. 真性动脉瘤 动脉局限性梭形或囊样扩张，其内充满高密度对比剂，管壁较光整，与正常动脉壁相延续，多合并弥漫性动脉粥样硬化表现（图6-3-5）。

2. 假性动脉瘤 瘤体位于血管一侧，局部以缺口（瘤颈部）与血管相通，呈血管外囊袋状瘤腔，动脉瘤管壁欠规则，厚薄不一，当有附壁血栓时则表现为动脉管壁条、片状低密度影。

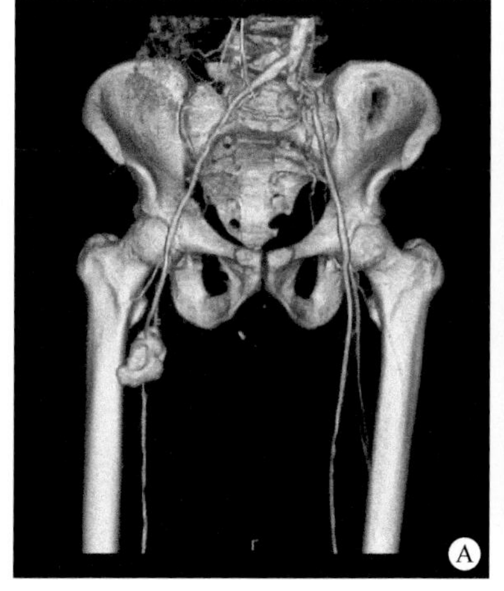

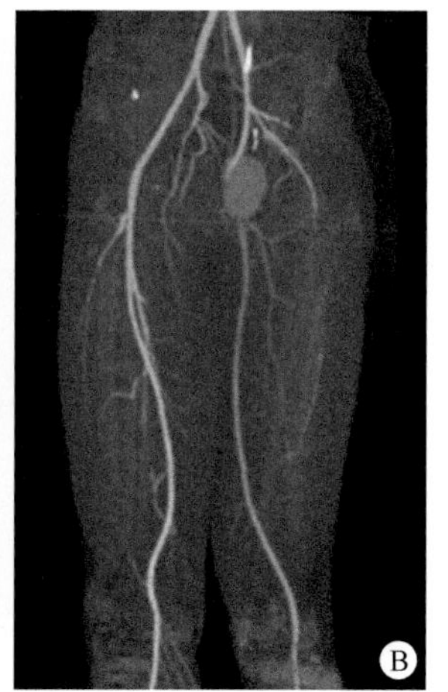

图6-3-5 下肢动脉瘤

A. 容积再现图像；B. 最大密度投影

（三）下肢静脉曲张

CTV表现为下肢浅静脉管腔增宽，呈蚯蚓状迂曲、扩张，局部可呈瘤样扩张，当合并深静脉血栓形成时可见深静脉腔内充盈缺损，甚至呈截断征，周围侧支形成（图6-3-6示左下肢静脉增粗，局部走行迂曲）。

（四）下肢静脉血栓

下肢静脉血栓表现为下肢血管腔内充满低密度充盈缺损，呈“双轨征”，即静脉管腔两边线状高密度对比剂充盈，中心为低密度血栓；静脉管腔节段性不规则狭窄或中断，低密度血栓内见片状的对比剂充填（图6-3-7）。

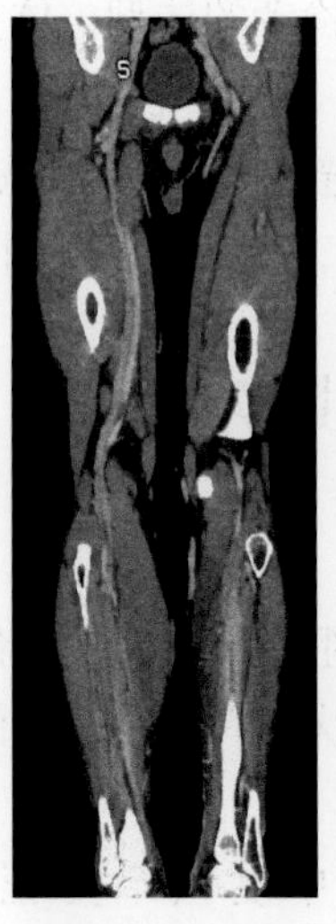

图6-3-6 左下肢静脉曲张

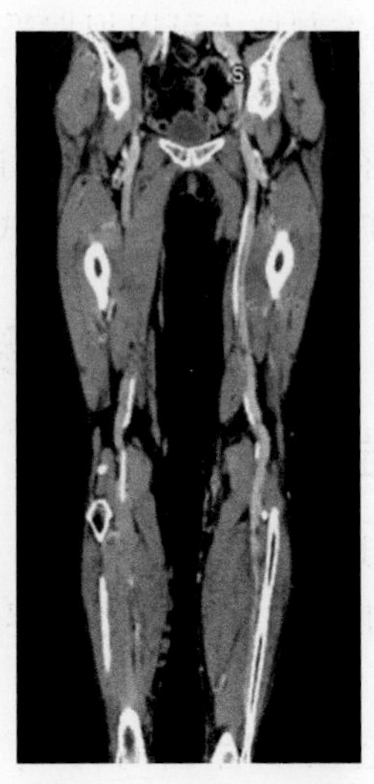

图6-3-7 左侧髂外静脉、双下肢静脉血栓形成

（张彩洁）

第7章
CT图像存储传输与打印

学习目标

1. 素质目标　坚定患者利益高于一切的信念，树立良好的医德医风。
2. 知识目标　掌握图像存储与传输系统的分类；熟悉图像打印参数调整。
3. 能力目标　熟练使用图像存储与传输系统。

第1节　CT图像存储与传输

一、图像存储与传输技术基础

随着数字化信息时代的来临，诊断成像设备中各种先进计算机技术和数字化图像技术的应用为医学影像信息系统的发展奠定了基础。历经逾百年发展，医学影像成像技术也从最初的X线成像发展到现在的各种数字成像技术。

图像存储与传输系统（picture archiving and communication system，PACS）是应用在医院影像科室的系统，主要的任务就是把日常产生的各种医学影像（包括核磁共振仪、CT设备、超声仪、各种X线机、各种红外仪、显微仪等设备产生的图像）通过各种接口（模拟、DICOM、网络）以数字化的方式海量保存起来，当需要的时候在一定的授权下能够很快地调回使用，同时增加一些辅助诊断管理功能。它在各种影像设备间传输数据和组织存储数据具有重要作用。PACS实时采集设备的影像数据，在医技工作站上进行相应处理，剔除部分无用的序列，标记关键帧，归类存储到信息机房。

PACS改变了传统放射学部门的工作方式，使得医学图像处理更加高效和方便。同时，它在提高医疗服务质量、减少错诊漏诊率、提高医院管理效率方面扮演着重要的角色。随着数字医学影像数量的增长，PACS变得越来越重要，对于现代医疗保健领域来说，已成为不可或缺的部分。PACS体现了医院无纸化无胶片的应用水平，其运转效率直接影响到临床诊断和后续治疗措施，是保障医疗质量的基础。

链接　DICOM

医学数字成像和通信标准（digital imaging and communication of medicine，DICOM）是国际标准化组织为医学数字图像和相关信息制定的一系列标准，用于确保多种医学成像设备与系统间的兼容性和信息交换。DICOM标准如今已成为全球医疗成像领域的主导标准，支持数百种不同类型的成像设备，服务于医疗保健系统内的成像存储、管理、交换及通讯等各个方面。随着医疗技术的不断发展，DICOM标准将继续进化以满足不断变化的需求。

（一）图像存储与传输系统的发展历程

PACS的发展与医学影像技术的进步和信息技术的革新紧密相连。医学影像的早期以模拟设备和胶片为主。随着电脑技术的兴起，医疗影像管理需要一种新的系统来处理日益增长的数据量，减少物理空间需求。

PACS的概念于1982年左右首次被提出，当时影像科医生与信息技术专家合作开始研发用以替代传统胶片的系统。第一代PACS开始在一些医疗机构中实现，这些系统通过提供电子图像存储、检索和远程查看等功能，开启了向数字化过渡的第一步。不过，由于成本高、速度慢、存储能力有限等原因，这些系统并没有得到广泛应用。随着网络带宽的增加、存储成本的降低和图像压缩技术的发展，PACS开始变得更为实用和可靠。这个时期的PACS开始支持多个格式和标准化的通信协议，如DICOM。PACS不仅用于存储与淘汰胶片，还开始扩展至更先进的图像处理、三维重建、图像引导手术和辅助诊断等领域。

从PACS的技术发展来看，大体可以分为四个阶段，详见表7-1-1。

表7-1-1　PACS发展的四个阶段

年份	发展阶段	技术特征
1982—1985	第一阶段 雏形	生成数据→管理数据（单击→系统） 初步实现共享 数字影像设备与IT技术的简单结合验证了技术可行性问题，处于探索阶段
1985—1993	第二阶段 制订标准	1985：ACR-NEMA 300-1985 1988：ACR-NEMA 300-1988 解决不同影像信息源间的互连通信问题 逐步融合，探索临床医学的可接受性
1993—1997	第三阶段 飞跃	DICOM 3.0问世 由点对点→面向网络环境 由互联→互相操作性 多层面的一致性 可扩充多部分文件结构 高度集成与深度融合
1997—至今	第四阶段 深入	IHE提出 PACS效益的绩效评估 解决PACS与现有管理模式之间的矛盾 解决多个PACS间的互联与信息交换问题 DICOM与HL-7间的空隙填补 优化流程，提高效率 从单体医院走向集团医院，直到着重于开发区域化PACS，向地域互联的方向发展

（二）图像存储与传输系统的分类

作为实现医学影像数字化和工作手段信息化的产物，PACS集影像、通信、网络、计算机及存储等多学科、多领域的技术而成。伴随着相关信息技术的发展，人们对PACS的需求、认识也在不断变化，由此PACS本身的概念和外延也在发生变化。着眼于不同的系统目标、应用需求和系统结构可对PACS做如下分类。

1. 设备级PACS　这是一种纯图像的PACS，其主要功能是实现多台影像设备图像的数字化存储与传输。该系统仅包含受检者基本信息、设备信息及位图信息等，尚未完全满足影像科室的数字化工作流程需求，也称为miniPACS。

2. 科室级PACS　在这一层次的PACS中，所有影像科室的设备得以连接，实现图像的集中存储和诊断。通过数字化处理，不同设备间的图像资源和相关信息得以共享，从而提高了工作效率。为确保系统的实用性，PACS与受检者信息管理功能相结合，包括受检者信息登录、预约、查询和统计等功能。换句话说，这一级别的PACS需要与放射信息系统（radiology information system，RIS）整合，具备RIS的全部功能。此外，科室级PACS主要以放射科室为主，同时兼顾其他影像科室的需求。

3. 全院级PACS 被称为“Full PACS”的系统，旨在满足以数字化诊断为核心的医院整个影像工作过程需求。该系统将全院影像设备连接互动，实现不同设备间的图像资源及相关信息共享，使各科室能围绕影像数据协同工作。处于这一阶段的PACS，是以数字化影像诊断（无纸化、无胶片化）为核心的大型网络系统，涵盖放射科、超声科、内镜室、病理科、导管室、核医学科等相关部门。通过更合理、有效地配置全院影像设备资源和人力资源，系统助力影像科室医生提高诊断水平和工作效率。同时，通过网络为临床医生提供患者图像及诊断报告，实现诊治资源的最大化共享。为实现上述功能，系统至少应包括数字影像采集、数字化诊断工作站、影像会诊中心、网络影像打印管理、网络影像存储、网络影像分发系统、网络影像显示计算机、网络综合布线和数据交换系统等部分，此外系统还必须和医院其他系统融合，尤其是医院信息系统（hospital information system，HIS）。

4. 区域级PACS 随着医院和区域医疗信息化的发展，在医疗机构之间共享影像信息资源，并开展异地诊断和远程会诊的需求日益显现。这对PACS的体系结构、传输、存储及安全认证、授权等方面提出了新的挑战，出现了集中式的区域影像数据中心和以跨区域影像文档共享为代表的分布式解决方案。

（三）图像存储与传输系统的功能

PACS使得医学影像真正地实现了数字化存储、传输、检索、处理。概括起来，具有如下功能。

1. 连接不同类别的影像设备 PACS利用计算机信息技术将不同型号、类别、地点的设备产生的图像，在统一的数字图像格式标准下，进行采集和集中存储，使得医生可以在自己的终端上调阅所需要的图像，做各种处理、辅助诊断和治疗。

2. 医学图像的大容量存储与高效管理 图像保存的传统介质是胶片、照片或纸张等，其缺点是成本高，效率低；保存场地需不断增加，保管不易；需防虫蛀、霉变、丢失；图像复制、传递不便，历史图像检索困难。PACS彻底改变了传统的图像保存和传递方式，数字图像保存在磁盘、磁带、光盘上，占地小，成本低，保存时间长。

3. 便捷的图像调用与后处理 利用计算机信息技术可以高速、高效地检索、复制、传递图像，真正实现了医学图像信息资源的共享。图像的跨科室、跨医院、跨地区流动，减少了等待检查结果的时间，方便了医生检索相关图像，有利于迅速诊断和治疗，无损、高效的图像传输，提高了远程会诊的质量。

计算机强大的图像处理功能可以实现更多的图像显示方式：三维重组、虚拟内镜、图像融合等，因而提供了更多的信息。将人类医学图像诊断和治疗知识积累，转变为计算机软件，使医学图像诊断技术走向更深的层次。

4. 报告管理，提高工作效率 PACS的优势不仅局限于医学影像的存储与传输，PACS的建设可以帮助医院优化影像工作流程，节省医生和技师的时间，提高医疗质量和工作效率，缩短患者的等候时间和住院时间，提高患者满意度。通过PACS可以帮助协调科室管理，安排工作，并可对工作的质和量进行在线监控和统计分析。工作流程为：①预约登记功能；②分诊功能：患者的基本信息、检查设备、检查部位、检查方法、划价收费；③诊断报告功能：生成检查报告，支持二级医生审核，支持典型病例管理；④模板功能：用户可以方便灵活地定义模板，提高报告生成速度；⑤查询功能：支持姓名、影像号等多种形式的组合查询；⑥统计功能：可以统计用户工作量、门诊量、胶片量及费用信息。

二、图像存储与传输系统的组成与架构

（一）图像存储与传输系统的组成

PACS的基本组成包括数字影像采集、通讯和网络、医学影像存储、医学影像管理、各类工作站五个部分。

1. 数字影像采集 一个典型的PACS连接着各种类型的影像采集设备，如CT、磁共振成像（MRI）设备、数字X射线摄影（DR）设备、计算机X射线摄影（CR）设备、发射体层仪（ECT）、正电子发射体层成像（PET）设备、超声（ultrasound）、内镜、冠状动脉造影（CCA）设备、心电图（ECG）设备，以及胶片扫描仪等。

2. 通讯与网络 PACS可通过各种网络形式传输图像。早期的PACS采用异步传输方式，如同轴电缆，如今已很少见。现今的PACS主要依赖使用TCP/IP协议的局域网进行通讯。局域网的优势为成本较低、成熟稳定、传输速度快。

3. 医学影像存储 由在线高速主存储设备、近线存储设备及备份存储设备组成。在线高速主存储设备确保医院对大容量、高速度、高可靠性的短期数据（约3个月）存储需求。数字化医学影像均存储在PACS的本地存储器上，便于图像调取。近线存储设备速度较在线存储设备慢，但价格较低，满足长期存储需求。近线存储通常保存整个PACS的所有影像，当需要调取不常用的长期历史数据，且在线高速主存储设备中已删除时，PACS会从近线存储设备中调取。

为确保系统数据安全，图像数据在PACS本地存储器仅保存一份是不够的。通常在PACS建立时，会同步建立一套完整的图像备份存储。备份存储设备分为在线备份存储和离线备份存储。在线备份存储将影像数据备份到硬盘阵列、带库或光盘塔中，无须人工更换存储媒介即可读取图像数据。离线备份存储设备的光盘、磁带等存储介质已从设备上移除，读取数据时需人工更换存储媒介。光盘、大容量磁带等价格低廉、保存时间长，曾是PACS备份系统的主要存储介质，但它们读取速度较慢，需要额外人工整理，已逐渐被淘汰。目前，硬盘阵列为图像存储的主流方式。

4. 医学影像管理 PACS接收的医学影像通常采用DICOM格式，这种格式的影像不仅包含检查所得图像，还包含标准的医学图像信息，如患者的基本信息、检查信息等。当PACS接收到DICOM格式的图像后，系统会自动将这些医学图像信息提取出来，并将其保存到PACS服务器的数据库中，以便进行索引和查询。同时，所有DICOM格式的图像都会保存在PACS的本地存储器中。

当医生需要调取这些医学影像时，首先会通过医学影像显示工作站的软件查询PACS服务器的数据库，以确定所需调取的图像。接着，系统会从PACS的本地存储器中将这些图像传送到医学影像显示工作站上进行展示。这种工作流程确保了医生可以快速、准确地获取到所需的医学影像信息，为临床诊断和治疗提供了有力支持。

5. 第三方服务和集成工作站 PACS系统需要与医院信息系统（HIS）、电子病历（EMR）等其他医疗信息系统集成，以及提供图像传输服务（如DICOM over WAN），以满足医疗机构的全面信息化需求。

（二）图像存储与传输系统的架构

目前PACS的软件架构选型主要有客户机/服务器（client/server，C/S）架构和浏览器/服务器（browser/server，B/S）架构两种形式。

1. C/S架构 该架构将运算任务合理分配到客户机端和服务器端，降低了整个系统的通讯开销，可以充分利用两端硬件环境的优势。C/S架构的PACS中客户机（如医学影像显示工作站）需要安装应用程序，才能查询数据，调取影像。C/S架构常用在局域网内，信息安全性更高。由于客户端运算内容较多，减少了网络数据的传输，因此运行速度较快，界面更灵活友好。但是，所有客户端必须安装

相同的操作系统和软件，不利于软件升级和随时扩大应用范围。

2. B/S架构 在这种结构下，用户界面完全通过万维网浏览器完成，一部分运算在客户端的浏览器上实现，但主要运算是在服务器端实现。在B/S架构的PACS中，医学影像显示工作站只需要打开万维网浏览器，如IE，就可以查询数据和影像了。B/S架构常用在广域网内，因此信息安全性较弱，但有利于信息的发布；客户端只要有浏览器就可以使用，因此通常不限定操作系统，不用安装软件，对客户端计算机性能要求较低，软件升级更容易。

（三）与HIS/RIS系统集成

HIS是一个全面的、跨部门的信息系统，用于管理医院内所有临床和行政工作流程。HIS具备病历管理、住院登记、门诊管理、药物分发、医疗费用结算等功能。

RIS是专门用来管理放射科的影像获取、存储、检索和报告的流程。RIS可处理受检者预约、检查安排、报告编写和统计数据生成等任务。

PACS和RIS/HIS之间的集成通常是通过HL7（health level seven international）协议和DICOM标准实现的。HL7协议是一套国际通用的数据交换标准，主要处理非影像的健康信息，而DICOM主要负责影像数据的传输。

在现代医疗环境中，所有的PACS，无论是院级的还是科室级的，都应与现有的医院信息系统进行集成。这样，当影像检查前需要从临床医师处接收医嘱时，这些医嘱信息会通过两个信息系统之间的集成接口从HIS发送到RIS，然后再传输到影像采集设备。在这个过程中，医嘱信息从HIS到RIS的过程采用了HL7协议，而从RIS传输到影像采集设备则使用了DICOM工作列表协议。

图像在采集后将会被送到PACS服务器及本地存储器，而这些图像的浏览地址会通过RIS传递给HIS，供临床医师浏览。通过这种方式，医院与科室之间及科室与科室之间的HIS/RIS系统集成实现了数字化方式的数据传递，大大提高了传递效率，避免了人工录入可能产生的错误，同时也减少了纸张的使用。这种集成方式使得医疗数据的管理更加高效、准确，为临床诊断和治疗提供了有力支持。

三、图像存储与传输系统应用场景

（一）PACS在医学影像部门的临床应用

PACS已深度融入医学影像部门的临床工作，显著提升了工作效率，大幅减少了失误。技师和医师得以摆脱烦琐的录入、整理等辅助工作，专注于摆位、投照、诊断等本职工作。PACS的建立使医师能够对比查看患者多年历史图像和报告资料，研究疾病发展过程，进行深入分析。此外，医师可提取PACS中的医学图像进行二维或三维图像后处理，甚至进行计算机辅助诊断。

（二）PACS在医学临床部门的应用

国内医院PACS建设正逐步拓展至更深、更广的应用领域，许多大中型医院已完成科室级PACS向全院级PACS的拓展，PACS在临床诊疗工作中的价值已得到体现。院级大型PACS需涵盖整个医院的影像信息，满足放射、超声、核医学、内镜、病理等多个影像科室的工作流程和需求，可提供不同临床科室，尤其是心脏科、骨科等大量应用影像的科室专用的解决方案，以经济、有效的方式将影像资料和相关信息发布至医疗机构内外。院级大型PACS不仅将影像检查及相关信息快速、有效、安全、经济地发送至医疗机构的各个角落，还需满足不同临床科室的应用需求，提供基于影像的分析、处理、操作和记录工具，协助临床医生为患者提供优质、节省的医疗服务。

近年来，医学临床部门以PACS中的医学影像为基础，引入了更多新技术和新设备，辅助医疗实践活动。例如，针对不同外科专业所使用的手术计划模拟、手术导航等专用工作站。前沿的3D打印技术可通过PACS中的影像实现骨骼、器官、血管模型的打印，应用于临床教学和科研领域。

四、图像存储与传输系统未来发展方向

随着医疗领域的技术创新和需求的不断发展，PACS也在不断演变。以下是PACS未来发展方向的几个关键点。

1. 云计算 随着云服务成本的降低，越来越多的PACS正在向云计算迁移。通过云基础设施，PACS将提供更为强大的数据存储能力、易于扩展的计算资源和灵活的数据共享选项，同时还能降低本地硬件设备的维护成本。另外，云PACS能促进远程医疗服务的发展，便于医生和受检者进行远程诊断和咨询。

2. 人工智能和机器学习 AI技术的融入是PACS发展的重点之一。利用机器学习算法，AI可辅助进行影像诊断，如自动标注图像、检测异常和支持医生的临床决策，显著提高工作效率和准确性。AI也将进一步自动化影像的工作流程，从受检者预约到图像的获取、解读，直至报告的生成，显著提升放射科的工作效率。

3. 大数据分析 PACS的支持可以更好地进行大数据分析，这不仅能提升受检者的诊疗质量，还能帮助医疗机构洞察医务人员工作和受检者就诊过程中的漏洞，从而作出管理上的优化决策。此外，通过分析医疗图像的大数据，可以发现疾病的流行趋势和治疗效果，支撑公共卫生决策。

4. 移动健康（mobile health，mHealth） 随着移动设备技术的进步，PACS要适应医生和护士经常移动的工作特点，提供更好的移动访问解决方案。有了移动访问，医疗人员可以通过平板电脑和智能手机实时查看和分享影像，更快地为受检者提供护理，尤其在急诊和远程医疗中有重大意义。

5. 互操作性 为了实现更好的受检者关联和高效率的医疗工作流程，未来的PACS将更加注重与其他医疗信息系统的互操作性，如电子健康档案（electronic health record，EHR）、HIS和RIS等系统。这意味着PACS需要采用开放的标准和协议，以便与广泛的医疗IT系统无缝集成。

6. 强化安全和隐私 数据的安全性和对受检者隐私的保护是PACS发展中永远的话题。随着医疗数据量的增加和网络攻击的日益频繁，PACS必须不断升级其安全特性，来抵御潜在的威胁，并确保遵守相关数据保护法规。

7. 可持续性 环境保护意识的提高将推动PACS向更节能的方向发展。在硬件选择、数据中心设计等方面，都将越来越多采用“绿色”技术，以降低能耗和减少对环境的影响。

总之，PACS的未来发展将集中在提高医疗影像数据的可访问性、增强系统整体的效率和智能化水平及确保数据的安全性和互操作性。随着这些技术的进步和集成，PACS在医疗保健中的作用将日益重要。

第2节 CT图像打印

一、图像打印概述

（一）概述

在医疗信息化不断推进下，众多医院已具备了HIS和PACS。这些系统让诊断医师能够在线浏览影像，通过灵活调整对比度、黑白度等参数，实现更多图像信息的观察。然而，在那些尚未实现信息化全面覆盖的医院，临床医生仍需依赖照片图像进行观察。在这种情况下，图像打印的质量就显得尤为关键。

图像打印是一种将图像通过激光相机打印到胶片上的技术，旨在为诊断医师和临床医生提供诊断依据。根据设备的不同，照片打印可分为自动打印和手工打印两种方式。

自动打印是指在CT机上预先设置，扫描完成后，CT机会自动根据设置依次将所有扫描的图像传输到激光打印机上，完成图像的打印。这种方式速度快，但无法对图像进行后处理和选择，容易造成资料浪费，不可取。相比之下，手工打印在扫描完成后，由人工手动将图像传输到激光打印机上，再进行图像打印。这种方式的优点在于可以先选择合适的窗宽、窗位，确定图像排版格式，并选择合适的图像进行打印。

图像打印的重要性体现在以下几个方面：首先，照片所呈现的图像只是全部图像的一部分，打印者需要根据需求选择并提供相应信息；其次，图像打印需遵循一定的规范，图像应涵盖整个检查部位，并根据部位特点和临床需求设置不同的窗宽和窗位。例如，胸部CT检查需提供肺窗和纵隔窗，外伤受检者检查则需包含骨窗。

值得注意的是，由于病灶的大小、形态和位置各异，扫描完成后获得的图像需根据病灶特点进行个性化打印。一般来说，图像打印应涵盖整个检查部位，对微小病灶进行薄层重建，以凸显特征性图像。

图像打印在医学诊断中的重要性日益凸显。遵循规范、注重个性化需求，以及充分利用技术手段提升打印质量，将成为医学影像领域未来发展的重要方向。

（二）发展历程

1. 初始打印阶段 早期的CT扫描系统通常将影像直接显示在阴极射线管（CRT）显示屏上。随后出现的技术则允许将这些CT图像转录到胶片上，这通常是通过使用高密度打印输出装置，如胶片复印机、影像录制器或胶片打印机来实现。

2. 数字化和电子影像 伴随着CT扫描技术的发展，以及计算机和图像处理技术的进步，图像可以被数字化并在计算机上进行查看和处理。同时，各种电子记录和存储方式开始替代物理胶片，这标志着医疗影像领域朝数字化转变的开始。

3. 打印技术进步 随着激光和喷墨等打印技术的出现和成熟，医疗影像打印品质得到了显著提升。这些技术提供了更好的图像分辨力和清晰度，非常适合用于高质量的医疗影像打印。

4. 彩色和高分辨力打印 随着CT技术自身的进步，如更高分辨力的扫描器和多能谱CT的出现，彩色和高分辨力打印在某些医学领域（如血管成像）中变得越来越重要。

5. 数字存储和远程访问 随着PACS和电子病历（electronic medical record，EMR）的普及，医生和医疗专业人员能够通过电子方式访问和分享这些影像，打印实体CT图像的需求有所下降。

6. 3D打印技术 随着技术的发展，3D打印技术开始应用于医疗领域，使得从CT扫描中获得的数据可以打印成实体的三维模型。这对于手术计划、受检者教育、医学研究和医学教育非常有价值，也是医学打印领域的一项创新应用。

二、图像打印设备与材料

（一）CT图像打印设备

CT图像打印设备一般指的是将CT图像从数字形式转换为物理形式的设备。由于医学影像有特定的质量和尺寸要求，因此需使用专门的打印设备来保证打印的精度和质量。以下是一些常见的CT图像打印设备类型。

1. 彩色激光打印机 激光打印机通过静电成像技术，使用激光来形成图像。医疗领域的彩色激光打印机能够打印出清晰、精确的CT图像。由于成本相对较低，并且易于维护，激光打印机是打印CT

图像的一种经济实用的选择。

2. 喷墨打印机 喷墨打印机通过喷射微小墨滴至纸张上形成图像。喷墨打印机能够输出高分辨力的图像，并且能够处理多种纸张材料和尺寸。其优点是打印质量好，色彩表现力强，但由于墨水和专业打印纸的成本较高，长期使用的费用会更高。

3. 热敏打印机 热敏打印机通过加热特殊的热敏纸来打印图像，常用于打印超声波、心电图和其他医学影像。虽然这种打印机操作简易且打印速度快，但打印出的图像容易随时间而褪色，并且对高温、光照等环境敏感。

4. 激光相片打印机 对于高质量的医学影像打印，如CT、MRI等，激光相片打印机能提供出色的图像质量和持久性。它使用激光来曝光涂有感光化学物质的专业影像纸，然后通过化学过程将图像固定，以生成高质量的照片样品。这种打印技术能够打印出具有高对比度和宽色域的图像，但设备和耗材的成本较高。

5. 数码或干式胶片打印机 数码或干式胶片打印机将CT图像打印在类似于传统X线胶片的干式胶片上。这种技术出色地模拟了传统胶片的质感和外观，但不需要昂贵和复杂的显影过程。干式胶片打印机常用于需要固定格式打印或持久保存的医学影像，比较适合用于档案和法医记录。

6. 3D打印机 随着技术的进步，3D打印机现在也可以根据CT图像制作受检者特定的解剖模型。通过将CT扫描数据转换为3D模型，并使用各种材料（如塑料、金属、陶瓷）来创建实物模型，这种方式对外科规划和受检者教育有很大帮助。

在选择适合的CT图像打印设备时，应考虑图像的用途（如临床使用、教育、研究或档案保存）、打印成本、打印速度、图像质量和打印材料的耐久性等因素。例如，干式胶片打印机和激光相片打印机适用于高质量的成像输出，而彩色激光打印机和喷墨打印机在速度上可能更有优势。最后要注意的是，所有医疗影像打印设备都应严格遵循相关医疗标准（如DICOM），以确保打印出的图像符合诊断质量要求。而在医疗环境中，数字化的影像存储和查看由于其方便性和高效率，已被广泛采用，减少了打印实体胶片的需求。

（二）CT图像打印材料

CT图像打印材料是指用于将CT扫描结果由数字格式转换为实体图像的各种纸张或者胶片。这些材质通常需要与特定的打印机（如激光打印机、喷墨打印机、热敏打印机等）配合使用，以确保能够准确再现CT扫描图像的细节。

以下是几种常见的CT图像打印材料及其特性。

1. 医用X线胶片 主要用于医疗领域打印，如CT扫描等影像的专用材料。它能够高精度地再现图像，具有很高的分辨力和对比度。医用X线胶片通常需要通过化学显影过程来展现图像，这个过程在某些现代化的打印设备中已经被干式打印技术替代。

2. 干式激光胶片 普通X线胶片和湿式激光胶片主要由保护层、乳剂层、底层、片基和防光晕层组成，而医用干式激光胶片则由感热层、保护层、背层（吸收层和无光层）和片基构成。片基为175μm的聚酯蓝色片基；无光层内导入了大量3～6μm大小的无光剂，在保证胶片输出质量稳定的同时，把吸入剂微型胶囊的光散乱效果和表面光泽调整到与激光图像用的感光材料同等水平；吸收层可以提高耐光性；保护层内含有细微的无机原料和润滑剂，能够提高加热时热力头的润滑性，减少由于加热时转矩变动引起的图像不均及热力头的物理性磨损；感热层内散布的大量微米单位大小、含有显色剂的乳化物与显色剂内包胶囊（显色剂微型胶囊）是干式激光胶片感热成像的基础。

干式激光胶片是不需要经过传统的液体化学显影的CT图像印刷材料。这种胶片可以直接在特定的数字打印机（如干式激光影像打印机）中使用，提供了快速、干净和效率较高的打印流程，非常适合现代医疗机构的要求。

3. 热敏纸 是用于热敏打印机的打印材料，通过热能来激发纸上的化学物质变色，从而生成图像。热敏纸的优势在于打印速度快，而且操作简便。但是，因为受热和光照的影响较大，热敏纸的图像存档寿命相对较短，更适合短期内使用的场合。

（1）热敏胶片的保存 热敏胶片对温度很敏感，所以对保存环境要求也很严格，温度越低，保存性越好。对热敏胶片的保存必须注意：①胶片储存环境：应通风、干燥、阴凉。温度为5～24℃；湿度为30%～35%。②防止辐射及化学气体侵蚀。③可支持数小时内瞬间温度变化，且无不良影响。在超过35℃情况下运输和储存，将逐步缩短胶片保存期。

（2）热敏照片的保存 成像后的热敏照片，仍会受环境温度的影响，温度过高，图像变黑，影像质量下降。温度越低越能保持图像质量的稳定。对热敏照片管理与保存应注意：①温度不同则保存期限不同：温度在25℃时，照片可保存30年，30℃时可保存3年，35℃时可以保存半年，45℃仅可保存1周。②避免将热敏照片在以下环境中暴露：处于54℃环境保存3h以上；在阳光下长时间直射；产热82℃以上强光源下照射30min以上；在开启的观片灯上放置24h以上。

4. 喷墨打印纸 是用于喷墨打印机的材料，这种打印纸能够吸收喷射到上面的墨水。根据不同的需求，可以选择不同类型的喷墨打印纸，如光面、半光面和哑面。在打印CT图像时，通常选择高分辨力的喷墨打印纸，以确保图像的清晰度和准确度。

5. 彩色激光纸 激光打印主要用于办公室文档打印，但也有特制的彩色激光打印纸适用于图像打印。激光打印纸可以优化激光打印机的打印品质，如更平滑的表面和更好的色彩固着。

6. 高光泽相纸 对于打印要求较高的医学影像，如需要清晰细节展示的CT图像，高光泽相纸是较好的选择。这种相纸提供了优异的颜色再现和分辨力，适合用于会诊、教育和专业展示。

7. 3D打印材料 当涉及从CT图像制作三维模型时，3D打印机会使用各种塑料、金属、陶瓷和树脂等材料。这项技术在医学领域的应用日益广泛，被用于教育、手术规划等方面。

由于每种材料都有其独特的特点和适用场景，因此在选择CT图像打印材料时应考虑到以下几方面。①图像质量：具体包括分辨力、对比度及色彩再现等。②耐久性：不同材料的抗褪色、耐光照和耐水性等属性不同。③成本：既包括初期投资，也包括耗材更换和长期维护的开销。④兼容性：确保选择的打印材料与所使用的打印机兼容。⑤使用目的：考虑打印文件是用于临时查看、长期保存、教学演示还是受检者交流等。

最终选择权取决于医疗机构的具体需求，以及预算和长期成本效益考量。随着技术不断革新，传统打印需求可能逐渐减少，但在特定领域内，如个性化医疗、教育模型制作等，打印材料的选择和使用仍然非常关键。

三、图像打印参数设置与优化

（一）打印参数设置

1. 分辨力选择 CT图像需要以高分辨力打印，以捕捉到扫描过程中得到的每一个细节。推荐至少选择600 DPI（点每英寸），这样可以确保打印出来的图像清晰度足够，以供医学诊断使用。高分辨力可以细致地呈现组织的微小差异和结构的精确轮廓，分辨力越高，图像中的细节越清晰。然而，高分辨力会导致文件大小增加，可能影响打印速度。因此，在设置分辨力时，需要根据实际需求和打印设备性能进行权衡。

2. 调整对比度 设定适当的对比度非常重要，因为它直接影响图像中不同组织的可辨识性。对比度需调整到足以清晰地区分出CT图像中的各种密度差异，但同时要避免过高的对比度，以防损失图像中的细节。在设置图像对比度时，需要根据图像的原始数据和打印设备性能进行调整。

3. 亮度调整 打印亮度需要与监视器上观察时的亮度尽可能接近。如果亮度设置过高或过低，都可能导致重要的灰度信息丢失。通过打印测试样本来调整亮度，以确保图像显示出合适的灰度范围。

4. 色彩空间 CT图像大多以灰度显示，但彩色CT也越来越常见。在打印彩色图像时，需要确保打印输出的色彩与屏幕上看到的相匹配，这通常需要进行彩色校准和使用专业的色彩管理软件，选择合适的色彩空间可以提高图像的打印质量。常用的色彩空间包括sRGB、Adobe RGB和CMYK等。在设置色彩空间时，需要根据打印设备的色彩特性进行选择。

5. 缩放 为了保持图像比例不变，应仔细设置打印中的缩放比例。应避免任何非比例缩放，以确保图像的诊断参考价值不受影响。

6. 锐化处理 适量的锐化可以提升图像的边缘清晰度，尤其是在细节较为模糊的地方，但必须谨慎进行，因为过度锐化会引入人工伪影，有可能误导诊断。

7. 打印介质 使用专业的医学影像打印介质，如专用打印纸或胶片。这样的介质通常对医疗图像的灰度响应有优化，能够更加准确地呈现原图像的灰度信息。

8. 调整页边距与定位 CT图像在打印时应考虑合适的页边距和图像定位，确保图像不会在打印过程中被不正确地裁剪或偏移。

9. 打印设备类型 根据实际需求和打印设备类型选择合适的打印参数。例如，在激光打印机上，可以选择较高的分辨力、对比度和色彩深度；而在喷墨打印机上，可以适当降低这些参数，以提高打印速度和稳定性。

（二）CT图像打印优化

1. 图像处理 在打印前对图像进行适当的处理可以提高打印质量。常用的图像处理方法包括对比度调整、色彩平衡、锐化等。通过这些方法，可以优化图像的视觉效果，提高打印质量。

2. 打印效果预览 在正式打印前，进行打印效果预览可以提前发现潜在的问题，如图像比例失调、色彩偏差等。通过预览，可以及时调整打印参数，确保最终打印效果符合预期。

3. 打印材料选择 选择合适的打印材料可以提高图像的打印质量。例如，在打印CT图像时，可以选择具有较高分辨力、对比度和色彩深度的专用打印纸，以提高图像质量。

4. 打印速度 决定了打印机工作能力大小，高速打印意味着大吞吐量，可适应多种影像设备的打印需要。打印速度计算单位按照每小时可打印14英寸×17英寸的胶片数量进行统计。

5. 首次打印时间 指打印机从待机状态到打印第一张胶片完成时间，其中包含启动转换时间，即从待机状态到打印状态需要的转换时间。

6. 打印像素直径 指打印输出图像的单像素大小，代表图像打印的精度，单位用纳米表示。打印的像素直径越小，打印的图像精度越高。

7. 打印分辨力 指打印机在每英寸长度范围内能打印的点数，即每英寸长度范围内的像素个数，用DPI表示，是衡量打印机打印质量的重要标准。DPI值越大，说明图像精度越细，其打印质量就越好。

8. 打印灰阶度 指单个像素在黑白影像上的色调深浅的等级，代表了输出图像像素点由最暗到最亮之间不同亮度的层次级别，单位用bit表示。如果值越大，就说明这中间层级越多，能够呈现的画面效果也就越细腻。以8bit为例，能表现出2的8次方，即256个亮度层次，称为256灰阶。

9. 设备维护 定期对打印设备进行维护和清洁，可以确保设备的正常运行和最佳性能。此外，及时更换打印耗材，如墨盒或硒鼓，也可以提高打印质量。

（刘新凯）

参考文献

曹厚德，2016. 现代医学影像技术学. 上海：上海科学技术出版社.

高剑波，2017. 中华医学影像技术学——CT成像技术卷. 北京：人民卫生出版社.

国家心血管病专业质控中心心血管影像质控专家工作组，中华医学会放射学分会心胸学组，《中华放射学杂志》心脏冠状动脉多排CT临床应用指南写作专家组，2020. 冠状动脉CT血管成像的适用标准及诊断报告书写规范. 中华放射学杂志，54(11)：1044-1055.

韩丰谈，2022. 医学影像设备学. 5版. 北京：人民卫生出版社.

雷子乔，李真林，牛延涛，2020. 实用CT血管成像技术. 北京：人民卫生出版社.

李萌，樊先茂，2014. 医学影像检查技术. 3版. 北京：人民卫生出版社.

李苏豫，唐春香，张龙江，2022. 冠状动脉CT血管成像评估易损斑块新进展. 中华放射学杂志，56(3)：330-334.

李真林，雷子乔，2016. 医学影像成像理论. 北京：人民卫生出版社.

刘宗彬，刘海洋，2017. 医学影像检查技术. 北京：科学出版社.

全国卫生专业技术资格考试用书编写专家委员会，2023. 全国卫生专业技术资格考试指导：2023放射医学技术. 北京：人民卫生出版社.

王骏，陈峰，潘珩，等，2017. 医学影像技术学. 北京：科学出版社.

余建明，2015. 实用医学影像技术. 北京：人民卫生出版社.

余建明，李真林，2021. 实用医学影像技术. 2版. 北京：人民卫生出版社.

余建明，曾勇明，2016. 医学影像检查技术学. 北京：人民卫生出版社.

张龙江，卢光明，2012. 全身CT血管成像诊断学. 北京：人民军医出版社.

张卫萍，樊先茂，2020. CT检查技术. 北京：人民卫生出版社.

中国医师协会放射医师分会，2022. 冠状动脉CT血管成像斑块分析和应用中国专家建议. 中华放射学杂志，56(6)：595-607.

中华医学会放射学分会，2019. 头颈部CT血管成像扫描方案与注射方案专家共识. 中华放射学杂志，53(2)：81-87.

中华医学会放射学分会心胸学组，中国医师协会放射医师分会心血管学组，北京医学会放射学分会心血管学组，2023. CT血流储备分数操作规范及临床应用中国专家共识. 中华放射学杂志，57(7)：711-722.

中华医学会放射学分会心胸学组，《中华放射学杂志》心脏冠状动脉多排CT临床应用指南写作专家组，2017. 心脏冠状动脉CT血管成像技术规范化应用中国指南. 中华放射学杂志，51(10)：732-743.

中华医学会影像技术分会，2021. 急性胸痛三联征多层螺旋CT检查技术专家共识. 中华放射学杂志，55(1)：12-18.

中华医学会影像技术分会，中华医学会放射学分会，2016. CT检查技术专家共识. 中华放射学杂志，52(12)：916-928.